Kohlhammer

Die Herausgeber

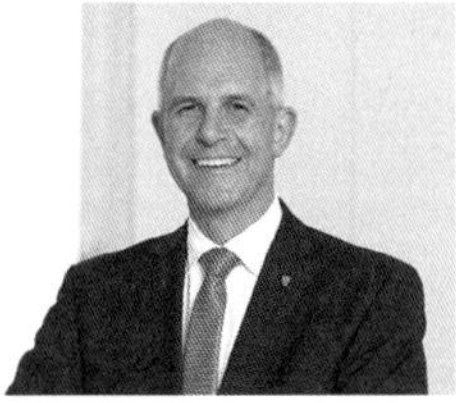

Dr. rer. pol. Markus Horneber ist ein erfahrener Gestalter im Gesundheitswesen und seit April 2012 Vorstandsvorsitzender von AGAPLESION. Er ist unter anderem Mitglied des Aufsichtsrats der Evangelischen Bank, Vorstandsmitglied des Deutschen Evangelischen Krankenhausverbands (DEKV), Vorsitzender des Hochschulrats der Wilhelm-Löhe-Hochschule Fürth und Mitglied im Beirat des Diakoniewissenschaftlichen Instituts der Universität Heidelberg, der Gesundheitswirtschaft Rhein-Main, der Bank für Sozialwirtschaft und der Ecclesia.

Dr. rer. pol. Markus Horneber
Vorstandsvorsitzender
AGAPLESION gAG
Ginnheimer Landstraße 94
60487 Frankfurt am Main

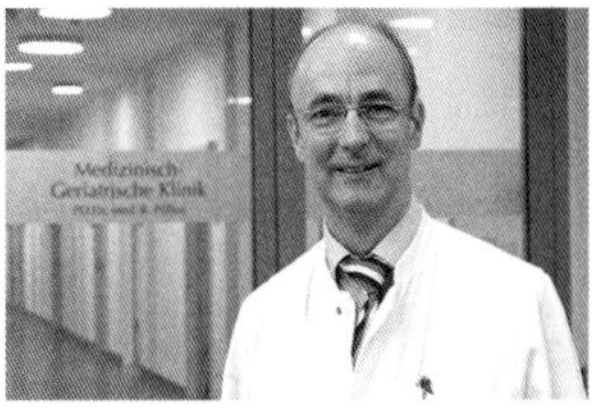

PD Dr. med. Rupert Püllen ist Chefarzt der Medizinisch-Geriatrischen Klinik am AGAPLESION MARKUS KRANKENHAUS in Frankfurt am Main. Er ist an der Goethe-Universität Frankfurt zuständig für den Querschnittsbereich Medizin des Alterns und des alten Menschen. Als ehemaliger Präsident der Deutschen Gesellschaft für Geriatrie ist er jetzt Vertreter im Fullboard der europäischen Geriatriegesellschaft EuGMS sowie Mitherausgeber der Zeitschrift für Gerontologie und Geriatrie und der Reihe Altersmedizin in der Praxis im Kohlhammer Verlag.

PD Dr. med. Rupert Püllen
Chefarzt
Medizinisch-Geriatrische Klinik
AGAPLESION MARKUS KRANKENHAUS
Wilhelm-Epstein-Straße 4
60431 Frankfurt am Main

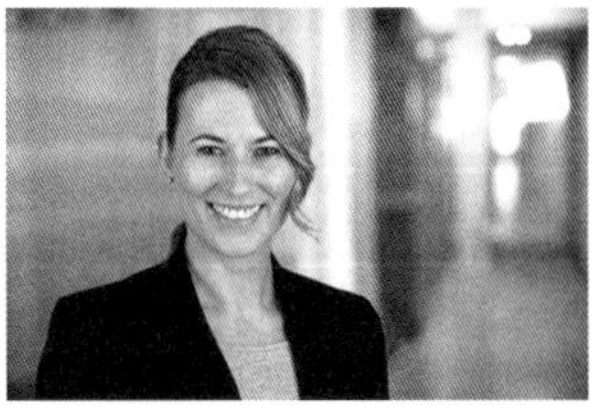

Janine Hübner verantwortet die Unternehmensentwicklung bei AGAPLESION. Zuvor war sie bereits als Vorstandsassistentin des Vorstandsvorsitzenden in der Konzernzentrale tätig. Ihre Tätigkeiten als Referentin der Geschäftsführung und Leiterin des Qualitätsmanagements sowie der Unternehmenskommunikation in verschiedenen Krankenhäusern machen sie zu einer Expertin in der Krankenhausversorgung.

Janine Hübner
Leiterin Unternehmensentwicklung
AGAPLESION gAG
Ginnheimer Landstraße 94
60487 Frankfurt am Main

Markus Horneber
Rupert Püllen
Janine Hübner (Hrsg.)

Das demenzsensible Krankenhaus

Grundlagen und Praxis einer patientenorientierten Betreuung und Versorgung

Verlag W. Kohlhammer

Pharmakologische Daten, d. h. u. a. Angaben von Medikamenten, ihren Dosierungen und Applikationen, verändern sich fortlaufend durch klinische Erfahrung, pharmakologische Forschung und Änderung von Produktionsverfahren. Verlag und Autoren haben große Sorgfalt darauf gelegt, dass alle in diesem Buch gemachten Angaben dem derzeitigen Wissensstand entsprechen. Da jedoch die Medizin als Wissenschaft ständig im Fluss ist, da menschliche Irrtümer und Druckfehler nie völlig auszuschließen sind, können Verlag und Autoren hierfür jedoch keine Gewähr und Haftung übernehmen. Jeder Benutzer ist daher dringend angehalten, die gemachten Angaben, insbesondere in Hinsicht auf Arzneimittelnamen, enthaltene Wirkstoffe, spezifische Anwendungsbereiche und Dosierungen anhand des Medikamentenbeipackzettels und der entsprechenden Fachinformationen zu überprüfen und in eigener Verantwortung im Bereich der Patientenversorgung zu handeln. Aufgrund der Auswahl häufig angewendeter Arzneimittel besteht kein Anspruch auf Vollständigkeit.

Die Wiedergabe von Warenbezeichnungen, Handelsnamen und sonstigen Kennzeichen in diesem Buch berechtigt nicht zu der Annahme, dass diese von jedermann frei benutzt werden dürfen. Vielmehr kann es sich auch dann um eingetragene Warenzeichen oder sonstige geschützte Kennzeichen handeln, wenn sie nicht eigens als solche gekennzeichnet sind.

Es konnten nicht alle Rechtsinhaber von Abbildungen ermittelt werden. Sollte dem Verlag gegenüber der Nachweis der Rechtsinhaberschaft geführt werden, wird das branchenübliche Honorar nachträglich gezahlt.

Dieses Werk enthält Hinweise/Links zu externen Websites Dritter, auf deren Inhalt der Verlag keinen Einfluss hat und die der Haftung der jeweiligen Seitenanbieter oder -betreiber unterliegen. Zum Zeitpunkt der Verlinkung wurden die externen Websites auf mögliche Rechtsverstöße überprüft und dabei keine Rechtsverletzung festgestellt. Ohne konkrete Hinweise auf eine solche Rechtsverletzung ist eine permanente inhaltliche Kontrolle der verlinkten Seiten nicht zumutbar. Sollten jedoch Rechtsverletzungen bekannt werden, werden die betroffenen externen Links soweit möglich unverzüglich entfernt.

1. Auflage 2019

Gesamtherstellung: W. Kohlhammer GmbH, Stuttgart

Print:
ISBN 978-3-17-033435-9

E-Book-Formate:
pdf: ISBN 978-3-17-033436-6
epub: ISBN 978-3-17-033437-3
mobi: ISBN 978-3-17-033438-0

Autorenverzeichnis

Amadori, Kerstin, Dr. med.
Klinik für Altersmedizin
Klinikum Frankfurt Höchst
Gotenstraße 6–8
65929 Frankfurt am Main

Augustin, Uta
Deutsche Stiftung für chronisch Kranke
Pariser Platz 6
10117 Berlin

Bauer, Jürgen M., Prof. Dr. med.
Geriatrisches Zentrum der Universität Heidelberg
AGAPLESION Bethanien Krankenhaus Heidelberg gGmbH
Rohrbacher Straße 149
69126 Heidelberg

Böckel, Holger, PD Pfr. Dr. habil. theol.
Leiter Institut Theologie – Diakonie – Ethik und Bildung
AGAPLESION gAG
Ginnheimer Landstraße 94
60487 Frankfurt am Main

Brune, Mona, Dr. med.
Klinik für Anästhesie und operative Intensivmedizin
St. Franziskus-Hospital Münster
Hohenzollernring 70
48145 Münster

Dahlem, Carina
AGAPLESION gAG
Ginnheimer Landstraße 94
60487 Frankfurt

Donders, Paul Christiaan, Dipl.-Ing. Architekt
xpand International
Dorpsweg 68–2
NLD-4223 ND Hoornaar

Engel, Sabine, Prof. Dr. phil. habil.
Privates Institut für gerontologische Intervention und EduKation bei Demenz, GmbH & Katholische Hochschule NRW & FAU Erlangen-Nürnberg
Im Herrnloh 8
91054 Buckenhof

Feddersen, Eckhard, Dipl.-Ing. Architekt
Feddersen Gesellschaft von Architekten mbH
Helmholtzstraße 2–9
10587 Berlin

Glarcher, Manela, Dr. phil., M.Sc., B.Sc.
Institut für Pflegewissenschaft und -praxis,
Paracelsus Medizinische Privatuniversität Salzburg
Strubergasse 21
A-5020 Salzburg

Gurlit, Simone, Dr. med., MAE
Abteilung für Perioperative Altersmedizin
Klinik für Anästhesie und operative Intensivmedizin
St. Franziskus-Hospital Münster
Hohenzollernring 70
48145 Münster

Hauer, Klaus, Prof. (apl.) Dr. phil. med. habil.
AGAPLESION Bethanien Krankenhaus Heidelberg gGmbH
Rohrbacher Straße 149
69126 Heidelberg

Hewer, Walter, Prof. (apl.) Dr. med.
Klinik für Gerontopsychiatrie
Klinikum Christophsbad
Faurndauer Straße 6–28
73035 Göppingen

Hofmann, Werner, PD Dr. med.
Universitätsklinikum Schleswig-Holstein (UKSH) Campus Lübeck
Institut für Allgemeinmedizin
Geriatrisches Zentrum Neumünster & Bad Bramstedt
Friesenstraße 11
24534 Neumünster

Holthoff-Detto, Vjera, Prof. Dr. med. habil.
St. Hedwig Kliniken Berlin, KH Hedwigshöhe
Technische Universität Dresden, Medizinische Fakultät
Höhensteig 1
12526 Berlin

Holtmann, Sebastian, M.B.A.
Bundesverband Geriatrie e.V.
Reinickendorfer Straße 61
13347 Berlin

Jagsch, Christian, Dr. med.
Abteilung für Alterspsychiatrie und Alterspsychotherapie, LKH Graz II
Wagner-Jauregg-Platz 1
A-8053 Graz

Klapper, Bernadette, Dr. phil.
Robert Bosch Stiftung GmbH
Heidehofstraße 31
70184 Stuttgart

Klie, Thomas, Prof. Dr. jur. habil.
AGP Sozialforschung im FIVE e.V.
Bugginger Straße 38
79114 Freiburg

Kopf, Daniel, PD Dr. med.
Geriatrische Klinik
Marienkrankenhaus
Alfredstraße 9
22087 Hamburg

Lindner (geb. Wittersheim), Anna, B.Sc.
AGAPLESION ELISABETHENSTIFT gGmbH
Akademisches Lehrkrankenhaus
Landgraf-Georg-Straße 100
64287 Darmstadt

Möller, Claudia
AGAPLESION gAG
Ginnheimer Landstraße 94
60487 Frankfurt am Main

Pantel, Johannes, Prof. Dr. med.
Arbeitsbereich Altersmedizin
Institut für Allgemeinmedizin, Goethe-Universität Frankfurt
Theodor-Stern-Kai 7
60590 Frankfurt am Main

Popa, Andrea, Dr. sc. pol.
Lehrstuhl für Technologiemanagement
Christian-Albrechts-Universität zu Kiel
Westring 425
24118 Kiel

Rosendahl, Olaf, M.Th.S.
Mathildenstraße 16
63065 Offenbach am Main

Schall, Arthur, Dipl-Psych., M.A.
Arbeitsbereich Altersmedizin
Institut für Allgemeinmedizin, Goethe-Universität Frankfurt
Theodor-Stern-Kai 7
60590 Frankfurt am Main

Schmidt, Kurt W., Dr. theol.
Zentrum für Ethik in der Medizin
am AGAPLESION MARKUS KRANKENHAUS
Wilhelm-Epstein-Straße 4
60431 Frankfurt am Main

Schuler, Matthias, PD Dr. med.
Chefarzt, Klinik für Geriatrie und Palliativmedizin
Speyerer Straße 91–93
68163 Mannheim

Schultz, Carsten, Prof. Dr. rer. oec.
Lehrstuhl für Technologiemanagement
Christian-Albrechts-Universität zu Kiel
Westring 425
24118 Kiel

Sieber, Gabrielle, Dr. phil.
Institut für Biomedizin des Alterns
Friedrich-Alexander-Universität Erlangen-Nürnberg
Kobergerstraße 60
90408 Nürnberg

Spannhorst, Stefan, Dr. med. (M.A.)
Klinikum der Landeshauptstadt Stuttgart
Klinik für Psychiatrie und Psychotherapie für Ältere
Prießnitzweg 24
70374 Stuttgart

Steiner, Bianca, M.Sc.
Peter L. Reichertz Institut für Medizinische Informatik
der TU Braunschweig und der Medizinischen Hochschule Hannover
Mühlenpfordtstraße 23
38106 Braunschweig

Thomas, Christine, PD Dr. med.
Klinikum der Landeshauptstadt Stuttgart
Klinik für Psychiatrie und Psychotherapie für Ältere
Prießnitzweg 24
70374 Stuttgart

Volkert, Dorothee, Prof. Dr. rer. nat.
Institut für Biomedizin des Alterns
Friedrich-Alexander-Universität Erlangen-Nürnberg
Kobergerstraße 60
90408 Nürnberg

Walzl, Brigitte, Mag., MPH
Teamleitung Pflege-Koordination, OE Medizin- und Pflegemanagement
Steiermärkische Krankenanstalten Gesellschaft (KAGes)
Stiftingtalstraße 4–6
A-8010 Graz

Weller, Sarah
Klinikum der Landeshauptstadt Stuttgart
Klinik für Psychiatrie und Psychotherapie für Ältere
Prießnitzweg 24
70374 Stuttgart

Wittrich, Anke, Dipl. Med.-Informatikerin
Bundesverband Geriatrie e.V.
Reinickendorfer Straße 61
13347 Berlin

Zippel-Schultz, Bettina, Dr. rer. oec.
Deutsche Stiftung für chronisch Kranke
Pariser Platz 6
10117 Berlin

Geleitwort

Wir leben länger, werden 80 und deutlich mehr, die meisten recht gesund. Das ist gut. Lebensbedingungen, Hygiene und medizinischer Fortschritt bedeuten mehr gute Lebensjahre. Aber Hochaltrigkeit führt auch zu Einschränkungen. In einer besonders tragischen Weise als Demenz. Nicht jede Demenz ist dabei gleich Alzheimer-Krankheit. Aber wir alle sehen die steigende Zahl schwerer Demenzen mit Sorge.

Es berührt alle, im Älterwerden, als Individuen, als Familien. Und natürlich auch die, die demente Menschen begleiten und pflegen, ambulant oder stationär, und die ihre anderweitigen Krankheiten zu heilen versuchen. Auch Krankenhäuser in wachsender Weise. Krankenhäuser sind Orte organisierter Hochleistungsmedizin. Sie sind aufs Kurieren, aufs Heilen ausgerichtet und sie sind für viele Menschen Rettung und letzte Chance, in großer Zahl, in jeder Stunde. Hochachtung.

Die Demenz ist aber eine Krankheit besonderer Art. Bei immer mehr Menschen, die hochaltrig ins Krankenhaus eingewiesen werden, gibt es zunehmend auch solche, deren schwerwiegendstes Handicap eben diese Demenz ist. Nicht die Krankheit, die die akute Einweisung auslöst. Und je nach Stadium der Demenz stellt sich bald die Frage: Wie kann man im Ablauf eines Krankenhaustages dieser Situation gerecht werden?

Dabei ist selbstverständlich: Jeder Mensch ist ein Unikat, hat seine eigene Würde, ob ohne oder mit Demenz. Es muss also Zeit und Organisationsweise gefunden werden und es muss Geduld und Respekt im Umgang gesichert sein, um der besonderen Herausforderung Demenz gerecht zu werden. Einfach ist das nicht, aber unverzichtbar. Es ist deshalb gut, wenn hier Sensibilität gefordert und Handlungsansätze gesucht und vermittelt werden. Das offene Gespräch darüber und eine klare Orientierung sind hilfreich für alle Betroffenen und Beteiligten. Das bildet Vertrauen.

Ich danke den Herausgebern Dr. Markus Horneber, Dr. Rupert Püllen und Janine Hübner, dass sie mit diesem Buch allen Interessierten Ideen und Werkzeuge an die Hand geben, den Menschen mit Demenz auch und gerade im Krankenhausbetrieb gerecht werden zu können. Das hilft allen und macht Mut.

Franz Müntefering, Vorsitzender der Bundesarbeitsgemeinschaft der Senioren-Organisationen

Inhalt

Vorwort

> »Zu Risiken und Nebenwirkungen der deutschen Krankenhausmedizin für Menschen mit Demenz gibt es keine Packungsbeilage, aber wir empfehlen Ihnen, unser Werk hochdosiert oder in kleineren Einheiten einzunehmen.« Die Herausgeber

Die Menschheit wird immer älter und zunehmend wird es auch mehr Alte und Hochbetagte geben – das ist längst kein Geheimnis mehr. Dass mit zunehmendem Alter die Wahrscheinlichkeit einer kognitiven Beeinträchtigung steigt, ist ebenso bekannt.

Jedem sollte klar sein, dass dies kein fernes Zukunftsszenario ist. Wenn wir vielleicht auch (noch) nicht zu der Bevölkerungsschicht über 65 Jahren zählen, bei denen eine Demenz verstärkt auftritt, so sind wir sicherlich als Angehörige schon einmal mit dem Thema konfrontiert worden. Wenn die Lieblingsoma auf einmal ihre Enkel nicht mehr erkennt, der Vater pausenlos Brille und Schlüssel »wegversteckt« und die Ehefrau glaubt, mit einem Fremden im Bett zu schlafen, dann ist die Demenz in das Leben von Menschen und ihren Angehörigen getreten.

Nie standen uns so viele Möglichkeiten in der Medizin offen wie heute. Aber warum können wir Demenz noch nicht adäquat behandeln? Bislang sind kaum Fortschritte in Bezug auf eine effektive Therapie von demenziellen Erkrankungen gelungen. Aktuell ist Prävention der wirksame Ansatz, mit dem am besten gearbeitet werden kann. Schaut man hier auf die verschiedenen Risikofaktoren, so ist ein Krankenhausaufenthalt ganz vorne mit dabei, wenn es darum geht, die kognitiven Fähigkeiten vom Menschen mit Demenz zu verschlechtern.

Im Klartext bedeutet dies: Menschen mit Demenz sollten nach allen Regeln der (ärztlichen) Kunst vom Krankenhaus ferngehalten werden. Und nur, wenn es keine Alternative für eine stationäre Einweisung gibt, sollte eine Aufnahme ins Krankenhaus erfolgen. Hier fängt die Herausforderung für die Organisation und ihre Mitarbeitenden an. Und genau hier müssen die Risiken und Nebenwirkungen der Spitzenmedizin erkannt und ihrerseits behandelt werden.

Gemeinsam mit einer Vielzahl von Experten[1] haben wir die vielfältigen Möglichkeiten und Ansatzpunkte für ein demenzsensibles Krankenhaus

1 In diesem Buch wurde stets versucht, eine geschlechtsneutrale Formulierung zu wählen. Wenn dies jedoch nicht möglich war, wurde aus Gründen der besseren Lesbarkeit das generische Maskulinum verwendet. Hiermit sind selbstverständlich Männer und Frauen gleichermaßen gemeint.

aufgearbeitet und in verschiedenen »Dosierungen zur Einnahme« zusammengestellt. Der Mensch mit Demenz steht im Mittelpunkt unseres Handelns, die Schaffung der Rahmenbedingungen liegt jedoch bei den Verantwortlichen, Führungskräften und Mitarbeitenden von Krankenhäusern. Um diesen einen praxisorientierten Zugang zu ermöglichen, sind die Kapitel nach Unterstützungs-, Kern- und Führungsprozessen sowie weiteren Teilprozessen gegliedert. Je nach Bedarf und Interessenschwerpunkt kann ein einzelnes Thema, ein Themenblock oder ein Teilprozess betrachtet werden – durch die gewählte Struktur ist immer eine Konsistenz im Gesamtzusammenhang gegeben.

Wie kam es konkret zu diesem Buchprojekt? Dass das Thema »Demenz im Krankenhaus« ein zukunftsrelevantes, komplexes und ganzheitliches Thema ist, war im Kohlhammer Verlag seit längerem präsent. Für den Einstieg in das Themenfeld bedurfte es daher einer Herausgeberschaft, die sich dem Thema mit all seinen Facetten systematisch und praxisorientiert widmet. Und so kam 2016/2017 der erste Kontakt mit Dr. Markus Horneber, Vorstandsvorsitzender von AGAPLESION, zustande. Schnell war für beide Seiten klar, dass das Thema nicht nur Potenzial hat, sondern auch eine Herzensangelegenheit ist.

»Liebe den Nächsten«, dieser Auftrag ist wortwörtlich im Namen AGAPLESION enthalten – in dieser gemeinnützigen Aktiengesellschaft, Deutschlands größtem christlichen Gesundheitskonzern, wirkt Dr. Markus Horneber seit 2012 als Vorstandsvorsitzender. In unserer christlich-diakonischen Tradition ist der ureigene Auftrag zur Hinwendung zum Menschen und der medizinisch-pflegerischen Versorgung fest verankert. Vor allem denjenigen, die besonderer Zuwendung bedürfen wie ältere und hochaltrige Menschen, lassen wir diese Hilfe auch bewusst zu Teil werden. Wir haben uns bewusst dafür entschieden, aktiv mit den kognitiven Beeinträchtigungen, von denen diese Patienten häufig betroffen sind, umzugehen. Daher sind wir in der Behandlung von älteren Menschen »zu Hause« und verfügen in diesem Gebiet über die entsprechende Expertise. Die Angelegenheit ist für uns so bedeutend, dass sich bereits im Jahr 2011 eine Arbeitsgruppe und seit 2016 auf Konzernebene die Lenkungsgruppe »Demenz« damit befasst und das Thema vorantreibt.

Daher: Unserem inneren Antrieb verbunden ist dieses Werk eine Herzensangelegenheit. Unser Ziel ist, ausgerichtet am Bedarf und den Bedürfnissen der Menschen mit Demenz im Krankenhaus, einen Rahmen zu schaffen, der Orientierung, Geborgenheit und Struktur bietet, in dem man sich auf Augenhöhe begegnet und Maßnahmen ergriffen werden, um die kognitiven Funktionen zu schützen und zu erhalten.

Wir hoffen, all denjenigen, die im Großen wie im Kleinen daran mitwirken, ein demenzsensibles Krankenhaus zu schaffen, mit unserem praxisorientiert ausgestalteten Buch einen Werkzeugkoffer zur Verfügung zu stellen.

Die Herausgeber
Dr. Markus Horneber, Dr. Rupert Püllen und Janine Hübner

Danksagung

Schreiben und dabei Gutes tun… und auch einmal DANKE sagen

Jeder, der an der Herausgabe eines Buches beteiligt ist, will seinem Werk etwas Besonderes und Einzigartiges verleihen. Das klappt mal mehr und mal weniger gut. Ob es uns mit der Konzeption und Themenauswahl gelungen ist, entscheiden am Ende Sie, liebe Leser.

In einem Punkt, da sind wir zuversichtlich, haben wir es aber mit dem Besonderen geschafft: Alle Autoren und Herausgeber stiften ihr Honorar aus dem Buchverkauf für einen guten Zweck. Bei unserem guten Zweck dreht es sich selbstverständlich um das Thema »Demenz«. Hier liegen uns zwei Dinge am Herzen: Zum einen möchten wir Forschungsarbeiten in diesem Kontext befördern, zum anderen möchten wir auch ein Zeichen der Wertschätzung gegenüber denjenigen setzen, die sich dieser wichtigen Thematik mit ihrer Arbeit angenommen haben. Aus diesem Grund werden die jährlichen Honorarerlöse aus dem Buchverkauf vollständig verwendet, um praktische oder theoretische Forschungsarbeiten zur Demenz zu prämieren.

Herzlich danken möchten wir an dieser Stelle noch einmal unseren Autoren, die allesamt diese Idee von Anfang an mitgetragen haben. Wir sind sehr gespannt auf die Forschungsarbeiten, die eingereicht werden und freuen uns auf einen spannenden Auswahlprozess. Details zum Verfahren werden auf der AGAPLESION Webseite bekannt gegeben.

Die Herausgeber
Dr. Markus Horneber, Dr. Rupert Püllen und Janine Hübner

1 Demenz braucht breites Denken und Handeln

Markus Horneber und Janine Hübner

Immer mehr Menschen erkranken an einer Demenz: Laut des Welt-Alzheimer-Berichts 2016 leiden weltweit 47 Millionen an dieser Krankheit. Ihre Zahl wird aufgrund des demografischen Wandels bis 2050 voraussichtlich auf 131 Millionen Erkrankte ansteigen (Alzheimer's Disease International 2016). Von diesem global zu verzeichnenden Trend ist auch Deutschland betroffen. Aktuell wird die Zahl der in Deutschland erkrankten Männer und Frauen auf rund 1,6 Millionen geschätzt (Statista 2018). Im Rahmen des demografischen Wandels wird eine Steigerung des Anteils der Bürger mit einem Alter über 65 Jahren von aktuell ca. 22 % auf etwa 32 % im Jahr 2050 prognostiziert (Statistisches Bundesamt 2015). Einhergehend mit dem Umstand, dass das Risiko, an einer Demenz zu erkranken, mit dem Alter signifikant ansteigt, ist eine deutliche Zunahme der an Demenz erkrankten Personen zu rechnen (Bundesministerium für Familie, Senioren, Frauen und Jugend 2018).

Versorgung von Menschen mit Demenz als zukünftige Herausforderung

Das Gesundheitswesen steht daher in den nächsten Jahren vor der Herausforderung, die quantitativ mehr und qualitativ immer älter und multimorbider werdenden Menschen adäquat zu versorgen. Von dieser Entwicklung betroffen sind vor allem Krankenhäuser: Personen, die kognitive Defizite aufweisen, sind nicht oder nur bedingt in der Lage, sich auf neue Situationen einzustellen und entsprechend anzupassen. Eine Einweisung ins Krankenhaus stört die gewohnten Abläufe und verändert die Umgebung von Demenzpatienten drastisch, so dass hieraus eine unmittelbare Verschlechterung ihres Gesundheitszustands resultieren kann. Die Behandlung eines Patienten mit Demenz stellt das Krankenhaus, seine Organisation und die Mitarbeitenden vor besondere Herausforderungen. Ziel einer jeden Gesundheitseinrichtung muss es daher sein, ihre Strukturen und Prozesse an den Bedürfnissen von Menschen mit Demenz auszurichten und nicht, wie häufig noch praktiziert, die Betroffenen in Standardabläufe zu zwängen.

Der Mensch steht im Mittelpunkt

Dieses Werk orientiert sich an diesem Grundsatz und nimmt die Haltung »Der Mensch steht im Mittelpunkt« als Leitgedanken auf. Dies wird in der Auswahl der Themen und der Inhalte deutlich: Die einzelnen Kapitel umfassen die verschiedenen Rahmenbedingungen und versorgungsspezifischen Aspekte, die für Menschen mit Demenz und Delir im Zuge eines Krankenhausaufenthaltes von Bedeutung sind.

Ein Mensch mit Demenz wird eher in Ausnahmefällen stationär im Krankenhaus aufgenommen, weil er an Demenz erkrankt ist. Häufig ist seine kognitive Einschränkung vor seiner Aufnahme noch nicht einmal bekannt. Der Krankenhausaufenthalt wird vielmehr durch akute Situationen wie

z. B. ein traumatisches Ereignis (z. B. Sturz), Verschlechterung des Allgemeinzustandes oder eine geplante Operation ausgelöst. Entsprechend fokussiert sich die Behandlung des Patienten auf die festgelegte Einweisungs- bzw. Hauptdiagnose. Die Demenz kann, wenn sie vorher bekannt ist oder während des Aufenthaltes diagnostiziert wird, dann als Nebendiagnose abgebildet werden. Die Herausforderung seitens des Krankenhauses besteht nun darin, den Patienten nicht nur entsprechend seiner Hauptdiagnose, sondern auch entsprechend seiner Demenz bestmöglich zu versorgen. Die Organisation, Strukturen und Prozesse müssen darauf ausgerichtet sein, durch verschiedene Konzepte und Maßnahmen zum einen den besonderen Bedürfnissen von Menschen mit Demenz gerecht zu werden, zum anderen bei gefährdeten Patienten die Entwicklung eines Delirs zu verhindern. Die verschiedenen Ansatzpunkte und Umsetzungsmöglichkeiten stehen im Zentrum dieses Buchs.

Herausforderung: Behandlung »Nebendiagnose Demenz«

Bei der Konzeption des Werks wurde besonders auf Praxisnähe und Praxisrelevanz geachtet.

Zur praxisnahen Strukturierung der Themen sind diese nach Führungs-, Kern- und Unterstützungsprozessen unterteilt. Die Qualitätsmanagementnorm DIN EN ISO 9001:2015 mit ihren Normkapiteln dient ebenfalls als Bezugssystem, um qualitätsrelevante Aspekte mit einzubinden (▸ Abb. 1.1).

Durch den prozessorientierten Aufbau fügen sich die Inhalte zu einem umfassenden und ineinandergreifenden Gesamtkonzept zusammen. Durch die jeweiligen Schwerpunkte der (Unter-)Kapitel erschließen sich die Inhalte einzelner Abschnitte, aber auch isoliert.

In Kapitel 1 wird deutlich, wie die Zusammenarbeit zur Herausgabe des Buches zustande gekommen ist und welcher Intention diese folgt. Das Konzept sowie die Inhalte werden vorgestellt (▸ Kap. 1) und ein erster thematischer Zugang zu »Demenz und Delir« geschaffen (▸ Kap. 1.1). Da sich die kognitive Störung der Patienten als sehr komplex darstellt, ist es zu Beginn wichtig, ein grundlegendes Verständnis der Erkrankung zu schaffen. Anzuerkennen ist, dass es unterschiedliche Ausprägungen des Menschen mit Demenz gibt, so dass die geeigneten Maßnahmen und Notwendigkeiten grundsätzlich je nach Krankheitsausprägung variieren. In diesem Werk stehen die mobilen, körperlich aktiven Betroffenen im Fokus, die kognitiv leicht bis schwer durch ihre Demenz eingeschränkt sind.

Kapitel 1: Rahmen und Einstieg in Demenz und Delir

In Kapitel 2 wird das »demenzsensible Krankenhaus« auf der Ebene der Unterstützungsprozesse beleuchtet. Die den Unterstützungsprozessen zugeordneten Themenbereiche sind nicht direkter Bestandteil des Behandlungs- und Therapieprozesses, sondern wichtige Rahmenbedingungen, deren demenzorientierte Ausgestaltung positive Auswirkungen auf den Menschen mit Demenz und seine Behandlung, die Mitarbeitenden und damit auch auf die Organisation erzeugen.

Kapitel 2: Architektur, Mitarbeitende und Kommunikation

Menschen mit Demenz als besonders vulnerable Patientengruppe sind in einer fremden Umgebung durch viele Faktoren wie Reizüberflutung und Verlust der eigenen Routinen stärker gefährdet, dass sich ihr Gesundheitszustand weiter verschlechtert und sich z. B. ein Delir entwickelt. Eine demenzsensible Ausgestaltung der baulichen und räumlichen Gegebenheiten, die Sicherheit

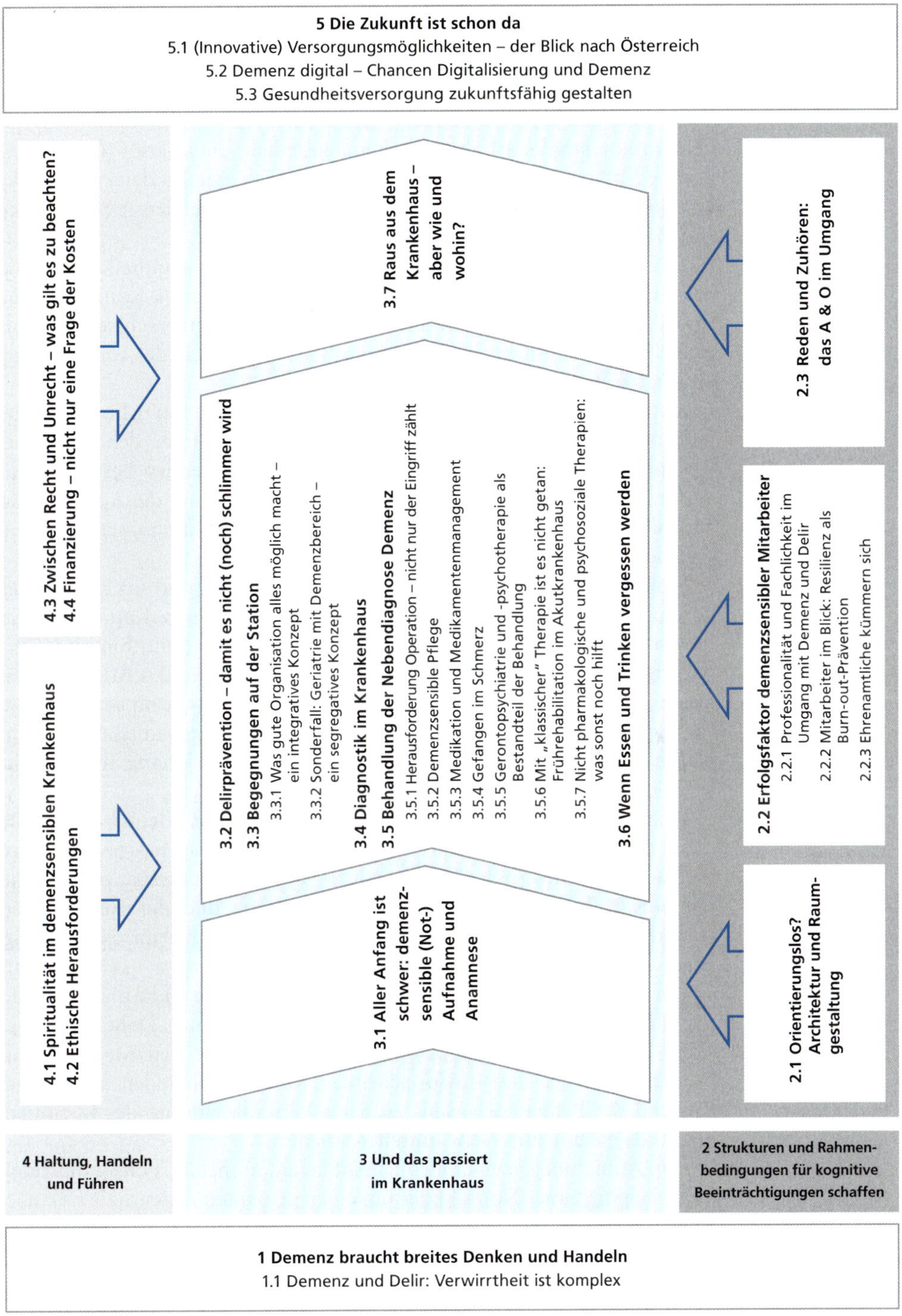

Abb. 1.1: Struktur der Buchkapitel nach DIN EN ISO 9001:2015 als Bezugssystem

und Orientierung bietet, kann dem positiv entgegenwirken (▸ Kap. 2.1). Hilfreich sind hier vertraute Gegenstände sowie gestalterische und strukturelle Elemente, die die räumliche Wahrnehmung unterstützen und Geborgenheit bieten.

Da bei (nahezu) allen Leistungen, die der Patient während seines Krankenhausaufenthalts erhält, zwischenmenschliche Interaktion erfolgt, tragen die Mitarbeitenden wesentlich zum Erfolg eines jeden demenzsensiblen Krankenhauses bei (▸ Kap. 2.2). Hier gilt es, die folgenden Aspekte zu berücksichtigen:

Fachlichkeit und Professionalität sind wichtige Bestandteile in der Behandlung und Betreuung von demenziell Erkrankten (▸ Kap. 2.2.1). Sie sind die Basis einer dem aktuellen Wissensstand entsprechenden, erfahrungsbasierten und interdisziplinären Therapie durch die verschiedenen beteiligten Professionen.

Mit der Stärkung der persönlichen Ressourcen von Mitarbeitenden (▸ Kap. 2.2.2) wird eine Win-win-Situation geschaffen, denn zwischen Gesundheit und Arbeitszufriedenheit von Mitarbeitenden besteht ein direkter Zusammenhang. Beides wirkt sich wiederum auf die Adhärenz des Menschen mit Demenz aus und kann damit das Behandlungsergebnis und den Gesundheitszustand positiv beeinflussen.

Eine besondere Rolle in der Patientenversorgung und im Mitarbeiterkontext kommt dem ehrenamtlichen Engagement zu (▸ Kap. 2.2.3). Ehrenamtliche leisten durch das Angebot von Beziehung und Bindung einen wichtigen Beitrag in der Stabilisierung und Förderung des Menschen mit Demenz während seines Krankenhausaufenthaltes. Dafür bedarf es der Entwicklung und Implementierung strukturierter Ehrenamtskonzepte mit klaren Aufgaben und Grenzen, organisatorischer Planung und Verantwortlichkeiten sowie Schulungsangeboten.

Krankheitsbedingt kann die Kommunikation mit Menschen mit Demenz massiv erschwert sein. Es gilt daher, seitens der Mitarbeitenden auf verbaler und nonverbaler Ebene bedürfnisgerecht mit diesem zu interagieren (▸ Kap. 2.3). Eine personzentrierte Haltung und der Aufbau einer empathischen und wertschätzenden Beziehung sind hierfür eine wichtige Basis.

Kapitel 3: Aufnahme, Diagnose, Behandlung und Entlassung

Der Kernprozess (▸ Kap. 3) umfasst alle Tätigkeiten und Abläufe von der Aufnahme über die Behandlung bis hin zur Entlassung. Dabei beinhaltet jeder Teilprozess mögliche kritische Situationen für den Menschen mit Demenz, die (bei einer unzureichenden Kenntnis über den psychischen Zustand des Patienten) jeweils zu einer Verschlechterung des kognitiven Zustands bis hin zum Delir führen können.

Der Aufnahmeprozess eines Patienten unterscheidet sich, je nachdem ob es sich um einen Notfall oder um einen geplanten Aufenthalt z. B. nach Überweisung durch einen Haus- oder Facharzt handelt (▸ Kap. 3.1). Wichtig ist in beiden Fällen, zu Beginn des Krankenhausaufenthaltes die Demenz als relevante Nebendiagnose aufzunehmen, mittels geeigneter Assessments kritische delirante Zustände sowie eine noch nicht diagnostizierte Demenz zu identifizieren. Denn: Je früher eine kognitive Einschränkung oder die Gefahr eines Delirs erkannt wird, desto eher können sich die am Behandlungsprozess Beteiligten darauf einstellen und auf den Patienten bedürfnisgerecht einwirken. Die Prävention eines Delirs von Anfang an trägt dazu bei, das Wohlbefinden, die Lebensqualität und die Selbstständigkeit des Patienten zu erhalten und vermeidet eine zusätzliche Verschlechterung des Gesundheitszustands des Patienten (▸ Kap. 3.2).

Den Großteil ihres Klinikaufenthaltes verbringen die kognitiv beeinträchtigten Menschen auf Station (▸ Kap. 3.3). Je nach Leistungsportfolio und Organisationsprinzipien des Krankenhauses unterscheiden sich diese in ihrer fachlichen, organisatorischen und räumlichen Ausgestaltung und Zusammensetzung. Die Unterbringung kann daher entweder auf einer »Normalstation« (▸ Kap. 3.3.1) oder auf einer geriatrisch ausgerichteten Station mit z. B. einem speziellen Demenzbereich (▸ Kap. 3.3.2) erfolgen. Im »normalen« Krankenhausalltag sind die zeitlichen Ressourcen des Personals pro Patient grundsätzlich begrenzt. Dies kann bei demenziell erkrankten Patienten ein Gefühl der Unruhe und Unbeständigkeit hervorrufen. Dieser Herausforderung kann durch eine gezielte Organisation von Abläufen, Zuständigkeiten und Aufgabenverteilungen begegnet werden.

Der Aufenthalt im Krankenhaus kann auch dazu beitragen, eine bislang nicht erkannte Demenz zu identifizieren und zu klassifizieren (▸ Kap. 3.4). Dies bietet den Vorteil, die Diagnose gezielt im Aufenthalt und der Behandlung berücksichtigen zu können sowie den Anstoß zu geben, dass Betroffene und Angehörige im Anschluss im ambulanten Setting die notwendige Unterstützung und Behandlung sicherstellen.

Behandlung: OP, Pflege, Schmerz, Medikamente, verschiedene Therapien

Für ein demenzsensibles Krankenhaus steht nicht nur die Therapie des Patienten entsprechend seiner Hauptdiagnose im Fokus, sondern auch die Behandlung der Nebendiagnose Demenz (▸ Kap. 3.5). Diese Erkrankung bringt in den unterschiedlichen Behandlungsphasen verschiedenste Herausforderungen für alle Beteiligten mit sich.

Im Kontext von Operationen besteht besonders bei dementen oder kognitiv eingeschränkten Patienten die Gefahr, ein Delir zu entwickeln (▸ Kap. 3.5.1). Dieses Risiko kann unter anderem minimiert werden, indem spezielle Betreuungsteams den Demenzerkrankten kontinuierlich begleiten, bestehende Risikofaktoren im Vorfeld positiv beeinflusst werden sowie spezifische Maßnahmen in und nach der Aufwachphase Anwendung finden.

Neben der medizinischen Versorgung kommt der Pflege und den Pflegenden eine herausragende Rolle in der Behandlung und Betreuung von Menschen mit Demenz zu. Ziel ist es hier, auf die Bedürfnisse einzugehen und die Demenzerkrankten in den Pflegeprozess mit einzubinden (▸ Kap. 3.5.2). Die Erhaltung der Autonomie und die Selbstbestimmung des Patienten stehen dabei im Vordergrund.

Dem Umstand geschuldet, dass Menschen mit Demenz höheren Alters und zumeist multimorbide sind, nehmen diese häufig zahlreiche Medikamente ein. Ein umfassendes Medikamentenmanagement ist daher eine *Conditio sine qua non* in der Behandlung (▸ Kap. 3.5.3). Eng mit diesem Thema verknüpft, wenn auch nicht darauf beschränkt, ist die Schmerzdiagnostik und -therapie (▸ Kap. 3.5.4). Menschen mit einer Demenzerkrankung sind oft nur bedingt in der Lage, verbal zu äußern, dass sie unter Schmerzen leiden. Daher müssen Mitarbeiter über ausreichendes Know-How hinsichtlich Identifikation und Umgang mit der Schmerzsituation sowie adäquater medikamentöser und auch nicht medikamentöser Behandlungsmöglichkeiten verfügen.

Die mit Demenz verbundenen Prozesse können bei den Betroffenen mit unterschiedlichen psychischen Störungsbildern einhergehen. Im Rahmen eines Exkurses wird auf die Möglichkeiten der Einbindung gerontopsychiatrischer Expertise und Psychopharmakotherapie eingegangen (▸ Kap. 3.5.5).

Dem Erhalt der Selbst- und Eigenständigkeit bei Menschen mit Demenz kommt im Rahmen des Krankenhausaufenthaltes eine hohe Bedeutung zu. Es gilt, eine Verschlechterung des allgemeinen Gesundheitszustandes sowie eine krankenhausbedingte Pflegebedürftigkeit durch therapeutische Maßnahmen z. B. im Rahmen der Frührehabilitation zu verhindern (▸ Kap. 3.5.6).

Nicht medikamentöse und psychosoziale Interventionen stellen neben den »klassischen Therapien« zentrale und notwendige Bestandteile der Behandlung von Menschen mit Demenz dar (▸ Kap. 3.5.7). Alle Ansätze besitzen eine ressourcenorientierte Ausrichtung im Sinne einer Förderung von Wohlbefinden, Lebensqualität und positiver Emotionen sowie ggf. eines Ausgleichs vorhandener Defizite.

Demenzbedingte Ernährungsprobleme können zu Mangelernährung, damit erhöhtem Risiko für Begleiterkrankungen und letztendlich zu einem Fortschreiten der Demenzerkrankung führen (▸ Kap. 3.6). Entsprechende Ernährungsmaßnahmen wie die Berücksichtigung von Essensvorlieben, benötigten Hilfsmitteln (spezielles Besteck, Gebiss etc.), die Ausgestaltung der Mahlzeiten sowie die Berücksichtigung von beeinträchtigenden Symptomen sind Bestandteil einer hochwertigen Ernährungsversorgung.

Die Planung der Entlassung und Anschlussversorgung beginnt bereits bei der Aufnahme. Über das Entlassmanagement werden dann die Weichen für eine bedarfsgerechte und individuell angepasste Entlassung gestellt (▸ Kap. 3.7). Wichtig sind hierbei eine enge Einbindung von Angehörigen sowie die Vernetzung mit Kooperationspartnern zur Anschlussversorgung und Unterstützungsangebote.

Kapitel 4: Spiritualität, Ethik, Recht und Finanzierung

Auf der Ebene der Führungsprozesse sind die Elemente, die den Kern eines Unternehmens ausmachen und definieren, verankert. Hierzu zählen auf der obersten Ebene die eigenen Werte, das Leitbild und die Identität. Daraus leiten sich sämtliche strategische Ausrichtungen und auch Positionen, die eingenommen und vertreten werden, ab (▸ Kap. 4).

Die Unternehmenskultur spiegelt sich in den Handlungen und Taten wider. Für Unternehmen in einer christlichen Trägerschaft bilden die jahrzehnte- oder gar jahrhundertealten Traditionen eine besondere Basis für die gelebte Unternehmenskultur. Besonders in diesen Einrichtungen kann Spiritualität als Ressource genutzt werden, um das Krankheitsgeschehen und -erleben positiv zu bewältigen (▸ Kap. 4.1).

Ein weiterer wichtiger Aspekt ist, das Handeln am Patienten unter ethischen Gesichtspunkten zu reflektieren (▸ Kap. 4.2). Hier gilt es zu vermeiden, dass bei Menschen mit Demenz die bereits reduzierte Selbstbestimmungskompetenz weiter beschnitten, ihre Lebensqualität beeinträchtigt und ihre Würde verletzt werden.

Eng mit den ethischen Fragestellungen verbunden sind auch häufig rechtliche Aspekte (▸ Kap. 4.3). Wie ist es um die Einwilligungsfähigkeit des Menschen mit Demenz zur medizinischen Behandlung bestellt? Bedarf es eines Bevollmächtigten oder Betreuers? Wann sind welche (Zwangs-) Maßnahmen zu treffen? Die Rechte von Menschen mit Demenz als Patienten im Krankenhaus zu wahren, stellt eine alltägliche Herausforderung für Ärzte und Pflegekräfte dar.

Auch wenn natürlich die Versorgung des Menschen mit Demenz im Mittelpunkt steht, unterliegt ein Krankenhaus mit seiner Leistungserbringung dem Wettbewerb sowie gesundheitspolitischen und damit finanzierungsspezifischen Rahmenbedingungen (▸ Kap. 4.4). Die Sicherstellung der Wirtschaftlichkeit und damit auch der Zukunftsfähigkeit des Krankenhauses ist daher eine wichtige Aufgabe der Unternehmensführung. Nur so kann langfristig in Mitarbeitende, Technologie und Strukturen und damit in eine exzellente Versorgung investiert werden.

Im Rahmen der Führungs-, Kern- und Unterstützungsprozesse der Kapitel 2 bis 4 werden die Herausforderungen beleuchtet, denen die Organisation »Krankenhaus« in Bezug auf die Versorgung von Menschen mit Demenz begegnen muss. Auch wenn sich viele Krankenhäuser erst jetzt eingehend damit beschäftigen, ihr Unternehmen demenzsensibel auszurichten, gibt es bereits Einrichtungen und Projekte, die sich hier hervortun. Hier ist die Zukunft der Versorgung von Menschen mit Demenz quasi schon da. Anhand ausgewählter Beispiele werden verschiedene Versorgungsmöglichkeiten aufgezeigt und Ausblicke gegeben (▸ Kap. 5).

Kapitel 5: Projektbeispiel, Chancen Digitalisierung, ambulante Versorgung

Die Entscheidung, ein demenzsensibles Krankenhaus zu werden, muss bewusst von der Unternehmensführung getroffen und mit all seinen Konsequenzen umgesetzt werden. Ein Blick nach Österreich zeigt, wie ein solches Projekt aussehen kann (▸ Kap. 5.1).

Der Megatrend »Digitalisierung« bietet viele Möglichkeiten, die Gesundheitsversorgung von Patienten allgemein, aber auch von Menschen mit Demenz im Besonderen zu verbessern. Dies umfasst unter anderem die Bereiche Aufklärung und Stärkung der Patientenrolle sowie die Unterstützung der Prävention, Diagnostik und Therapie. Am Beispiel des Projektes »SimPat« werden die Potenziale der Digitalisierung für ein Case Management in einem ganzheitlichen Versorgungsnetzwerk näher beleuchtet (▸ Kap. 5.2).

Ein Krankenhausaufenthalt für Menschen mit Demenz birgt viele zusätzliche Gefahren. Daher sollte nach Möglichkeit eine stationäre Aufnahme vermieden werden. Dies setzt allerdings eine gute ambulante Versorgung voraus. Förderprogramme wie »PORT – Patientenorientierte Zentren zur Primär- und Langzeitversorgung« setzen hier beispielsweise neue Impulse und Maßstäbe in der Qualität der ambulanten Versorgung durch die Entwicklung und Einführung von lokalen, inhaltlich umfassenden und exzellenten Gesundheitszentren (▸ Kap. 5.3).

Literatur

Alzheimer´s Disease International (2016) World Alzheimer Report 2016. Improving healthcare for people living with dementia. S. 3. (https://www.alz.co.uk/research/WorldAlzheimerReport2016.pdf; Zugriff am 08.02.2019).

Bundesministerium für Familie, Senioren, Frauen und Jugend (2018): Gesellschaft und Demenz. (http://www.wegweiser-demenz.de/informationen/gesellschaft-und-demenz.html; Zugriff am 08.02.2019).

Statista (2018) Statistiken zum Thema Demenz weltweit. (https://de.statista.com/themen/2032/demenzerkrankungen-weltweit/; Zugriff am 08.02.2019).

Statistisches Bundesamt (2015) 13. Koordinierte Bevölkerungsvorausberechnung für Deutschland. (https://service.destatis.de/bevoelkerungspyramide/; Zugriff am 08.02.2019).

1.1 Demenz und Delir: Verwirrtheit ist komplex

Rupert Püllen

1.1.1 Zusammenfassung

Verwirrtheit in jeglicher Form zu verhindern oder – falls bereits vorhanden – vor einer Verschlechterung zu bewahren, ist das Hauptanliegen eines demenzsensiblen Krankenhauses. Delir und Demenz sind die häufigsten Störungen, die dem klinischen Bild einer Verwirrtheit zugrunde liegen. Sensorische Beeinträchtigungen, insbesondere des Hörens und des Sehens, können klinisch auf den ersten Blick mit kognitiven Defiziten verwechselt werden. Krankheiten unterschiedlicher Art und unterschiedlicher Organsysteme, aber auch zahlreiche Medikamente können zu kognitiven Defiziten beitragen. Die Diagnose kognitiver Beeinträchtigungen stützt sich auf den direkten klinischen Kontakt mit dem Patienten. Je umfassender der direkte Kontakt mit dem Patienten im Krankenhaus gelebt wird, desto seltener werden kognitive Defizite übersehen. Von einem demenzsensiblen Krankenhaus profitieren alle Patienten, insbesondere jedoch Patienten mit leichten kognitiven Beeinträchtigungen, bei denen eine Delirentwicklung verhindert wird.

1.1.2 Einleitung

Bis zu 70 % der älteren Patienten im Krankenhaus sind kognitiv beeinträchtigt

Verwirrtheit kann sich auf vielerlei Weise äußern und zahlreiche Ursachen haben. Ganz gleich, was die Ursache ist: Symptome von Verwirrtheit beunruhigen Patienten und Angehörige, insbesondere wenn sie neu auftreten. Im Krankenhaus gehen sie einher mit erhöhter Morbidität und Mortalität und mit einer längeren Verweildauer. Zudem sind sie häufig: So wird die Prävalenz einer Demenz in Akutkrankenhäusern angegeben mit Werten zwischen 13 und 63 %; eine akute Verwirrtheit im Sinne eines Delirs findet sich – z. B. auf Intensivstationen – bei bis zu 70 % der Patienten (Pisani et al.

2007). Diese große Differenz der Zahlen hängt zusammen zum einen mit der Art der untersuchten Krankenhäuser und Abteilungen, zum anderen auch mit der Art der eingesetzten Methodik.

Je höher das Lebensalter, desto wahrscheinlicher ist eine kognitive Beeinträchtigung mit Unterstützungsbedarf im Alltag. Sind in der Gruppe der 65–69-Jährigen nur 10,3 % der Personen auf Hilfe im Umgang mit ihrer Medikation angewiesen, so steigt ihr Anteil in der Gruppe der über 85-Jährigen bereits auf 38,2 % (Bleijemberg et al. 2017).

Im folgenden Kapitel geht es in einem ersten Teil um die Frage, wie sich Verwirrtheit äußern kann und welche klinischen Aspekte sie umfasst. In einem zweiten Teil werden aktuelle differenzialdiagnostische Aspekte zu Krankheiten vorgestellt, die mit kognitiven Beeinträchtigungen einhergehen. Abschließend wird dargelegt, welche Patienten in besonderer Weise von einem demenzsensiblen Krankenhaus profitieren. Diagnostik (▸ Kap. 3.4), Prävention und Behandlung von Verwirrtheit (▸ Kap. 3.2) sind Themen anderer Kapitel dieses Buches.

1.1.3 Wie kann sich Verwirrtheit äußern?

Der deutsche Begriff Verwirrtheit wird im medizinischen Kontext nicht einheitlich gebraucht und in der Fachsprache meist vermieden. Meist sind es Angehörige, die von Verwirrtheit sprechen, wenn sie Verhaltensauffälligkeiten beim Patienten feststellen. Verwirrtheit kann deshalb als rein deskriptiver Begriff genutzt werden, wenn ein Mensch »verwirrt« erscheint, also in seinem Verhalten »aus der Ordnung« geraten zu scheint. Im klinischen Alltag wird eher von kognitiven Defiziten oder von Verhaltensauffälligkeiten gesprochen. In Anlehnung an die Fachliteratur wird auch hier im Folgenden der Begriff Verwirrtheit vermieden und eher von kognitiven Störungen gesprochen, auch wenn beides nicht deckungsgleich ist.

Die sechs Bereiche der kognitiven Funktion

Kognitive Störungen können sich auf sehr unterschiedliche Weise äußern. In Anlehnung an das Diagnostische und Statistische Manual Psychischer Störungen (American Psychiatric Association 2013) werden im Allgemeinen sechs Bereiche der kognitiven Funktion unterschieden:

1. *Aufmerksamkeit*
   Störungen der Aufmerksamkeit zeigen sich beispielsweise in leichter Ablenkbarkeit. Der Patient hat Schwierigkeiten, neue Informationen zu behalten oder zu berichten, worüber soeben gesprochen wurde. Es fällt ihm schwer, sich an Telefonnummern oder Adressen zu erinnern. Auch Kopfrechnen gelingt kaum noch. Die Schwierigkeiten sind besonders groß, wenn die Umgebung zahlreiche Stimuli beinhaltet wie beispielsweise Fernsehen oder Radio. Bei leichter Störung der Aufmerksamkeit erfordern normale Aufgaben mehr Zeit als gewöhnlich.
2. *Exekutivfunktion*
   Dazu zählt die Fähigkeiten zu planen, Entscheidungen zu treffen oder Irrtümer zu korrigieren. Bei Störungen in diesem Bereich werden kom-

plexere Aufgaben kaum mehr ausgeführt. Bei instrumentellen Aktivitäten des täglichen Lebens wie Einkaufen oder Rechnungen begleichen wird Unterstützung benötigt.

3. *Gedächtnis und Lernen*
   Wenn ein Patient immer wieder das Gleiche berichtet oder sich an kurz zurückliegende Ereignisse nicht erinnern kann, so spricht dies für Störungen des Gedächtnisses. Diese Störungen des Gedächtnisses lassen sich leicht überprüfen, in dem man einen Patienten bittet, sich einige Wörter oder Zahlen zu merken und nach kurzer Zeit erneut nach diesen Wörtern bzw. Zahlen fragt.
4. *Sprache*
   Wortfindungsstörungen können auf eine Störung des Sprachverständnisses oder des Sprachgebrauches hinweisen. Wenn Patienten Begriffe umschreiben, im Gespräch Begriffe wie »das da« oder »du weißt schon, was ich meine« nutzen, oft in Verbindung mit grammatikalischen Fehlern, so kann dies auf eine Störung der Sprache hinweisen.
5. *Perzeptiv-motorische Fähigkeiten*
   Dazu zählt beispielsweise die visuospatiale Wahrnehmung. Erkrankte entwickeln apraktische Störungen und haben Schwierigkeiten beim Zeichnen, z. B. einer Uhr, oder beim Wiedererkennen von Gesichtern. Sie verlieren die Fähigkeit, zuvor vertraute Aktivitäten auszuüben wie beispielsweise mit Werkzeugen umzugehen oder sich in vertrauter Umgebung zurechtzufinden.
6. *Soziale Kognition*
   Personen, die zuvor im sozialen Verhalten unauffällig waren, verlieren ihre Sensitivität und Sensibilität für angemessenes Verhalten im Umgang mit anderen Personen. Die Betroffenen zeigen wenig Sensibilität gegenüber sozialen Standards, z. B. in Bezug auf Gesprächsinhalte. Sie wählen Kleidung aus, die dem Wetter oder dem Anlass nicht angemessen ist. Das Einfühlungsvermögen anderen Personen gegenüber kann abnehmen.

Auch wenn Art und Ausmaß der kognitiven Einschränkungen für die Diagnosestellung eine zentrale Bedeutung haben, so sind es doch oft die nicht kognitiven Auffälligkeiten, die den Umgang mit verwirrten Patienten erschweren. Zu diesen Auffälligkeiten gehören aggressives Verhalten, Störungen des Tag-Nacht-Rhythmus und Weg- bzw. Hinlauftendenzen. Auch Störungen der Emotion wie Niedergeschlagenheit oder nicht adäquate Euphorie zählen dazu. Der Umgang mit diesen nicht kognitiven Symptomen zählt zu den großen Herausforderungen bei der Behandlung älterer kognitiv beeinträchtigter Patienten, gerade im Krankenhaus.

1.1.4 Was führt zu Verwirrtheit - differenzialdiagnostische Überlegungen

1.1.4.1 Vorbemerkungen zur Diagnostik

Ob ein Patient verwirrt ist oder nicht, lässt sich nur im Umgang mit diesem Patienten feststellen. Auch die wichtigsten und häufigsten Störungen, die mit einer Verwirrtheit bzw. einer kognitiven Beeinträchtigung einhergehen, nämlich die Demenz und das Delir, setzen den direkten Kontakt mit dem Patienten voraus; ihre Diagnose stützt sich somit im Wesentlichen auf klinische Parameter (Sewell et al. 2017). Damit unterscheiden sich kognitive Erkrankungen von vielen anderen häufigen Krankheiten, deren Diagnose apparative oder klinisch-chemische Methoden erfordert. Für den Nachweis kognitiver Defizite dagegen existiert weder ein Laborparameter – wie der Blutzucker für die Diagnose eines Diabetes mellitus – noch eine bildgebende Diagnostik – wie die Röntgenaufnahme zur Diagnose einer Fraktur. Die Feststellung einer kognitiven Beeinträchtigung bleibt eine rein klinische Einschätzung.

Labor und Bildgebung: Einsatz erst zur Spezifizierung der kognitiven Störung

Die apparative oder klinisch-chemische Diagnostik kommt erst dann ins Spiel, wenn klinisch eine kognitive Störung nachgewiesen ist und es dann in einem zweiten Schritt um die Frage geht, welche Form einer kognitiven Störung vorliegt, also beispielsweise um eine Demenz vom Alzheimer Typ oder um eine vaskuläre Demenz.

Personzentrierte Medizin befördert die Erfassung kognitiver Störungen

Macht dieser Umstand die Diagnose leichter oder schwerer? Es hängt von der Art der Medizin ab, die betrieben wird. In einer geräte- oder labororientierten Medizin geht die Diagnose einer kognitiven Beeinträchtigung eher verloren oder wird eher übersehen als bei einem medizinischen Ansatz, bei dem das Gespräch mit dem Patienten und seinen Angehörigen einen hohen Stellenwert hat. Mit anderen Worten: Je personzentrierter die Medizin ist, desto eher werden kognitive Störungen erfasst.

1.1.4.2 Sensorische Defizite als Differenzialdiagnose

Seh-/Hörstörungen können als kognitive Defizite fehlgedeutet werden

Nicht jeder Patient, der verwirrt erscheint, leidet an kognitiven Defiziten. Bei jedem Erstkontakt mit einem älteren Patienten – nicht nur in einem demenzsensiblen Krankenhaus – muss überprüft werden, ob die sensorischen Voraussetzungen für eine gelingende Kommunikation vorliegen. Wenn ein Patient auf eine Frage nicht adäquat antwortet, dann kann dies beispielsweise an einer Schwerhörigkeit liegen; der Patient hat die gestellte Frage akustisch nicht verstanden. Wenn die Orientierung eines Patienten eingeschränkt erscheint, so kann ein eingeschränktes Sehvermögen die Ursache sein. Bevor also Verhaltensauffälligkeiten als Folge kognitiver Defizite gedeutet werden, muss sichergestellt sein, dass insbesondere Hören und Sehen des Patienten für eine Kommunikation ausreichen. Für ein demenzsensibles Krankenhaus bedeutet dies, bei älteren Patienten stets darauf zu achten, dass Brille und Hörgerät – sofern vorhanden – getragen werden.

1.1.4.3 Neurokognitive Störungen

In den meisten Fällen liegen einer Verwirrtheit neurokognitive Störungen zugrunde. Das weltweit als Standardwerk geachtete amerikanische Klassifikationssystem, »Diagnostic and Statistical Manual of Mental Disorders« benutzt den Begriff »neurocognitve disorders« als Überbegriff für Syndrome unterschiedlicher Ausprägung und Dauer (American Psychiatric Association 2013). Dabei wird unterschieden zwischen dem akut einsetzendem Delir auf der einen Seite und den sich langsam, meist über Monate hinweg entwickelnden neurokognitiven Störungen auf der anderen Seite. Diese wiederum werden nach ihrem Ausmaß eingeteilt in schwere und leichte neurokognitive Störungen. Die schwere neurokognitive Störung entspricht weitgehend dem Krankheitsbild der Demenz. Der Begriff »Demenz« wird in diesem Klassifikationssystem vermieden. Da er aber weite Verbreitung gefunden hat und die Unterschiede in den Definitionen im klinischen Alltag in vielen Fällen von untergeordneter Bedeutung sind, wird der Begriff »Demenz« hier weiterverwendet. Ein zusätzliches Einteilungsprinzip neurokognitiver Störungen berücksichtigt die vermutete Ätiologie (American Psychiatric Association 2013):

- neurokognitive Störung aufgrund einer Alzheimer-Erkrankung
- frontotemporale neurokognitive Störung (Demenz)
- Lewy-Körper-Demenz
- zerebrovaskuläre Erkrankung
- Hirnverletzung
- Alkoholabusus
- Substanzen/Medikamentenmissbrauch
- HIV-Infektionen
- Parkinson-Erkrankung
- multiple Ätiologien
- andere Erkrankungen (wie Normaldruckhydrozephalus, Hirntumoren, entzündliche Erkrankungen des ZNS, endokrine Erkrankungen, subdurale Hämatome, Lebererkrankungen, u. a.)
- weitere Ursachen

Schwere neurokognitive Störung (Demenz)

Diagnose schwerer neurokognitiver Störungen anhand von Kriterien

Für die schwere neurokognitive Störung wird vielfach der Begriff *Demenz* verwendet, auch wenn sich die Definitionen beider Begriffe geringfügig unterscheiden. Zur Diagnose einer schweren neurokognitiven Störung müssen definitionsgemäß folgende Kriterien erfüllt sein (nach DSM-5):

Diagnostische Kriterien – Schwere NCD

A. Nachweis einer erheblichen Abnahme kognitiver Leistung, relativ zum vorherigen Leistungsniveau in einem oder mehreren kognitiven Bereichen (komplexe Aufmerksamkeit, exekutive Funktionen, Lernvermögen und Gedächtnis, Sprache, perzeptiv-motorische Kognition oder soziale Kognition) auf Basis von:
   1. Besorgtheit des Patienten oder eines sachkundigen Informanten oder des Klinikers, dass eine erhebliche Abnahme der kognitiven Leistungsfähigkeiten stattgefunden hat, und
   2. eine erhebliche Beeinträchtigung der kognitiven Leistungsfähigkeit, vorzugsweise durch eine standardisierte neuropsychologische Testung bzw. bei deren Fehlen durch eine sonstige quantifizierte klinische Bewertung dokumentiert.

B. Die kognitiven Einschränkungen beeinträchtigen die Unabhängigkeit in der Verrichtung alltäglicher Aktivitäten (d. h. zumindest ist Hilfe bei komplexen instrumentellen Alltagsaktivitäten wie Bezahlen von Rechnungen oder Einnahme von Medikamenten notwendig).

C. Die kognitiven Einschränkungen treten nicht ausschließlich im Zusammenhang mit einem Delir auf.

D. Die kognitiven Einschränkungen können nicht besser durch eine andere psychische Störung erklärt werden (z. B. Major Depression, Schizophrenie).

Leichte neurokognitive Störung

Die Definition der leichten kognitiven Störung entspricht der Definition der schweren neurokognitiven Störung; sie unterscheidet sich nur durch das Ausmaß und die Konsequenzen der kognitiven Defizite. Es liegen nur geringgradige oder mäßiggradige Einschränkungen der kognitiven Leistungsfähigkeit vor. Dies bedeutet konkret, dass bei der leichten neurokognitiven Störung die Alltagsfähigkeit des Erkrankten nicht eingeschränkt ist. Der Betroffene ist also weiterhin in der Lage, beispielsweise Rechnungen zu begleichen oder mit seinen Medikamenten umzugehen. Diese Tätigkeiten strengen ihn aber mehr an, er benötigt evtl. mehr Zeit oder kompensatorische Strategien. Die leichte neurokognitive Störung entspricht in vielen Punkten dem leichten kognitiven Defizit (mild cognitive disorder, MCI) anderer Klassifikationen.

Delir

Delir = akute Verwirrtheit

Die akute Verwirrtheit, unabhängig von der Ursache meist als Delir bezeichnet, unterscheidet sich von einer Demenz vor allem durch die rasche Entstehung. Um die Diagnose eines Delirs (nach DSM-5) zu stellen, müssen folgende Kriterien erfüllt sein:

Diagnostische Kriterien – Delir

A. Eine Störung der Aufmerksamkeit (d. h. verminderte Fähigkeit, die Aufmerksamkeit auf einzelne Stimuli zu richten, zu fokussieren, aufrechtzuerhalten und gezielt zu wechseln) und des Bewusstseins (verminderte Orientierung in der Umgebung).
B. Das Störungsbild entwickelt sich innerhalb eines kurzen Zeitraums (gewöhnlich innerhalb weniger Stunden oder Tage), stellt eine Veränderung des ursprünglichen Aufmerksamkeits- und Bewusstseinszustands dar und der Schweregrad fluktuiert meist im Tagesverlauf.
C. Eine zusätzliche Beeinträchtigung kognitiver Funktionen (z. B. Beeinträchtigung des Gedächtnisses, Desorientiertheit, Störungen des Sprachgebrauchs, der visuell-räumlichen Fähigkeiten oder der Wahrnehmung).
D. Die Störungsbilder aus den Kriterien A und C können nicht besser durch eine andere, vorbestehende, gesicherte oder sich entwickelnde NCD erklärt werden, und sie treten nicht im Kontext einer stark reduzierten bzw. fehlenden Wachheit, wie dem Koma, auf.
E. Es gibt Hinweise aus der Vorgeschichte, körperlichen Untersuchung oder Laboruntersuchungen darauf, dass das Störungsbild die direkte körperliche Folge eines medizinischen Krankheitsfaktors, einer Substanzintoxikation oder eines Substanzentzugs ist (z. B. durch Substanzen mit Missbrauchspotenzial oder durch die Einnahme eines Medikaments) oder Folge der Exposition gegenüber einem Toxin oder durch multiple Ätiologien verursacht ist.

Zur Entstehung eines Delirs tragen zahlreiche Faktoren bei (▸Kap. 3.2). Gerade bei älteren multimorbiden Patienten ist die multikausale Entstehung die Regel. Ein bislang wenig beachteter, aber beeinflussbarer Risikofaktor für ein postoperatives Delir ist eine vorbestehende Malnutrition (Mazola et al. 2017). Auch andere Delir-begünstigende Faktoren lassen sich beeinflussen. Auf diesem Weg lassen sich Häufigkeit und Schwere eines Delirs reduzieren.

Frühzeitige Erfassung, Prävention und rasche Behandlung eines Delirs zählen zu den vorrangigen Aufgaben demenzsensibler Krankenhäuser

(Han et al. 2017). Wegen der großen Häufigkeit eines Delirs – bei bis zu 70 % der älteren Patienten auf Intensivstationen – müssen alle Mitarbeiter eines demenzsensiblen Krankenhauses mit den Grundzügen dieser Störung vertraut sein, nicht zuletzt, weil die 30-Tages-Mortalität bei Patienten mit Delir etwa dreimal so hoch ist wie bei Patienten ohne Delir (Kosar et al. 2017). In Abhängigkeit vom Aktivitätsniveau der Patienten werden hyperaktive und hypoaktive Delirformen unterschieden. Das hypoaktive Delir, das oft mit Antriebsarmut und Lethargie einhergeht, wird trotz seiner großen Häufigkeit besonders leicht übersehen (Hosker et al. 2017).

Delirpatienten haben 3x höhere 30-Tages-Mortalität

Das hypoaktive Delir wird häufig übersehen

1.1.4.4 Medikamente und kognitive Störungen

Die Zusammenhänge zwischen kognitiven Defiziten und Medikamenten sind komplex. Im Hinblick auf die Besserung kognitiver Defizite spielen Medikamente nur eine geringe Rolle (Inouye et al. 2014); sie beschränkt sich im Wesentlichen auf Antidementiva. Eine sehr bedeutende Rolle haben Medikamente dagegen als Ursache einer kognitiven Beeinträchtigung. Dabei können kognitive Defizite sowohl durch die Gabe aber auch durch das plötzliche Absetzen bestimmter Medikamente verursacht oder verschlechtert werden. Als Beispiele seien Morphinhaltige Analgetika und Sedativa vom Benzodiazepintyp angeführt: Sowohl die Gabe oder Dosissteigerung als auch das Absetzen, der rasche Entzug von morphinartigen Analgetika oder von Benzodiazepinen können klinische Zeichen einer Verwirrtheit hervorrufen. Ausführlich wird auf die Zusammenhänge zwischen Medikation und Kognition im Kapitel 3.5.3 (▸ Kap. 3.5.3) eingegangen.

Die Gabe oder der Entzug von Medikamenten können ein Delir auslösen

1.1.4.5 Alkohol und andere Substanzen

In einem demenzsensiblen Krankenhaus muss Aufmerksamkeit gegenüber dem Thema Alkohol als möglicher Auslöser von Verwirrtheit bestehen. Auch bei älteren Patienten können kognitive Defizite Folge eines inadäquaten Alkoholkonsums sein. Protrahierter Alkoholkonsum in der Vorgeschichte kann Verhaltensauffälligkeiten während eines stationären Aufenthaltes zur Folge haben. Auf der anderen Seite können Verhaltensauffälligkeiten Folge eines abrupten Alkoholentzuges sein, insbesondere bei einer notfallmäßigen Krankenhausaufnahme, beispielsweise nach einem Unfall.

1.1.4.6 Weitere Erkrankungen

Zahlreiche Erkrankungen – nicht nur des Nervensystems – können mit kognitiven Defiziten einhergehen (Camicioli und Rockwood 2017). Einen Überblick gibt Kapitel 3.4 (▸ Kap. 3.4). Gerade in einem demenzsensiblen Krankenhaus muss ein besonderes Augenmerk auf kognitive Symptome internistischer oder neurologischer Erkrankungen gelegt werden. Patienten mit einer depressiven Störung geben ebenfalls oft Gedächtnisstörungen an.

Hier ist zu klären, ob die Klagen über kognitive Defizite Ausdruck einer Depression sind oder tatsächlich Symptom einer neurokognitiven Störung.

Patienten mit einem Parkinsonsyndrom erfordern eine differenzierte Einschätzung. Die Verlangsamung in der Kommunikation bei vielen Parkinsonpatienten kann eine kognitive Beeinträchtigung vortäuschen. Bei neuropsychologischen Tests, die nicht geschwindigkeitsabhängig sind, finden sich dann unauffällige Ergebnisse. Auf der anderen Seite geht ein langjähriges Parkinsonsyndrom oft mit kognitiven Defiziten einher; Parkinsonmedikamente können Verwirrtheit auslösen.

In einem demenzsensiblen Krankenhaus muss stets nach vorangegangenen Stürzen gefragt werden. Eine neu aufgetretene Verwirrtheit kann Folge eines sturzassoziierten subduralen Hämatoms oder einer intrazerebralen Blutung sein. Auf der anderen Seite begünstigen kognitive Defizite weitere Stürze, gerade auch im Krankenhaus.

1.1.5 Welche Patienten profitieren von einem demenzsensiblen Krankenhaus?

Von einem demenzsensiblen Krankenhaus profitieren in erster Linie ältere Patienten mit gering- bis mäßiggradigen vorbestehenden kognitiven Defiziten. Diese Patienten sind in besonderer Weise gefährdet, während ihres stationären Aufenthaltes ein Delir zu entwickeln. So konnte eine Metaanalyse mit nahezu 56.000 Patienten zeigen, dass bei einer kognitiven Beeinträchtigung das Risiko eines funktionellen Abbaus nach Krankenhausbehandlung um etwa 60 % höher ist als bei kognitiv intakten Personen (Hartley et al. 2017). Eine gute Kognition zu bewahren ist somit eine wichtige Voraussetzung für den Erhalt der Selbständigkeit älterer Patienten nach stationärer Behandlung.

Selbstständigkeit nach Krankenhaus erhalten durch Erhalt guter Kognition

Es hat sich gezeigt, dass es auch herkömmlichen Krankenhäusern oft gelingt, selbst bei älteren Hochrisiko-Patienten die zur Aufnahme führende Erkrankung gut zu behandeln. Doch reicht die erfolgreiche Behandlung der Aufnahmediagnose nicht aus, um den Patienten in die vertraute Umgebung zu entlassen. Mit ebenfalls hoher Priorität muss die Alltagsfähigkeit des Patienten erhalten oder wiederhergestellt werden, falls sie sich unter der Akuterkrankung verschlechtert hat. Die zunehmende medizinische Spezialisierung hat auf der einen Seite dazu beigetragen, auch komplexe und schwere Erkrankungen erfolgreich zu behandeln. Die Spezialisierung hat aber andererseits auch dazu geführt, Beschwerden oder Auffälligkeiten des Patienten, die außerhalb des eigenen Fachgebietes liegen, seltener wahrzunehmen und zu beachten. Dies ist aber eine Voraussetzung einer effektiven Delirprävention, die stets eine multiprofessionale Aufgabe ist.

Kognitiv beeinträchtigte Patienten können bei stationärer Aufnahme auch nicht nur im Hinblick auf eine Delirprävention von einem demenzsensiblen Krankenhaus profitieren. Vielfach wird erstmals im Rahmen eines – notfallmäßigen – Krankenhausaufenthaltes der Verdacht einer kognitiven Beeinträchtigung erhoben. Somit kann eine Aufgabe eines demenzsensiblen Krankenhauses darin bestehen, diagnostische Maßnahmen zur ätiologischen Abklärung und zur Quantifizierung kognitiver Defizite in die Wege zu leiten. Dies kann in vielen Fällen auch ambulant nach Abschluss der stationären Behandlung erfolgen.

Patienten mit fortgeschrittener Demenz profitieren weniger von den Angeboten eines demenzsensiblen Krankenhauses, insbesondere wenn sie bereits immobil sind. Bei diesen Patienten stellt sich generell die Frage nach dem Nutzen einer stationären Behandlung.

Nutzen stationärer Behandlung bei ausgeprägter Demenz hinterfragen

Kognitiv intakte oder auch jüngere Patienten können auch von einem demenzsensiblen Krankenhaus profitieren. Wenn ein Krankenhaus demenzsensibel agiert, heißt das nicht primär, dass die Zielgruppe dieser Klinik kognitiv beeinträchtigte Patienten sind. Es heißt vielmehr, dass die große Zahl kognitiv beeinträchtigter Patienten, die es in jedem Krankenhaus gibt, auf Strukturen, Abläufe und Personal treffen, die einer Verschlechterung der kognitiv beeinträchtigten Patienten entgegenwirken. Im günstigen Fall fühlen sich in einem demenzsensiblen Krankenhaus kognitiv intakte und jüngere Patienten weniger durch verhaltensauffällige demente Patienten gestört. Ein demenzsensibles Krankenhaus nutzt allen Patienten Mit anderen Worten: Ein demenzsensibles Krankenhaus kann für alle Patienten von Nutzen sein.

Ein demenzsensibles Krankenhaus nutzt allen Patienten

Literatur

American Psychiatric Association (2013) Diagnostical and Statistical Manual of Mental Disorders, Fifth Edition, Arlington VA, American Psychiatric Association.

Bleijemberg N, Smith AK, Lee SJ et al. (2017) Difficulty Managing Medications an Finances in Older Adults: A 10-year Cohort Study. J Am Geriatr Soc 65:1455–1461.

Camicioli R, Rockwood K (2017) Classification of the dementias. In Brocklehurst's Textbook of Geriatric Medicine and Gerontology pp 381 ff, 8. Auflage, Elsevier, ISBN: 978-0-70206185-1.

Han JH, Vasilevkis EE, Chandrasekhar R et al. (2017) Delirium in the Emergency Department and Its Extension into Hospitalization (DELIMEATE) Study: Effect on 6-month Function and Cognition. J Am Geriatr Soc 65: 1333–1338.

Hartley P, Gibbins N, Saunders A et al. (2017) The association between cognitive impairment and functional outcome in hospitalized older patients: a systematic review and meta-analysis. Age and Ageing 46: 559–567.

Hosker C, Ward D (2017) Hypoactive delirium. BMJ 357; 2047–52.

Inouye SK, Westendorp RGJ, Saczynski JS (2014) Delirium in elderly people. Lancet 383: 911–922.

Kosar CM, Thomas KS, Inouye SK et al. (2017) Delirium During Postacute Nursing Home Admission and Risk for Adverse Outcomes. J Am Geriatr Soc 65:1470–1475.

Mazola P, Ward L, Zazzetta S et al. (2017) Association Between Preoperative Malnutrition an Postoperative Delirium After Hip Fracture Surgery in Older Adults. J Am Geriatr Soc 65: 1222–1228.

Pisani MA, Murphy TE, Van Ness PH et al. (2007) Characteristics associated with delirium in older patients in a medical intensive care unit. Arch Intern Med 167: 1629–34.

Sewell M, Li D, Sano M (2017) Neuropsychology in the Diagnosis and Treatment of Dementia. In Brocklehurst's Textbook of Geriatric Medicine and Gerontology pp 389 ff, 8. Auflage, Elsevier, 2017, ISBN: 978-0-70206185-1.

2 Strukturen und Rahmenbedingungen für kognitive Beeinträchtigungen schaffen

Markus Horneber und Janine Hübner

Für den Patienten, der sich in eine stationäre Krankenhausbehandlung begibt, steht seine medizinische und pflegerische Versorgung im Mittelpunkt. Für das Krankenhaus als Organisation stellt die stationäre Behandlung das Kerngeschäft für das Unternehmen dar. Die Erbringung der Krankenhausbehandlung kann jedoch nur funktionieren, wenn verschiedene Strukturen und Rahmenbedingungen im Sinne von Unterstützungsprozessen etabliert sind. Die folgenden Kapitel befassen sich daher mit den Möglichkeiten einer demenzsensiblen Ausgestaltung in den Bereichen Infrastruktur, Personal und Kommunikation.

Die Infrastruktur kann durch eine geeignete *Architektur und Raumgestaltung* positiv auf Menschen mit kognitiven Beeinträchtigungen wirken. Hier gilt es vor allem, Sicherheit zu vermitteln, indem den Betroffenen Orientierung gegeben und eine Reizüberflutung verhindert wird. Durch das Erzeugen von Wohnlichkeit und die Förderung von »sinnlichem Erleben« kann zudem das Wohlbefinden der Betroffenen gesteigert werden.

Die Mitarbeitenden sind Ansprechpartner, Bezugspersonen und natürlich auch Experten in der Betreuung und Behandlung von Patienten und ihren Erkrankungen. Damit sie diesen Ansprüchen auch gerecht werden können, gilt es sie in ihrer *Fachlichkeit* und *Professionalität* zu stärken, die *Mitarbeitergesundheit* und *Resilienz* zu fördern sowie *Ehrenamtliche* über geeignete Konzepte mit in die Organisation einzubinden.

Die Interaktion zwischen Patienten und Mitarbeitenden ist ein grundlegender Bestandteil des Behandlungsprozesses. Ist die Kommunikationskompetenz des Menschen mit kognitiver Beeinträchtigung eingeschränkt, stehen die Mitarbeitenden vor der Herausforderung, diesem Umstand angemessen zu begegnen. Dies kann über eine *einfühlsame Kommunikation* gelingen, in deren Mittelpunkt das Verstehen der Bedürfnisse des Menschen mit Demenz liegt.

2.1 Orientierungslos? Architektur und Raumgestaltung

Eckhard Feddersen

2.1.1 Zusammenfassung

Ein Krankenhausaufenthalt stellt für Menschen mit Demenz eine sehr beängstigende Erfahrung dar. Das Fachmagazin »Demenz« beschrieb jüngst anhand berührender Beispiele, in welche Not Menschen mit einer demenziellen Erkrankung geraten, wenn sie mit der Institution Krankenhaus konfrontiert werden (Ganß 2017). Denn hier trifft eine auf Höchstleistung getrimmte und fein justierte Maschine zur Wiederherstellung des Menschen auf das unabsehbar reagierende Chaos der menschlichen Psyche. Bereits der Ortswechsel selbst stellt eine so gravierende Veränderung dar, dass eine Vermeidung der Krankenhauseinweisung in vielen Fällen die bessere Alternative zu sein scheint, bzw. es dafür äußerst gewichtiger Gründe bedarf. In den meisten Fällen liegen diese Gründe nicht in der Demenzerkrankung selbst, sondern beruhen auf Stürzen, Infektionen oder anderen allgemeinen polymorbiden Zuständen. Als Architekt stellt sich hier schon die erste Aufgabe, den Übergang selbst – also den Transport, das Ankommen und die Entlassung für den Patienten so angenehm wie möglich zu gestalten.

Dazu braucht es eine vertraute Begleitperson, denn die Verlorenheit eines Menschen mit kognitiven Einschränkungen lässt sich nur durch die dauerhafte Begleitung einer zweiten, mit diesem Menschen professionell und emotional verbundenen Person verbessern. Sie ist der Fels in der Brandung des Unbekannten, Mentor und Sprachrohr. Alle Fachleute, die dieses Thema in Deutschland bearbeiten, wie z. B. Prof. Thomas Klie, Dr. Georg Pinter, Michael Ganß (2017) oder Michael Schmieder aus der Schweiz, kommen hier zum gleichen Ergebnis wie auch die Bremer Landesinitiative Demenz (2014). Dieses »Zweipersonenprinzip« im Krankenhaus für Menschen mit Demenz sollte für jeden planenden Architekten zur Gestaltungsrichtlinie werden.

Der zweite große Themenbereich umfasst die Gestaltung der räumlichen Umgebung selbst, von der Aufnahme bis zur Entlassung oder – ein Aspekt, dem bisher wenig Beachtung geschenkt wurde – bis zum Sterben und der damit verbundenen Palliativpflege. Auch hier stellen sich für die Behandlung von Menschen mit kognitiven Einschränkungen viele neue Fragen, die die meisten Krankenhäuser bisher kaum in den Blick genommen haben. Diese neu aufgeworfenen Fragen stammen sämtlich aus dem Bereich des psychologisch einschätzbaren Verhaltens, aus typisch anthropologischen Erkenntnissen: Was erzeugt Angst? Wie kann man Sicherheitsgefühle stimulieren? Welche Indikationen werden angenommen und verabreicht, welche abgelehnt?

Klar muss sein: Nicht der Mensch mit Demenz muss sich ändern, sondern das Krankenhaus, die Institution. In allen Krankenhäusern sind folgende

Fragen zu lösen: Wie kann Reizüberflutung verhindert werden? Wie sind Beruhigung und Kontrolle vereinbar? Wie kann dem Patienten ein schützender Raum geboten werden, ohne gleichzeitig eine Separierung und damit die Stigmatisierung zu fördern? Wie sehen Umgebungen aus, die gleichzeitig anziehend schön und hochsteril sein sollen? Hier wird besonders auf die sehr gut übertragbaren Datenermittlungen der Alzheimergesellschaft der Schweiz aus dem Jahre 2015 verwiesen (Bundesamt für Gesundheit BAG und Schweizerische Konferenz der kantonalen Gesundheitsdirektorinnen und -direktoren GDK 2016).

2.1.2 Wohlbefinden und Orientierung

Stationäre Pflege als Vorbild

In stationären Pflegeeinrichtungen wird für Menschen mit Demenz eine Umgebung geschaffen, in der durch Zuwendung und Wertschätzung sowie durch möglichst wenige abrupte Veränderungen ein Gefühl von Sicherheit und häuslicher Wärme entsteht. Das Krankenhaus kann dies nur sehr begrenzt leisten, dazu ist es viel zu sehr Institution mit einer ganz anderen gesellschaftlichen Aufgabe. Das Krankenhaus braucht für seine Aufgabe der Lebensrettung und Heilung vor allem Effektivität sowie klare, möglichst schnelle Abläufe. Dafür ist eine sofort erfassbare Orientierung essenziell. Selbst völlig normale und gesunde Menschen haben im Krankenhaus mit seinen großen Raumkonglomeraten Probleme, sich zurechtzufinden. Die vielen dafür neu erfundenen Orientierungssysteme haben alle auch ihre Schwächen. Für einen Menschen mit Demenz sind sie aber von vornherein eigentlich gar nicht existent oder erschließen sich nicht. Was sich aber nicht erschließt und fremd bleibt, erzeugt Aggressionen, Widerstände oder zumindest Unwohlsein – auch bei Menschen ohne Demenz. Im Heim dagegen kann die räumliche Orientierung ohne äußeren zeitlichen Druck erfolgen und auch durch Kleinigkeiten, wie persönliche Gegenstände und Bilder (▸ Abb. 2.1), ständig verbessert werden.

Widersprüchliche Bedürfnisse vereinen

Im Krankenhaus treffen die – teils widersprüchlichen – Bedürfnisse von insgesamt drei Gruppen aufeinander. Sie müssen miteinander vereint und ein Verständnis für die Schwierigkeiten der jeweils anderen Gruppen geschaffen werden. Die eine Gruppe ist die der Patienten, die mit ihren verschiedenen Anliegen (mit und ohne Demenz) ins Krankenhaus kommen. Eine zweite Gruppe ist die der betreuenden und pflegenden Ärzte, Schwestern und Helfer. Die dritte Gruppe ist die der Angehörigen und Begleiter. Jede dieser Gruppen hat unterschiedliche Wünsche und benötigt unterschiedliche Antworten auf die Fragen nach Orientierung, Sicherheit und Wohlbefinden.

Die räumlichen Angebote, die im Folgenden vorgestellt werden, sollten für alle drei Gruppen verständlich und interessant sein; sie alle sollten sich organisatorisch und handlungstechnisch darin wiederfinden.

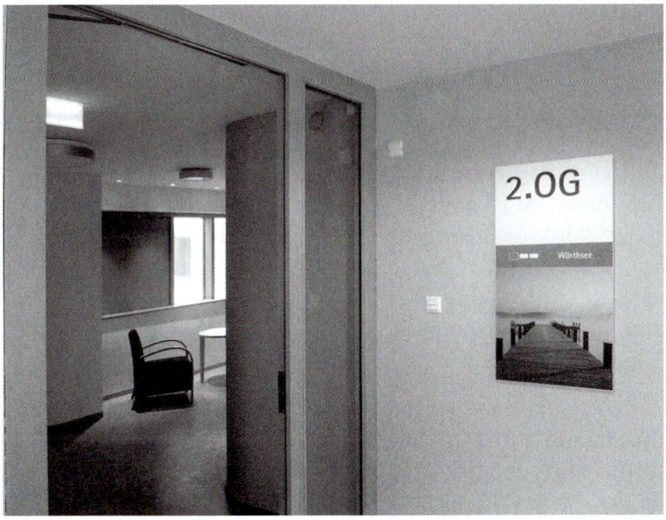

Abb. 2.1: Orientierung durch Schrift, Bild, Farbe und mit dem Ziel einer Sitzmöglichkeit; Kompetenzzentrum Demenz, München (Feddersen Architekten)

2.1.2.1 Validierende Orte

Validation als bauliches Konzept

Der architektonische Beitrag knüpft an das Kommunikationskonzept der Validation® an, das von der Amerikanerin Naomi Feil entwickelt wurde, um einen wertschätzenden Zugang zu verwirrten oder dementen Menschen zu bekommen (Feil 1993). Dabei wird der emotionale Gehalt einer Aussage oder eines Verhaltens vom Gesprächspartner aufgegriffen und «validiert«, d. h. für gültig erklärt, ohne das Geäußerte zu analysieren, zu bewerten oder zu korrigieren. Diese wertschätzende Grundhaltung hilft, in belastenden Situationen Spannungen zu reduzieren.

Daran und an die Verhaltensempfehlungen anknüpfend, die Michael Schmieder im Demenzzentrum Sonnweid im schweizerischen Wetzikon über Jahrzehnte entwickelt hat, sollte das Krankenhaus ein »validierender Ort« sein, der den verwirrten Menschen in seiner Menschlichkeit achtet, jede seiner Lebensäußerungen ernst nimmt und als berechtigt ansieht (Schmieder 2015). Niemals wird an einem solchen Ort versucht, den Willen des Menschen zu brechen oder Zwang zur Lösung eines Problems einzusetzen.

Ein validierender Ort ist also nichts mehr und nichts weniger als ein Raum, in dem die drei oben genannten Gruppen der Patienten, der Angehörigen und Begleiter sowie der pflegerischen und ärztlichen Betreuer von einem Prinzip der menschlichen Anerkennung getragen sind. Der Raum dient ihnen dabei, dieses Ziel zu erreichen oder steht diesem zumindest nicht entgegen.

In Wirklichkeit bestehen aber leider noch gravierende Unterschiede zwischen stationären Einrichtungen bzw. häuslicher Pflege und der in Krankenhäusern bezüglich Haltung und Pflege von dementen Menschen. Während in den stationären Einrichtungen und Wohngruppen die Persönlichkeit des Menschen im Vordergrund steht und personenorientiert gepflegt wird, dominiert im Krankenhaus der Fall – eben »die Fraktur« oder »der Infarkt«.

Dies zeigt sich auch an der Tatsache, dass beispielsweise in der Chirurgie ein sehr viel geringerer Anteil der Patienten mit einer Demenz in Zusammenhang gebracht wird als in der Inneren. In der Inneren erfolgt oft auch ein Screening, während dies in der Chirurgie gar nicht üblich ist. Einer Studie der Schweizerischen Alzheimervereinigung (2015) zufolge sind 38 % der Patienten, die ein Krankenhaus aufsuchen, über 65 Jahre alt. Von ihnen sind wiederum zwischen 15 und 25 % dement. Eine Aussage über den Grad der Demenz ist damit nicht getroffen. Man muss aber heute davon ausgehen, dass bei vielen Patienten eine Demenz erst nachträglich im Krankenhaus diagnostiziert wird, da das Wissen über Demenz, ihre Symptome und Warnzeichen in der Allgemeinbevölkerung noch nicht genug verbreitet ist. Hier scheint es noch eines Bewusstseinswandels zu bedürfen.

Wie also soll ein guter Ort für Menschen mit Demenz im Krankenhaus beschaffen sein?

Ein Architekt muss versuchen, räumliche Möglichkeiten für die Validierung zu schaffen. Das heißt vor allem, dass er sich von der herkömmlichen Auffassung eines rein funktionalen Raums verabschieden und – in Anlehnung an gute stationäre Häuser – für mehr Wohnlichkeit sorgen muss (▸Abb. 2.2). Die Innenarchitektin Sylvia Leydecker (2017) hat sich mit diesem Thema ausführlich beschäftigt.

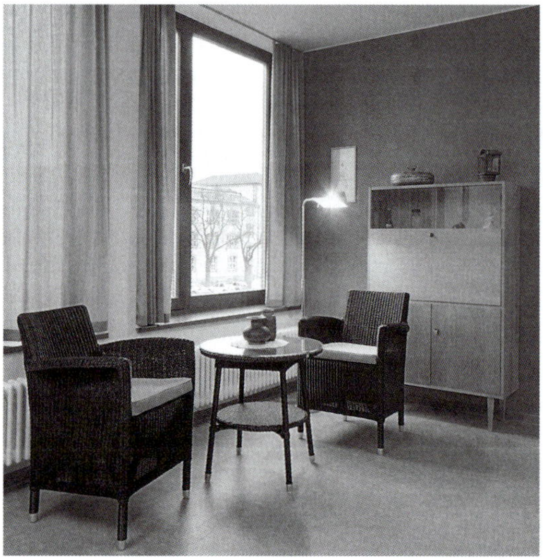

Abb. 2.2: Ein klarer und wohnlicher Ort; Kompetenzzentrum Demenz, Nürnberg (Feddersen Architekten; Fotografie Grunert-Held/Veitshöchheim)

Zweipersonenprinzip als Voraussetzung für Wohlbefinden

Architektonische Verbesserungen im Krankenhaus, die Leid mindern oder – noch besser – Wohlgefühle auslösen, sind nur dann sinnvoll und möglich, wenn der demente Patient grundsätzlich eine Begleitung hat, also das Zweipersonenprinzip erfüllt ist. Die Begleitung eines vertrauten Menschen – sei es ein Angehöriger oder ein professioneller Betreuer aus dem Pflegeheim – trägt zu etwa 80 % zum Wohlbefinden des dementen Patienten bei, die Architektur nur zu geschätzt 20 %. Die Einbeziehung der Angehörigen oder eines professionellen Betreuers ist also Grundvoraussetzung und wird im Folgenden als gesetzt angenommen.

2.1.3 Vorbereitung

Krankenhausaufenthalt vorbereiten

Vorbereitungen zur Einweisung in ein Krankenhaus sollten für Menschen mit Demenz in jedem Fall bereits vorher getroffen werden. Dazu gehören klare Informationen für die Krankenhausmitarbeiter, beispielsweise über die augenblickliche Medikation, über einschränkende Behandlungsmöglichkeiten, Allergien etc., über Essgewohnheiten, aber auch über beruhigende und den Patienten wohltuende Hilfestellungen. Diese Art Patientenakte sollte für den Fall einer spontan entstehenden Problematik, die eine Krankenhauseinweisung notwendig macht, bereits vorbereitet sein. Manche Institutionen (z. B. die Deutsche Alzheimer Gesellschaft) bieten dafür vorbereitete Checklisten an, die schon beim Transport in der Tasche des Patienten liegen sollte.

Wünschenswert wäre es, bei einem geplanten Krankenhausaufenthalt von Menschen mit Demenz bereits im Vorfeld ein kognitives Screening durchzuführen – entweder Zuhause oder im Pflegeheim. Die dadurch gewonnenen Informationen würden dem Krankenhauspersonal ein besseres Eingehen auf den Patienten ermöglichen.

Die ständige Begleitung des Patienten mit Demenz durch einen Angehörigen oder Ehrenamtlichen ist unabdingbar und stellt auch für das Krankenhaus selbst eine große Entlastung dar. Eine Person, die weiß, was der demente Patient braucht, der sich aktiv an der Pflege und dem Rehabilitationsprozess beteiligt oder kleinere Dienstleistungen übernimmt, wie Wasser geben und auf den Patienten aufpassen. Es bleibt zu wünschen, dass mehr Ärzte und Pfleger im Krankenhaus für den Umgang mit dementen Patienten geschult werden und dass allen Mitarbeitern die wichtigsten Sicherheitsvorkehrungen bekannt sind. In jedem Krankenhaus sollte es einen Geriater geben, der sich spezifisch den Demenzfragen widmet. Grundsätzlich wäre ein besserer Personalschlüssel gerade für die Betreuung von dementen Menschen essenziell.

2.1.4 Transport

Abschirmung gegen Reizüberflutung

Bereits der Transport durch ein entsprechend ausgewiesenes Unternehmen wird nur in wenigen Fällen demenzsensibel durchgeführt. Dabei müsste schon hier die Reizüberflutung, die Menschen mit Demenz stark empfinden, so klein wie möglich gehalten werden. Leider ist dies nur den wenigsten Transportunternehmen bekannt und die Mitarbeiter sind nicht entsprechend qualifiziert. Ein räumlicher Beitrag zur Eindämmung der Reize, die auf den Patienten einstürmen, könnte eine Art Verdeck wie bei einem Kinderwagen sein, eine »Schirmmütze« (▶ Abb. 2.3), die temporär an der Trage zu befestigen und leicht wieder abzunehmen wäre. Damit wären Bewegungen von hinten oder von der Seite, die den Patienten erschrecken, ausgeschlossen. Durch Schalldämpfung wäre mehr Ruhe möglich. Auch könnte so die direkte Kommunikation mit dem Patienten nur aus einer Richtung stattfinden, was dem Patienten ein stärkeres Sicherheitsgefühl geben würde.

Eine weitere Erleichterung des Transports für Menschen mit Demenz könnten auch Kopfhörer oder ein Sendesystem sein, das beruhigende Musik oder Töne spielt. Für solche Kopfhörer oder Systeme braucht es allerdings ein vorheriges Toleranztraining.

Abb. 2.3: Entwurf eines Schutzschirms für Demenzpatienten (Entwurf und Zeichnung: Eckhard Feddersen)

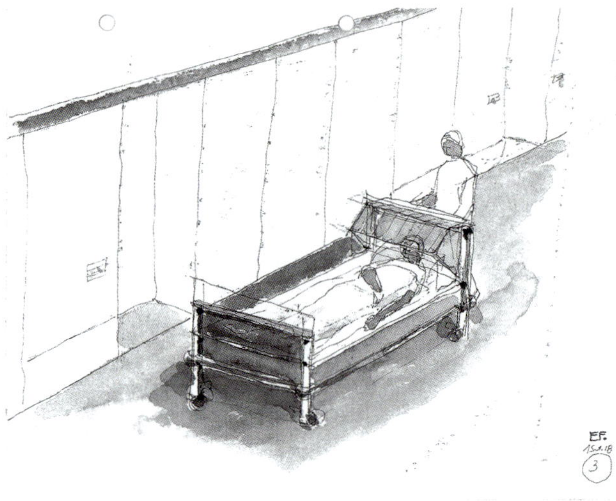

2.1.5 Aufnahme

Die Aufnahme ist einer der komplexesten und schwierigsten Bereiche jedes Krankenhauses. Oft entsteht hier ein Nadelöhr, da viele Prozesse gleichzeitig stattfinden: die Aufnahme von gehenden und liegenden Patienten, die häufig angeschlossene Notaufnahme sowie oft auch noch die Entlassung. Diese Engstelle bedeutet bereits für geistig völlig gesunde Menschen einen großen Stressfaktor. Für Menschen mit Demenz aber kumulieren bei Aufnahme und Entlassung die Probleme. Ein Patient mit Demenz ist nicht einfach in das System Krankenhaus einpassbar, sondern braucht eine fachlich kompetente und sehr persönliche Zuwendung.

Längere Aufenthaltsdauer für Menschen mit Demenz

Im Allgemeinen ist es in der Aufnahme laut und die Zahl der aktiven Menschen sehr hoch. Der Raum selbst ist meist nur funktional gestaltet und wenig attraktiv, die Unsicherheit aller Begleiter ist mit Händen zu greifen. Menschen mit Demenz müssen in diesem Bereich häufig sehr viel länger verweilen als andere Patienten. Der Grund dafür liegt in der Tatsache, dass ihre Aufnahmeangaben sehr viel länger dauern. Werden gleichzeitig Akutpatienten eingeliefert, werden diese meist vorgezogen, um keinen Stau zu erzeugen.

Der Autor in seiner Rolle als Architekt fordert an dieser Stelle einen Ort, der den Stress durch Geräusche mindert, die vielen Wechsel von Personen weniger spürbar macht und ganz allgemein die Spannung herabsetzt oder gar ausschließt. Ein Extraraum oder mindestens eine abgetrennte Nische wäre dafür notwendig. Der Raum sollte so beschaffen sein, dass er zwar noch in Ruf- und Sichtweite zur Aufnahme liegt, aber doch so weit separierbar ist, dass er Störungen, vor allem akustischer Art, weitgehend vermeiden hilft. Trennvorhänge reichen nicht aus. Von der Decke zum Boden reichende Klappwände sind zwar besser geeignet, vorzuziehen ist aber ein schließbarer Raum (keine Kabine – diese kann bei Menschen mit Demenz Panik auslösen) mit Aussicht ins Freie oder auf ebensolche Bildprojektionen. Tageslicht ist Kunstlicht vorzuziehen. Farben von Wänden und Fußboden sollten dem warmen, natürlichen Spektrum entstammen und nicht dem üblichen Muster »steril« entsprechen. Zu vermeiden ist ein Übergewicht kalter Grüntöne mit hohem Weißanteil.

Die längere Wartezeit muss durch eine besonders angenehme Liege beantwortet werden oder, bei Patienten in sitzender Position, durch einen gut verstellbaren beweglichen Sessel. Niedrigbetten sind in diesem Bereich zu empfehlen. Die Deckenbeleuchtung sollte dimmbar sein oder zugunsten von Wandbeleuchtungen ganz entfallen.

Auf Mittel zur besseren primären Orientierung sollte in diesem Bereich ganz besonders geachtet werden: Große Warnhinweise und Kennzeichnungen, aber auch Informationen zum Aufenthalt selbst, etwa in Form großer Fotos mit starker Symbolkraft, sind hier wichtig. Ziel muss es sein, dem Patienten mit Demenz eine instinktive Orientierung zu ermöglichen.

Ideal wäre das Angebot eines separaten Raumes mit Platz für jeweils ein Bett und ausgestattet mit mehreren Stühlen. Ein Fenster mit Ausblick kann bei einer längeren Wartezeit den Druck lindern. Kann kein extra ausgewiesener Raum in der Aufnahme zur Verfügung gestellt werden, so sollte man einen kleinen Bereich beispielsweise durch Pflanzen abtrennen oder zumindest durch schnell aufzubauende Faltwände eine Blickbarriere herstellen. Ein solcher Ort wäre auch für das Personal von Vorteil, weil aus seiner Sicht jeder Patient mit Demenz als ein potenzieller Störfaktor im Ablauf der einzelnen Untersuchungen oder bürokratischen Prozeduren gelten muss.

Für die Forderung nach einem abgegrenzten Bereich liefert die österreichische Untersuchung von Maria Hrncir (2009) über das Belastungserleben von Pflegepersonen im Umgang mit demenzkranken Patienten eine sehr gute Begründung. In dieser Untersuchung wurde nachgewiesen, dass die empfundene Belastung durch demenzkranke Personen nicht durch deren Verhalten, sondern eher durch äußere Rahmenbedingungen bestimmt wird. Werden diese verbessert, müssten die sich sehr schnell aufbauenden Aggressionen auf beiden Seiten zu beherrschen sein und das Verhältnis zwischen Patient und Pflegekraft sich positiv beeinflussen lassen.

2.1.6 Die Station

»Flaschenhals«-Aufnahme überwinden

Nach der »Flaschenhals«-Aufnahme mit Unterstützung einer vertrauten Person folgt anschließend der erleichternde Zustand einer Raumzuweisung auf einer Station. In jedem Krankenhaus stellt sich dabei die Grundsatzfrage nach einer speziell auf Demenzpatienten ausgerichteten Station oder der Unterbringung auf einer Normalstation der jeweils medizinisch induzierten Fachrichtung. Eine Demenzstation hat den Vorteil, dass das spezifisch ausgebildete Personal effektiver agieren kann und dass die Einrichtung speziell auf die Fähigkeiten und Bedürfnisse von Menschen mit Demenz abgestimmt ist.

Die Gestaltung einer speziellen Demenzstation sollte sich stark an den Wohngruppen in der stationären Pflege orientieren. Hier verweise ich auf die vielfach erprobten und tief in die Einzelheiten der Gestaltung gehenden Hinweise von Sybille Heeg (2003). Heeg verdeutlicht, dass sich viele der emotionalen Störungen und Verhaltensprobleme von Menschen mit Demenz – wie Angst, Unruhe, Aggressivität – durch ein krankheitsangemessenes Umfeld verbessern lassen. Mittels Architektur, Material, Licht und Farbe lassen sich auch Kliniken demenzgerecht(er) gestalten.

Wahrnehmung und Orientierung

Demenzkranke leiden oft unter ausgeprägten Störungen der räumlichen Wahrnehmung. Satte, warme und hell leuchtende Farben sind gut wahrnehmbar und daher vorzuziehen, kalte Pastellfarben sind hingegen für ältere Menschen kaum voneinander zu unterscheiden. Farbkontraste sind nicht nur für die Orientierung wichtig, sondern auch für die Kompetenz (weißes Geschirr auf einer weißen Tischdecke kann nicht erkannt werden und führt so zu Kompetenzverlust). Zu starke Kontraste sollten im Flur allerdings vermieden werden, da sie sonst als »Abgrund« oder Barriere wahrgenommen werden und Angst auslösen können.

Eine helle, schattenarme und indirekte Beleuchtung ohne Blendung (keine spiegelnden Oberflächen) unterstützt eine gute Orientierung ebenso wie leicht ablesbare Grundrisse (Verzweigungen und Sackgassen verwirren), die einen guten Über- oder Durchblick ermöglichen – etwa durch die Anordnung der Flure um ein Atrium herum. Personalisierbare Zimmertüren erleichtern die Wiederauffindbarkeit des eigenen Zimmers (► Abb. 2.4).

Gliedernde architektonische Elemente, wie Nischen oder Loggien, vermitteln grundsätzlich ein Gefühl von Geborgenheit, während große, leere Räume ein Gefühl von Verlorenheit befördern können.

Sicherheit

Krankenhauszimmer für Menschen mit Demenz sollten zwar einen Ausblick ins Freie bieten, jedoch keine bodentiefen Verglasungen und keine vollständig öffenbaren Fenster haben (nur zum Kippen). Heizkörper sollten

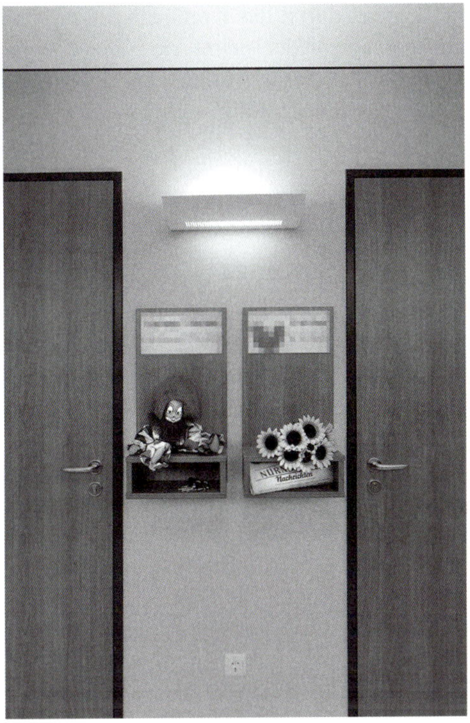

Abb. 2.4: Personalisierbare und leicht wiedererkennbare Zimmertüren erleichtern die Orientierung; Kompetenzzentrum Demenz, Nürnberg (Feddersen Architekten; Fotografie Grunert-Held/Veitshöchheim)

in Nischen eingebaut werden, um Verletzungen bei Stürzen zu vermeiden. Offene Türen zum Bad dürfen nicht in den Raum hineinragen, Schiebetüren oder geteilte Türen bieten hier eine Alternative. Eine Nachtbeleuchtung erleichtert das Auffinden des Badezimmers. Alle Böden (besonders im Bad) sollten rutschsicher und natürlich ohne Stolperschwellen ausgebildet sein. Das alles gilt ebenso auch für Flure.

Im Flur sollte es zusätzlich einen möglichst durchgehenden Handlauf und keinen Zugang zu Treppen geben. Ausgangstüren (auch Fluchttüren) sollten gut kaschiert, aber nicht abgeschlossen sein, um Weglauftendenzen vorzubeugen.

Gibt es im Krankenhaus keine Demenzstation, gestaltet sich das Thema sehr viel schwieriger. Auf einer Normalstation ist in jedem Fall ein Einzelzimmer mit Rooming-in allen anderen Lösungen vorzuziehen. Es gelten auch bei dieser Unterbringung alle architektonischen Qualitätsforderungen wie bei Heeg (ebd.) erfasst und benannt.

Bei einer Einweisung in ein Doppel- oder Mehrbettzimmer sollten alle Möglichkeiten einer visuellen und akustischen Separierung in Betracht gezogen werden. Paravents, Baldachine oder technische Hilfsmittel dafür werden in den folgenden Unterkapiteln noch behandelt.

Eine Einweisung des gesamten Pflegepersonals in die Demenzproblematik wird in allen einschlägigen Schriften nicht nur für wünschenswert, sondern für erforderlich gehalten. Das bezieht sich auch auf die Nutzung von speziell für Patienten mit Demenz durch das Krankenhaus zu benutzenden Fluren oder Wegen. Michael Schmieder nennt sie »Demenzpfade« (Schmieder 2015). Es sind Flure mit gedämpfter Atmosphäre. Licht, Farbigkeit, Schalldämmung, Zielsetzung, Raumfindung – alles wird entsprechend der Perspektive eines Menschen mit Demenz gestaltet und damit Parallelwege zu den »Schnellstraßen« eines Krankenhausbetriebs geschaffen.

2.1.7 Das Patientenzimmer

2.1.7.1 Wohnlichkeit und Ausblick

In Schweizer Publikationen wird von einer signifikant höheren Aufenthaltsdauer von Menschen mit Demenz im Krankenhaus berichtet (Bollnow 1963; Ecoplan 2016). Umso größere Aufmerksamkeit verdient das Angebot der Patientenzimmer selbst. Hier hält sich der Patient am längsten auf, hier muss er immer wieder zur Ruhe kommen, das Zimmer ist seine persönliche »Home Base« im Betrieb Krankenhaus. Wie kann ein »validierender Ort« aus einem Zimmer entstehen, das im Allgemeinen von zwei Patienten bewohnt und benutzt wird? Wie kann die Umgebung des Bettes so gestaltet werden, dass sie auch für die Begleitperson einen längeren angenehmen Aufenthalt ermöglicht? Welche Möglichkeit haben wir, die strengen hygienischen Auflagen in Krankenhäusern mit einer Art Individualisierung und temporären Wohnlichkeit zu kombinieren?

Anregungen dazu haben sich durch die Arbeit im Bereich der palliativen Versorgung und aus Gesprächen zum Thema Sterbezimmer mit Experten ergeben. Zusammen mit der jüngsten Publikation von Sylvia Leydecker (ebd.) führte das zu der Forderung, validierende Patientenzimmer müssten Menschen mit Demenz vor allem wieder ein Drinnen und Draußen ermöglichen (Leydecker 2017).

Balkone wären hilfreich

Im Unterschied zur Schweiz, wo Patientenzimmer fast immer Balkone haben (▸ Abb. 2.5), sind diese in den letzten 20 Jahren in Deutschland völlig verschwunden. Aufgrund der längeren Verweildauer von Demenz-Patienten und der unterschiedlichen Gefühle, die die Umgebung bei ihnen auslösen kann, scheint ein Balkon für sie eine große Hilfe zu sein. Es steigert das persönliche Wohlbefinden aller Patienten, wenn man Wind, Sonne, Regen oder Kälte spüren kann. Das sinnliche Erleben unterbricht die Monotonie der Tage im Krankenhaus und es ermöglicht die Rückgewinnung eines Stücks Normalität, auch für die Begleitperson. Gleichzeitig ist es ein Werkzeug zur Vermeidung aggressiven Verhaltens.

Ein in den vergangenen Jahren viel getestetes Mittel in der Ausgestaltung der Zimmer ist der Bildschirm. Hier wirkt unter anderem am besten das Konzept des »guten Ortes«. In jeder Stadt und jeder Gegend gibt es besonders beliebte Monumente, Landmarken oder Artefakte, die erfreuen und gleichzeitig orientieren. Diese lassen sich realistisch abbilden und als Raumassoziation verwenden, z. B. der Hamburger Hafen in Hamburg.

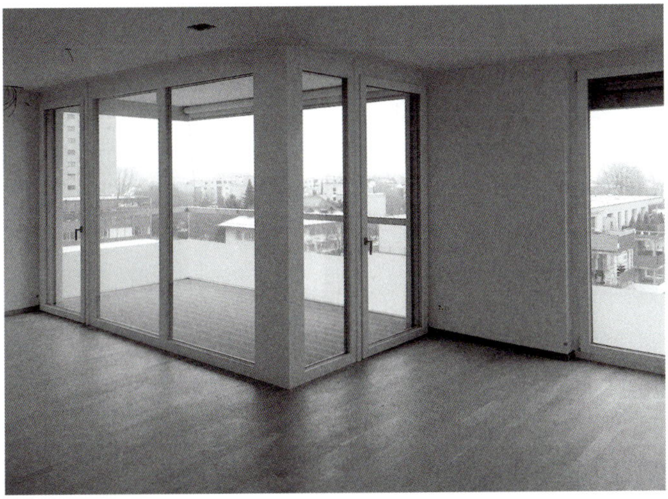

Abb. 2.5: Balkone an Patientenzimmern bieten mehr als nur Ausblicke; Alters- und Pflegezentrum im schweizerischen Zollikofen (Feddersen Architekten)

2.1.7.2 Individuelle Gestaltung

Persönliche Gegenstände tragen zum Wohlbefinden bei

Die Möglichkeit, das Zimmer mit vertrauten Gegenständen persönlicher gestalten zu können, würde sehr zum Wohlbefinden von Patienten mit Demenz beitragen. Schon mit einfachen Mitteln ließe sich die im Allgemeinen sehr nichtssagende und neutrale Gestaltung nach den Wünschen des Patienten individualisieren, z. B. durch Vorhänge, persönliche Bilder oder Gegenstände zur Beruhigung.

Die gesamte Lichtinstallation sollte unter atmosphärischen Gesichtspunkten regelbar sein und Veränderungen von Farbe und Temperatur des Lichts ermöglichen. Ein für die individuelle Gestaltung des Raumes extra entwickeltes Produkt könnte in einer Art Baldachin bestehen (▸ Abb. 2.6 und ▸ Abb. 2.7), der das Bett nach Bedarf umhüllt oder öffnet, so dass im Patientenzimmer ein »Raum im Raum« entsteht, der ganz dem Willen des Patienten unterliegt. Dies könnte auch für die Begleitperson von Vorteil sein, die dadurch ebenfalls mehr Intimität erhält. In diesen Baldachin sind viele visuelle, akustische und taktile Funktionen einbaubar, die das Wohlbefinden und das Sicherheitsgefühl des Patienten unterstützen – nicht nur bei Menschen mit Demenz.

Ein verbesserter Schallschutz in den Zimmern ist ebenfalls wichtig. Besonders Geräusche aus dem Flurbereich sollten nicht mehr in die Zimmer dringen und ein gedämpfter Geräuschpegel die Norm sein. Das nimmt dem Raum seinen institutionellen Charakter (siehe Metzger 2016). Eine Ausstattung der Sitzmöbel mit Armlehnen und einer erhöhten Rückenlehne ermöglicht Patienten mit Demenz, dort auch einmal einzuschlafen. Trotz der zu erwartenden Inkontinenz sollten die Sessel gepolstert sein. Diese Annehmlichkeit ist oft auch nötig, um den Patienten zum Aufstehen zu aktivieren. Viel Licht aus großen Fenstern ist nicht nur für demente Patienten angenehm. Gleichzeitig sind abgestufte Verdunkelungsmöglichkeiten von

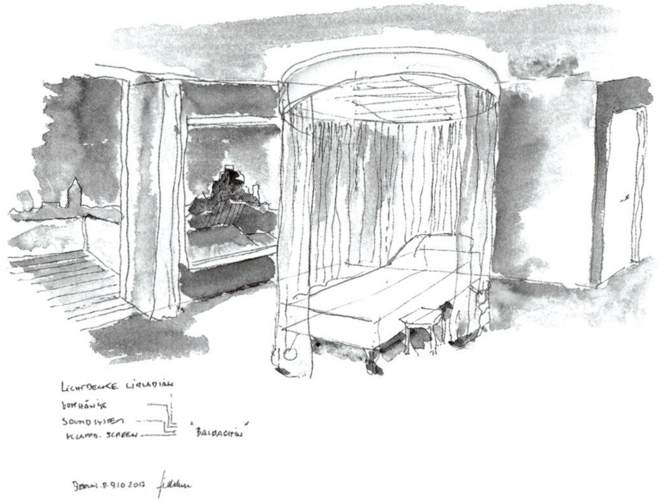

Abb. 2.6: Entwurf eines Baldachins für mehr Privatsphäre im Patientenzimmer. Die Abschirmung oder Öffnung kann je nach Bedarf variiert werden. Unterschiedliche Vorhangstoffe sorgen für abstufbare Lichtdurchlässigkeit (Entwurf und Zeichnung: Eckhard Feddersen)

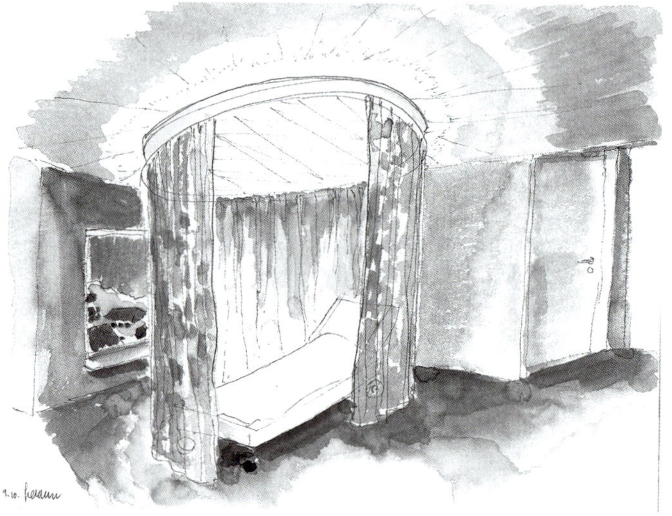

Abb. 2.7: Eine atmosphärische Lichtinstallation im Baldachin kann zu mehr Wohlgefühl beitragen (Entwurf und Zeichnung: Eckhard Feddersen)

halbdunkel oder vollständig verdunkelt anzubieten. Zusätzliche Vorhangschienen würden Helligkeits- und Farbabstufungen je nach Geschmack des Patienten erlauben. Wenn irgend möglich, sollte zusätzlich zur Fußbodenheizung auch eine Wärmequelle vorhanden sein, die ein Anlehnen und Erwärmen einzelner Körperteile ermöglicht.

Über die Ausgestaltung des Bettes für den Begleiter sollte es in jeder Klinik eine gründliche Diskussion geben. Die Feldbett-Theorie auf der einen Seite und die Hygienebett-Theorie auf der anderen spannen hier einen weiten Raum auf. Im Zweifelsfall sollte man einem kleineren, zusammenklappbaren Bett den Vorzug geben. So kann der Begleiter auch bei einer räumlichen Beschränkung durch eine Zweibettbelegung temporär im Zimmer bleiben.

Zusammenfassend würde ich den »validierenden Ort Patientenzimmer« als einen Raum beschreiben, der weitestgehend den Wünschen und dem Willen des Patienten angepasst werden kann, sei es durch dessen direkte Hinweise oder auch durch entsprechende Übersetzungen des Begleiters.

2.1.7.3 Spezifische medizinische Abteilungen

Im Allgemeinen sind an Untersuchungen im Krankenhaus mehrere medizinische Abteilungen beteiligt, beispielsweise die Radiologie oder die Innere, kombiniert mit der Chirurgie oder der Kardiologie. Ein demenzsensibles Krankenhaus sollte für diese Wege spezielle Demenzpfade einrichten, das heißt ein Netzwerk von validierenden Orten schaffen, das in jeder Abteilung einen entsprechend angenehm ausgestatteten und vorbereiteten Raum für Menschen mit Demenz bereithält. Hier können der Patient und seine Begleitung dem zuständigen Krankenhauspersonal in Ruhe begegnen. Dieser Raum unterscheidet sich in seiner Ausstattung von anderen Untersuchungsräumen dadurch, dass er seinen medizinisch-funktionalen Charakter möglichst nicht offenlegt, sondern die notwendigen medizinischen Geräte hinter schnell zu öffnenden automatischen Türen verbirgt. Damit wird der Aufenthaltscharakter gegenüber dem Funktionscharakter gestärkt. Die Beleuchtung sollte neben der notwendigen starken Lichtstrahlung zur Untersuchung auch atmosphärisch veränderbar sein, um beruhigend auf den Patienten zu wirken. Es ist sowohl beim Warten davor als auch im Raum selbst eine Sitzmöglichkeit für die Begleitung vorzusehen. Im Flur plädiere ich dafür, diese Sitzmöglichkeit auch extra zu kennzeichnen, damit sie nicht gleich wieder verschwindet. Falls Wartezeiten in Flurbereichen anstehen, ist auch hier eine musikalische Beruhigung, gekoppelt mit einer akustisch und visuell wirksamen Paravent-Lösung zu empfehlen. Die genaue Ausgestaltung richtet sich natürlich an medizinischen Erfordernissen aus, könnte aber in einem gemeinsamen Entwurfsprozess unter Beteiligung von Menschen mit Demenz höchstwahrscheinlich sehr viel mehr den Wünschen der Patienten angepasst werden, als das jetzt noch der Fall ist.

Demenzpfad zu und zwischen den Stationen schaffen

2.1.8 Wege und Flure

Eine der meist gefürchteten und unbeliebtesten Orte im Krankenhaus ist der berühmte Krankenhausflur. Er erscheint im schlimmsten Fall endlos, monoton, grell ausgeleuchtet, mit im Gegenlicht stark glänzenden Fußböden und Edelstahlhandläufen, die zwar gut zu reinigen sind, aber unangenehm kalt erscheinen. Oft herrscht im Krankenhausflur auch ein hektisches Gewimmel aus entgegenkommenden oder überholenden Personen, das für Patienten mit Demenz irritierend ist.

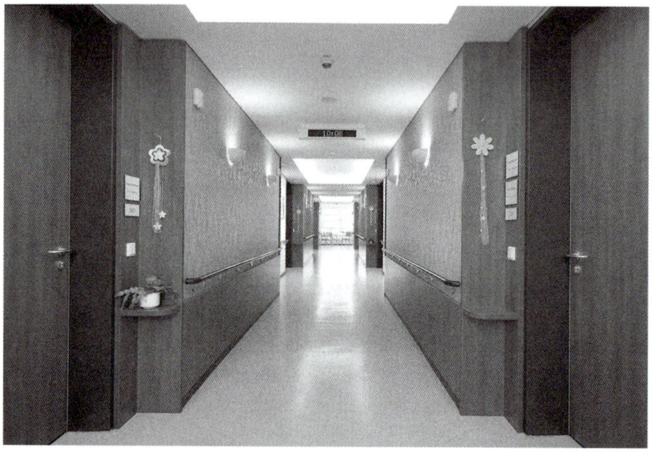

Abb. 2.8:
Licht am Ende des Flurs setzt einen Zielpunkt und bietet Orientierung; Holzoberflächen schaffen Wohnlichkeit. Pflegeheim Roth (Fotografie Grunert-Held/Veitshöchheim)

Dieses Szenario zu verändern ist aufgrund der vielen Auflagen und funktionalen Notwendigkeiten äußerst komplex. Bereits kleinste mobile Veränderungen werden von der Hygiene, von der Feuerwehr und von den Reinigungskräften als schwere Eingriffe gesehen. Was aber braucht ein dementer Mensch in diesem Fall, wenn neben ihm sein Begleiter geht, möglicherweise auch die Hand hält, an Verbesserungen in dieser räumlichen Übergangssituation?

Bei der Durchwegung müssen grundsätzlich zwei Situationen unterschieden werden, zum einen die Liegendtransporte und zum anderen die gehfähigen Patienten. Bei Transporten im Bett ist es besonders für demente Patienten irritierend, dass unbekannte Geräusche von hinten kommen und nicht mehr identifiziert werden können. Das kann Ängste auslösen. Ein kleines Verdeck könnte auch hier eine gewisse Verbesserung schaffen (▸ Abb. 2.3). Es wäre auch ein geeignetes Mittel gegen blendendes Licht von oben und würde auch bei Wartezeiten in Fluren die Fähigkeit einzuschlafen (und so die Zeit zu überbrücken) verbessern helfen. Im Falle der Gehfähigkeit reichen die bereits gut evaluierten menschlichen und pflegerischen Hilfen.

Ziele statt Rundläufe

Hartnäckig hält sich die These, Menschen mit Demenz bräuchten einen Rundlauf. Richtig ist: Niemand geht gern im Kreis. Aber jeder Mensch sucht ein Ziel und wenn er es gefunden hat, sucht er ein neues. Es sieht zwar so aus, als käme man auf diesem Weg in einen Rundlauf, doch in Wirklichkeit ist es jedes Mal eine neue Zielsuche. Dieses Prinzip gilt auch im Krankenhaus. Insofern ist es notwendig, zwischen Weg und Ziel deutlich zu unterscheiden und beides gleichermaßen anzubieten. Ein Ziel lässt sich bereits dadurch definieren, dass es heller ist als die vorherige Wegstrecke (▸ Abb. 2.8). Es kann auch bunter (▸ Abb. 2.10) oder einfach ein erstrebenswerter Ort sein – zum Beispiel eine Sitzmöglichkeit nach einem glatten Flur (▸ Abb. 2.9). Flure im Krankenhaus müssen zu einem Rhythmus von Weg und Ziel finden, auch wenn das bedeutet, dass man am Ende umdrehen muss, um die gleiche Strecke noch einmal zurückzugehen.

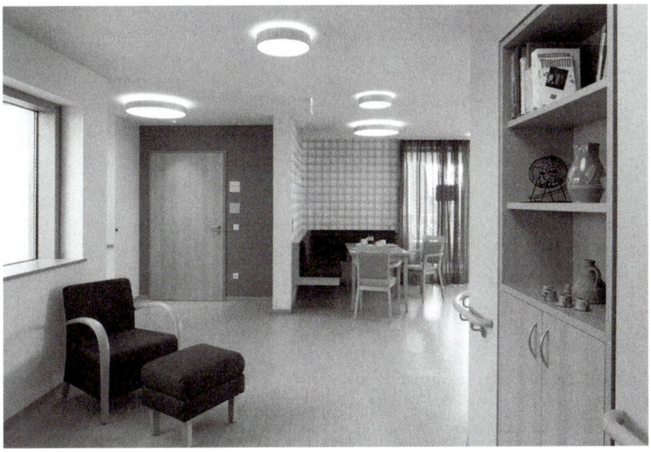

Abb. 2.9: Auch Flure können eine Aufenthaltsqualität haben. Kompetenzzentrum Demenz, München (Feddersen Architekten; Foto: Stefan Müller-Naumann)

Veränderungen der Sinne

Viele Menschen mit Demenz haben anders gesteuerte körperliche und sinnliche Ausdrucksmöglichkeiten, dazu zählt der Autor den Bewegungszwang oder auch die übersteigerte Geruchsempfindlichkeit. Aus der neurologischen Forschung weiß man, dass bei Ausfall eines Sinnes die anderen Sinne im Gehirn zur Kompensation des Ausfalls verbessert werden. Im Hinblick auf die Patienten mit Demenz müssten bei der Gestaltung von Krankenhausfluren taktile Unterschiede wie auch Oberflächenunterschiede eine viel größere Rolle spielen als bisher, da bei einem Ausfall des Seh- oder Hörvermögens der Tastsinn eine viel größere Bedeutung gewinnt. Aus Sicht des Autors muss diskutiert werden, ob nicht sogar im Bereich der Beläge taktile Unterschiede angemessen eingeführt werden müssen, die bei Handläufen sowieso schon vorausgesetzt werden. Auch die Gestaltung der Wände selbst könnte unter taktilen Gesichtspunkten zu völlig neuen Orientierungsmöglichkeiten für Menschen mit Demenz im Krankenhaus führen. Was hier allerdings noch fehlt, sind praktische örtliche Untersuchungen und deren Validierung.

Hinsichtlich der Schallentwicklung in kleinen Krankenhausfluren weist der Autor wiederum auf die Arbeit von Metzger (ebd.) hin, der deutlich macht, wie belastend die Geräuschkulisse und die Geräuschintensität auf Fluren von Institutionen sein kann und wie diese besonders auf Menschen mit Demenz wirkt (Metzger 2016).

In Berlin ist ein neues städtebauliches Fachgebiet entstanden, das die Qualität des Städtebaus anhand von akustischen Merkmalen untersucht. Erste Ergebnisse weisen darauf hin, dass sich Menschen auch in stark frequentierten innerstädtischen Räumen Orte der Ruhe suchen (und meist auch finden), an denen der Schallpegel erheblich geringer ist. Dieses Untersuchungsprinzip würde der Autor gerne auf Flure in Krankenhäusern übertragen, um wissenschaftlich eindeutig nachzuweisen, dass es auch hier nötig ist, zwischen ruhigen und lauten Bereichen zu differenzieren. Dann wäre auch hier ein Beitrag zur Validierung der Flure für Menschen mit Demenz geleistet.

Einen Beitrag zu diesem Thema sieht der Autor auch in der Arbeit des Neuen Marthastifts in Basel. Dort wurden im Neubau die Flure so erweitert, dass sie mit einer von oben kommenden Beleuchtung immer wieder einen Aufenthaltsort mit einem zu durchschreitenden Weg kombinieren. Dieses von oben kommende Licht wird benutzt, um bettlägerigen Bewohnern eine Tagesatmosphäre mit Sonnenschein und Helligkeit zu liefern. Ein Gedanke, der ohne weiteres auch in Krankenhäusern umzusetzen wäre.

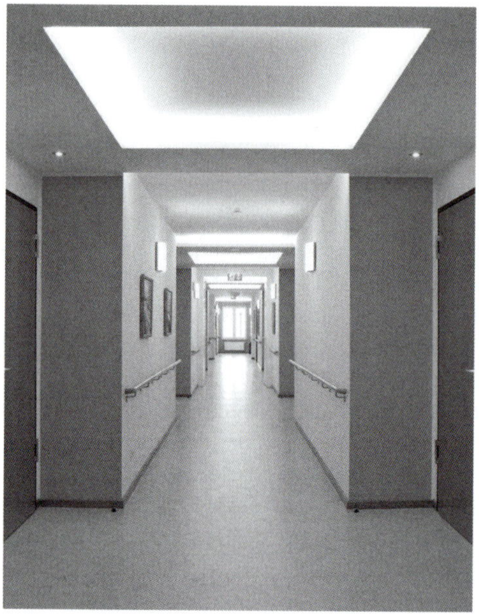

Abb. 2.10: Nischen, Licht und eine geschickte Farbwahl machen lange Flure zu freundlicheren Orten; Residenz am Rebstockpark, Frankfurt/Main (Feddersen Architekten, Foto: © Reinhard Görner)

2.1.9 Räume der Begegnung und Besuchsräume

Für Menschen mit Demenz im Krankenhaus ist der Kontakt mit ihnen vertrauten und geliebten Menschen besonders wichtig. Diesem Bedürfnis wird zum einen natürlich durch ein Einzelzimmer mit einer Begleitperson bereits Rechnung getragen. Es wird aber auch Situationen geben, in denen ein neutraler Raum für eine Begegnung (▸ Abb. 2.11) besser geeignet ist.

Die Akustik spielt dabei wiederum eine wichtige Rolle. Dass im Alter aufgrund zunehmender Schwerhörigkeit lauter gesprochen wird, führt in Besucherräumen oft zu einer unangenehmen Überlagerung von Gesprächen, zu Unverständlichkeit und oft zu großem Unwohlsein. Ein Angebot von Paravents, die eine Abschirmung für einzelne Gruppen ermöglichen, könnte eine große Verbesserung darstellen.

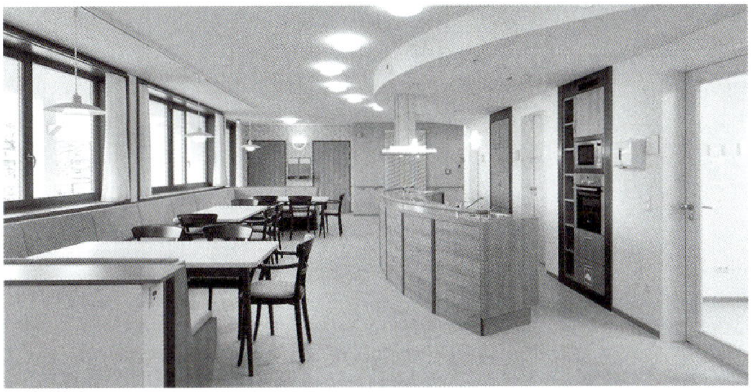

Abb. 2.11:
Zentrum der Station; Kompetenzzentrum Demenz, Nürnberg (Feddersen Architekten; Fotografie Grunert-Held/ Veitshöchheim)

2.1.10 Aufsicht und Kontrolle

Dieses Thema ist besonders sensibel, sowohl im Hinblick auf die augenblickliche Gesetzgebung als auch hinsichtlich der großen Verantwortung, die dem Krankenhaus hier übertragen wird. Es gibt im Augenblick keine völlig haftungsfreie Ebene, die nicht gleichzeitig als menschenunwürdige Einschränkung bezeichnet werden kann.

Die größte Sicherheit liegt wiederum in der Forderung nach einer Begleitperson, die einerseits die Weglauftendenz mindert und andererseits auch eine Aufsicht darstellt. Es geht also darum, die Partnerschaft zwischen der Krankenhaus-Belegschaft und den Angehörigen bzw. Begleitern zu fördern – zum gegenseitigen Vorteil. Architekten sehen sich dabei in der Schwierigkeit, raumbegrenzende Sicherheitseinrichtungen einbauen zu müssen, die gleichzeitig aber Behinderungen für alle anderen Beteiligten mit sich bringen – etwa die »unsichtbare« Tür, die für Patienten mit Demenz nicht sichtbar ist, da sie farblich mit der Wand verschmilzt.

Einen Ausweg hierfür sieht der Autor allein in digitalen Geräten zur GPS-Ortung, die zum Beispiel als Armband den dementen Patienten zur Verfügung gestellt werden können. Diese geben automatisch beim Verlassen gewisser Grenzen Signale an das Krankenhauspersonal. Auch die Auffindbarkeit wird mithilfe von GPS-Geräten sehr einfach.

2.1.11 Partnerschaft

Neben den baulichen Voraussetzungen wie separaten Zimmern, Rooming-in und spezifischen Einrichtungen, wie oben beschrieben, ist als letzter wichtiger Punkt die partnerschaftliche Beziehung zwischen Krankenhaus und Patient zu nennen. Diese Partnerschaft darf nicht in erster Linie durch eine dokumentarisch-bürokratische Akte gekennzeichnet sein, sondern durch ein persönliches Verhältnis, in dem ein Mensch mit Demenz nicht bloß als Leber- oder Herz-Fall, sondern als Mensch mit all seinen sensitiven Eigenschaften und starken Gefühlen wahrgenommen wird.

Dies scheint dem Autor der einzige Weg zu sein, auf dem ein Krankenhauspatient mit Demenz nicht zum ständigen Stein des Anstoßes wird, weil er den reibungslosen Ablauf in der Institution immer wieder stört.

Literatur

Bremer Landesinitiative Demenz (LinDe 2014) Bremer Empfehlungen zur Versorgung von Menschen mit Demenz im Krankenhaus. Bremen: Der Senator für Gesundheit.

Bollnow OF (1963) Mensch und Raum. Stuttgart: Kohlhammer.

Brommer J, Jansen S, Kaus M et al. (2013) Menschen mit Demenz im Krankenhaus. Auf dem Weg zum demenzsensiblen Krankenhaus, Deutsche Alzheimer Gesellschaft e. V. (2013).

Bundesamt für Gesundheit BAG und Schweizerische Konferenz der kantonalen Gesundheitsdirektorinnen und -direktoren GDK (2016) Nationale Demenzstrategie 2014-2017. Standortbestimmung 2016.

Deutscher Evangelischer Krankenhausverband e. V. (2017) Auf dem Weg zu einem demenzsensiblen Krankenhaus. Empfehlungspapier. Berlin: DEKV.

Ecoplan (2016) Demenz im Akutspital, SCHLUSSBERICHT – 28.04.2016. Ergebnisse einer Online-Umfrage bei Schweizer Akutspitälern und einer schriftlichen Umfrage bei Angehörigen von Menschen mit Demenz. Hrsg.: Alzheimer Schweiz. Bern.

Frolov I (2014) Demenzkranke Menschen im Krankenhaus aus der Sicht von Angehörigen, Riga: AV Akademikerverlag.

Ganß M (2017) Mit Demenz ins kranke Krankenhaus. In: demenz. DAS MAGAZIN 35/2017, S. 16–17.

Heeg S (2003) Bau und Innenraumgestaltung. In: Deutsche Alzheimer Gesellschaft e. V. (Hrsg.), Stationäre Versorgung von Alzheimer Patienten. 4. aktualisierte Neuauflage. Berlin (2003): Deutsche Alzheimer Gesellschaft e.V. S. 105–127.

Hrncir M (2009) Das Belastungserleben von Pflegepersonen im Umgang mit demenzkranken Patienten im Akutspital im Vergleich zur Situation auf einer Demenzstation, Diplomarbeit, Universität Wien (http://othes.univie.ac.at/5898/, Zugriff am 30.05.2018).

(keine Autorenangabe) »Strukturwandel – Patienten in der Notaufnahme immer älter«, Ärzte Zeitung 30.09.2014 (https://www.aerztezeitung.de/politik_gesellschaft/versorgungsforschung/article/870070/strukturwandel-patienten-notaufnahme-immer-aelter.html, Zugriff am 30.05.2018)

Leydecker S (2017) Das Patientenzimmer der Zukunft. Innenarchitektur für Heilung und Pflege, Basel: Birkhäuser.

Metzger C (2016) Bauen für Demenz, Berlin: Jovis.

Schmieder M, Entenmann U (2015) Dement, aber nicht bescheuert: Für einen neuen Umgang mit Demenzkranken, Berlin: Ullstein.

Schweizerische Alzheimervereinigung (2015) Demenz im Akutspital. Ergebnisse einer Online-Umfrage bei Schweizer Akutspitälern und einer schriftlichen Umfrage bei Angehörigen von Menschen mit Demenz. Bern: Ecoplan.

2.2 Erfolgsfaktor demenzsensibler Mitarbeiter

Markus Horneber und Janine Hübner

Mitarbeitende beeinflussen den Krankenhausaufenthalt und Krankheitsverlauf von Menschen mit Demenz erheblich. Sie sind ein wichtiger Erfolgsfaktor des demenzsensiblen Krankenhauses. Was dies konkret bedeutet, dem widmen sich die folgenden Kapitel:

An erster Stelle stehen das Wissen und die Kompetenzen der Mitarbeitenden. Nur mit einer geeigneten *Fachlichkeit* ihrerseits kann sichergestellt werden, dass eine Versorgung »state of the art« erfolgt. Dies umfasst die »rein« medizinisch-pflegerische Behandlung von Menschen mit Demenz z. B. auf der Basis von Leilinien sowie Handlungsfähigkeit in herausfordernden Alltagssituationen. *Professionalität* im Handeln ist ein weiterer Anspruch an die Mitarbeitenden. Kernkriterien sind u. a. ethische Parameter, Personzentrierung, Interdisziplinarität, Wissenschaftlichkeit, persönliche Fähigkeiten sowie die Innovationsbereitschaft und -kompetenz.

Die Arbeit mit Patienten und im Besonderen mit Menschen mit Demenz ist anspruchsvoll und verlangt den *Mitarbeitenden* viel ab. Daher ist es wichtig, die persönlichen Ressourcen der Mitarbeitenden gezielt zu stärken. Dies kann durch den Aufbau eines resilienten Lebens- und Arbeitsstils erfolgen, der die persönlichen *Resilienzkompetenzen* sowie soziale und strukturelle Ressourcen umfasst. Zur langfristigen Förderung der Gesundheit der Mitarbeitenden gilt es, auch auf Ebene der Führungskräfte einen resilienten Stil zu entwickeln. Dadurch kann Resilienz an sich besser in einer Organisation befördert werden.

Auch wenn sie nicht »hauptamtlich« in der stationären Versorgung von Menschen mit Demenz tätig sind, so bilden *Ehrenamtliche* als eine besondere Form von Mitarbeitenden eine wichtige Säule. In der Mehrheit der demenzsensiblen Konzeptionen sind sie bereits ein unerlässlicher Bestandteil. Als freiwillige Kümmerer inmitten von Fachpersonal bieten sie den Menschen mit Demenz Beziehung und Bindung. Es muss nichts erreicht werden, was außerhalb der Befindlichkeiten der Betroffenen liegt. Voraussetzungen dafür sind entsprechende Konzepte, die den Einsatz, die Aufgaben, Ansprechpartner sowie die organisatorische Einbindung regeln.

2.2.1 Professionalität und Fachlichkeit im Umgang mit Demenz und Delir

Stefan Spannhorst

2.2.1.1 Zusammenfassung

Alle Berufsgruppen, die an der Versorgung von Menschen mit Demenz und Delir beteiligt sind, benötigen eine Fachlichkeit, die es ihnen erlaubt, auf dem aktuellen Stand der Wissenschaft und der Empfehlungen von Experten die erkrankten Menschen zu unterstützen. In diesem Kapitel sollen allgemein anerkannte Standards der Fachlichkeit erläutert werden. Zudem ist die gewonnene Fachlichkeit einzubetten in Professionalität, die hier als umfassendere Kompetenz verstanden wird. Charakteristika professioneller Arbeit werden mit zahlreichen Praxisbezügen dargestellt. Es wird verdeutlicht, dass berufsgruppenübergreifendes Denken und Handeln erforderlich sind, so dass im Folgenden zudem ein Fokus auf die Bedingungen und Möglichkeiten gelingender Multiprofessionalität gelegt wird. Schließlich ergeben sich aus den skizzierten Voraussetzungen professionellen Handelns Perspektiven für optimierte Versorgungssettings.

2.2.1.2 Einleitung

Definitionen basieren auf Praxiserfahrung

Es ist hervorzuheben, dass es berufsgruppenübergreifend keine einheitliche Definition der Begriffe »Fachlichkeit« und »Professionalität« gibt. Insofern kann in diesem Kapitel nur eine praxisorientierte Annäherung an idealtypische Bedeutungen beider Begriffe erfolgen. Diese ist zudem durch die alltagspraktischen mehrjährigen Erfahrungen des Autors im Bereich der sektorenübergreifenden direkten ärztlichen Versorgung von Menschen mit Demenz in multiprofessionellen Teams geprägt. Hinzu kamen wichtige Eindrücke aus einem absolvierten berufsbegleitenden Studium »Versorgung von Menschen mit Demenz« an der Universität Witten-Herdecke, das Akteure verschiedener Berufe wie Architekten, Pflegende, Mediendesigner und Ärzte in multiprofessionellem Denken und projektbezogenem Handeln schulte.

Wie sich zeigen wird, ist als ein wichtiger Bestandteil von Professionalität auch eine selbstkritische Grundhaltung anzustreben. Vor diesem Hintergrund wird anerkannt, dass sich die Begriffe »Fachlichkeit« und »Professionalität« immer ein Stück im Wandel befinden und aus verschiedenen Perspektiven betrachtet werden können. Es wäre daher vermessen, den Anspruch darauf zu erheben, sie an dieser Stelle allgemeingültig zu definieren. Trotz dieser Einschränkungen erscheint doch eine Annäherung möglich, die vor allem zeigen kann, was aus Sicht von Menschen mit Demenz und Delir die Kernpunkte zielführender Unterstützung sind.

2.2.1.3 Fachlichkeit im Umgang mit Demenz und Verwirrtheit

Wenn wir Fachlichkeit im Kontext der klinischen Behandlung primär als Fähigkeit verstehen, dem aktuellen Wissensstand entsprechende Handlungen zu planen, durchzuführen und auf ihre Richtigkeit hin zu überprüfen, dann geben Leitlinien den verschiedenen Berufsgruppen Hilfestellungen.

Ein Vorteil verfügbarer Leitlinien besteht zum einen in der berufsgruppenübergreifenden Entstehung. Expertenwissen, in vorher bestimmter Weise fundiert und gewichtet durch wissenschaftliche Evidenz, wird im Konsensverfahren zusammengetragen. Es stellt für verschiedene Berufsgruppen eine Orientierungshilfe bei anstehenden Entscheidungen in Diagnostik und Therapie dar. Ein Beispiel ist die Leitlinie »Demenzen« der Deutschen Gesellschaft für Psychiatrie, Psychotherapie, Psychosomatik und Nervenheilkunde (DGPPN) gemeinsam publiziert mit der Deutschen Gesellschaft für Neurologie (DGN) und anderen Fachgesellschaften dar (DGPPN und DGN 2016). Obschon im Schwerpunkt als medizinische Leitlinie gedacht, geben die Ausführungen und Behandlungsempfehlungen mit verschiedenem Grad an Evidenz verschiedenen Berufsgruppen wichtige Hinweise für Behandlungsentscheidungen. Die aktuelle Version (DGPPN und DGN 2016) enthält aufgrund zunehmender Evidenz zur Effektivität nicht pharmakologischer Interventionen deutlicher als ihre Vorgänger Hinweise für Psychologen, Ergotherapeuten, Sozialarbeiter und weitere Spezialtherapeuten.

Leitlinien und Expertenstandards bieten fachliche Orientierung

Aktuell ist mit dem Zielgruppenschwerpunkt der Pflege ein erster »Expertenstandard Beziehungsgestaltung in der Pflege von Menschen mit Demenz« (DNQP 2018) entwickelt und publiziert worden, der systematisch an Referenzzentren auf seine Praxistauglichkeit hin überprüft werden soll. Im Bereich des Delirmanagements ist die 2015 überarbeitete S3-Leitlinie zu erwähnen, die unter Federführung der Deutschen Gesellschaft für Anästhesiologie und Intensivmedizin (DGAI) und der Deutschen Interdisziplinären Vereinigung für Intensiv- und Notfallmedizin (DIVI) entstand (Baron et al. 2015). Hewer et al. (2016) geben in ihrem aktuellen Buch über Grundlagen, Diagnostik und Therapie des Delirs wegweisende Informationen und Handlungsanweisungen für alle professionellen Akteure.

Aufgrund der aufwändigen und mehrjährigen Konsensusprozesse bergen Leitlinien und Expertenstandards wie auch Standardwerke über die Erkrankungen Demenz und Delir allerdings den Nachteil, nicht ständig den neuesten Stand des Wissens aufnehmen zu können. Es ist daher unerlässlich, sich als Profi im Gesundheitswesen – unabhängig von der Berufsgruppe – durch valide Informationen in den Stand zu versetzen, tatsächlich nach aktuellem Standard zu behandeln.

Gerade die gestufte Anwendung und Abstimmung nicht pharmakologischer Maßnahmen bedarf der Absprache zwischen Ärzten, Pflegenden, Psychologen, Ergo- und Musiktherapeuten, Sozial- und Milieupädagogen, Physiotherapeuten und anderen professionellen Akteuren sowie – im Rahmen der wichtigen Psychoedukation – auch der Absprache mit den Angehörigen.

So ist es eine Erkenntnis der letzten Jahre, die Bedeutung von Psychotherapie zunehmend auch älterer Patienten, und zwar bewusst auch solcher mit kognitiven Beeinträchtigungen, herauszustellen und deren positive Effekte wissenschaftlich zu belegen (siehe u. a. Linnemann und Fellgiebel 2017). Psychotherapeutische Interventionen bei Demenz können nicht nur die Lebensqualität verbessern (▶ Kap. 3.5.5), sondern auch Depressionen lindern und Ängste eindämmen. Eine gute Fachlichkeit erfordert laut aktueller Leitlinien aber auch Angehörige in Behandlungen miteinzubeziehen.

Fachlichkeit geht allerdings über das bloße aktuelle Faktenwissen zu bestimmten Erkrankungen zweifelsohne hinaus. Sie bedeutet nicht nur in der Theorie, sondern in der Praxis des eigenen Arbeitsumfeldes Wissen sach- und situationsgerecht anzuwenden.

Daher sind praktische Erfahrungen in der Ausbildung aller professionell mit Menschen mit Demenz und Delir Arbeitenden unerlässlich. Darüber hinaus sind Kenntnisse des Gesundheitswesens, so vor allem die Frage der Finanzierung von Unterstützung und Hilfsmitteln der stationären und ambulanten Versorgung, Voraussetzung, um optimierte und problematische Versorgungskonzepte zu erkennen. Juristische Kenntnisse insbesondere zum Betreuungsrecht und Indikation sowie Dokumentation von Zwangsmaßnahmen sind unerlässlich, um als professioneller Akteur mit Menschen mit Demenz oder Delir zu arbeiten. In diesem Zusammenhang stellt die Kenntnis von Möglichkeiten, freiheitseinschränkende Maßnahmen zu vermeiden und Mobilität unbedingt zu fördern, einen wesentlichen Bestandteil der Fachlichkeit dar.

Fachlichkeit stellt insofern die Voraussetzung dar für bleibende Handlungsfähigkeit in herausfordernden Alltagssituationen. Sie bedeutet, sich auch nach Abschluss einer Berufsausbildung aktiv mit neuen Aspekten des eigenen Arbeitsumfelds auseinanderzusetzen. Aktualität theoretischen Wissens ist dabei ebenso gefragt wie die kritische Auseinandersetzung mit der Frage nach deren Passung mit der Alltagswirklichkeit und Umsetzbarkeit von Empfehlungen. Es besteht daher ein fließender Übergang zwischen der reinen Fachlichkeit und Professionalität, die an dieser Stelle als tätigkeitsübergreifende Befähigung verstanden wird, bei der Fachlichkeit nur einer von mehreren unabdingbaren Faktoren ist. Knüppel et al. (2013) haben die Einbeziehung ethischer Themen in Demenz-Leitlinien untersucht und einen Mangel festgestellt. Ethische Ausrichtung des fachlichen Handelns wird in diesem Kapitel als wesentliches Merkmal von Professionalität verstanden.

2.2.1.4 Professionalität: Den Menschen im Blick behalten

Der Begriff der Professionalität wird von verschiedenen Berufsgruppen unterschiedlich inhaltlich gefüllt. Mit der Frage der ärztlichen Professionalität haben sich unter anderem Kiene et al. (2010) beschäftigt. Sie führen zur therapeutischen Seriosität aus, dass neben kontinuierlichem Bemühen um profundes ärztliches Wissen und Erkenntnisfortschritt auch Fachkenntnisse zu diagnostischen und therapeutischen Möglichkeiten und Alternativen gehören. Offenlegung und Nennung der theoretischen und empirischen Grundlagen des eigenen Handelns spielen für sie ebenso eine Rolle wie Respekt gegenüber autonomen Erkenntnisperspektiven des Patienten. Eine Inkaufnahme unverhältnismäßiger finanzieller Folgen von Behandlungen wird ebenso abgelehnt wie eine Vorspiegelung falscher Erfolgsaussichten einer Behandlung. Evidenz und Erfahrung werden neben weiteren gleichermaßen als wichtiges Professionalitätskriterium angesehen. Undogmatische Offenheit im Denken, die nicht mit Beliebigkeit zu verwechseln ist, scheint ein wichtiger Baustein von Professionalität zu sein.

Professionalität in der Altenpflege umfasst unter anderem die Fähigkeit, eigenes Handeln systematisch zu strukturieren und zu reflektieren. Dazu gehöre, dass Abläufe fundiert und zielgerichtet geplant, umgesetzt, kontrolliert und verbessert werden. Die Übersetzung und Anwendung externer und interner Standards in der täglichen Praxis werden ebenso gefordert wie ein Denken und Handeln in Prozessen.

Professionalität = Systematisierung, Qualitäts- und Zielorientierung

Ein wichtiges allgemeingültiges Kriterium, das an Professionalität angelegt wird, ist das einer guten Qualität von Strukturen, Prozessen und Ergebnissen. Qualitätsmessung und Qualitätsmanagement (QM) haben sich in den letzten Jahren im Krankenhaussektor etabliert, wurden jedoch auch kritisch betrachtet. Wichtiges Rückgrat der Qualitätsbewertung ist dabei die Einhaltung vordefinierter und standardisierter Abläufe. Aus professioneller Sicht erscheint wichtig, dass diese Zielorientierung nicht zum Selbstläufer wird, da sich Behandlungsoptionen, Behandlungsschwerpunkte und -ziele im Bereich der Versorgung von Menschen mit Demenz und Delir wandeln. Die gemessene »Effektivität« pflegerischen Handelns hängt im Alltag sehr von der Motivation der Betroffenen, den aktuellen Mitwirkungsmöglichkeiten sowie den personellen, baulichen und materiellen Rahmenbedingungen ab. Professionalität ohne eine sinnvolle Form des Qualitätsmanagements erscheint ebenso wenig zielführend wie der Ansatz, ein QM-Zertifikat automatisch als Garant für Professionalität anzusehen.

Professionelle Kommunikation ist in der Versorgung unerlässlich

Professionalität in der Versorgung von Menschen mit Demenz beginnt wesentlich mit der Wahl eindeutiger Kommunikation und korrekter Bezeichnungen. So können auf Basis des weiter unten auszuführenden personzentrierten Menschenbilds von Kitwood (2008) schon das Ansprechen und die Bezeichnungen von Menschen mit Demenz einen Zugang zu diesem und seinem Erleben vereinfachen oder erschweren. Das Labeling »demenzkrank« spiegelt eine Sicht wider, nach der eine Person »nur noch Kranker« ist, und vernachlässigt seine – trotz der schweren kognitiven Störung – bestehende Persönlichkeit nebst seinen Ressourcen und Bedürfnissen. Es erscheint daher korrekt, stattdessen von »Menschen mit Demenz« zu sprechen. Diese Unterscheidung mag spitzfindig klingen, beinhaltet aber eine wegweisende Grundhaltung: Den Menschen mit seinen individuellen soziobiografisch mitbedingten Bedarfslagen hinter der Erkrankung im Blick zu behalten. Dies gilt in ähnlicher Weise für Handlungen von Angehörigen, die in ihrer Rolle als echte »Profis« für die Belange der Menschen mit Demenz oft unterschätzt werden (Schnepp 2002).

Im Folgenden soll – ohne Anspruch auf Vollständigkeit – der Versuch unternommen werden, Kernkriterien gelingender Professionalität zu erläutern:

- Fachlichkeit (medizinisch, pflegerisch, juristisch, Kenntnisse des Gesundheitswesens)
- Orientierung an ethischen Basisparametern (nach Beauchamp und Childress 2012)
- Personzentrierte Handlungsorientierung (nach Kitwood)

- Persönliche Fähigkeiten (wie Selbstreflexion, Kommunikation, Teamfähigkeit, Entscheidungsfreude)
- Multiprofessionalität mit Bezug zum Individuum und seinem sozialen Umfeld
- Erfahrungsbedingte Professionalität in situativen Kontexten
- Innovationsbereitschaft und -kompetenz
- Wissenschaftlichkeit (Basiskenntnisse in Grundlagen-, Implementations- und Versorgungsforschung)

Ermittlung von Lebensqualität ist unerlässlich

Wenn das Ziel aller Handlungen von Profis sein soll, die Lebensqualität von Menschen mit Delir und/oder Demenz zu verbessern oder zu stabilisieren, stellt sich die Frage, was Lebensqualität genau bedeutet und wie man sie messen kann. Dies stellt bei Menschen mit kognitiven Einschränkungen, die sich zu ihren im Vordergrund stehenden Wünschen oft nicht mehr verbal äußern können, ein erhebliches Problem dar. Oft werden Fremdbeurteilungsinstrumente genutzt (zum Beispiel das Instrument »Qualidem«; Ettema 2007), um sich dem Konstrukt bestmöglich zu nähern. Die Frage, inwiefern Fremdbeurteilungsskalen generell die tatsächliche Lebensqualität abzubilden vermögen, wird zum Teil kritisch hinterfragt (Ready und Ott 2003).

Der Praxisalltag zeigt, dass mitunter zunächst die Lebensqualität augenscheinlich massiv beeinträchtigende Maßnahmen zeitweilig segensreich sind: Obschon jegliche freiheitseinschränkende Maßnahmen im Alltag der eigenen Demenzstation wohlbegründet vermieden werden sollen, gibt es immer wieder Fälle, in denen die Verwendung etwa eines Rückhaltesystems im Pflegestuhl (Bauch- und Schultergurte) schwerst agitierten Patienten zu einem Moment des »Halts«, der offensichtlichen inneren Beruhigung, verholfen hat.

Folgendes Fallbeispiel verdeutlicht, weshalb Professionalität gerade im Umgang mit Menschen mit Demenz immer wieder eine große ethische Herausforderung darstellt, da sie bereit sein muss, auch eigene etablierte Lebens- und Gestaltungskonzepte in Frage zu stellen.

Fallbeispiel

Unerwartetes Outcome therapeutischer Intervention

Hr. A. litt seit ca. zwei Jahren an einer demenziellen Entwicklung vaskulärer Genese. Nach einem Sturz mit Hirnblutung kam es zu einer deutlichen Verschlechterung der kognitiven Fähigkeiten mit phasenweise deliranter Symptomatik. Diese erwies sich als schwer behandelbar, zumal Neuroleptika deutliche Nebenwirkungen mit Verstärkung von Halluzinationen und starken motorischen Nebenwirkungen zeigten, so dass im Verlauf die Diagnose einer Demenz aus vaskulären sowie Anteilen einer Lewy-Körper-Erkrankung gestellt werden konnte. Es wurden das Neuroleptikum Clozapin und das Antidementivum Rivastigmin als ultima ratio eingesetzt, die zu einer Reduktion deliranter Symptome führten. Eine Problematik bestand in einer ständigen akuten

Sturzgefahr. Als relativ neue Möglichkeit der Sturzprophylaxe hat sich ein im Gegensatz zur Bauchgurt-Fixierung weniger einschränkendes Verfahren herausgestellt: Die phasenweise Nutzung eines sogenannten Posey-Betts. Es handelt sich dabei um ein allseits Schaumstoff-gepolstertes Spezialbett mit blickfreien Stoffnetz-Seitenteilen, das mit einem Reißverschluss sicher verschlossen werden kann. Es handelt sich um eine gerichtlich genehmigungspflichtige freiheitsentziehende Maßnahme. Es kann ausnahmsweise dann eingesetzt werden, wenn Bettseitenteile wegen massiver Unruhe keinen ausreichenden Sturzschutz bieten, da der Betroffene darüber zu steigen droht.

Das gesamte klinische Behandlungsteam stand der Nutzung dieses neuen Betts zunächst skeptisch gegenüber. Es nimmt in Patientenzimmern einen erheblichen Raum ein, zumal es mit einem besonders schweren fahrbaren Unterboden ausgestattet ist, um auch bei im Bett halb aufgerichteten extrem unruhigen Patienten ein Umfallen des Bettes zu verhindern. Im professionellen Einsatz zeigte sich jedoch oftmals, dass Menschen mit Demenz ein solches Bett eher als Rückzugsraum statt als Zwangsmaßnahme erleben. In der sicheren »Höhle« hinter den Stoffnetzen schlafen viele vormals extrem unruhige Patienten, denen keinerlei Pharmakotherapie oder nicht medikamentöse Behandlung bisher zur Entspannung verhalf, nicht selten nach kurzer Zeit ein. So gab das Posey-Bett auch Hrn. A. ein Gefühl der Sicherheit bezüglich des Sturzrisikos und wurde als Rückzugsort erlebt. Mehrere »Entwöhnungsversuche« von dem Bett durch Nutzung eines üblichen Krankenhausbetts bzw. Niedrigbetts nach Stabilisierung scheiterten wegen der permanenten massiven Sturzgefahr und ständigen unabgesprochenen Aufstehens. Im Posey-Bett dagegen kam Hr. A. unmittelbar zur Ruhe und wünschte dies im späteren Behandlungsverlauf selbst, wenn er sich beim Gehen erneut verausgabte. Das multiprofessionelle Team erkannte, dass eine Entlassung in ein Heim ohne Vorhalten des Spezialbetts nicht möglich erschien. Allerdings gibt es bis dato nur in Einzelfällen stationäre Pflegeheime, die ein solches Bett aufstellen.

Spezialbett als Alternative einer weniger invasiven freiheitsentziehenden Maßnahme

Da eine Anerkennung als Heilmittel von den Krankenkassen bislang noch nicht erfolgt ist, es aber im klinischen Alltag in einzelnen Fällen wie beschrieben genau als solches anzusehen ist, besteht eine Diskrepanz, die es in professioneller Weise zu klären galt. So wurde einerseits eine Genehmigung zur dauerhaften Nutzung beim Betreuungsgericht beantragt sowie vom Betreuer angeordnet, andererseits auch eine Finanzierung durch die Krankenkasse beantragt. Es zeigte sich, dass die Anerkennung als Heilmittel im individuellen Fall möglich war. Allerdings ist dazu ein multiprofessioneller besonderer Einsatz durch Aufklärung nachgeschalteter Heime, Betreuungsrichter und Krankenkassen im Sinne des Betroffenen erforderlich. Auch von diesen wird der professionelle sachorientierte unvoreingenommene Blick auf die Behandlungssituation verlangt.

Dieses Fallbeispiel verdeutlicht, wie wichtig für professionelle Akteure das Denken in Systemen und Möglichkeiten ist und dass es gilt, sich nicht von vorne herein »Denkverbote« aufzuerlegen. Das Beispiel zeigt, dass ungewöhnliche Wege oft ein Schlüssel zum Erfolg sind – eine Erfahrung, die viele Profis im täglichen Umgang mit Menschen mit Demenz kennen.

Spannungsfeld: Erhalt von Autonomie ↔ Patientengefährdung

Die Frage, wie viel Risiko wir bereit sind zu tragen, um eine größtmögliche Autonomie ohne verantwortungslose Gefährdung zu gewährleisten, stellt sich in der Versorgung von Menschen mit Demenz und Delir sehr oft. Beispiele sind die Frage nach dem Einsatz einer Fixierung bei delirbedingt latenter Sturzgefahr genauso wie die Frage, ob ein Patient trotz fachfremden akuten Behandlungsbedarfs nicht zum Schutz vor einem Delir und Wahrung einer Restautonomie besser im aktuellen Behandlungssetting verbleibt und die Behandler wie auch Behandlungsoptionen quasi »zu ihm kommen«. Ein immer wiederkehrender Sachverhalt, der im Übrigen eines von vielen fachlich und ethisch gut begründbaren Argumenten für die flächendeckende Etablierung von Altersmedizinzentren unter Vereinigung aller altersrelevanten klinischen Versorger unter einem Dach darstellt.

Das Fallbeispiel zeigt aber vor allem, dass es ethische Prinzipien geben muss, deren Beachtung Professionalität erst ermöglicht.

Orientierung an ethischen Basisparametern (nach Beauchamp und Childress)

Aufgrund ihrer Allgemeingültigkeit und Praktikabilität werden im Folgenden die ethischen Prinzipien von Beauchamp und Childress exemplarisch genauer beleuchtet.

Ethische Basisparameter bieten systematisierte Entscheidungshilfe

Beauchamp und Childress beschrieben in ihrem Buch »Principles of Biomedical Ethics« bereits 1979 vier ethisch-moralische Prinzipien, welche im Bereich des heilberuflichen Handelns ethische Orientierung bieten und inzwischen als klassische Prinzipien der Medizinethik gelten (Beauchamp und Childress 1979). In wiederholten Neuauflagen, zuletzt 2012, wurden diese zur Lösung aktueller ethischer Dilemmata im Bereich der Medizin und Patientenversorgung weiterhin erfolgreich angewendet. Sie sind in dem untenstehenden Kasten dargestellt.

Diese Prinzipien stehen zunächst gleichberechtigt nebeneinander, d. h. im Einzelfall müssen sie jeweils konkretisiert und gegeneinander abgewogen werden. Moralische Kontroversen können als Konflikte zwischen den verschiedenen gewichteten Prinzipien dargestellt werden, wie sich auch im Praxisalltag immer wieder zeigt.

Ethische Prinzipien als Grundlage einer Entscheidungsfindung nach Beauchamp und Childress (2012)

- Respekt vor der Autonomie des Patienten
- Nicht-Schaden-Gebot
- Fürsorge und Hilfeleistung
- Gleichheit und Gerechtigkeit

Die Hintergründe der genannten Begriffe sollen im Folgenden gerade in Bezug auf Menschen mit Demenz oder Delir anhand alltagspraktischer Beispiele genauer erläutert werden.

Respekt vor der Autonomie des Patienten (Respect for Autonomy)

Das Autonomieprinzip gesteht jeder Person Entscheidungsfreiheit und das Recht auf Förderung der Entscheidungsfähigkeit zu. Es beinhaltet die Forderung des informierten Einverständnisses (informed consent) vor jeder diagnostischen und therapeutischen Maßnahme und die Berücksichtigung der Wünsche, Ziele und Wertvorstellungen des Patienten.

Wichtig ist die Erkenntnis, dass trotz kognitiver Beeinträchtigungen eine Besprechung etwa eines zu empfehlenden medizinischen Eingriffs wie auch bei beginnender Demenz sogar die Abfassung einer Patientenverfügung in einfacher Sprache manchmal noch möglich ist. Zumindest sind oft Tendenzen eruierbar, was Pro und Contra eines geplanten Eingriffs angeht. Eine klare Rückversicherung, dass der Betroffene die entscheidungsrelevanten Informationen auch verstanden und abgewogen hat, ist dabei Voraussetzung für die Rechtsgültigkeit und bedarf, wie jede Aufklärung, der genauen Dokumentation. Fällt diese Möglichkeit weg, so ist eine multiprofessionelle Absprache unter Einbeziehung vorverfügter Willensbekundungen des Patienten (schriftlich oder auch glaubhaft eruierbar durch Gespräche etwa mit Angehörigen) erforderlich.

Patientenautonomie ist in jedem Fall zu wahren

Nicht-Schaden-Gebot (Nonmaleficence)

Das Prinzip der Schadensvermeidung fordert, schädliche Eingriffe zu unterlassen. Dies scheint zunächst selbstverständlich, kommt aber bei eingreifenden Therapien (z. B. Chemotherapie) häufig in Konflikt mit dem Prinzip der Fürsorge.

Die Frage nach der körperlich zumutbaren Belastung durch Transporte und Behandlungen stellt sich bei Menschen mit Demenz und Delir in besonderer Weise. Im Alltag ist eine der häufigsten ethischen Dilemmata etwa das Warten auf einen adäquat erscheinenden Heimplatz vor einer Entlassung. Obschon die stationäre Behandlung nach SGB V weitgehend abgeschlossen ist, würde eine Entlassung etwa in eine nicht demenzgerecht ausgelegte Kurzzeitpflege zum einen in vielen Fällen bei bestehenden residualen Verhaltensauffälligkeiten wegen Überforderung des Settings die sofortige erneute Notfallaufnahme provozieren, zum anderen bedeuten, dass der Patient zwei Ortswechsel zu verkraften hat (von der Klinik in die Kurzzeitpflegeeinrichtung und von dort in das passend ausgerichtete Pflegeheim). Ortswechsel aber fördern in bekannter Weise Delirien, zudem verzögern sie ein gutes Einleben in einen Lebensbereich, was die Lebensqualität bei ohnehin reduzierter Lebenserwartung mindert. Hier kann ein wohlüberlegt verlängerter stationärer Aufenthalt bis zur Verfügbarkeit des passenden Dauer-Heimplatzes zur Vermeidung gesundheitlicher Gefahren

Einbeziehung nicht intendierten Schadens bei Entscheidungen

vorteilhaft sein. Jedoch ergibt sich ein weiterer Aspekt des Nicht-Schaden-Gebots: Sollte der Patient sich durch verlängerten stationären Aufenthalt an die Klinik regelrecht gewöhnen, sich »einleben«, fällt ein späterer Umzug oft umso schwerer. Bei tendenziell zu knappen Behandlungsplätzen in Krankenhäusern für gerontopsychiatrisch behandlungspflichtige Patienten (DGGPP 2007) bedeutet dies, dass ein anderer Patient keinen Behandlungsplatz hat und dass die Klinik für derartige Wartezeiten »missbraucht« wird. Dies kann zu einem ethischen Konflikt mit dem Gebot der (Verteilungs-)Gerechtigkeit führen.

Das Nicht-Schaden-Gebot stellt, wie anhand des Beispiels gezeigt, im klinischen Alltag eine wiederkehrende erhebliche Herausforderung dar.

Fürsorge und Hilfeleistung (Beneficence)

Das Prinzip der Fürsorge verpflichtet den Behandler zu aktivem Handeln, das dem Wohl des Patienten dient. Das Fürsorgeprinzip steht häufig im Konflikt mit dem Autonomieprinzip und dem Prinzip der Schadensvermeidung. Hier sollte eine sorgfältige Abwägung von Nutzen und Schaden einer Maßnahme unter Einbeziehung der Wünsche, Ziele und Wertvorstellungen des Patienten vorgenommen werden.

Im klinischen Alltag erscheint die Differenzierung kurzfristiger und mittelfristiger Lebensqualität immer wieder wichtig. Kurzfristig wird die wegen permanenter akuter Sturzgefahr schon beim Aufstehen aus dem Pflegestuhl erforderliche Versorgung bspw. mit einem Bauch- und Schultergurt die Lebensqualität drastisch mindern und will wohlüberlegt sein. Mittelfristig ist dies womöglich nach umfassender Abwägung gegenüber weniger invasiven Maßnahmen der einzige Weg, um den Patienten vor einem Schädel-Hirn-Trauma mit entsprechend assoziierter Mortalität zu bewahren. Wichtig ist die Kommunikation im Team und mit den Angehörigen und rechtlichen Vertretern des Betroffenen, um diese oft diffizilen Unterscheidungen in der Zielorientierung vorzunehmen.

Hilfe zur Hilflosigkeit kann Ressourcen gefährden

Ein weiterer Bereich mit Konfliktpotenzial ist in diesem Zusammenhang die »Hilfe zur Hilflosigkeit« (Höwler 2007). Die bestgemeinte ständige Abnahme verschiedenster Handlungen durch Angehörige kann den Betroffenen in die Unselbständigkeit treiben. Darüber hinaus kann es Angehörige psychisch und physisch überlasten, was zu deren Wegfall als wichtige Unterstützer führen kann und dann die Lebensqualität des Menschen mit Demenz nachhaltig reduziert (Schnepp 2002).

Gleichheit und Gerechtigkeit (Justice)

Das Prinzip der Gerechtigkeit fordert eine faire Verteilung von Gesundheitsleistungen. Gleiche Fälle sollten gleichbehandelt werden, bei Ungleichbehandlung sollten moralisch relevante Kriterien konkretisiert werden. Im klinischen Alltag wirkt sich dieses Prinzip auf zum Teil grundlegende

Entscheidungen aus, wie etwa weiter oben im Bereich des Nicht-Schaden-Gebots im Zusammenhang mit verzögerten Entlassungen ausgeführt.

(Verteilungs-)Gerechtigkeit von Gesundheitsleistungen umfassend beleuchten

Ein dem Autor im Alltag der Heimversorgung wiederholt begegnendes Phänomen der Verteilungsgerechtigkeit betrifft den Umgang mit agitierten oder lautierenden Heimbewohnern. Die Fachlichkeit fordert, die Ursache der Unruhe des Betroffenen zu finden, sich ihm zuzuwenden und vor dem Einsatz von Medikamenten genau zu überprüfen, ob es Wege gibt, deren Einsatz – vor allem durch Personalpräsenz beim Patienten – zu umgehen. Da jedoch im Bereich der Altenpflege ein deutlicher Personalmangel herrscht (Simsa et al. 2004) und auch im stationären Setting mehr Personal in 1:1-Begleitungen tätig ist, ergibt sich ein ethisches Problem. Um den Versorgungsbetrieb überhaupt aufrecht zu erhalten, andere Patienten und Bewohner vor den angstauslösenden Rufen des Betroffenen zu schützen (und auch diese damit vor einer erforderlichen angstreduzierenden und/oder schlaffördernden Medikation zu bewahren), ist der behandelnde Arzt nach sorgfältiger Abwägung oft gezwungen, beruhigende Medikation einzusetzen. Allerdings gebietet die ethische Verpflichtung, sich im selben Augenblick bei Heimleitung, Leitungsebene der Klinik und auf gesellschaftlicher Ebene vehement dafür einzusetzen, dass genügend Personal eine unabdingbare Voraussetzung für professionelles Arbeiten darstellt. Dies umso mehr, als dass kognitiv beeinträchtigte Menschen oft nicht in der Lage sind, ihre diesbezüglichen Interessen selbst adäquat zu vertreten.

Die genannten vier ethischen Prinzipien zu kennen und zu beachten, sollte berufsgruppenübergreifende Maxime sein. Bei unüberbrückbarem Konflikt zwischen den verschiedenen ethischen Aspekten oder dann, wenn die Lösungsideen im Team allzu divergierend sind, ist die Hinzuziehung der klinischen Ethiker unbedingtes Zeichen professioneller Herangehensweise. Diese verfügen über zunehmende Expertise in der Beratung von professionellen Akteuren (u. a. Löbbing et al. 2015).

Wie ethisch komplex Behandlungssituationen trotzdem sein können, zeigen aktuelle Debatten über die Bedeutung von Patientenverfügungen. Es zeigt sich, dass die vom Gesetzgeber 2013 eindeutig gestärkten Patientenrechte zwar auch eine unbedingte Beachtung einer Patientenverfügung durch Ärzte und Behandlungsteams fordern, allerdings stellt sich die ethische wie auch philosophische und psychologische Frage, inwiefern es einem kognitiv gesunden Menschen überhaupt möglich ist, sich frei von Klischees in die Lage seiner Person als Mensch mit Demenz hinein zu versetzen und quasi aus dessen Sicht im Voraus zu verfügen (Schöne-Seifert et al. 2016).

Wer es wie der Autor im Alltag erlebt hat, wie kindlich (im positiven Sinne!) sich ein Mensch mit fortgeschrittener Demenz über den allmorgendlichen Kakao freut – obschon er mit seinem Umfeld kaum noch kommunizieren kann, keine Person mehr sicher einordnen kann – der kann nachvollziehen, wie schwer es im beschriebenen Fall sein kann, seine Vorausverfügung, sobald er keine Personen mehr sicher erkennen kann, eine intensivierte Infektbehandlung mit Beatmung abzulehnen, im Falle einer exazerbierten Pneumonie einzuordnen. Praktikern in der Versorgung von Menschen mit Demenz sind weitere Fallstricke vorformulierter Patientenverfügungen bekannt, die der ethischen Bewertung bedürfen, bevor Patientenverfügungen voreilig die Anwendbarkeit auf die aktuelle Situation des Menschen mit Demenz zugesprochen werden.

Personzentrierte Handlungsorientierung (nach Kitwood)

Wesentliche Impulse für einen professionellen Umgang mit Menschen mit Demenz gab Tom Kitwood durch seinen Ansatz der personzentrierten Pflege (Kitwood 2008). Dabei haben seine Einschätzungen und Empfehlungen berufsgruppenübergreifende Gültigkeit, obschon sie im nicht pflegerischen Bereich oft unbekannt sind. Hier erscheint Aufklärungsarbeit dringend vonnöten. Ethisches Handeln erfordert, wie Kitwood zeigen konnte, oftmals die Überwindung scheinbar selbstverständlicher Denkgewohnheiten und kollektiver Werthaltungen.

Kitwood, dessen Arbeit vor allem durch Müller-Hergl (2013) im deutschsprachigen Raum bekannt wurde, hat den Personbegriff an Martin Buber und dem kantischen Verständnis von Menschenwürde zugunsten von Menschen mit Demenz orientiert. Er hat damit einen deutlichen Gegenentwurf geschaffen zu Bioethikern, die Menschen mit Demenz zum Teil aus dem Schutzbereich des Ethischen ausschließen wollen und ihnen ihr Person-Sein zugunsten des Krank-Seins nicht selten absprechen (z. B. Singer 2011). Der professionelle Akteur muss hier durch sein Denken und Handeln klar Stellung beziehen.

Bedürfnisse des Individuums stehen im Mittelpunkt

Die Philosophie Kitwoods kann an dieser Stelle nur grob im Überblick dargestellt werden, ein detailliertes Studium ist jedem professionellen Akteur zu empfehlen. Kitwood geht davon aus, dass alle Menschen zu jeder Zeit davon profitieren, wenn sie als Person mit ihrer Menschenwürde wahrgenommen werden. Daraus resultiert ein Anspruch auf Respekt, Anerkennung und Vertrauen. Versorgungskriterien im personzentrierten Ansatz sind an vier wesentlichen Elementen ausgerichtet:

- einer Wertebasis, die den individuellen Wert jedes menschlichen Lebens anerkennt,
- einem individuellen Zugang, der auf dieser Wertebasis beruht,
- Einnahme des Blickwinkels eines Menschen mit Demenz mit dessen Betrachtung der Welt,
- Beziehungsgestaltung in angemessener Umgebung unter Einbeziehung vorhandener Beeinträchtigungen. Dies bedeutet eine Akzeptanz auch ungewöhnlicher Verhaltens- und Kommunikationsweisen ohne Stigmatisierung, die individuell ausgerichtet sein muss.

Herausfordernde Verhaltensweisen werden in diesem Zusammenhang primär als Kommunikationsversuch angesehen, der aufgegriffen und verstanden werden soll.

Der personzentrierte Ansatz geht von einer bedürfnisorientierten Versorgung aus. Kitwood (2008) benennt fünf Bedürfnisse von Menschen mit

Demenz, die alle auf Liebe aus unterschiedlichen Perspektiven fokussieren: Bindung, Trost, Identität, Beschäftigung und Einbeziehung.

Es wird deutlich, dass dies menschliche Grundbedürfnisse von uns allen sind, die allerdings im Alltag der Versorgung von Menschen mit Demenz, teils aus Unkenntnis oder Überforderung der Unterstützer, nicht selten missachtet werden. Dabei fördert die Teilhabe Selbstwahrnehmung und Selbstwertschätzung, bei Sicherheit einer Bindung können Unruhe und Angst reduziert werden. Die Einbeziehung des Menschen mit Demenz in Betätigungen führt zum Gefühl des Beteiligtseins an Lebensprozessen und der Überzeugung, zumindest einfache Dinge im Umfeld beeinflussen und bewirken zu können. Entwertende, nicht die Person in ihrer Einzigartigkeit schätzende Kommunikation wird auch als personale Detraktion bezeichnet. Beispiele sind das Über-den-Kopf-Hinwegreden, das Sprechen in Kindersprache und das kommandierende Zurechtweisen.

Personale Detraktoren unterminieren menschenwürdige Kommunikation

Der Deutsche Ethikrat griff in seiner Stellungnahme »Demenz und Selbstbestimmung« (Ethikrat 2012) den personzentrierten Denk- und Handlungsansatz auf und stellte dessen globale Bedeutung heraus. In ihrem Positionspapier »Teilhabe und Pflege alter Menschen – Professionalität im Wandel« hat die Deutsche Gesellschaft für Gerontologie und Geriatrie 2011 (DGGG 2011) Aspekte der Teilhabe gerade von Menschen mit Demenz als zentrales Anliegen formuliert.

Persönliche Fähigkeiten

Es wäre anmaßend, als professioneller Akteur in der Versorgung von Menschen mit Demenz und Delir klar zu definieren, welche persönlichen Fähigkeiten als Zeichen der Professionalität anzusehen sind. Das klinische Arbeitsumfeld gibt aber Hinweise, welche Fähigkeiten für die Lösung der unabwendbaren ethischen und praktischen Probleme im Alltag hilfreich sind. Insofern sind die folgenden Ausführungen eher als Anregungen denn als vollständige Empfehlungen anzusehen.

Eine von vielen Möglichkeiten der Auflistung, sich dem Phänomen zu nähern, stellt die Liste von Schlüsselqualifikationen in der Pflege von Brenner dar (Brenner 1994). Hier werden unter anderem die folgenden Charakteristika erläutert: Beziehungsfähigkeit, Verantwortlichkeit, Analyse- und Synthesefähigkeit, Wahrnehmung, Organisationsfähigkeit, Eigenständigkeit und besonders die erfahrungsbedingte Professionalität. Auf Letztgenannte soll weiter unten in einem eigenen Abschnitt näher eingegangen werden.

Schlüsselqualifikationen und Selbstreflexionsfähigkeit

Da das Arbeiten im ethisch herausfordernden Bereich der Demenzversorgung eine sehr individualisierte Betrachtung jedes Behandlungsverlaufs erfordert, scheinen Differenzierungsfähigkeit, Genauigkeit und Selbstreflexion der Akteure eine wichtige Voraussetzung ihrer Professionalität zu sein.

Selbsterfahrung, wie sie weiterhin essenzieller Bestandteil der Ausbildung zum Facharzt für Psychiatrie sowie zum Psychologen ist, beinhaltet die kritische Sicht auf eigene Lebenseinstellungen, biografische Erfahrungen und damit auch eigene Beurteilungsschemata, die wichtigen Entscheidungen zugrunde liegen können. Diese Denkschemata können die objektive Sicht auf aktuelle Situationen versperren oder verzerren. Auch muss die eigene Belastung und Belastbarkeit stets gut im Blick behalten werden, um nicht als überlasteter Profi den Menschen mit Demenz eher zu schaden als zu nützen.

Resilienz und Kommunikation als Grundlage effizienter Arbeit

In den letzten Jahren hat der Begriff der Resilienz, verstanden als innere Kraft und Stärke, auch schwierige Behandlungs- und Lebenssituationen gut zu überstehen, verstärkt Bedeutung gefunden. So beschäftigt sich ein aktueller Ratgeber intensiv mit dem Thema Resilienz und Resilienzförderung bei Pflegenden (McAllister und Lowe 2013). Nur ein innerlich starker Profi, der seine Belastungsgrenzen kennt und akzeptiert, kann professionell arbeiten. Eigene Erfahrung von Krankheit und Belastung kann dabei auch gewinnbringend in die Arbeit als Profi eingebracht werden und helfen, Erkenntnisse zu vertiefen (▸ Kap. 2.2.2).

Das Erkennen stressauslösender Faktoren bei der Arbeit in einer Demenzstation wurde in einer qualitativen Untersuchung von McPherson et al. (2016) als wichtiger Faktor professionellen Arbeitens herausgearbeitet. Die Autoren beschreiben auf Basis einer Analyse mittels der qualitativen Forschungsmethode »Grounded Theory« Faktoren, die empathische Pflegesituationen und die Achtsamkeit im Sinne eines guten Selbstschutzes in Gefahr bringen können. Zehn Mitarbeiter der Pflege nahmen an qualitativen Interviews teil. Es fanden sich deutliche strukturelle und persönliche Barrieren gelingender Achtsamkeit. Dies führte zu einer großen Zahl von emotionalen Belastungen, die außerhalb der Arbeitszeit zu bewältigen waren. Es zeigten sich erhebliche Defizite in der Anleitung der Mitarbeiter mit zu wenig Unterstützung und Training von Selbstwahrnehmung und Achtsamkeit. Darauf wurde auch ein Defizit im emotionalen Umgang mit Patienten zurückgeführt.

Eine ohne Zweifel herausragende Fähigkeit im Umgang mit Menschen mit Demenz und Delir kommt zudem der Kommunikation zu. Aufgrund deren umfassender Thematisierung im Kapitel 2.3 »Reden und Zuhören: das A & O im Umgang« wird dies im vorliegenden Kapitel nicht näher behandelt (▸ Kap. 2.3).

Multiprofessionalität mit Bezug zum Individuum und seinem sozialen Umfeld

Multiprofessionalität als Basis erfolgreicher Arbeit

Dieser Aspekt der Professionalität erscheint im Versorgungsalltag von Menschen mit Demenz und Delir derart wichtig, dass ihm ein eigenes Unterkapitel (▸ Kap. 2.2.1.5) gewidmet ist.

Erfahrungsbedingte Professionalität in situativen Kontexten

Erfahrungen im Arbeitsumfeld unerlässlich für Professionalität

Dieser unter anderem von Brenner (1994) für den Bereich der Pflege verwendete Begriff weist darauf hin, dass Berufserfahrung zur Professionalisierung und Professionalität beiträgt, ja eine der wichtigen Voraussetzungen ist, um professioneller Akteur zu sein. Brenner prägte dabei Bezeichnungen für Pflegende in Abhängigkeit von ihrer Berufserfahrung. Sie charakterisierte den Begriff des Neulings, des fortgeschrittenen Anfängers, des kompetent Pflegenden, der erfahrenen Pflegenden und des Pflegeexperten.

Zunehmende Professionalität zeigt sich in zunehmend kompetenterer Situationserfassung, die anfangs auf die Beschreibung einzelner Attribute beschränkt ist und mit fortschreitender Erfahrung komplexere Aspekte von Situationen einbezieht. Dies ermöglicht zunehmend die überlegte Planung unter Wahrnehmung einer Situation als Ganzes. Dieses Modell kann wichtige Hinweise geben auf die Gesamt-Professionalität eines Behandlungsteams und seiner Mitglieder. Es weist zudem darauf hin, dass professionelle Akteure immer lernend sind. Dabei soll nicht unberücksichtigt bleiben, dass der unverblümte intuitive Blick eines Berufsanfängers auch manch Erfahrenen die Augen für Inkongruenzen und problematische Behandlungskonstellationen neu öffnen kann. Selbstkritische Reflexion bleibt ein wesentlicher Bestandteil von Professionalität, um dem Eindruck falscher Klarheit und Sicherheit der üblichen durch Gewohnheit geprägten Entscheidungswege zu begegnen.

Innovationsbereitschaft und -kompetenz

Innovationskompetenz = Integration wissenschaftlicher Erkenntnisse

Die Fähigkeit, neue Erkenntnisse aus der Forschung oder praxisnahe Empfehlungen erfahrener Kollegen in den Alltag umzusetzen, erscheint gerade im Bereich der Versorgung von Menschen mit Demenz und Delir eminent wichtig. Dies erfordert oft Mut, da Innovationen wegen fehlender Passung in der vorhandenen Alltagswirklichkeit auch scheitern können. Zudem ist oft ein Umdenken gefragt. Ein Beispiel sind sich mehrende Erkenntnisse, dass neben der psychoedukativen Begleitung von Angehörigen von Menschen mit Demenz auch eine vertiefte Psychotherapie wichtig sein kann (u. a. Wilz und Pfeifer 2017). Basiskenntnisse von verhaltenstherapeutischen Maßnahmen und solchen aus der Acceptance- and Commitment (ACT)-Therapie können dabei für jede Berufsgruppe hilfreich sein.

Dabei ist klar, dass die Anwendung von Psychotherapie auf die professionellen Akteure mit entsprechender Fachkenntnis, hier Psychologen und Psychiater, beschränkt sein muss. Allerdings können einzelne Therapieschritte sehr wohl gewinnbringend vom gesamten Behandlungsteam unterstützt werden. Ein Beispiel mag die Unterstützung der Pflegenden sein, die den in Psychotherapiebehandlung befindlichen Ehemann einer Patientin mit Demenz nach entsprechender Information durch den Behandler wohlwollend ermuntern, die Station nicht mehr täglich aufzusuchen, um die offensichtliche Überforderungssituation durch bewusste »Auszeiten« für seine persönlichen Belange zu nutzen.

Bei jeglicher Form von Innovationen und Projekten darf nicht vergessen werden, dass Projekte immer einen Eingriff in bestehende Abläufe darstellen und daher wohlüberlegt sein sollten, um Ressourcen zu schonen. Sie brauchen entsprechende Ressourcen an Personal und Zeit, wenn sie sinnvoll durchgeführt werden sollen. Dies müssen die jeweiligen Institutionen auch zur Verfügung stellen, wenn Innovationen und damit Professionalität gewünscht sind.

Wissenschaftlichkeit (Basiskenntnisse in Grundlagen-, Implementations- und Versorgungsforschung)

Wissenschaftliche Basiskenntnisse für Prozesse und Strukturen

Wissenschaftliche Basiskenntnisse sind für professionelle Akteure sehr hilfreich, da sie es ermöglichen, wissenschaftliche Publikationen einzuordnen und im Praxisalltag sinnvoll nutzbar zu machen. Expertenstandards müssen, um ihre Validität beurteilen zu können, methodisch kritisch bewertet werden können. Empfehlungen in Leitlinien können nur dann sinnvoll umgesetzt werden, wenn die Priorisierung der Umsetzung sich am Empfehlungsgrad orientieren kann und dessen Hintergründe bekannt sind. Bei Vorliegen einer fundiert erstellten Leitlinie macht es Sinn, Empfehlungen mit hohem Empfehlungsgrad eher und vehementer umzusetzen als solche mit geringerem Empfehlungsgrad.

Ein Beispiel ist der Empfehlungsgrad für nicht pharmakologische Empfehlungen der Delirprävention, der entsprechend Kersten und Reith (2016) in den aktuellen Leitlinien höher ist als der für eine pharmakologische Delirprävention (▸ Kap. 3.2).

Mit der Orientierung an etablierten wissenschaftlichen Verfahren der Erkenntnisgewinnung verlieren aber alltagspraktische Empfehlungen und die tägliche Erfahrung im klinischen Alltag nicht ihren Wert. Im Gegenteil: Beides sollte sich im Idealfall sicher befruchten. Dabei muss sich das wissenschaftlich Begründete letztlich für den Profi an der Machbarkeit im Alltag messen lassen bzw. Alltagsbedingungen müssen so umgestaltet werden, dass wissenschaftlich Erkanntes auch Anwendung findet. Eine an wissenschaftlichen Erkenntnissen orientierte Gestaltung von Strukturen und Prozessen muss jedoch zu Veränderungen bereit sein.

2.2.1.5 Multiprofessionalität in der Versorgung von Menschen mit Demenz und Delir

Der Begründungszusammenhang für Multiprofessionalität als zu bevorzugende Arbeitsweise in der Versorgung von Menschen mit Demenz und Delir ist für viele Praktiker evident. Im Folgenden soll er aus medizinischer Perspektive nachvollzogen werden, um im Anschluss darzulegen, welche hindernden und fördernden Faktoren für multiprofessionelles Handeln zu beobachten sind. Das Thema Multiprofessionalität wird im Übrigen auch in Kapitel 3.5.1.4 ausführlicher dargestellt (▸ Kap. 3.5.1.4).

Optimale Versorgung erfordert interdisziplinäre Kooperation

Zusammenfassend kann festgehalten werden, dass Diagnostik und Therapieentscheidung bzgl. Demenzerkrankungen in der Medizin interdisziplinär und multiprofessionell angelegt sind. Dies gilt erst recht für die

Therapie selbst. Neben Physiotherapeuten, Ergo- und Musiktherapeuten vor allem in stationären Settings spielt die Hilfe durch Sozialarbeiter bei der Demenzerkrankung eine herausragende Rolle. Wenn nach Kitwood (2008) etwa Teilhabe als wichtiges Grundbedürfnis des Menschen mit Demenz angesehen wird, so sollte die Sozialarbeit eine den individuellen Ressourcen des Patienten entsprechende Heimunterbringung bahnen – in eine stationäre Einrichtung, die eine optimale Teilhabe am Alltagsleben ermöglicht.

Multiprofessionalität, ohne die eine leitliniengerechte Behandlung eines Menschen mit Demenz nicht erfolgen kann, geht aber noch darüber hinaus. Ethisch brisante Fragestellungen bedürfen eines klinischen Ethikers als weitere Berufsgruppe oder zumindest einer herausragenden Kompetenz in ethischer Entscheidungsfindung. Aus diesem Grund wird die Thematik »Ethische Herausforderungen« in einem separaten Kapitel behandelt (▸ Kap. 4.1).

Das Phänomen des herausfordernden Verhaltens bei Demenz sowie das Delir verdeutlichen in besonderem Maße, wie über die oben beschriebenen beteiligten Berufsgruppen hinaus vor allem die pflegerische Expertise auch aus medizinischer Sicht unbedingt Kernbestandteil des multiprofessionellen Zugangs sein muss. Erst die Beobachtung der Pflege im Alltag kann ein Gesamtbild des Verlaufs mit seinen typischen Fluktuationen bieten. Interdisziplinarität zwischen verschiedenen medizinischen Fachrichtungen wird als Voraussetzung für eine adäquate Versorgung von Menschen mit Demenz angesehen (Hewer et al. 2016). Aktuell erfolgreiche multiprofessionelle Delirprävention erfolgt beispielsweise durch das HELP-Programm im Evangelischen Klinikum Bielefeld (HELP 2018).

Aus den dargestellten Gründen erscheint es sinnvoll, den komplexen Bedarfslagen von Menschen mit Demenz insbesondere, aber nicht nur an Schnittstellen der Versorgung durch multiprofessionelle Zusammenarbeit zu begegnen. Mehrere positive Effekte dieser Arbeitsweise sind in den letzten Jahren untersucht worden. Im Falle gelingender Zusammenarbeit sind verschiedene Berufsgruppen mit einem festen Thema beschäftigt, was von Hall (2005) als »idea dominance« bezeichnet wurde. Im Zentrum steht das berufseigene wie auch das berufsfremde Verständnis einer Sachlage – nicht der eigene Beruf an sich –, so dass eigene Überzeugungen und Einschätzungen durch neue Perspektiven erweitert werden können. Kommunikation wird geübt, durch die Vermittlung der jeweils eigenen Perspektive. In einer gemeinsam verständlichen Sprache wird eigenes Wissen gefestigt und es werden Kommunikationsfähigkeit und Teamfähigkeit gefördert. Positive Einstellungen zu anderen Berufsgruppen unter Abbau von Klischees werden im interprofessionellen Lernprozess gefördert.

Gesundheitspolitische Grundlagen erleichtern Multiprofessionalität

Die Ausrichtung der Gesundheitspolitik mit ihren unterschiedlichen Planungen und finanziellen wie organisatorischen Anreizen scheint eine wichtige Rolle zu spielen. So sind in Norwegen – staatlich im Nationalen Demenzplan vorgegeben – multidisziplinäre Memory Teams zum häuslich aufsuchenden Assessment bei Hinweisen auf kognitive Einschränkungen fest etabliert. Trotz der geschilderten Vorteile für Akteure wie Betroffene zeigen sich im Alltag oft Hemmnisse für gelingende multiprofessionelle

Multiprofessionelle Zusammenarbeit relevant für Ausbildung

Zusammenarbeit. Diese sind in den letzten Jahren genauer untersucht worden.

Hall (2005) beschrieb Aspekte der persönlichen und beruflichen Sozialisation sowie systembedingte Gründe als Barriere am Beispiel der ärztlichen Ausbildung. So ziele diese primär darauf ab, eigenständig handelnde Personen mit hoher Entscheidungskompetenz zu fördern. Erlernt werden in der Ausbildung vornehmlich Kompetenzen rund um Handlungsfähigkeit und Handlungsergebnisse, weniger um Beziehungen. Im Fokus der Ausbildung steht mehr der Erhalt des Lebens als der von Lebensqualität. Vor diesem Hintergrund geht das ärztliche Interesse in den meisten Fällen eher in Richtung des Findens seltener Diagnosen als komplizierter »alltäglicher« Bedarfslagen mit scheinbar weniger intellektuell herausforderndem Inhalt (Hall 2005).

Ärzte tendieren dazu, an harten Fakten und umgehenden Lösungen mehr Interesse zu haben als an komplexen Vorgeschichten aus verschiedenen Perspektiven. Lerninhalte der Ausbildung reflektieren zudem tendenziell historische Werte der sozialen Mittel- und Oberschicht, nach denen die Organisation der Versorgung maßgeblich um den Beruf des Arztes herum organisiert wurde. Die Tatsache, dass diese Werte unausgesprochen im Raum stehen und nicht kommuniziert werden, bedeutet ein zusätzliches Hindernis. Hinzu kommt die universitär geprägte Spezialisierung und räumliche Trennung von anderen angehenden Mitgliedern weiterer Gesundheitsberufe. Im beruflichen Alltag wiederum fördern hierarchische Strukturen innerhalb der Ärzteschaft offenbar die Abgrenzung zu anderen Berufsgruppen. Ähnliche Hemmnisse lassen sich auch auf andere Berufsgruppen übertragen, wobei Ärzte offenbar besonders schwer in multiprofessionelle Teams zu integrieren sind (Miller und Cohen-Katz 2010).

Erschwerend für Multiprofessionalität bezogen auf die Versorgung von Menschen mit Demenz kommt hinzu, dass fachspezifisches Wissen zum Thema Demenz auch in den Gesundheitsberufen noch nicht gut verbreitet ist (Bomball et al. 2016). Fehlende Räumlichkeiten für professionsübergreifende Sitzungen, fehlende oder nicht aufeinander abgestimmte Zeitkorridore, personelle und finanzielle Ressourcen können weitere Hemmnisse darstellen.

Fördernde Faktoren für Multiprofessionalität

Wegbereiter für Multiprofessionalität

Auf der persönlichen Ebene der Akteure scheinen folgende Fähigkeiten besonders wichtig zu sein (Norsen et al. 1995), die es in der Ausbildung zu fördern gilt: Kooperation mit Respekt gegenüber der Meinung anderer, Sicherheit im Vertreten eigener Standpunkte, Verantwortungsübernahme im Teilen und Annehmen von Entscheidungen, Kommunikationsfähigkeit vor allem in der Mitteilung wichtiger Informationen und in der Diskussionskultur, Autonomie mit der Fähigkeit, selbständig zu handeln sowie Koordination mit effizienter Organisation von Gruppenarbeit. Bestimmte Leitungs- und Moderationskompetenzen in Teams sind darüber hinaus wichtig, um Gruppendynamiken zu erkennen und rollenspezifische Denkweisen zu entlarven. Eigene Persönlichkeitszüge spielen eine Rolle, um professionelle von persönlichen Konflikten zu differenzieren (Hall 2005). Gemeinsames berufsgruppenübergreifendes Trainieren von Fähigkeiten der multiprofessionellen Zusammenarbeit fördert dessen zukünftige Anwendung (O'Reilly et al. 2017).

Fördernd oder überhaupt ermöglichend für multiprofessionelles Handeln erscheinen die Eröffnung entsprechender Handlungsspielräume auf institutioneller Ebene sowie die finanzielle Unterstützung auf Ebene des Gesundheitswesens (Höhmann 2002).

Implementierung von Multiprofessionalität

Trotz Kenntnis und Beachtung hemmender und fördernder Faktoren für multiprofessionelles Handeln zeigt die internationale Forschung, dass dieses weiterhin nicht in der Alltagsroutine verankert ist (O'Reilly et al. 2017). Insbesondere die Implementierung multiprofessioneller Arbeitsweisen stellt eine Herausforderung dar, die der näheren Betrachtung bedarf. Dies ist in Kapitel 4 (▸ Kap. 4) näher erläutert.

2.2.1.6 Perspektiven professioneller Versorgungssettings

In einem weiter gefassten Verständnis geht Professionalität in der Versorgung von Menschen mit Demenz über die genannten alltagspraktischen Aspekte hinaus. Vielmehr erscheint es wichtig, auch im gesamtgesellschaftlichen Rahmen gegenüber politischen Entscheidungsträgern dafür zu sorgen, dass Settings professionell arbeiten können. Für professionelles Arbeiten sind ausreichend Zeit und Personal unabdingbare Voraussetzung.

Multiprofessionalität in Netzwerken

Eine besondere Bedeutung wird im Zusammenhang mit der optimierten Versorgung von Menschen mit Demenz zukünftig die quantitative wie qualitative Versorgungsforschung spielen, die multiprofessionell ausgelegt sein sollte. So wurde etwa kürzlich die Effektivität und Sicherheit von Dementia Care Management-Programmen in der Primärversorgung untersucht (Thyrian et al. 2017). Es zeigten sich relevante positive Effekte für Menschen mit Demenz und ihre Angehörigen durch Einsatz speziell geschulter Care Manager, die die multiprofessionelle Arbeit koordinierten.

Stationsäquivalente Behandlung ist potenzielle Versorgungsoption

Es zeigt sich, dass auch die für psychiatrische Kliniken nach SGB V neuerdings mögliche stationäre Behandlung im häuslichen Umfeld (stationsäquivalente Behandlung, STäB) auch Menschen mit Demenz und Delir zugutekommen kann, so u. a. am Zentrum für Seelische Gesundheit des Klinikums Stuttgart. Dabei ist der Gedanke der aufsuchenden häuslichen intensiven Therapie durch multiprofessionelle Teams nicht neu.

Ethisch relevant: Digitalisierung und Überwachungsmöglichkeiten

Digitalisierung wird zunehmend Einzug in Unterstützungs- und Reorientierungssysteme für Menschen mit Demenz und Delir halten können. Die Abwägung wird hier im gesamtgesellschaftlichen technikethischen Diskurs zwischen Überwachung und Sicherheitsbedürfnis zu treffen sein (Frewer et al. 2016). Digitale Medien sollten ihrerseits die Arbeitsbedingungen angesichts erheblicher Dokumentationspflichten im stationären Alltag erleichtern und dann womöglich neue Zeiträume für den tatsächlichen Kontakt von Mensch zu Mensch eröffnen. Die Vereinbarkeit von Familie und Beruf spielt eine zunehmende Rolle in den Wünschen der neu heranwachsenden Generation, weshalb sowohl Unterstützung für pflegende Angehörige von Menschen mit Demenz als auch Arbeitszeitmodelle im Bereich professioneller Akteure diesem Trend in ihrer Ausgestaltung werden Rechnung tragen müssen.

Altersmedizinzentren = interdisziplinäre Versorgung an einem Ort

Ähnlich wie in ambulanten Settings professionelle Akteure in Netzwerken für die Versorgung von Menschen mit Demenz organisiert sind, wird sich auch im stationären Setting im Sinne der Delirreduktion zunehmend das Modell von Altersmedizinzentren durchsetzen. Interdisziplinäre Notaufnahmestationen gehen in diese Richtung und haben sich bereits erfolgreich etabliert.

Mit den genannten ethischen Maximen, umgesetzt im multiprofessionellen Behandlungsteam, mit dem Fokus auf personzentriertes Handeln nach Kitwood, unter der aufmerksamen Beachtung eigener Belastungs- und Erkenntnisgrenzen sowie der Biografie des Patienten, seiner aktuellen Lebenslage und der seiner Angehörigen sollte es in den meisten Fällen gelingen, einen professionell optimierten Behandlungsweg gemeinsam mit dem Betroffenen in seinem Sinne einzuschlagen. Professionalität endet dabei nicht an der Pforte der Klinik: Sektorenübergreifende Versorgung, Kontakte mit Hausärzten bei der Aufnahme und vor der Entlassung sowie die Erfahrungen und Belastungen ambulanter Akteure sollten in professionellen Teamsettings der Klinik Beachtung finden. Wissenschaftlicher Anspruch professioneller Akteure zeigt sich in Offenheit gegenüber neuen evidenzbasierten aber auch qualitativ ermittelten Erkenntnissen, Interesse an auch unkonventionellen Veränderungen (räumlich, strukturell und prozessual) im Sinne der Patienten und an selbstkritischer Projektgestaltung unter Einbeziehung der Implementations- und Versorgungsforschung.

Professionalität = Offenheit gegenüber Perspektivwechseln

Eigene Wertvorstellungen als professioneller Akteur kritisch zu hinterfragen, sich bewusst zu machen, dass auch ein Leben außerhalb der Teilhabe am endlosen Informationstransfer heutiger Medien, sogar ohne Smartphone, sinnhaft, ja mitunter sogar besonders wertvoll sein kann – dies kann Ausdruck einer lebensbejahenden, auch das Kranksein als individuelle Ausdrucksweise des Seins einbeziehenden professionellen Grundhaltung sein. Die personzentrierte Betrachtungsweise Kitwoods führt eindrucksvoll vor Augen, dass die Grundbedürfnisse des menschlichen Lebens ganz offenbar unabhängig von rein kognitiver Leistungsfähigkeit Gültigkeit haben. Diese Prinzipien berufsgruppenübergreifend, auch im Alltag und in der gesellschaftlichen Debatte, als professioneller Akteur zu propagieren und daher auch mehr Menschlichkeit im Gesundheitssystem einzufordern, sollte wichtiges Ziel eines im weiteren Sinne professionellen Handelns im Umgang mit Menschen mit Demenz und Delir sein.

Literatur

Baron R, Binder A, Biniek R et al. (2015) Evidence and consensus based guideline for the management of delirium, analgesia and sedation in intensive care medicine. (DAS-guideline 2015). Ger Med Scie 13: 19.

Beauchamp T und Childress J (1979) Principles of Biomedical ethics, Oxford University Press, New York.

Beauchamp T und Childress J (2012) Principles of Biomedical Ethics, 7. Ausgabe 2012, Oxford University Press, Oxford/New York.

Bomball J, Stöver M, Görres S (2016) Beitrag zur Verbesserung von Menschen mit Demenz in Kliniken, Pflegezeitschrift 2016, Jg.69, Heft 3: 180–184.

Brenner P (1994) Stufen zur Pflegekompetenz. From Novice to expert. Verlag Hans Huber, Bern.

DGGG (2011) Sektion IV – Soziale Gerontologie und Altenarbeit der Deutschen Gesellschaft für Gerontologie und Geriatrie: Positionspapier Teilhabe und Pflege alter Menschen – Professionalität im Wandel. (http://www.dggg-online.de/fileadmin/user_upload/201112_DGGG_Positionspapier_Teilhabe_und_Pflege_alter_Menschen.pdf; Zugriff am 18.01.2018).

DGGPP (2007) Deutsche Gesellschaft für Gerontopsychiatrie, Gerontopsychotherapie und –psychosomatik: Stellungnahme zu Strukturen gerontopsychiatrischer Versorgung (http://www.dggpp.de/documents/gp_struk.pdf; Zugriff am 20.01.2018).

DGPPN, DGN (2016) S3-Leitlinie »Demenzen«; AWMF Register Nummer: 038/013. Langversion – Januar 2016. http://www.awmf.org (Zugriff am 04.02.2019).

DNQP (2018) Deutsches Netzwerk für Qualitätsentwicklung in der Pflege (Hrsg.): Expertenstandard »Beziehungsgestaltung in der Pflege von Menschen mit Demenz«, Schriftenreihe des Deutschen Netzwerks für Qualitätsentwicklung in der Pflege, Osnabrück. ISBN 978-3-00-057470-2.

Ethikrat (2012) Deutscher Ethikrat (Hrsg.) Demenz und Selbstbestimmung, Stellungnahme, Berlin.

Ettema T, Dröes R, de Lange J et al. (2007) QUALIDEM: development and evaluation of a dementia specific quality of life instrument - validation. Int J Geriatr Psychiatry. 2007 May;22(5): S. 424–30.

Frewer A, Bergemann L, Schmidhuber H (2016) Demenz und Ethik in der Medizin. Standards zur guten klinischen Praxis. Verlag Königshausen und Neumann, Würzburg 2015.

Hall P (2005) Interprofessional teamwork: Professional cultures as barriers. Journal of Interprofessional Care, May 2005, suppl 1: S. 188–196.

Help (2018) https://www.bethel.de/aktuelles/aktuelles-detail/artikel/help-gegen-verwirrtheit-im-krankenhaus.html; Zugriff am 08.02.2019.

Hewer W, Drach L, Thomas C (2016) Delir beim alten Menschen: Grundlagen - Diagnostik - Therapie – Prävention. 1. Auflage 2016, Kohlhammer Verlag, Stuttgart.

Höhmann U (2002) Spezifische Vernetzungserfordernisse für chronisch kranke, langzeitpflegebedürftige Menschen. In: DZA (Hrsg.): Expertise zum vierten Altenbericht der Bundesregierung. Band III, Hochaltrigkeit und Demenz als Herausforderung an die Gesundheits- und Pflegeversorgung. Verlag Vincentz, Hannover 2002, S. 289–429.

Höwler E (2007) Interaktionen zwischen Pflegenden und Personen mit Demenz: Ein pflegedidaktisches Konzept für Ausbildung und Praxis. Kohlhammer Verlag, Stuttgart.

Kersten A, Reith S (2016) Delir und Delirmanagement bei kritisch kranken Patienten. Med Klin Intensivmed Notfmed. Feb;111(1):14–21.

Kiene H, Heimpel H (2010) Ärztliche Professionalität und Komplementärmedizin: Was ist seriöses Therapieren? Dtsch Arztebl 2010; 107(12): A 548–50.

Kitwood T (2008) Demenz. Der person-zentrierte Ansatz im Umgang mitverwirrten Menschen. Verlag Hans Huber, Bern.

Knüppel H, Mertz M, Schmidhuber M et al. (2013) Inclusion of ethical issues in dementia guidelines: A thematic text analysis. Plos Medicine,10; 8: S. 1–11.
Linnemann A und Fellgiebel A (2017) Psychotherapie bei leichter kognitiver Beeinträchtigung und Demenz. Der Nervenarzt, 11/ 2017, 88, 11: S. 1240–1245.
Löbbing T, Pfäfflin M, Kobert K (2015) How to Support the Supporters? Support measures for an ethics consultation service. Vortrag bei der 11th International Conference on Clinical Ethics and Consultation (ICCEC), 19.-22. Mai 2015 in New York, USA.
McAlister M und Lowe J (2013) Resilienz und Resilienzförderung bei Pflegenden. Deutsche Ausgabe herausgegeben von Offermanns P, Georg J, Weller R; Verlag Hans Huber, Bern.
McPherson S, Hiskey S, Alderson Z (2016) Distress in working on dementia wards – a threat to compassionate care: A grounded theory study. International Journal of Nursing Studies 53, S. 95–104.
Miller W und Cohen-Katz J (2010) Creating collaborative learning environments for transforming primary care practices now. Fam Syst Health, 2010, 28 (4): S. 334–347.
Müller-Hergl C (Hrsg.) (2013) Tom Kitwood: Demenz. Der personzentrierte Ansatz im Umgang mit verwirrten Menschen. 6. überarbeitete und erweiterte Ausgabe. Hogrefe Verlagsgruppe, Bern.
Norsen L, Opladen J, Quinn J (1995) Practice model: Collaborative practice. Critical Care Nursing Clinics North America, 7: S. 43–52.
O'Reilly P, Lee S, O'Sullivan M et al. (2017) Assessing the facilitators and barriers if interdisciplinary team working in primary care using normalization process theory: An integrative review. PloS ONE 12 (5): e0177026. https://doi.org/10.1371/journal.pone.0177026.
Ready R, Ott B (2003) Quality of Life measures for dementia. Health Qual Life Outcomes. 1: 11. Published online 2003 Apr 23. doi: 10.1186/1477-7525-1-11.
Schnepp W (2002) Angehörige pflegen, Verlag Hans Huber, Bern.
Schöne-Seifert B, Uerpmann A, Gerß J et al. (2016) Advance (meta-) directives for patients with dementia who appear content: learning from a nationwide survey. In: Journal of the American Medical Directors Association (JAMDA) 17/1 (2016), S. 294–299.
Simsa R, Schober C, Schober D (2004) Belastete AltenpflegerInnen: zur Notwendigkeit verbesserter Rahmenbedingungen für eine langfristige Qualitätssicherung der Altenpflege. In: SWS-Rundschau 44 (2004), 4, S. 497–509.
Singer P (2011) Practical ethics. Cambrigde University Press, New York.
Thyrian J, Hertel J, Wucherer D et al. (2017) Effectiveness and safety of dementia care management in pirmary care – a randomized clinical trial. JAMA Psychiatry, published online, doi: 10.1001/jamapsychiatry.2017.2124.
Wilz G und Pfeiffer K (2017) Psychotherapie mit älteren pflegenden Angehörigen. Der Nervenarzt, 11/ 2017, 88, 11: S. 1235–1239.

2.2.2 Mitarbeiter im Blick: Resilienz als Burn-out-Prävention

Paul Donders

2.2.2.1 Zusammenfassung

In einem demenzsensiblen Krankenhaus bedarf es Mitarbeiter, die einerseits hoch professionell und andererseits bewusst empathisch arbeiten können. Dies erfordert ein gesundes Maß an Selbstführung und Selbstachtung. Leider ist im Gesundheitswesen immer noch eine steigende Anzahl von Mitarbeitern mit Burn-out-Symptomen zu verzeichnen. Und das ist nicht verwunderlich, denn im Allgemeinen sehen wir Burn-out als Phänomen wesentlich öfter in Berufsfeldern, in denen sich die Berufsgruppen für das Wohlergehen von anderen Menschen in höchstem Maße verantwortlich fühlen.

Seit dem Jahr 2010 wird Resilienz zunehmend als Möglichkeit erkannt, einem Burn-out vorzubeugen. Daher kann diese Fähigkeit auch im Gesundheitswesen an vielen Stellen genutzt werden.

Dieses Kapitel gibt einen ersten Einblick zu Resilienz und zeigt Möglichkeiten auf, wie diese im Krankenhaus gefördert werden kann. Folgende Fragen und Aspekte werden dabei beantwortet: Was ist Resilienz und wozu dient sie? Resilienz als systemischer Ansatz, wobei insbesondere die sieben Resilienzfaktoren betrachtet werden. Darauf folgt die Fragestellung, in wiefern eine gesunde Führung und Resilienz verbunden werden können und wo dabei ein Anfang gemacht werden kann.

2.2.2.2 Was ist Resilienz?

Der Autor dieses Kapitels definiert Resilienz folgendermaßen: »Resilienz ist die Fähigkeit einer Person, mit Überraschungen, Veränderungen und unerwarteten Rückschlägen auf eine gesunde Art und Weise umzugehen.« (Donders 2017).

Shell Health Team und das 10-Schritte-Programm

Das »Shell Health Team« der Firma Shell hat ein 10-Schritte-Programm entwickelt, in dem die Mitarbeiter einer Abteilung ihre Resilienz über zehn Monate hinweg trainieren können. Sie sind nicht dazu verpflichtet, an diesem Training teilzunehmen, aber die meisten Mitarbeiter nehmen dieses Angebot gerne freiwillig an. Shell verzeichnet außergewöhnlich wenige Krankmeldungen unter seinen Angestellten (2 %) und das interne Resilienz-Training hat zweifellos einen großen positiven Einfluss auf diesen Prozentsatz. Es befähigt die Organisation (und auch deren Mitarbeiter), mit den ständigen Veränderungen, Umstellungen, Herausforderungen und der wachsenden Komplexität des Markts besser umgehen zu können und gleichzeitig dabei gesund zu bleiben. Anstatt Symptome wie Stress, chronische Müdigkeit, Burnout und andere stressbedingte Krankheitsbilder zu bekämpfen, versucht Shell, diesen rechtzeitig vorzubeugen. Dazu wird der Fokus auf die Vorteile eines resilienten Lebensstils gelegt und die Mitarbeiter werden dabei unterstützt, ihre persönliche Resilienz weiterzuentwickeln.

Shells Definition für Resilienz lautet wie folgt (de Valk 2013):

> »Die Fähigkeit, nach Rückschlägen und Momenten starken Drucks wieder auf die Beine zu kommen und aus diesen Erfahrungen zu lernen. Das ist eine Eigenschaft, die wir alle besitzen. Eine Mischung aus Werten, Überzeugungen und einer positiven Haltung, die zu einer besseren persönlichen Leistung führt und ungewolltem und exzessivem Stress vorbeugt. Individuelle Resilienz unterscheidet sich von Person zu Person. Jeder ist dazu in der Lage, seine Resilienz zu verbessern, das ist jedoch immer mit Aufwand verbunden.«

2.2.2.3 Welche Vorteile bringt Resilienz mit sich?

Resilienz beeinflusst Gesundheit, Arbeits- und Privatleben positiv

Aus verschiedensten Forschungsarbeiten sind positive Einflüsse durch Resilienz auf die Entwicklung bestimmter persönlicher Kompetenzen und Energieressourcen in den Bereichen Gesundheit, Arbeits- und Privatleben erkennbar (Antonovsky 1987; Buchacher et al. 2015; Rampe 2010):

1. Verfügt der Mitarbeiter in seinem Leben über Resilienz, wird er in schwierigen Situationen nicht von seinen Emotionen übermannt, was auch dazu beiträgt, dass er leichter hilfreiche Erkenntnisse aus diesen Situationen gewinnen kann.
2. Resilienz hat einen positiven Einfluss auf die Gesundheit, Produktivität, Work-Life-Balance der Mitarbeiter und deren Umgang mit anderen.
3. Resilienz hilft den Mitarbeitern, kreative Lösungen zu entwickeln, anstatt überall nur Probleme und Unmöglichkeiten zu sehen.
4. Resilienz unterstützt die Mitarbeiter im Umgang mit Zurückweisungen, Enttäuschungen, Kritik und negativen Einflüssen.
5. Resilienz fördert die Entwicklung der Kompetenz des Multitaskings – der Fähigkeit, sich in mehreren Projekten gleichzeitig zu engagieren und die Verantwortung für eine größere Bandbreite an Aufgaben zu übernehmen (Familie, Arbeit, Gesellschaft).
6. Resilienz macht Teams produktiver und effektiver.
7. Resilienz erleichtert es den Mitarbeitern, flexibler auf Veränderungen in Ihrer Umgebung zu reagieren und dabei persönlich zu wachsen.

2.2.2.4 Resilienz als systemischer Ansatz und Ideen für das persönliche Training

Handlungsfelder sind persönliche, soziale und strukturelle Kompetenzen

Beim Aufbau eines resilienten Lebens- und Arbeitsstils macht es Sinn, sich auf drei verschiedene, aber miteinander verbundene Aktionsfelder zu begeben.

1. Die persönlichen Resilienzkompetenzen
   Diese sieben durch Dr. Aaron Antonovsky und verschiedene weitere Forscher definierte Kompetenzen sind trainierbar und werden im weiteren Verlauf einzeln erläutert. Darüber hinaus werden auch zu jeder Kompetenz fünf Trainingsideen angeben (Antonovsky 1987).
2. Soziale Ressourcen
   Um genügend Energie zur Entwicklung und Erhaltung der persönlichen Resilienzkompetenzen zu gewinnen, braucht es eine positive soziale Umgebung. Berufsbezogen unterscheiden wir fünf Elemente, die dazu beitragen:
   1. positive Beziehungen zu Kollegen
   2. eine wertschätzende Kultur
   3. eine Feedback-Kultur, wodurch Konflikte schnell, offen und fair gelöst werden
   4. inspirierende Führungskräfte, die die Mission der Organisation immer wieder in den Alltag übersetzen

5. Mentoren, die zur Verfügung stehen, und eine Intervision, in der Kollegen einander regelmäßig beraten können

3. Strukturelle Ressourcen
   Neben den Resilienzkompetenzen und sozialen Ressourcen spielt auch die Organisationsstruktur eine wesentliche Rolle, wenn man eine Resilienz fördernde Kultur aufbauen will. Aufgeführt werden nun fünf strukturelle Elemente, die dazu beitragen:
   1. eine zu den eigenen Kompetenzen passende und bedeutungsvolle Aufgabe und Funktion
   2. eine Arbeit, bei der die eigene Fachkompetenz wächst
   3. ein gesundes Maß an Autonomie, sodass ein passender Gestaltungsraum selbst ausgefüllt werden kann
   4. konstruktiv herausfordernder Arbeitsstress, wodurch die innere Spannkraft aufgebaut wird
   5. gesunde Finanzen: Im Arbeitsfeld bedeutet dies genügend Budget, um gute Leistung bringen zu können. Im privaten Bereich bedeutet dies, möglichst schuldenfrei (konsumtive Schulden) leben zu können.

2.2.2.5 Die sieben Resilienzfaktoren

Resilienzfaktoren: Kompetenzen für einen resilienten Lebensstil

Um tiefer in die Thematik der Resilienz einzusteigen, wird sich an den sieben Resilienzfaktoren orientiert – dies sind Kompetenzen, die für einen resilienten Lebensstil erforderlich sind. Diese Resilienzfaktoren sind die folgenden (Coutu 2002; Donders 2017; xpand 2019; Zwack 2015):

1. Versöhnte Vergangenheit
2. Realistischer Optimismus
3. Zukunftsorientierte Problemlösekompetenz
4. Konsequente Stärkenorientierung
5. Selbststeuernde Disziplin
6. Sinngebendes Selbstbewusstsein
7. Tragfähige Beziehungsfähigkeit

1. Versöhnte Vergangenheit

Wenn der Mitarbeiter sich mit seiner Vergangenheit versöhnt hat und emotional stabil ist, trägt er nicht ständig dieses gesamte Paket an ungeklärtem Kummer, Schmerz und Ängsten aus der Vergangenheit mit sich herum. Das ermöglicht es ihm, mit den gegenwärtigen emotionalen Belastungen auf eine konstruktivere und weniger anstrengende Art umzugehen. Dadurch ist er auch nachsichtiger, freundlicher und umsichtiger gegenüber anderen und sich selbst.

Ideen für das persönliche Training:

- Bewusstsein über die eigenen Erfolge und Talente der letzten 20 Jahre
- Bewusstsein der eigenen Krisen und Lektionen der letzten 20 Jahre

- Bewältigung der eigenen Ängste auf eine konstruktive Art und Weise
- Vergebung gegenüber anderen und falls nötig sich selbst
- Verfassung der eigenen Biografie

2. Realistischer Optimismus

Das Urvertrauen des Mitarbeiters in das Leben und in sich selbst verleiht ihm eine positive Sichtweise auf stressige Herausforderungen. Er erkennt viel eher positive Chancen und Möglichkeiten, etwas zu lernen, sowie mögliche Maßnahmen, um Herausforderungen und Stress zu bewältigen. Realistischer Optimismus macht ihn außerdem dankbarer. So kann er auch eher über sich selbst und andere lachen. Er wird gut darin sein, die Dinge zu relativieren und auf diese Weise eine Menge Druck und negativen Stress zu beseitigen.

Ideen für das persönliche Training:

- Aneignung einer eigenen konstruktiven Denkweise, indem gewagt wird, zu träumen
- Ausübung von Dankbarkeit als Lebensstil
- Aufbau von Selbstvertrauen durch Sport
- Lernen, die alltäglichen Dinge im Leben zu genießen
- Musizieren und Stärkung des Vertrauens in sich selbst

3. Zukunftsorientierte Problemlösungskompetenz

Resilient zu sein bedeutet auch, dass der Mitarbeiter klarer denken kann, besser in der Lage ist, Symptome und Ursachen von Stresssituationen zu analysieren und leichter Lösungen zu finden. Resilienz hilft dem Mitarbeiter, zu improvisieren und kreativ zu sein. Er ist durchsetzungsfähig, er kann »Nein« sagen zu nutzlosen Aufgaben oder Erwartungen und schafft es besser, mit den eigenen Plänen voranzukommen. Kurz gesagt, der Mitarbeiter kann weitaus kontrollierter mit Stresssituationen umgehen und Stress wird daher einen viel geringeren Einfluss auf ihn haben.

Ideen für das persönliche Training:

- bestimmte jährliche Ziele für die eigene Karriere, Familie und Freizeit setzen
- Praktizieren und trainieren eines eigenen effektiven Zeitmanagements
- Trainieren des Durchsetzungsvermögens
- Entwicklung der Fähigkeit, strategisch zu planen
- Trainieren der eigenen analytischen Denkweise durch Schach oder andere strategische Spiele

4. Konsequente Stärkeorientierung

Wenn es der Mitarbeiter schafft, das eigene Arbeits- und Privatleben auf eine Art und Weise zu gestalten, dass er in mindestens einem Fünftel der Zeit seine intrinsischen Fähigkeiten einsetzen kann, wird er sich schon viel wohler fühlen. Unabhängig von der externen Motivation wird er dann auch von innen heraus motiviert sein. Diese Motivation versorgt ihn mit der nötigen Energie, um mit dem täglichen Chaos auf konstruktive Weise umgehen zu können. Sie hilft dem Mitarbeiter auch dabei, den Marathon des Lebens zu meistern, anstatt immer nur kurze Sprints hinzulegen und dann regelmäßig total erschöpft zu sein.

Ideen für das persönliche Training:

- Entdeckung der wichtigsten zehn eigenen Talente
- Auswahl der wichtigsten drei Talentpakete (zusammengesetzt aus 2–3 komplementären Talenten) und Integration dieser im eigenen Alltag
- im Beruf und dem eigenen Können schulen
- Entwicklung der eigenen Fähigkeiten auf kreative Art und Ausübung dieser mehrmals pro Woche
- Start der eigenen Peer-Gruppe, um sich selbst und das eigene Fachgebiet weiterzuentwickeln

5. Selbststeuernde Disziplin

Auch Disziplin gehört zu einem resilienten Lebensstil. Resilienz ermöglicht es dem Mitarbeiter, Situationen auf eine strukturiertere Weise anzugehen und lange stressige Perioden besser zu ertragen. Disziplin bedeutet auch, dass der Mitarbeiter sich ausreichend körperlich betätigt, dass er gesund isst und genügend schläft. Kurz gesagt: Disziplin macht den Mitarbeiter gesünder und hilft ihm dabei, negativen Stress zu bewältigen. Diszipliniert sein bedeutet auch, dass es einfacher für ihn ist, sich neue, gesunde Gewohnheiten anzueignen und schlechte Gewohnheiten abzulegen.

Ideen für das persönliche Training:

- 2–3x pro Woche Sport
- 7–8 Stunden Schlaf pro Nacht und regelmäßige Pausen tagsüber
- Angewöhnung von gesunden Essgewohnheiten und Hinarbeit auf das eigene Idealgewicht
- Beendigung (unter Betreuung) jeglicher Art von Abhängigkeit
- tägliche und wöchentliche kurze Ruheperioden, um sich selbst nahe zu bleiben

6. Sinngebendes Selbstbewusstsein

Der Mitarbeiter erlebt sein Leben als etwas Sinnvolles, sowohl am Arbeitsplatz als auch im Privatleben. Resilienz ermöglicht es ihm, stressreiche Erfahrungen leichter zu relativieren. Dadurch wirken diese Erfahrungen bereits viel weniger bedrohlich. Darüber hinaus ist der Mitarbeiter durch seine gute Selbstwahrnehmung besser in der Lage, die Gründe für seinen Stress ausfindig zu machen und – wenn möglich – zu beseitigen.

Ideen für das persönliche Training:

- Definition der eigenen Werte und Prioritäten
- Finden einer Arbeit, die für einen selbst und andere einen bedeutenden Beitrag leistet
- bewusst machen der eigenen Leidenschaft im Berufsleben
- bewusst machen der eigenen Leidenschaft im Privatleben
- sich trauen, im kommenden Jahr einen Traum umzusetzen

7. Tragfähige Beziehungsfähigkeit

Ein Großteil der negativen Stressfaktoren entsteht durch ungesunde oder sogar schädliche Beziehungen. Starke soziale Kompetenzen wirken sehr unterstützend, wenn es darum geht, konstruktiv zu handeln. Kurz: Je stärker die sozialen Kompetenzen des Mitarbeiters sind, desto leichter kann er mit dem Stress bestimmter Beziehungen auf eine positive Weise umgehen.

Eine wichtige Notiz am Rande: Der Autor fordert nicht von dem Mitarbeiter, dass er damit anfängt, alle Resilienzfaktoren auf einmal weiterzuentwickeln. Die Einteilung in sieben Faktoren dient dazu, dass der Mitarbeiter herausfinden kann, welcher Faktor derjenige ist, der in seinem Fall am meisten Training benötigt. Es sei übrigens angemerkt, dass wenn der Mitarbeiter einen dieser Faktoren trainiert, dies in der Regel einen positiven Einfluss auf all die anderen Faktoren hat.

Ideen für das persönliche Training:

- der Mitarbeiter sollte sich regelmäßig Zeit für sich selbst nehmen
- Aufbau von bedeutungsvollen Beziehungen und Freundschaften mit Personen aus dem Umkreis des Mitarbeiters
- Gründung einer eigenen Gruppe oder aktive Mitgliedschaft in einem Verein/einer Assoziation
- täglicher Ausdruck der eigenen Wertschätzung
- Steigerung des eigenen Bewusstseins für die eigenen Unterstützer, Freunde und Ratgeber

2.2.2.6 Gesunde Führung und Resilienz

Resiliente Führungskräfte als Promotoren zur Förderung resilienter Organisationen

Manfred Kets de Vries (Professor für Global Leadership Studies an der INSEAD und Autor verschiedener Bestseller über Führungsthemen) schrieb Folgendes über gesunde Führung im *Harvard Business Review* vom Januar 2004 (Kets de Vries 2004):

- Gesunde Führungskräfte sind in der Lage, das gesamte Spektrum der Emotionen zu erleben, ohne für eine bestimmte Emotion taub zu sein.
- Sie beherrschen den Vorgang der Selbstreflexion und sind in der Lage, sich selbst gut zu analysieren.
- Sie sind gut im Umgang mit Enttäuschungen sowie darin, die eigenen Schwächen zu erkennen und Erfahrungen auf konstruktive Art und Weise zu verwenden.
- Gesunde Führungskräfte übernehmen gerne Verantwortung und beschuldigen nicht so schnell andere.
- Gesunde Führungskräfte glauben fest an ihre eigene Fähigkeit, einen positiven Einfluss auf die Situationen zu haben, mit denen sie sich in ihrem Leben konfrontiert sehen.

In den nächsten 20 Jahren werden wir – mehr noch als in der Vergangenheit – resiliente, gesunde und fähige Führungskräfte brauchen, und zwar auf allen Ebenen und in allen Gesellschaftsschichten. Wir werden Teamleiter brauchen, die dazu in der Lage sind, Arbeitsumgebungen zu schaffen, in denen Fachkräfte gesund, motiviert und resilient bleiben können, insbesondere auf lange Sicht. Wir werden Manager brauchen, die Krankenhäuser durch unsicherere und chaotische Zeiten führen können und die sicherstellen, dass ihre Krankenhäuser auch während solcher Zeiten positive Ergebnisse erzielen. Nicht nur für die Krankenhäuser und Institutionen, sondern auch für die hunderten und oft tausenden von Menschen, die Teil von ihnen sind. Und gerade weil wir so viel von Führungskräften erwarten, ist es unbedingt notwendig, dass diese sich ihrer Aufgabe bewusst sind und sich auch bereit dafür fühlen. Das bedeutet auch, dass sie stark und resilient genug sein müssen!

Führungskräfte, die von Angst getrieben sind, erzeugen ein Klima der Angst. Führungskräfte, die Workaholics sind, erzeugen eine Kultur von Workaholics, so dass jeder ständig das Gefühl haben wird, dass die eigene Leistung nicht gut genug ist. Führungskräfte jedoch, die selbst einen resilienten Arbeits- und Lebensstil entwickelt haben, werden Resilienz viel eher erfolgreich in ihrer Organisation fördern können.

2.2.2.7 Wo fangen wir an?

Krankenhäuser fördern Mitarbeiter in Entwicklung resilienter Lebens- und Arbeitsstile

Die resiliente Klinik fördert ihre Mitarbeiter auf allen Ebenen, einen für sie sinnvollen resilienten Lebens- und Arbeitsstil zu entwickeln. Dazu muss sich zuerst die Führung des Krankenhauses einigen, ob und wie sie dies realisieren will.

Gründe, um diese Investierung von Zeit und Geld zu tätigen, können folgende sein:

- Resiliente und gesunde Mitarbeiter sind eher nachhaltig dazu motiviert, sowohl hohe professionelle als auch empathische Dienstleistung zu erbringen.
- Die Patientenzufriedenheit wird sich deutlich erhöhen, wenn sich die Zufriedenheit der Mitarbeiter erhöht.
- Durch einen um 1–3 % geringeren Krankheitsstand reduzieren sich die Personalkosten wesentlich.
- Durch ein gesünderes Arbeitsklima wächst das Arbeitgeberimage wesentlich, wodurch sich die Chance erhöht, auf dem extrem knappen Personalmarkt professionelles und motiviertes Personal zu gewinnen.

Wenn die Entscheidung getroffen wurde, eine resiliente Klinik zu werden, besteht der erste Schritt darin, die Führungskräfte dazu auszubilden, ihre eigene persönliche Resilienz aufzubauen.

Denn nur wenn auch die Führungskräfte auf allen Ebenen selbst davon überzeugt sind, dass Resilienz für sie persönlich und für ihre Mitarbeiter wesentlich ist, werden diese auch die eigenen Mitarbeiter fördern, selbst einen resilienten Lebens- und Arbeitsstil zu entwickeln.

Literatur

Antonovsky A (1987) Unraveling the Mystery of Health: How People Manage Stress and Stay Well. Jossey-Bass Inc. U.S.

Buchacher W, Köblinger J, Roth H et al. (2015) Das Resilienz-Training. Für mehr Sinn, Zufriedenheit und Motivation im Job. Linde Verlag.

Coutu DL (2002) How resilience works. Harv Bus Rev. May;80(5):46–50, 52, 55 passim.

de Valk R (2013) Veerkracht ontwikkelen. Het Shell resilience-programma. (https://overduurzameinzetbaarheid.nl/wp-content/uploads/files/whitepapers/ValkArbo4Shell.pdf; Zugriff am 15.03.2019).

Donders PC (2017) Resilienz: Gesünder leben, sinnvoll leisten. xpand Deutschland GmbH.

Kets de Vries MF (2004) Putting leaders on the couch. A conversation with Manfred F. R. Kets de Vries. Interview by Diane L. Coutu. Harv Bus Rev. 2004 Jan;82 (1):64–71, 113.

Rampe M (2010) Der R-FaKtor: Das Geheimnis unserer inneren Stärke. Books on Demand. –

xpand (2019) Resilienz Kurzcheck; Paul Donders. (www.xpand.eu/de; Zugriff am 15.03.2019).

Zwack J (2015) Wie Ärzte gesund bleiben – Resilienz statt Burnout. Georg Thieme Verlag Stuttgart.

2.2.3 Ehrenamtliche kümmern sich

Olaf Rosendahl

2.2.3.1 Zusammenfassung

Ehrenamtliche vervollständigen Behandlung und Pflege

Ehrenamtliche, die sich einbringen, sind in ihrer Bedeutung für Krankenhäuser kaum hoch genug zu wertschätzen.

Neben Aspekten der *Zivilgesellschaft*, des bürgerschaftlichen Engagements und der Ermöglichung von Teilhabe stellen Ehrenamtliche als *Kümmerer* inmitten von Fachleuten eine bedeutende Säule stationärer Behandlung dar und sind aus dem Alltag nahezu aller Krankenhäuser in Deutschland nicht mehr wegzudenken (vgl. Stoppe 2009).

Zudem setzen nahezu alle gegenwärtigen Überlegungen für eine demenzsensible Behandlung und Pflege in (Akut-)Krankenhäusern den Einsatz Ehrenamtlicher voraus (Kruthaup 2017).

Das *Sich kümmern* ist in einem funktional hoch ausdifferenzierten Komplex wie einem Krankenhaus dringend notwendig – und birgt Potenzial für Konflikte.

Im Folgenden wird kurz der konstruktive Mehrwert ehrenamtlichen Engagements für Patienten mit kognitiven Einschränkungen beschrieben und Möglichkeiten der organisatorischen Einbindung dargestellt. Auf die besondere Situation, die Einbeziehung und Zusammenarbeit mit *Angehörigen* kann an dieser Stelle nicht eingegangen werden.

2.2.3.2 Kafka im Krankenhaus

Das Krankenhaus: Verwirrende Welt aus den Fugen

> »Jemand mußte Josef K. verleumdet haben, denn ohne daß er etwas Böses getan hätte, wurde er eines Morgens verhaftet. Die Köchin der Frau Grubach, seiner Zimmervermieterin, die ihm jeden Tag gegen acht Uhr früh das Frühstück brachte, kam diesmal nicht. Das war noch niemals geschehen. K. wartete noch ein Weilchen, sah von seinem Kopfkissen aus die alte Frau, die ihm gegenüber wohnte und die ihn mit einer an ihr ganz ungewöhnlichen Neugierde beobachtete, dann aber, gleichzeitig befremdet und hungrig, läutete er. Sofort klopfte es und ein Mann, den er in dieser Wohnung noch niemals gesehen hatte, trat ein.«

So, wie Kafka (1990, S. 9) in den ersten Sätzen von *Der Proceß* das Erleben des Josef K. schildert, mag man sich das *Erleben eines Menschen mit Demenz* vor Augen führen, der sich mit erheblichen kognitiven Einschränkungen unversehens im Krankenhaus wiederfindet. Es ist also anzunehmen, dass einem befremdlichen und verwirrten Verhalten eines Menschen mit Demenz mindestens eine (ihm) ebenso befremdliche und wirre Umwelt gegenübersteht und zugrunde liegt (vgl. Stoffers 2016, 238 f. u. ö.).

> »Gradually a person with dementia takes one's leave from the constructs of reality as we understand it without necessarily entering in a structured different (psychotic) world: time structure, causation, taking on the perspective of another person, deliberate empathy etc. go astray, leaving a fragmented unstructured chaos both in the outer world of objects and people and in the inner world of feelings,

> thoughts and desires. The ability to represent self and world as cosmos is lost.« (Müller-Hergl 2007, S. 10 f.)

Müller-Hergl macht deutlich, dass das Erleben eines Menschen mit Demenz im Krankenhaus keine schlicht verrückte, andere, aber in sich schlüssige Welt ist, sondern geprägt durch eine *bruchstückhafte Inkohärenz*, aus unvertrauter Umgebung, der Aufforderung aufzubrechen, aus situativ unklaren oder subjektiv widersinnigen Anforderungen. Umso wichtiger sind in Anbetracht eines demenziellen Erlebens für den Menschen mit Demenz subjektiv erlebbare gewohnte und verlässliche Strukturen.

Das, was unvertraut und verwirrend ist, ist im Krankenhaus notwendig durch die stationäre Behandlung bedingt und muss entsprechend aufgefangen und möglichst kompensiert werden.

Dabei ist es unnötig zu sagen, dass jeder stationäre Aufenthalt in einem Krankenhaus jedem, der als Patient hier eintritt, erhebliche Anpassungsleistungen abverlangt.

Wie deutlich sein sollte, ist diese im Normalfall und mit gewissen Spielräumen zwar gut zu erbringende Compliance einem fortgeschritten demenziell Erkrankten *entwicklungsbedingt* nicht möglich. Hierin zumindest gleicht die Situation von Menschen mit Demenz denen kleiner Kinder im Krankenhaus.

Drastisch formulieren Romero und Wenz (2018, 78 ff.):

> »Die beste Empfehlung: Vermeiden Sie einen Krankenhausaufenthalt.«

Bereits vier Jahre vorher mahnt die Deutsche Gesellschaft für Geriatrie (DGG 2014) für eine dringende Verbesserung der Versorgung akut erkrankter Demenzpatienten mit den Worten:

> »Das Krankenhaus ist für Demenzkranke der denkbar schlechteste Aufenthaltsort.«

2.2.3.3 Das Andere der Professionalität

Ehrenamtliche schaffen Normalität in einer unheimlichen Welt

An dieser Stelle kann der Einsatz von Ehrenamtlichen die medizinische Behandlung und Pflege aussichtsreich vervollständigen.

> »The first aspect of the palliative care philosophy, control of symptoms and person centered care, involves active prevention and a focus on reducing the symptoms of dementia. The second aspect, communication and relations, addresses the importance of caregivers taking time to know the person who suffers from dementia and to create a relationship with the individual. The third aspect emphasizes the need of teamwork among caregivers and includes a focus on learning from each other about how to best deliver dementia care. The fourth aspect, support for relatives, strengthens the role of relatives and ensures that relatives achieve the highest possible life quality.« (Widén 2016, S. 1)

Der Gegensatz von ehrenamtlichen zu professionellen Mitarbeitenden besteht also weniger hinsichtlich Ausbildung oder Vergütung. Es besteht vielmehr eine *Komplementarität* zwischen funktional eingebunden zu *funktionsübergreifend*: Weil ein professionell Mitarbeitender zum Wohl des Patienten funktional auf einen Aspekt hinarbeiten muss, kommt eine noch so ambitionierte Einbindung psychosozialer Aspekte, individuelle Kommunikation und Interaktion zwangsläufig an ihre Grenzen.

> »[D]er [...] erhöhte Therapie- und Pflegebedarf [verringert] die Möglichkeit einer interaktionsintensiven Begleitung und Beobachtung von Patienten mit Demenz seitens des Pflegepersonals.« (Schilder und Philipp-Metzen 2018, S. 174)

Wie kann ehrenamtliches Engagement hier wirken?

Es wurde bereits auf die Bedeutung von Beziehungsarbeit in Behandlung und Pflege von Menschen mit Demenz hingewiesen (▸ Kap. 3.5.2). Dennoch sei daran erinnert, dass das *Wie* einer Interaktion das *Was* in entscheidendem Maße überlagert und definiert (Watzlawick et al. 2017, S. 61 ff.).

Ressource Zeit – Beziehung – Bindung

Die entscheidende Ressource an dieser Stelle ist *Zeit*, die von Ehrenamtlichen eingebracht wird und die von der Einrichtung nicht für funktionale Prozesse zur Verfügung stehen muss. Das Potenzial ehrenamtlichen Engagements kommt also zum Tragen, weil es zwar in Prozesse und Prozeduren eingebunden ist, deren notwendige Zumutungen jedoch begleiten kann und Räume schaffen und nutzen kann, um den Aufenthalt zu lindern.

Elke Kaufmann (Kaufmann o. J.) hat in einer Studie der Paracelsus Medizinischen Privatuniversität und des Klinikums Nürnberg zum Thema ausgewertet, inwiefern Demenzbetroffene von der Begleitung durch Ehrenamtliche profitieren: Der stärkste Benefit ist mit 91 % im Bereich der sozialen Einbindung und Sicherung gegeben und, eng damit zusammenhängend, mit 89 % mit dem Auffangen von Stimmungseinbrüchen bzw. der Stimmungsstabilisierung. Emotional (mit 71 %) wie auch kognitiv (mit 66 %) können ehrenamtliche Demenzbegleiter einen überragenden Beitrag zur Stabilisierung und Förderung von Menschen mit Demenz leisten, in geringerem, aber immer noch deutlichem Maße auch hinsichtlich von Verhaltensproblematiken (37 %) oder motorisch (29 %) (n = 35).

Zugespitzt ließe sich sagen, dass Professionelle *Beziehungsarbeit in Arbeitsbeziehungen* leisten müssen, Ehrenamtliche hingegen eine *Beziehung und Bindung* anbieten können. Ehrenamtliche können sich dem Menschen mit Demenz in seiner Lage zuwenden, ohne etwas erreichen zu müssen, was außerhalb dessen Befindlichkeit liegt.

Pflegetheoretisch ist dies in vielen Aspekten der *Bezugspflege (primary nursing)* durchaus aufgenommen. Deren Vorteile im Bereich der *Pflege ohne Hände* im gerontopsychiatrischen Feld liegen auf der Hand, binden jedoch im Vorfeld erheblich Kräfte und stoßen in der Regel organisatorisch auf – oftmals zu – enge Grenzen.

Jedoch kann die pflegefachlich angezeigte Fokussierung einer tragfähigen Beziehung in gewissem Maße durch den Einsatz von Ehrenamtlichen kompensiert werden:

Prinzip der Absichtslosigkeit

Patientenseitig kommen Ehrenamtliche somit als mögliche Garanten von Bindung und Geborgenheit (vgl. *Rooming-in* von Eltern, Adaptionen eines *kangarooing*) zum Tragen. Organisationsseitig können sie als Fürsprecher für das Erleben des Menschen mit Demenz zur Vervollständigung der professionellen Pflege hinsichtlich eines *Normalitätsprinzips* (nach Böhm, vgl. Matolycz 2016, S. 237 f.; Wappelshammer 2018, S. 64) eingesetzt werden:

> »Laien [richten] ihr Augenmerk eher auf die Ressourcen, Potenziale und bedeutsame Aktivitäten von Personen im Alltag und in den jeweiligen Beziehungen [...]. Anders als bei Professionellen stehen das Wissen und die »Expertokratie« eben auch nicht hinderlich im Raum.« (Stoppe 2009, S. 64)

Mit einem vielschichtigen Wort von Karl Jaspers können Ehrenamtliche (wie selbstverständlich auch Angehörige) somit den *Menschen* vor der *Diagnose* schützen.

Professioneller Mehrwert anstatt preiswerte Konkurrenz

Bedenken gegenüber einem Einsatz von Ehrenamtlichen im Krankenhaus richten sich oft auf Fragen der *Einbindung in professionelle Strukturen* oder der Skepsis hinsichtlich ihrer Motivation, Zuverlässigkeit und Belastbarkeit.

Zwar sind derartige Bedenken landläufig, spiegeln sich allerdings in der Realität so nicht wider. Kaufmann (Kaufmann o. J., vgl. auch Kruthaup 2017) zeigt auf, dass die Implementierung ehrenamtlicher Demenzbegleiter mit einer hohen Einbindung und Wertschätzung gelingen und Benefit für alle Beteiligten bringen kann: 88,24 % des von ihr in ihrer Studien befragten Klinikpersonals gaben an, dass die eingebundenen Ehrenamtlichen *überhaupt nicht* als Störfaktor im Berufsalltag empfunden werden. 73,53 % sind *voll und ganz* mit deren Einsatz zufrieden, mehr noch äußern die volle Zustimmung, dass die Pflegekräfte vom Einsatz der Ehrenamtlichen profitieren. Meuter und Zollondz (Meuter und Zollondz 2016) sprechen in diesem Zusammenhang von Ehrenamtlichen als *Qualitätsverstärkern.* Eine so erfolgreiche Implementierung ist freilich voraussetzungsreich.

2.2.3.4 Organisation, Strukturen und Steuerung

Ehrenamtliche müssen geführt, ihr Einsatz gesteuert werden. Auch bei hoher Arbeitsverdichtung sind Ehrenamtliche nicht als »stille Helfer« ohne Aufwand zu verstehen: Ihr Einsatz setzt vielmehr eine belastbare Entscheidung und Zustimmung seitens der Station(en) voraus.

Hinsichtlich des Einsatzes Ehrenamtlicher in Akutkrankenhäusern gibt es erfreulicherweise einige Modellprojekte oder best practices, wie das Projekt *Ehrenamtliche Demenzbegleiter im Krankenhaus* am Klinikum Nürnberg (vgl. Kaufmann o. J.), das Projekt der *Demenzlotsen* bspw. am Marienkrankenhaus Hamburg oder diejenigen der an der Studie *Menschen mit Demenz im Akutkrankenhaus* der Robert Bosch Stiftung teilnehmenden Einrichtungen.

Arbeitshilfe: Leitfaden

Wenn beabsichtigt wird, Ehrenamtliche in der eigenen Einrichtung in die Versorgung von Menschen mit Demenz einzusetzen, kann als Anregung und zur Unterstützung auch der *Leitfaden zum Aufbau und zur Weiterentwicklung von ehrenamtlichen Besuchsdiensten in der Geriatrie* (Meuter und Zollondz 2016) empfohlen werden. Allgemeiner gefasst auch die *Empfehlungen für Hamburger Krankenhäuser zur Verbesserung der Versorgung von Patientinnen und Patienten mit kognitiven Einschränkungen* (FHH 2016).

Im Folgenden sollen eng angelehnt an die Struktur von Meuter und Zollondz überblicksartig zentrale Schritte der Implementierung einer ehrenamtlichen Unterstützungsstruktur dargestellt und angesprochen werden.

Vorüberlegungen

Durchdachter Einsatz notwendig

Kurz zumindest erwähnt werden muss die Frage nach dem Konzept. Es sollte nicht zu schnell vorausgesetzt werden, dass der Einsatz Ehrenamtlicher in einem derart anspruchsvollen Feld wie der Demenzbegleitung gleichsam linkerhand irgendwie schon laufen wird.

Ist also die Unterstützung durch Ehrenamtliche im Klinikalltag gewollt? Durch wen? Durch wen eher nicht? Wie sehen die entsprechenden Abläufe aus und müssen (und wie können) diese angepasst werden, dass ein realer Mehrwert entstehen kann? Hilfreich sind hierbei die Übersichten über Faktoren und Prozesse in Krankenhäusern, die auf Menschen mit Demenz einwirken bei Teschauer (Meuter und Zollondz 2016; Teschauer 2014).

Ist die Personalentwicklung auf einem Stand, der es erlaubt, multiprofessionell auch ehrenamtlich eingebrachte Kompetenzen aufzunehmen und zu akzeptieren? Welche Überzeugungs- und Schulungsbedarfe sind abzusehen? Können personelle und auch finanzielle Ressourcen bereitgestellt werden, um einen verlässlichen und qualitativ hochwertigen Einsatz Ehrenamtlicher zu flankieren und zu gewährleisten? Welche Erfahrungen liegen mit Ehrenamtlichen bereits vor und wie werden diese beurteilt? Nicht zuletzt: Ist zu erwarten, dass Interessenten für eine solche Tätigkeit gewonnen werden können?

Aufgaben und Grenzen

Besuchsdienst oder 24/7?

Nicht zuletzt müssen vorab genaue Überlegungen über Umfang und Tiefe angestellt werden:

Wird ein reiner Besuchsdienst anvisiert, der sozusagen on top Patienten gleichsam etwas aufzufangen sucht, unter Umständen in bestimmten Zeitfenstern? Oder ein terminsensiblerer Begleitdienst, der Menschen mit Demenz individuell in absehbar kritischen Situationen gezielt begleitet, stabilisiert und fördert? Oder noch weitergehend, einen Hintergrunddienst, der neben dem oben bereits genannten Präsenz und Ansprache bietet und bspw. auch nachts zur Verfügung steht?

Es dürfte deutlich sein, dass hier jeweils sehr unterschiedliche Anforderungen an die organisatorische Planung, an die Auswahl der Ehrenamtlichen, an Schulungsbedarfe usw. gestellt werden und entsprechende Entscheidungen erfordern.

Kosten

Die Kosten bedenken und planen

Ehrenamt ist nicht kostenfrei. Eine Übersicht über die entstehenden Kosten sollte zumindest folgende Faktoren berücksichtigen:

- Personalkosten für eine hauptamtliche Koordination
- Kosten für Schulung und Fortbildung
- Kosten für Akquise und Öffentlichkeitsarbeit
- Dienstkleidung
- Bereitstellung von Räumen (Umkleiden), Zugang zu Rechnern
- Arbeitsmaterialien für Aktivitäten (Bücher, Sportmaterialien, Spiele etc.)
- Nebenkosten (Fahrtkosten, Mittagessen, evtl. Versicherungen)
- ggf. Aufwandsentschädigung/Pauschalhonorare für Ehrenamtliche

Einbindung

Anleitung und Führung Ehrenamtlicher als Stabsaufgabe

Es ist eine Person in der Klinik notwendig, ein Koordinator, der während der Anfangsphase ansprechbar für die Kümmerer ist, langfristig für die Ehrenamtlichen zuständig bleibt, für ihre Belange eintritt und eine Brücke zur Klinikleitung bzw. Verwaltung bildet (Meuter und Zollondz 2016, S. 21).

In der bisherigen Praxis hat sich bewährt, diese hauptamtliche Brückenfunktion bei den Pflegedienstleitungen oder den Sozialdiensten/Case Management anzusiedeln. Durch eine verlässliche Ansprechperson können Ehrenamtliche Sicherheit und Rückhalt für ihren Einsatz bekommen. Zudem kann und muss an dieser Stelle auch eine fachliche Aufsicht geführt werden, z. B. durch Regelgespräche oder niedrigschwellige Supervisionstreffen.

Ist eine entsprechende Kompetenz bei den Ehrenamtlichen vorhanden, können nach dem Erachten des Autors zumindest Aspekte der Selbstorganisation oder Dienstplanung auch durch die Ehrenamtlichen übernommen werden, was allerdings eine hauptamtliche Koordination voraussetzt und nicht überflüssig macht.

Das verantwortungs- und anspruchsvolle Thema Demenzbegleitung erfordert ein hohes Maß an Kompetenzen und auch wenn es auf den ersten Blick widersprüchlich scheint: Professionalität. Dies setzt seitens der Engagierten die Bereitschaft und Motivation zu einem langfristigen Engagement voraus. Entsprechend sorgfältig muss die Auswahl geeigneter Interessenten seitens des Krankenhauses erfolgen.

Ebenso selbstverständlich sollte die Mitarbeiterführung durch Tätigkeitsbeschreibung, Ehrenamts-Arbeitsvertrag, Regelgespräche, Beteiligung an bestimmten Teamgesprächen, Fortbildungen, aber auch die präzise Definition von Eskalationsstufen sein.

Akquise und …

Wie Ehrenamtliche erreicht werden und was diese mitbringen müssen

Anders als bei reinen Besuchsdiensten empfiehlt sich für die demenzsensible Begleitung von Patienten nach Erachten des Autors ein eher umfangreich angedachter Begleitdienst: Ehrenamtliche können gezielt auf Menschen mit Demenz zugehen, sich flexibel auf deren Zeitbedürfnisse einstellen, verantwortlich mit ihnen kommunizieren, Unsicherheiten auffangen, zu Behandlungen begleiten und angemessen mit Angehörigen kommunizieren. Idealerweise wäre die Präsenz eines für den Menschen mit Demenz verfügbaren Teams (gleichsam einer Krankenhaus-Familie oder einer professionellen Nachbarschaft) nicht nur auch am Wochenende, sondern auch in den Nachtstunden als Bereitschaft wünschenswert. Falls das zu anspruchsvoll für ehrenamtliches Engagement erscheint, so sei darauf hingewiesen, dass bundesweit die Telefonseelsorgen und auch die Bahnhofsmissionen eine verlässliche und hochqualifizierte 24/7-Begleitung umsetzen.

Entsprechend hoch sind jedoch die Anforderungen, die an Motivation, Haltung und Reflexionsfähigkeit der Ehrenamtlichen zu stellen sind und die im Anspruch cum grano salis nicht zurückbleiben können hinter den Kompetenzen, wie sie in dem Kapitel 2.2.1 zu Professionalität und Fachlichkeit (▸ Kap. 2.2.1) und Kapitel 2.3 (▸ Kap. 2.3) zur Kommunikation beschrieben werden.

Angelehnt an die Betreuungskräfte-Richtlinie der Gesetzlichen Krankenversicherung (GKV) sollen hier dennoch als grundlegende Anforderungen angeführt werden (vgl. Betreuungskräfte-RL § 53c SGB XI):

- eine positive Haltung gegenüber kranken, behinderten und alten Menschen
- soziale Kompetenz und kommunikative Fähigkeiten
- Beobachtungsgabe und Wahrnehmungsfähigkeit
- Empathiefähigkeit und Beziehungsfähigkeit
- die Bereitschaft und Fähigkeit zu nonverbaler Kommunikation
- Phantasie, Kreativität und Flexibilität
- Gelassenheit im Umgang mit verhaltensbedingten Besonderheiten (…)
- psychische Stabilität, Fähigkeit zur Reflexion des eigenen Handelns, Fähigkeit, sich abzugrenzen
- Fähigkeit zur würdevollen Begleitung und Anleitung (…)
- Teamfähigkeit
- Zuverlässigkeit

Zahlreiche Anforderungen lesen sich notwendig recht pauschal oder tautologisch. Deutlich aber dürfte sein: Nicht jeder, der möchte, kann auch Menschen mit Demenz im Krankenhaus begleiten.

Um Ehrenamtliche auf diesem hohen Niveau zu akquirieren, empfiehlt sich eine seriöse Öffentlichkeitsarbeit, die von vornherein den hohen

Anspruch in den Mittelpunkt stellt. Sich ehrenamtlich Engagierende sind eben nicht nur jene, die nebenbei etwas Gutes oder Sinnvolles tun wollen. Sie sind durchaus über eine qualitativ hochwertige Ausbildung und entsprechende Wertschätzung ihrer ganz eigenen Professionalität zu gewinnen und zu halten (vgl. auch Stoppe 2009, S. 61 ff.).

Neben der Bereitstellung entsprechender Materialien als interne Ressource ist eine entsprechende Netzwerkarbeit zielführend. In zahlreichen Regionen sind Freiwilligen-Agenturen gut etabliert, sei es in kommunaler oder freier Trägerschaft. Ebenso sind lokale Netzwerke, wie die Alzheimer-Gesellschaft, Lokale Allianzen für Menschen mit Demenz oder Träger der freien Wohlfahrtspflege hilfreich. Zahlreiche Anregungen hierzu geben wie bereits erwähnt Meuter und Zollondz (2016).

... Ausbildung

Ehrenamtliche benötigen fachliche Ausbildung und Begleitung

Zum Abschluss einen Ausblick auf mögliche Schulungsinhalte, die aus Sicht des Autors sozusagen das Schwarzbrot für Menschen darstellen, die in einer Demenz begleiten sollen. Mit einem ähnlichen Schwerpunkt referiert Teschauer (2014) Erfahrungen zur Ausbildungsgestaltung für Ehrenamtliche aus einem Modellprojekt.

Die meisten Erfahrungen zur niedrigschwelligen Ansprache, situativen Begleitung und anspruchsvollen Förderung von Menschen mit Demenz wurden mit den zusätzlichen Betreuungskräften in Einrichtungen der stationären Altenpflege gewonnen (§ 53c, ehem. § 87b SGB XI). Die hier erprobten Inhalte für eine hohe Qualität in der Demenzbegleitung geben eine gute Richtschnur auch für ehrenamtliche Helfer in der demenzsensiblen Pflege im Akutkrankenhaus (vgl. Betreuungskräfte-RL § 53c SGB XI).

Bereits während der Auswahl des Ehrenamtlichen sollte die Möglichkeit zu einer mehrtägigen Hospitation auf Station gegeben werden, die im Tandem mit erfahrenen Ehrenamtlichen oder auch direkt mit der Koordination durchgeführt werden kann. Der Ehrenamtliche soll begleitet Gelegenheit haben, seine Fähigkeiten einzuschätzen, hierzu Rückmeldung zu erlangen und zu reflektieren. Die eigentliche Ausbildung empfiehlt der Autor exemplarisch mit 100 bis 150 Unterrichtseinheiten (UE, zu je 45 Minuten) anzusetzen, die sich über ein Jahr erstrecken. Grundsätzlich überwiegen zu Beginn theoretische Unterrichtseinheiten, die von Praxiseinsätzen flankiert werden. Im Verlaufe der Ausbildung kehrt sich dieses Verhältnis um, bis – nach formalem Abschluss der Ausbildung – regelmäßige Fortbildungen bzw. Refresher und Supervisionseinheiten die praktische Tätigkeit flankieren.

Für die konkrete Termingestaltung wird die jeweilige Lebenssituation der Ehrenamtlichen eine entscheidende Rolle spielen: Berufstätige sind anders gebunden als Ruheständler oder Studierende. Exemplarisch könnte sich der Ablauf wie folgt gestalten:

Das Erleben von Demenzen, kognitiven und körperlichen Beeinträchtigungen (ca. 30 UE):

- Das Erleben von Menschen mit Demenz kann mittels Simulatoren, Literatur und Filmen verstanden und reflektiert werden. Methodisch wird hier der personzentierte Ansatz nach Tom Kitwood für die Wahrnehmung und Beobachtung von Menschen mit Demenz grundgelegt und in die Methode der Validation eingeführt (vgl. hierzu Kitwood 2013; Innes und Müller-Hergl 2004).

Gerontopsychiatrische und geriatrische Basisinformationen (ca. 40 UE):

- Es werden Kenntnisse erlangt zu den unterschiedlichen demenziellen Syndromen, zu Delir, Depression, Parkinson, Malnutrition, Exsikkose, Sturz und Sturzprophylaxe.

Interventionsgerontologie der Demenz im Krankenhaus (ca. 50 UE):

- Erlangung von Kenntnissen zu Behavioral and Psychological Symptoms of Dementia (BPSD), zur psychosozialen Situation und zu Ursachen und Verstärkern von Verwirrung oder Agitation.
- Erlangung von Fähigkeiten, angesichts der Problematik angemessen zu kommunizieren.
- Erlernen von niedrigschwelligen Techniken, z. B. basaler Stimulation, 10-Minuten-Aktivierung.
- Kennenlernen des Dementia Care Mapping.

Selbstsorge und Kommunikation (ca. 30 UE):

- Erlangung von Kenntnissen des Trainings emotionaler Kompetenzen (TEK), Einübung in die Wahrnehmung und Kommunikation von Wahrnehmungen.

Saluti et solatio aegrorum

Literatur

DGG Deutsche Gesellschaft für Geriatrie (2014) Pressemitteilung vom 29. September 2014. (https://www.dggeriatrie.de/images/Dokumente/140929_PM_Demenz_im_Akutkrankenhaus.pdf; Zugriff am 13.02.2018).

Ehm-Widmann K (2016) Freiwilligen-Management. Wie Bewohner, Freiwillige und Einrichtungen profitieren. Hannover: Vincentz.

Freie und Hansestadt Hamburg (2014) Demenzielle Erkrankungen im Krankenhaus. Empfehlungen für Hamburger Krankenhäuser zur Verbesserung der Versorgung von Patientinnen und Patienten mit kognitiven Einschränkungen. (https://www.hamburg.de/contentblob/4283438/b8b95001927c95d69106376e0fbc4a1d/data/download-demenzielle-erkrankungen-im-krankenhaus.pdf, Zugriff am 13.02.2019)

Innes A, Müller-Hergl, C (2004) Die Dementia Care Mapping Methode (DCM). Anwendung und Erfahrung mit Kitwoods person-zentrierten Ansatz. Bern: Huber.
Kafka F (1990) Der Proceß. Frankfurt: Fischer.
Kaufmann E (o. J.) Ehrenamtlicher Demenzbegleiter im Krankenhaus. (https://www.klinikum-nuernberg.de/DE/ueber_uns/Fachabteilungen_KN/zentren/Altersmedizin/docs_pics/Demenzbegleiter-im-Klinikum-Nuernberg.pdf, Zugriff am 13.02.2019).
Kruthaup K (2017) Demenzbegleiter entlasten Angehörige und Ärzte. (https://www.aerztezeitung.de/politik_gesellschaft/pflege/article/943539/helfende-hand-gefragt-demenzbegleiter-entlasten-angehoerige-aerzte.html, Zugriff am 13.02.2019).
Mäule J (2017) Hauptsache: passgenau. Altenheim. Lösungen fürs Management (56) 6.2017; 18–21.
Matolycz E (2016) Pflege von alten Menschen. Heidelberg u. a.: Springer.
Meuter J, Zollondz S (2016) Leitfaden zum Aufbau und zur Weiterentwicklung von ehrenamtlichen Besuchsdiensten in der Geriatrie. Köln: ProAlter.
Müller-Hergl (2007) Distress does not justify lying. J Dementia Care 15(4): 10–11.
Romero B, Wenz M (2018) Therapeutische Empfehlungen für Menschen mit Demenz. Selbsterhaltungstherapie (SET) im Krankenhaus. Stuttgart: Kohlhammer.
Schilder M, Philipp-Metzen HE (2018) Menschen mit Demenz. Ein interdisziplinäres Praxisbuch: Pflege, Betreuung, Anleitung von Angehörigen. Stuttgart: Kohlhammer.
Sonntag K, Reibnitz C v (2014) Versorgungskonzepte für Menschen mit Demenz. Praxishandbuch und Entscheidungshilfe. Heidelberg: Springer.
Stoffers T (2016) Demenz erleben. Innen- und Außensichten einer vielschichtigen Erkrankung. Wiesbaden: Springer.
Stoppe G (2009) Erfahrungen mit freiwilligen Hilfsangeboten. In: Stoppe G, Stiens G (Hrsg) Niedrigschwellige Betreuung von Demenzkranken 57–72.
Teschauer W (2014) Das Bayerische Modellprojekt »Menschen mit Demenz im Krankenhaus«. Ergebnisse der Phase II (2012-2014) (https://www.alzheimer-bayern.de/images/downloads/wir_fuer_sie/projekte/demenz_im_krankenhaus/Doku_Fachtag_II/2014_07_09_Vortrag_Dr_Teschauer.pdf; Zugriff am 13.02.2019).
Wappelshammer E (2018) Dementia Care Mapping im interdisziplinären Diskurs. Personzentrierte Demenz-Pflege in der Dynamik gesellschaftlicher Modernisierung. Heidelberg u. a.: Springer.
Watzlawick P, Beavin JH, Jackson DD (2017) Menschliche Kommunikation. Formen, Störungen, Paradoxien. Bern: Hogrefe.
Widén S, Lidforss M, Haseltine WA (2016) Stiftelsen Silviahemmet. A Palliative Approach to Dementia Care. Interview with Lotta Roupe. ACCESS Health Sweden. (http://accessh.org/wp-content/uploads/2016/03/Lotta-Roupe.compressed.pdf; Zugriff am 13.02.2019).

2.3 Reden und Zuhören: das A & O im Umgang

Sabine Engel

2.3.1 Zusammenfassung

»Einfühlsame Kommunikation« stellt das Kernkonzept des Schulungs- und Fortbildungsprogramms »EduKation demenz« (Engel 2006) dar, das Menschen befähigen will, eine empathische, bedürfnisorientierte und wertschätzende Beziehung zu Personen mit Demenz aufzubauen, die auf dem Grundverständnis der Humanistischen Psychologie von zwischenmenschlicher Interaktion basiert, wie Carl Rogers sie in seinen Veröffentlichungen immer wieder darlegte. »EduKation demenz« wurde im Rahmen wissenschaftlicher Interventionsstudien evaluiert, in denen seine Wirksamkeit nachgewiesen werden konnte. Mittlerweile wird es von fortgebildeten Multiplikatoren, die die entsprechenden Train-The-Trainer-Seminare erfolgreich absolviert haben, den jeweiligen Zielgruppen angeboten (www.edukation-demenz.de). Im Folgenden soll das Konzept der einfühlsamen Kommunikation in ihren Grundzügen skizziert werden.

2.3.2 Ziele der einfühlsamen Kommunikation

Nicht selten leiden Menschen mit Demenz an einer Vielzahl kognitiver Symptome – wie z. B. Gedächtnisstörungen, Orientierungsprobleme und Sprachverarbeitungsbeeinträchtigungen –, die die Kommunikation mit ihnen teilweise massiv erschweren. Für Ärzte, Pflegekräfte und Therapeuten ist es daher eine große Herausforderung, mit einem Patienten, der so in seiner Kommunikationskompetenz beeinträchtigt ist, einen erfolgreichen Behandlungsprozess zu gestalten. Leichter kann ihnen das gelingen, wenn sie über die Kompetenz der einfühlsamen Kommunikation verfügen.

Ruhige, angstfreie und vertrauensvolle Atmosphäre schaffen

Das Ziel einfühlsamer Kommunikation ist es, eine zwischenmenschliche Atmosphäre zu schaffen, in der die verbliebenen Potenziale von Patienten mit Demenz so gut wie möglich zum Ausdruck kommen können, so dass sie im Kontakt zu ihren einfühlsamen Kommunikationspartnern so ruhig, so angstfrei und so vertrauensvoll sein können, wie es ihnen persönlich noch möglich ist.

2.3.3 Die besondere Haltung der einfühlsamen Kommunikation

Die Haltung, die hier gemeint ist, hat Carl Rogers (1986) »personzentriert« genannt. Seine Grundüberzeugungen haben viele Ansätze der Kommunikation mit Menschen mit Demenz übernommen, wie z. B. der Ansatz der »Validation« von Naomi Feil (1993), der der »Integrativen Validation« von Nicole Richard (2010) oder der der personzentrierten Pflege« von Tom Kitwood (1993). Und auch die »einfühlsame Kommunikation« basiert auf dieser von Rogers formulierten Grundhaltung.

Rogers ging von der Grundüberzeugung aus, dass eine Person, die sich in einer krisenhaften Lebenssituation befindet, nur in einer besonderen, »heilsamen« zwischenmenschlichen Atmosphäre wieder ihre eigenen Entwicklungspotenziale aktivieren kann, die es ihr ermöglichen, die Krise zu bewältigen. Diese Atmosphäre entstehe durch eine grundlegende Haltung eines Kommunikationspartners, die geprägt ist von bedingungsloser Wertschätzung, Authentizität und einem tiefen akzeptierenden Einfühlungsvermögen.

Kitwood (1993) hat diese besondere Haltung nun auf die Beziehung zu Menschen mit Demenz übertragen und u. a. folgende Konsequenzen einer »personzentrierten Pflege« beschrieben:

Bedingungslose Wertschätzung meint bei Kitwood, die Erlebenswelt des Menschen mit Demenz zu akzeptieren, d. h. seine Ängste, seine Vorstellungen, seine Freude und seine Bedürfnisse – so unnachvollziehbar sie für den Kommunikationspartner zunächst auch sein mögen. Des Weiteren führt bedingungslose Wertschätzung seines Erachtens auch zu einem kompetenzorientierten Blick. Denn indem der Kommunikationspartner den Anderen wertschätzt und ihn als Person respektiert, sieht er in ihm nicht nur einen kranken Menschen mit Defiziten und Beeinträchtigungen, sondern erkennt eine ganze Person mit ihrer eigenen Geschichte, ihren verbliebenen Ressourcen und ihren erhaltenen Kompetenzen.

Kompetenzorientierter Umgang = Voraussetzung für personzentrierte Versorgung

Jedes Verhalten ist durch Bedürfnisse motiviert

Ein weiterer Aspekt der Haltung, die Rogers beschrieb, ist die Überzeugung, dass jedes menschliche Handeln durch Bedürfnisse, die die Person mit ihrer Handlung befriedigen möchte, motiviert ist. Der Ansatz der einfühlsamen Kommunikation folgt auch dieser Überzeugung und setzt immer am Verstehen der zugrunde liegenden Bedürfnisse an. Dies ist bei Menschen mit Demenz aber meist erschwert. Denn aufgrund gehirnorganischer Veränderungen können sie sich der eigenen Bedürfnisse oft selbst nicht mehr bewusst werden oder diese nur verzerrt zum Ausdruck bringen. Wenn es der erkrankten Person aber nicht mehr möglich ist, über ihre Bedürfnisse verbal zu kommunizieren, muss der Kommunikationspartner versuchen, ihre Bedürfnisse über empathisches Nachvollziehen zu erschließen, muss sich auf einen Suchprozess einlassen, für den in jüngster pflegewissenschaftlicher Forschung der Begriff der »verstehenden Diagnostik« (Bartholomeyczik et al. 2006) geprägt wurde, der in einem späteren Textabschnitt näher erläutert wird.

Der Ansatz der einfühlsamen Kommunikation folgt der Theorie von Rogers noch in einem weiteren Aspekt, basiert er doch auch auf der Überzeugung, dass nur diejenige Person eine personzentrierte Beziehung zu einem anderen Menschen aufbauen kann, die dieselbe wertschätzende Haltung, die sie für den Anderen einnimmt, auch für sich selbst und für die Situation, in der sie ihrem Kommunikationspartner begegnet, aufbringt.

Akzeptanz und Kreativität zum Lösen schwieriger Kommunikation

So zeigen die Erfahrungen aus Fortbildungsseminaren im Krankenhaus, dass Krankenhausmitarbeiter immer dann gute Lösungen für schwierige Kommunikationssituationen mit ihren Patienten mit Demenz finden, wenn sie aufmerksam die Grenzen des eigenen Handelns erkennen und wertschätzend akzeptieren, d. h. ohne sich dabei als unprofessionell zu empfinden – und dabei dennoch nach verbliebenen Handlungsmöglichkeiten suchen. Wenn sie beispielsweise merken, dass Verständigung mit dem Patienten mithilfe rationaler Kommunikation nicht mehr möglich ist, entspricht es einer personzentrierten Haltung, diese Strategie der Argumentation nicht länger zu verfolgen, sondern eine andere Lösung für diese Situation zu suchen. Die einfühlsame Kommunikation orientiert sich in solchen Situationen am Ziel, eine ruhige, Sicherheit vermittelnde Situation herzustellen, die hilft, zu der inneren Welt des Patienten, zu seinen Gefühlen und Bedürfnissen durchzudringen. Nur dann gelingt es nämlich, in der Unruhe des Patienten, seinem ständigen Rufen, seinem Heim-gehen-Wollen, seinem abwehrenden Verhalten – um nur einige Verhaltensformen von Patienten mit Demenz zu nennen – nicht befriedigte Bedürfnisse zu erkennen, diese anzunehmen und kreativ eine Lösung für den jetzigen Augenblick zu finden.

Fallbeispiel

Wenn Beratung und Anleitung nicht mehr funktionieren

Als Beispiel berichtet eine Gesundheits- und Krankenpflegerin in einem Fortbildungsseminar von einer Begebenheit auf ihrer Station, die sie beobachtet habe: Ein junger Kollege erklärte einem älteren Patienten, der wegen einer Mittelfußfraktur im Rollstuhl saß und an Demenz erkrankt war, dass er nicht aufstehen und den betroffenen Fuß nicht belasten dürfe. Da der Patient diese Information aufgrund seiner Demenz innerhalb weniger Minuten vergessen hatte, versuchte er nach kurzer Zeit erneut aufzustehen. Der Kollege kam zurück und erklärte dem Patienten wieder, warum er nicht aufstehen dürfe, doch dieser nahm nach weiteren drei Minuten seinen Versuch aufzustehen abermals auf. Als sich diese Episode nun ein weiteres Mal wiederholt hatte, merkte der Kollege, dass er mit seinem üblichen professionellen Handeln, das Beratung und Anleitung der Patienten beinhaltet, offenbar an seine Grenzen gekommen war, und akzeptierte dies ohne Frustration. Er hielt kurz inne, beugte sich zu dem älteren Herrn hinunter, begab sich auf seine Augenhöhe, sah ihn offen an und sagte langsam und ruhig: »es ist schon beunruhigend, wenn man auf einer fremden Krankenhausstation gelandet ist, niemanden kennt und gar nicht weiß, wie man hierhergekommen ist, gell? Aber machen Sie sich keine Sorgen! Hier werden Sie gut versorgt, wir passen gut auf Sie auf! Jetzt schiebe ich Sie in Ihrem Rollstuhl erst einmal dort hinüber zu den anderen drei Herrn zu der Sitzecke dort, die sich bestimmt gerne ein bisschen mit Ihnen unterhalten.« Tatsächlich wurde der Patient ein wenig ruhiger und ließ sich für den Moment ablenken.

Mitarbeiter in großen Krankenhäusern äußern in Fortbildungen häufig, dass sie oft unter großem zeitlichen Druck stünden und daher für diese achtsame und wertschätzende Haltung keine Zeit hätten – was ja leider auch ihren Erfahrungen in ihrem Arbeitsalltag entspricht und ihre berechtigte Forderung nach Veränderungen der Rahmenbedingungen in diesen Berufsfeldern unterstreicht. Denn tatsächlich sind den Möglichkeiten von Ärzten, Pflegekräften und Therapeuten in großen Institutionen, einfühlsamen zu kommunizieren, sehr enge Grenzen gesetzt, wenn ihnen die gemeinsame Situation keine Zeit lässt, sich wirklich auf den Patienten einzulassen. Aus diesem Grund reicht es für die Realisation des Konzepts »demenzsensibles Krankenhaus« nicht aus, alleine die Mitarbeiter in Kommunikation mit Patienten mit Demenz zu schulen. Daneben müssen auch die Rahmenbedingungen geschaffen werden, die eine einfühlsame, personzentrierte Kommunikation und Pflege erst ermöglichen.

Dennoch steht in der einfühlsamen Praxis immer wieder die Überlegung im Vordergrund, ob es nicht – trotz des offenbar häufig aufkommenden Gefühls der Überlastung – dennoch möglich ist, sich eine Haltung zu bewahren, die jeden Kontakt mit einem Patienten wertschätzt als eine besondere, einzigartige Situation, die neben wiederkehrenden, allgemeinen Aspekten auch die besonderen Augenblicke enthält, kleine besondere Handlungsspielräume, in der – vielleicht nur kurze – Momente einfühlsamer Kommunikation stattfinden können.

2.3.4 Die Praxis der einfühlsamen Kommunikation – wie geht das ganz konkret?

Nonverbale Kommunikation und gemeinsames Handeln stehen im Vordergrund

Der Hauptschwerpunkt der einfühlsamen Kommunikation liegt nicht auf der verbalen Sprache, von besonderer Bedeutung ist nicht die Überlegung, welcher Satz in welchem Moment der richtige sei, im Zentrum stehen vielmehr ein klares Kommunikationsziel (▸Kap. 2.3.2) und die entsprechende Haltung (▸Kap. 2.3.3), die sehr viel stärker durch nonverbale Kommunikationssignale zum Ausdruck gebracht wird als durch verbale. Mit dieser spezifischen Haltung der einfühlsamen Kommunikation geht auch eine stärkere *Handlung*sorientierung dieses Ansatzes einher. Damit löst sich der Ansatz der einfühlsamen Kommunikation nun aber von dem gesprächspsychotherapeutischen Paradigma von Rogers ab, der ja im Umgang mit seinen kognitiv nicht beeinträchtigten Klienten durchaus auf sprachliche Mittel setzte, um deren Entwicklung zu fördern.

Einfühlsame Kommunikation unterscheidet sich auch von anderen Ansätzen, die für die Kommunikationspraxis mit Menschen mit Demenz entwickelt wurden, wie z. B. der Validation von Naomi Feil oder der Integrativen Validation von Nicole Richards (▸Kap. 3.5.2). Denn diese scheinen dem Grundgedanken des gesprächspsychotherapeutischen Paradigmas noch sehr viel stärker verpflichtet zu sein, was sich zum einen durch ihre Konzentration auf bestimmte Gesprächstechniken zeigt, die als besonders zielführend beschrieben werden, und zum anderen durch eine stärker *heilungs*orientierte Grundhaltung, also der Grundidee, dass bestimmte Krankheitszeichen, die von der sozialen Umwelt als problematisch empfunden werden, reduziert werden könnten – möglicherweise sogar längerfristig.

Einfühlsame Kommunikation ist demgegenüber eher ein Ansatz, der sich stärker an der Idee des gelingenden Zusammenlebens bzw. des Miteinanderteilens von Lebenssituationen orientiert, weniger an der der Heilung.

2.3.4.1 Erst Bedürfnisse verstehen, dann handeln

In guter medizinischer und pflegerischer Praxis gilt das Prinzip: »Vor der Therapie kommt die Diagnose.« Und auch im Rahmen der einfühlsamen

Verstehende Diagnostik als Basis einfühlsamer Kommunikation

Kommunikation erfolgt vor jeglichem Handeln eine »verstehende Diagnostik« (Bartholomeyczik et al. 2006).

Wie gelangt man aber zu dem Verständnis des Bedürfnisses eines anderen Menschen? Zunächst einmal durch Empathie, indem man sich fragt: »Wie würde es mir ergehen, wäre ich an seiner Stelle, würde ich diesen Blick, diesen Ausdruck, diese Haltung haben?« Natürlich bedient man sich auch immer der eigenen sprachlichen Möglichkeiten. Auch einfühlsam kommunizierende Ärzte, Pflegekräfte und Therapeuten werden ihre Patienten mit Demenz nach ihren Bedürfnissen fragen. Doch werden sie sich – je nachdem, wie stark kognitiv beeinträchtigt sie diese einschätzen – nicht nur, oder vielleicht nur ganz wenig auf den Inhalt der verbalen Antwort ihrer Patientin verlassen, sondern sich vielmehr, oder vielleicht sogar ausschließlich, auf deren nonverbalen Ausdruck konzentrieren. Eine differenzierte Krankenbeobachtung ist demnach Voraussetzung für eine solche Einfühlung. Außerdem fällt eine verstehende Diagnostik umso leichter, je mehr man von der Lebensgeschichte der Patienten weiß.

Zwei Methoden zum Ergründen der zugrunde liegenden Bedürfnisse sollen hier vorgestellt werden, weil sie in Situationen, in denen ein Durchdringen zur inneren Welt des Patienten erschwert ist, hilfreich sein können:

Die ABC-Methode

Die ABC-Methode hilft, zugrunde liegende Bedürfnisse zu verstehen

Diese Methode stammt aus der Verhaltenstherapie, die von James (2017) auf den Umgang von herausforderndem Verhalten von Menschen mit Demenz übertragen wurde. Das »A« steht hier für das englische Wort »antecede«, das »vorangehen« bedeutet. In einem ersten Schritt gilt es also zu überlegen, was dem Verhalten, dessen zugrunde liegendes Bedürfnis im Moment noch nicht verstanden werden kann, vorangegangen ist, welche Umstände, Personen, Besonderheiten also zu diesem Verhalten geführt haben könnten, bzw. es begünstigt haben könnten. Folgende Fragen gilt es hier zu klären: Tritt dieses Verhalten immer auf, oder nur, wenn der Patient alleine ist, oder nur wenn eine bestimmte Person anwesend ist, oder nur in bestimmten Räumen, oder nur, wenn es dunkel wird etc.?

Das »B« als Anfangsbuchstabe des Wortes »behavior«, das auf Deutsch »Verhalten« bedeutet, soll daran erinnern, dass das Verhalten selbst ganz genau beobachtet werden sollte, weil nur über eine sehr differenzierte Betrachtung der Zugang zum zugrunde liegenden Bedürfnis möglich ist. So ist beispielsweise die Beschreibung »Die Patientin ruft immer wieder Hallo« zu ungenau und lässt wenige Rückschlüsse auf die innere Welt der Patientin zu. Besser wäre es zu beschreiben, wie sie »Hallo« ruft: laut flehentlich, ängstlich, ärgerlich, verzweifelt, gelangweilt, tonlos? Und welchen Eindruck macht sie dabei?

Kehrt eine bestimmte noch unverständliche Äußerung immer wieder, kann man sich fragen, welche Reaktionen das Umfeld in den vorherigen

Fällen auf diese Äußerung gezeigt hat. Was hat die Male zuvor geholfen, was hat die Situation verschlimmert? Für diese Überlegungen steht das »C«, das Platzhalter für das englische Wort »consequence« (zu Deutsch »Reaktion«) gedacht ist. Diese drei Überlegungen sollen eine verstehende Diagnostik also erleichtern. Ein Beispiel aus der Praxis soll diese Schritte illustrieren:

Fallbeispiel

Aggression als Ausdruck von Gekränktsein

Im Rahmen einer Angehörigenschulung klagt eine Teilnehmerin, dass sie gänzlich ratlos sei angesichts der Aggressionsausbrüche ihres demenzkranken Mannes, die er plötzlich und ohne erkennbaren Anlass zeige. Auch später könne er nie den Grund für sein aggressives Verhalten angeben. Die Gruppenleitung bittet sie, sich an die letzten drei dieser Begebenheiten zu erinnern und fragt dann gezielt nach, was sich jeweils direkt vor diesen Ausbrüchen ereignet habe, wie sie sein Verhalten ganz genau empfunden habe und wie die jeweilige Situation sich weiterentwickelte. Durch das eigene Rekonstruieren der jeweiligen Situation wird der Frau nun bewusst, dass sie in jedem der drei Fälle gerade im Begriff war, eine Tätigkeit aufzunehmen, die früher zum Aufgabenkreis ihres Mannes gehörte, die er jetzt aber nicht mehr ausführen kann oder darf. In einem Fall hatte sie sich gerade auf der Fahrerseite ins Auto gesetzt und wollte den Motor starten, im zweiten Fall holte sie den Rasenmäher aus dem Geräteschuppen und im dritten Fall holte sie eine Leiter, um eine Glühbirne zu wechseln. Auch erinnert sie sich nun, dass er während der Aggressionsausbrüche ein unglückliches Gesicht machte, seine Stimme brüchig war und er sie gar nicht anblickte, sondern zu Boden sah. Und als sie ihm dann – aus Ärger über sein impulsives Verhalten – vorhielt, dass sie jetzt auch noch seine Arbeiten übernehmen müsste, sei er noch viel aggressiver geworden. Durch ihr Nachdenken über die jeweils vorangegangenen Situationen (A), die Besonderheiten des Verhaltens selbst (B) und die nachfolgenden Situationen (C) wird es ihr möglich, sich in die Bedürfnislage ihres Mannes einzufühlen und sie vermutet nun, dass er sich in seiner aktuellen Lebenssituation oft in seinem Selbstwert verletzt fühlt und seine Aggression ein Abwehrverhalten darstellt. Sie nimmt sich nun vor, zukünftig mit mehr Anerkennung und Wertschätzung auf ihn zu reagieren – und berichtet in den folgenden Wochen, dass seine Aggressionen deutlich weniger würden.

STI-Modell

Die drei Buchstaben stehen hier für die Bezeichnung »Serial Trial-Intervention« (Kovach 2013), zu Deutsch also: ›Intervention, die aus einer Serie von Versuchen besteht‹. Die dem Modell, das in Kapitel 3.5.2 des vorliegenden Buches ausführlicher dargestellt wird (▶ Kap. 3.5.2), zugrunde liegende Idee ist, dass es – insbesondere bei häufig wiederkehrendem, schwer verständlichem herausforderndem Verhalten – einem professionellen Vorgehen entspricht, versuchsweise alle möglichen Bedürfnisse zu stillen, auf der Suche nach dem sich wirklich verbergenden Bedürfnis. Empfohlen werden dabei ein systematisches Vorgehen – z. B. entlang der Bedürfnispyramide nach Maslow –, eine transparente Dokumentation der verschiedenen Versuche und ihrer Konsequenzen und eine planvolle Absprache im Team, wie die Serie von Versuchen sinnvollerweise fortgesetzt werden sollte. Ein wichtiges Prinzip dieses Modells ist die Empfehlung, vor dem Einsatz sedierender Medikamente oder Neuroleptika probatorisch eine Schmerztherapie durchzuführen, um dadurch auszuschließen, dass das Verhalten durch Schmerzen hervorgerufen wird. Dieser Versuch soll übrigens unabhängig davon unternommen werden, ob eine mögliche Ursache für Schmerzen bei diesem Patienten bekannt ist oder nicht (Kapitel 3.5.4 beschäftigt sich eingehender mit dem Thema »Schmerz bei Demenz« (▶ Kap. 3.5.4)).

STI = systematische Suche nach motivierenden Bedürfnissen

2.3.4.2 Nonverbale einfühlsame Kommunikationen

Im Zentrum des Ansatzes der einfühlsamen Kommunikation steht eine entsprechende Haltung – und die eigene Haltung bringt man in erster Linie durch nonverbale Kommunikationssignale zum Ausdruck. Die Reflexion der eigenen Körpersprache ist daher ein wichtiger Aspekt einfühlsamer Kommunikation: Wie kann man durch Körperhaltung, Mimik, Gestik, Sprachgeschwindigkeit, Sprachmelodie und Stimmgebung Respekt, Einfühlungsbereitschaft und Interesse an einem wirklichen Kontakt zeigen?

Nonverbale Signale als Ausdruck einfühlsamer Kommunikation

Wenn man sich vor Augen hält, dass Kitwood (1993) eindrücklich beschrieben hat, dass bei Menschen mit Demenz aufgrund ihrer zunehmenden kognitiven und psychischen Beeinträchtigungen bestimmte Bedürfnisse in den Vordergrund treten – er nannte in diesem Zusammenhang die Bedürfnisse nach Sicherheit, nach Trost, nach Bindung, Zugehörigkeit und Identität –, dann scheint es nachvollziehbar, dass in einer fremden, angstbesetzten Umgebung, wie dies ein Krankenhaus für viele Patienten mit Demenz sicherlich darstellt, ihre Bedürfnisse nach Sicherheit, Trost und Bindung noch stärker ausgeprägt sind.

Ruhe und Sicherheit auszustrahlen scheint daher das wichtigste Prinzip nonverbaler einfühlsamer Kommunikation zu sein – und dies gilt umso mehr, je unruhiger, ängstlicher und desorientierter ein Patient ist. Da kognitiv beeinträchtigte Menschen, die zusätzlich möglicherweise auch noch sensorisch eingeschränkt sind, den Ursprung von Geräuschen und Stimmen zunehmend schwerer verorten können, ist eine klare und einfach nachvollziehbare Kontaktaufnahme wichtig: Einfühlsam kommunizierende Krankenhausmitarbeiter kommen in das Blickfeld des Patienten, bevor sie ihn ansprechen, halten Blickkontakt mit ihm, bringen sich mit ihren Augen auf seine Augenhöhe, setzen Gesten ruhig und vorsichtig ein, wählen einen ruhigen Tonfall und sprechen langsam. Sie lassen ihm zum Verstehen Zeit, versteht er beim ersten Mal nicht, wiederholen sie denselben Satz im selben ruhigen Tonfall, lassen ihm erneut Zeit und wiederholen sich möglicherweise mehrmals. Ist der Patient zudem auch noch schwerhörig, ist es wichtig, noch deutlicher und langsamer zu sprechen – nicht etwa laut zu werden.

2.3.4.3 Verbale einfühlsame Kommunikation

Einfühlsam kommunizierende Krankenhausmitarbeiter, die Patienten mit Demenz respektvoll begegnen und sie in ihrem Bedürfnis nach Selbstversicherung unterstützen, werden darauf achten, sie immer wieder mit ihrem Nachnamen anzusprechen. Duzen und die Anrede mit einem Kosenamen, wie »Omilein«, oder dem Vornamen, entspringt zwar meist einer guten Absicht, führt aber schnell zu einer sog. «Babysprache« und ist sehr kritisch zu bewerten, birgt dies doch die Gefahr, dass Patienten sich nicht ernst genommen fühlen. Ausnahmen können solche Fälle darstellen, in denen entweder die Patienten das Duzen explizit wünschen oder in denen Angehörige und die jeweiligen Mitarbeiter darin übereinkommen, dass der Patient am besten mit Vornahmen angesprochen werden sollte, weil er nur noch über diesen erkennt, dass er gemeint ist.

Es liegt auf der Hand, dass bei kognitiv stark beeinträchtigten Menschen eine Sprache angemessen ist, die sehr wenige Gedächtnisressourcen erfordert, d. h. kurze, einfach konstruierte Sätze mit nur einer Satzaussage, bei der der Schlüsselbegriff am Ende steht.

Alle Behandlungsschritte am Patienten sollten immer in kleinen Handlungsschritten angekündigt werden. Nur so hat eine Person, die nicht wirklich versteht, wo sie ist und was mit ihr geschieht, für den Moment das Gefühl der Sicherheit. Dabei sollte die gleiche Handlung immer mit der gleichen Ankündigung und Beschreibung begleitet werden. Wiederkehrende Routinen und gleichbleibende Sätze bieten einem Menschen mit Demenz die größte Chance, sich möglicherweise doch noch hin und wieder zu orientieren.

Zeigen sich Patienten mit Demenz scheinbar »unkooperativ«, sollte man nicht versuchen, sie mithilfe von rationalen Diskussionen zu überzeugen. Manchmal hilft schon eine kleine Ablenkung oder ein weiterer Versuch durch eine andere Person bzw. eine halbe Stunde später oder eine andere Veränderung der Situation.

Die größte Herausforderung für Mitarbeiter im Krankenhaus ist sicherlich die Tatsache, dass Patienten mit Demenz immer wieder nicht verstehen können, wo sie sind, warum sie hier sind und wie sie sich verhalten sollen. Natürlich wird jeder zunächst einmal vorsichtig versuchen, den Patienten zu erklären, wo sie sind, was mit ihnen geschieht, was sie tun sollen bzw. was sie nicht tun dürfen. Vorsichtig insofern, als man dabei sehr aufmerksam darauf achten sollte, ob diese »Realitätsorientierung«, die man den Patienten anbietet, für den jeweiligen Menschen wirklich eine hilfreiche

Ein vorsichtiger Einsatz von »Realitätsorientierung« ist wichtig!

Form der Kommunikation darstellt. Denn nicht immer erleben Patienten mit Demenz die Versuche ihrer Umwelt, sie durch Informationen über ihre jeweilige aktuelle Lebenssituation wieder zu orientieren, als beruhigend, sondern oftmals als unverständlich, beängstigend und verwirrend.

Keine realitätsorientierte Kommunikation bei Angst oder Verunsicherung

Sensibilität bedarf es dabei auch hinsichtlich der Überlegung, bei welchen Themen man besser von vornherein von einer realitätsorientierenden Kommunikation absieht. Dies scheint meist empfehlenswert, wenn Patienten mit Demenz z. B. ängstlich nach ihrer Mutter verlangen. Realitätsorientierungen, wie die Aussage »Ich glaube, Ihre Mutter lebt gar nicht mehr« können in diesen Fällen zur Eskalation der Angst führen. Einfühlsam kommunizierende Personen verlassen in solchen Fällen behutsam auf die Sachinhalts-Ebene der Kommunikation, beschäftigen sich weniger oder gar nicht mehr mit dem angesprochenen Thema – in diesem Fall dem Thema »Mutter« –, sondern reagieren auf das Bedürfnis, das sie hinter dem Wunsch nach der Mutter vermuten. Haben Sie z. B. aufgrund der Stimmlage, des Gesichtsausdrucks und der Körperhaltung des Patienten den Eindruck, dass das Bedürfnis nach Sicherheit und Geborgenheit hinter der Äußerung steht, versuchen Sie für diesen Moment dieses Bedürfnis zu befriedigen, indem Sie Sicherheit und Geborgenheit vermitteln. Vielleicht probieren Sie, sich zu ihm zu setzen, ihn ruhig anzusehen, ihn vielleicht durch Körperkontakt zu beruhigen und ihm zu sagen »Sie sind hier gut aufgehoben. Ich kümmere mich um Sie und passe ganz gut auf, dass es Ihnen gut geht. Sie sind hier nicht alleine!« Vielleicht hilft auch ein warmes Getränk, ein kurzes Gespräch über ein ihm bekanntes Thema, das Ansehen einer Fotografie, das gemeinsame Betrachten eines Gegenstandes oder eine Beschäftigung. Hierfür ist es natürlich hilfreich, biografisches Wissen über den Patienten zu haben.

An dieser Stelle wird deutlich, wie wichtig die Integration von Angehörigen in einem demenzsensiblen Krankenhaus ist: Angehörige können wertvolle Informationen geben, sie können aber auch stark herausfordernde Situationen vermeiden oder lösen helfen – und sie können selbst sehr viel besser diese für sie oftmals sehr beunruhigende und belastende Situation des Krankenhausaufenthaltes des ihnen nahestehenden Menschen bewältigen, wenn sie gut in die Versorgung des Patienten integriert sind.

Doch auch wenn Patienten mit Demenz sich durch eine vorsichtige realitätsorientierende Kommunikation beruhigen lassen, gilt dennoch zu beachten, dass sie eine mehr oder minder stark ausgeprägte Beeinträchtigung ihrer Gedächtniskonsolidierungsfähigkeit haben. Neue Informationen haben sie daher oft schon nach zwei bis drei Minuten wieder vergessen. Hat ein Patient mit Demenz also den Wunsch zu erfahren, wo er gerade ist, wird er die Information, die man ihm durch eine ehrliche Antwort gibt, nach einigen Minuten wieder vergessen haben. Da das zugrunde liegende Bedürfnis nach Sicherheit dann wieder unbefriedigt ist, wird er erneut fragen. Einfühlsam zu kommunizieren bedeutet daher auch, diesen Umstand immer mitzudenken: Jede hilfreiche Lösung, die man entwickelt, mag sie auch noch so wirksam sein, hilft immer nur für den aktuellen Moment. Im nächsten Augenblick hat der Patient sie wieder vergessen. Dies bedeutet

Lösungen wirken immer nur für den aktuellen Moment

also auch, immer wieder, in gleichem freundlichen Tonfall geduldig dieselben Informationen im selben Wortlaut zu wiederholen – oder falls dies nicht möglich ist – den Patienten abzulenken, z. B. durch eine Beschäftigung.

2.3.5 Abschließende Überlegungen

Bereits Rogers hat betont, dass man mit der Weiterentwicklung seiner kommunikativen Fähigkeiten nie fertig ist, sondern dass es sich hierbei um ein lebenslanges Projekt handelt. Und dies gilt auch für die einfühlsame Kommunikation mit Menschen mit Demenz.

Doch auch wenn es Geduld, Ausdauer und Selbstreflexion erfordert: Kommunikative Fähigkeiten kann man lernen! In Fortbildungen und Train-The-Trainer-Seminaren kann man immer wieder erleben, dass die Teilnehmer, die sich wirklich weiterentwickeln wollen, sehr erfolgreich sein können, wenn sie verstanden haben, dass das Ziel nicht darin besteht, irgendwelche Gesprächstechniken, Strategien oder Regeln anwenden zu lernen, sondern dass es um Haltungsarbeit geht, also einer Arbeit an sich selbst.

Ein demenzsensibles Krankenhaus ist mehr als Fortbildung der Mitarbeiter

Deutlich wird aber auch, dass Mitarbeiter von Krankenhäusern, die über die althergebrachten Rahmenbedingungen verfügen, bei der Pflege und Versorgung von Patienten mit Demenz überfordert sein dürften. Eine Fortbildung in einfühlsamer Kommunikation ist zwar eine wichtige Voraussetzung für eine demenzsensible Behandlung, Pflege und Versorgung im Krankenhaus, aber nicht die einzige. Die Anpassung der Strukturen ist ebenso notwendig. Dies hat eine kürzlich fertiggestellte Studie von Gehr (2017) gezeigt, in der der Autor 32 Pflegekräfte aus drei verschiedenen Akutkrankenhäusern mithilfe des Fortbildungsprogramms »Edukation demenz – Pflege« fortbildete (= Interventionsgruppe) und für 36 Pflegekräfte aus diesen Krankenhäusern eine Kurzfortbildung von zwei Stunden durchführte (= Kontrollgruppe). Die Pflegekräfte der Interventionsgruppe zeigten nach Abschluss der Fortbildung signifikante Veränderungen: So veränderte sich ihre Haltung gegenüber den Verhaltensweisen von Patienten mit Demenz insofern, als dass sie diese nun positiver und konstruktiver bewerteten. Außerdem fühlten sie sich in ihrem eigenen Umgang mit Patienten mit Demenz nun sicherer und fühlten sich durch Patienten mit Demenz weniger belastet. Diese Veränderungen zeigten sich in der Kontrollgruppe nicht. Doch trotz dieser positiven Entwicklungen bei den durch »EduKation demenz – Pflege« fortgebildeten Personen veränderte sich auch deren Einschätzung nicht, dass die Rahmenbedingungen ihres Pflegealltags eine große Barriere für ihre Kompetenzen, eine demenzsensible Behandlung, Pflege und Versorgung zu leisten, darstelle.

Literatur

Bartholomeyczik S, Halek M, Sowinski C et al. (2006) Rahmenempfehlungen zum Umgang mit herausforderndem Verhalten bei Menschen mit Demenz in der stationären Altenhilfe. Herausgegeben vom Bundesministerium für Gesundheit. Witten.

Engel S, Heyder M (2012) EduKation-PFLEGEHEIM - Qualitätsverbesserung und Entlastung im Pflegeheim durch Förderung der trialogischen Kommunikation Evaluation einer Schulungsmaßnahme für familiäre und professionelle Pflegende von demenzkranken Menschen in stationären Einrichtungen der Altenhilfe. Abschlussbericht im Auftrag des Bayerischen Staatsministeriums für Arbeit und Sozialordnung, Familie und Frauen.

Engel S, Reiter-Jäschke A, Hofner B (2016) »EduKation demenz®« – Psychoedukatives Schulungsprogramm für Angehörige von Menschen mit Demenz. Z Gerontol Geriat (2016) 49.

Feil N (1993) The validation breakthrough: Simple techniques for communicating with people with« Alzheimer's-type dementia.« Health Professions Press.

James IA, Jackman L (2017) Understanding behaviour in dementia that challenges: a guide to assessment and treatment. Jessica Kingsley Publishers.

Kitwood T (1993) Towards a theory of dementia care: the interpersonal process. Ageing & Society, 13(1), 51–67.

Kovach CR (2013) Assessing pain and unmet need in patients with advanced dementia: the role of the Serial Trial Intervention (STI). In Handbook of pain and palliative care (pp. 131-144). Springer, New York, NY.

Richard N (2010) «Sie sind sehr in Sorge»: Die Innenwelt von Menschen mit Demenz gelten lassen. Curaviva, 2, 4–9.

Rogers CR (1986) Carl Rogers on the development of the person-centered approach. Person-Centered Review.

3 Und das passiert im Krankenhaus

Markus Horneber und Janine Hübner

Ein Krankenhausaufenthalt ist für Menschen mit Demenz mit vielen Risiken verbunden. Daher gilt es, eine stationäre Einweisung in eine Klinik nach Möglichkeit zu vermeiden bzw. auch immer noch einmal kritisch zu hinterfragen. Häufig sind es jedoch akute Situationen, die eine stationäre Behandlung notwendig machen und zu denen es auch keine Alternative gibt. Die folgenden Kapitel geben anhand der Teilprozesse Aufnahme, Behandlung und Entlassung einen umfassenden Einblick zur Ausgestaltung des stationären Aufenthalts von Menschen mit kognitiven Störungen im Krankenhaus.

Sowohl die *elektive* als auch die *notfallmäßige Aufnahme* sind mit unterschiedlichen Herausforderungen für den Menschen mit Demenz verbunden. Vor allem die Notaufnahme ist ein Setting, in dem häufig noch viel demenzsensibles Potenzial in Bezug auf die räumlichen und personellen Rahmenbedingungen besteht. Da bei einem Großteil der Patienten die demenzielle Erkrankung noch nicht bekannt ist, kommt der Durchführung von kognitiven Screenings in der Aufnahmesituation eine hohe Bedeutung zu. Bei der ärztlichen und pflegerischen Anamnese sind die Grundsätze einer demenzsensiblen Kommunikation zu beachten.

Menschen mit Demenz sind während eines Krankenhausaufenthaltes verschiedenen, für sie schädlichen Faktoren ausgesetzt, die das Risiko, ein Delir zu entwickeln, erhöhen. Durch umfassende Maßnahmen kann das Delirrisiko jedoch gesenkt werden. Neben Maßnahmen zur Orientierung, Mobilisation und kognitiver Aktivierung ist auch das frühzeitige Erkennen eines Delirs mittels Diagnostik ein wichtiger Bestandteil der *Delirprävention*. Die interdisziplinäre Zusammenarbeit stellt zudem eine der grundlegenden Voraussetzungen des Delirmanagements dar.

Den Großteil ihrer Zeit verbringen Patienten auf *Station*. Integrative oder segregative Stationskonzepte können dazu beitragen, den Bedürfnissen der Menschen mit Demenz über verschiedene Ansätze gerecht zu werden.

Die *Diagnostik* von kognitiven Störungen wie Demenz und Delir spielt für den Behandlungsverlauf und die gesundheitliche Entwicklung des Patienten eine wichtige Rolle. Sie beginnt idealerweise in der Aufnahmesituation und erfolgt bedarfsorientiert im weiteren Aufenthalt. Für Patienten, deren Erkrankung bisher noch nicht erkannt wurde, bietet die Krankenhausbehandlung ein einzigartiges diagnostisches Fenster.

Das demenzsensible Krankenhaus zeichnet sich dadurch aus, dass sich in der Behandlung des Patienten nicht nur auf die Hauptdiagnose fokussiert wird, sondern auch der *Nebendiagnose Demenz* in der Versorgung Rechnung getragen wird. Die Herausforderungen, die Demenzerkrankungen mit sich bringen, gilt es z. B. bei Operationen, in der Pflege, im Medikamenten- und Schmerzmanagement, der Gerontopsychiatrie sowie den verschiedenen therapeutischen Ansätzen zu beachten und angemessen zu bewältigen.

Früher oder später kommt es bei Menschen mit Demenz erkrankungsbedingt zu *Ernährungs*problemen. Diese zeichnen sich durch die Reduktion der Ess- und Trinkmenge sowie einem erhöhten Risiko der Mangelernährung und Dehydration aus. Die Gefahren liegen hier für die Betroffenen in einem Abbau der Muskelmasse, körperlicher Schwäche sowie einer Reduktion in Funktionalität und Leistungsfähigkeit. Über verschiedene Maßnahmen gilt es, eine bedürfnis- und bedarfsgerechte Ernährung zu fördern.

Ist die Behandlung im Krankenhaus abgeschlossen, stellt sich für den Menschen mit Demenz und seine Angehörigen die Frage, wie es nun weiter geht. Kann der Betroffene zurück nach Hause und welche Unterstützung braucht er dort? Benötigt er eine Rehabilitation oder muss er in eine stationäre Pflege? Das *Entlassmanagement* übernimmt hier die Aufgabe, eine sektorenübergreifende Anschlussversorgung mit den verschiedenen Gesundheitspartnern im Sinne des Menschen mit Demenz und der Angehörigen bedarfsgerecht auszugestalten.

3.1 Aller Anfang ist schwer: demenzsensible (Not-)Aufnahme und Anamnese

Kerstin Amadori

3.1.1 Zusammenfassung

Die Aufnahme in ein Krankenhaus ist für kognitiv beeinträchtigte Menschen ein kritischer Moment. Daher kommt einer korrekten Triage in der Prähospitalphase, die nur tatsächlich vollstationär behandlungsbedürftige Krankheitsbilder selektiert und unnötige Hospitalisationen vermeidet, große Bedeutung zu. Idealerweise bereits prästationär, spätestens aber bei Eintreffen im Krankenhaus ist die Detektion und erste Einordnung der – häufig nicht vorbekannten – kognitiven Defizite für die Bahnung der demenzsensiblen Weiterbehandlung essenziell. Hierfür stehen zahlreiche mehr oder weniger validierte kognitive Assessment-Instrumente zur Verfügung.

Aus dem unübersichtlichen Setting einer Notaufnahme ergeben sich häufige Komplikationen wie Unruhe, Aggressivität, Stürze oder Flüssigkeitsmangel. Diese können durch Anpassung der räumlichen, organisatorischen und personellen Rahmenbedingungen, etwa durch Einrichtung demenzsensibel gestalteter Spezialbereiche oder die Betreuung durch demenzspezifisch zusatzqualifiziertes Personal, abgefangen werden. In einer umfassenden ärztlichen und pflegerischen (Fremd-)Anamnese werden alle relevanten Informationen einschließlich der demenzassoziierten Symptome und Bedürfnisse erhoben. Deren Berücksichtigung erlaubt es, den weiteren stationären Aufenthalt möglichst komplikationsarm und wenig belastend zu gestalten.

3.1.2 Einleitung

Die elektive oder notfallmäßige Aufnahme in ein Krankenhaus ist ein potenziell kritischer Moment für Menschen mit Demenz. Die Ursachen hierfür sind vielfältig und einerseits der erhöhten Vulnerabilität der Betroffenen gegenüber den zahlreichen Stressoren einer Krankenhauseinweisung, andererseits aber den strukturellen, personellen und organisatorischen Rahmenbedingungen existierender (Not-)Aufnahmestationen zuzuschreiben. Während die Anpassungs- und Kompensationskapazitäten der Patienten demenzbedingt beeinträchtigt und nur geringfügig optimierbar sind, lassen sich diese Rahmenbedingungen im Sinne milieutherapeutischer Interventionen sehr wohl auf die veränderten Bedürfnisse, Wahrnehmungen und Ressourcen Demenzkranker abstimmen.

Krankenhausaufenthalt: Risiko, aber auch potenzielle Chance zur Diagnostik von Demenz

Andererseits kann die Aufnahme eines kognitiv beeinträchtigten Menschen in ein Krankenhaus, das eine fundierte geriatrische, neurologische und/oder psychiatrische Expertise bei der Diagnostik und Behandlung kognitiver Störungen vorhält, auch ein sogenanntes »Window of Opportunity« darstellen – dann nämlich, wenn hier die zugrundeliegende Erkrankung korrekt erkannt und differenzialdiagnostisch eingeordnet sowie nachfolgend eine effektive störungsspezifische Intervention eingeleitet wird.

Das folgende Kapitel wird daher die entsprechenden Problemfelder, aber auch Chancen entlang des Weges eines Demenzpatienten durch den Aufnahmeprozess in ein Krankenhaus beschreiben und jeweils demenzsensible Veränderungspotenziale aufzeigen.

3.1.3 Epidemiologischer Hintergrund

Bei bis zu 80 % der Patienten mit kognitiven Beeinträchtigungen sind diese bei Aufnahme nicht bekannt

In Studien aus den 90er Jahren des letzten Jahrtausends weisen zwischen 21 und 40 % der Erwachsenen, die sich in einer Notaufnahme vorstellen, eine kognitive Dysfunktion auf. Bei 40 % weist das Screening kognitive Defizite jedweder Ursache nach (Gerson et al. 1994), bei 21,8 % eine Demenz ohne Delir (Naughton et al. 1995). Bei bis zu 80 % dieser Patienten ist bis zu dem Zeitpunkt des Screenings keine Demenz bekannt (Hustey und Meldon 2002).

Dabei ist die Wahrscheinlichkeit für einen Besuch in der Notaufnahme bei Menschen mit Demenz gegenüber jenen ohne Demenz um 20 %, das Risiko einer unnötigen Hospitalisierung sogar um 40 % erhöht (Phelan et al. 2012).

Auch der Weg, auf dem Demenzerkrankte das Akutkrankenhaus erreichen, unterscheidet sich von dem kognitiv unbeeinträchtigter Patienten: So ergab die Analyse der Zuweisungsdaten einer britischen Notaufnahme aus dem Jahr 2011 eine signifikant erhöhte Wahrscheinlichkeit der Einlieferung via Rettungsdienst bei Menschen mit vs. ohne Demenzdiagnose (82 vs. 54 %, OR 3,73, 95 %-Konfidenzintervall 3,49–3,99) (Okereke 2011). Die Wahrscheinlichkeit älterer Patienten, als Notfall in ein Krankenhaus eingewiesen zu werden, steigt bei Vorliegen einer Demenzdiagnose (Natalwala et al. 2008). In einer Studie aus den USA lag die Prävalenz einer kognitiven Beeinträchtigung bei Patienten, die mit dem Rettungsdienst in die Klinik gebracht werden, signifikant höher als bei jenen, die das Krankenhaus auf anderen Wegen erreichten (13 vs. 8 %, $p < 0{,}01$) (Shah et al. 2011).

Das Risiko einer notfälligen Krankenhausaufnahme steigt bei Demenz

3.1.4 Warum werden Menschen mit Demenz im Krankenhaus aufgenommen?

Einerseits suchen Menschen mit Demenz Krankenhäuser grundsätzlich aus denselben medizinischen Gründen auf wie Menschen ohne Demenz: mit dem gesamten Spektrum an akuten, schwerwiegenden und/oder komplexen Krankheitsbildern, die im ambulanten Setting nicht adäquat diagnostiziert und behandelt werden können. Andererseits gibt es aber auch Vorstellungsgründe, die unmittelbar oder zumindest indirekt aus der komorbiden Demenz resultieren. Hier sind psychosoziale bzw. pflegerische Gründe zu nennen, die sich mit dem erhöhten Versorgungsbedarf demenzkranker Menschen ergeben können, wenn die pflegende Person unvorhersehbar ausfällt, erschöpft, verunsichert oder überfordert ist, etwa bei Verhaltensänderungen oder Stürzen. Auch kann das Fehlen dringlich benötigter Medikamente oder Pflegehilfsmittel, z. B. durch eine aufgrund der kognitiven Defizite versäumte rechtzeitige Nachbestellung, die Vorstellung in einem Krankenhaus begründen.

Demenzerkrankte werden häufig aus psychosozialen/pflegerischen Gründen stationär aufgenommen

Besonders relevante Einweisungsgründe von Menschen mit Demenz sind aber Krankheitsbilder, die – sofern sie rechtzeitig erkannt und proaktiv behandelt werden – auch im ambulanten Setting sicher versorgt werden könnten und daher prinzipiell keine stationäre Aufnahme erfordern (sog. Ambulatory Care Sensitive Conditions, ACSC) (Temple et al. 2017).

Dazu zählen:

- chronische, aber unter adäquater Dauertherapie gut eingestellte Krankheiten wie COPD, Herzinsuffizienz und Diabetes mellitus,
- unter einer frühzeitigen und effektiven Anbehandlung gut beherrschbare Akuterkrankungen wie Exsikkose und Infektionen der Atem- oder Harnwege sowie
- alle durch Impfungen oder andere Präventionsmaßnahmen vermeidbaren Krankheitsbilder einschließlich Medikamentennebenwirkungen.

Dies ist umso bedeutsamer, da eine US-amerikanische Beobachtungsstudie aus dem Jahr 2009 zeigen konnte, dass mehrfach hospitalisierte Pflegeheimbewohner mit Demenz niedrigere Überlebensraten aufwiesen als jene Bewohner ohne Demenz (Mitchell et al. 2009). Dass Menschen mit Demenz mit diesen Krankheitsbildern dennoch stationär in ein Krankenhaus aufgenommen werden, hat zahlreiche Ursachen. So bedingen die häufig mit der Demenz assoziierte Immobilität, Mangelernährung, Dehydratation und funktionellen Defizite (u. a. bei der Mund-/Körperhygiene) eine erhöhte Anfälligkeit für sowie schwerere Verläufe von Infektionen. Demenzbedingte Kommunikationsprobleme bei der Beschwerdeschilderung oder die Fehlinterpretation der oftmals atypischen Symptome führen zu verzögerter Hilfesuche erst bei gravierenden Beschwerden in fortgeschrittenen Krankheitsstadien, die dann nicht mehr ambulant beherrschbar sind.

3.1.5 Welche Bedeutung hat die Prähospitalphase?

Aus den vielfältigen Belastungen von Menschen mit Demenz durch elektive oder notfällige Krankenhausaufenthalte ergibt sich die Bedeutung der Prähospitalphase und der involvierten primär versorgenden Pflegenden, Hausärzte und/oder Rettungsdienste.

Die beiden Erstgenannten kennen den betroffenen Patienten mit seiner medizinischen Vorgeschichte, seinen kognitiven und funktionellen Status, sein Umfeld und seine Behandlungswünsche idealerweise genau. Insbesondere sollten Pflegenden und/oder Hausärzten Vorausverfügungen zu Fragen der Behandlungsbegrenzung vorliegen, sofern diese im Vorfeld formuliert wurden. So kann es dem vorausverfügten Patientenwillen entsprechen, im Falle einer Pneumonie oder einer anderen spezifizierten Erkrankung bei fortgeschrittener Demenz auf eine Hospitalisation zu verzichten. Andererseits lassen sich bei einer optimierten proaktiven Versorgung durch den Hausarzt zahlreiche der oben unter ACSC zusammengefassten Krankheitsbilder auch ohne eine Krankenhausbehandlung ambulant abfangen.

Korrekte prästationäre Triage vermeidet unnötige Hospitalisation

Der notfällig alarmierte Rettungsdienst hingegen kennt den betroffenen Patienten im Regelfall nicht, begegnet ihm aber »eins zu eins« in seinem häuslichen Umfeld und hat dort Zugang zu relevanten Informationen zur Krankheitsvorgeschichte, Medikation und den alltäglichen Lebensbedingungen (u. a. hinsichtlich Ernährung, Hygiene, Wohnraumgestaltung) (Buswell et al. 2016). Hieraus ergeben sich erste Hinweise, ob der Alarmierung (auch) psychosoziale Beweggründe wie häusliche Versorgungskrisen zugrunde liegen. Des Weiteren obliegt dem Rettungsdienst die Entscheidung für oder gegen eine Krankenhauseinweisung, wobei das Vorliegen kognitiver Defizite die Anamneseerhebung, Informationssammlung und körperliche Erstuntersuchung erschwert und die Wahrscheinlichkeit einer Fehltriage erhöht. So zeigte eine US-amerikanische Studie bei der Nachverfolgung von Patienten mit Demenz oder psychiatrischen Symptomen ein hohes Risiko für eine Untertriage, d. h. die Unterlassung einer eigentlich indizierten Krankenhauseinweisung (Schmidt et al. 2001). Andererseits besteht gerade bei Menschen mit Demenz das Risiko einer Übertriage, d. h. einer grundsätzlich vermeidbaren und unnötig belastenden Krankenhauseinweisung. Daher

Risiko von Über- und Untertriage bei Demenz, Rettungsdienst benötigt daher spezielle Schulung schreibt ein systematischer Review-Artikel gerade dem Rettungsdienst eine wichtige Rolle bei Beurteilung und Management akuter, aber nicht schwerwiegender, ambulant behandelbarer Erkrankungen bei älteren Patienten zu (Evans et al. 2014). Hierbei wird insbesondere die Intensivierung der Zusammenarbeit mit anderen Gesundheitsakteuren innerhalb der Gemeinden wie Hausärzten, Spezialambulanzen und Pflegediensten empfohlen, um eine sinnvoll abgestufte Versorgung zu erzielen und unnötige (Not-)Aufnahmen zu vermeiden.

In jedem Fall muss der Rettungsdienst im Falle einer Krankenhauseinweisung alle verfügbaren relevanten Informationen an die weiterbehandelnde Stelle übermitteln; auch muss die Mitführung von Hilfsmitteln wie Brille, Hörgeräten, Zahnprothese und Gehhilfen sichergestellt sein.

Reduktion des Fehltriage-Risikos durch prästationäre Detektion von kognitiven Störungen mit geeigneten Screening-Instrumenten

Als ein erster wichtiger Schritt zur Reduktion des Fehltriage-Risikos im Rettungsdienst ist die sichere prästationäre Identifikation kognitiv beeinträchtigter Risikogruppen durch ein in diesem Setting praktikables und valides, routinemäßiges kognitives Screening-Instrument zu nennen. Das britische Gesundheitsministerium führt diesbezüglich in einer Empfehlung aus dem Jahr 2007 (UK Department of Health 2007) neben der klassischen Mini Mental State Examination (MMSE) auch den Abbreviated Mental Test in einer 10-Punkt- und einer verkürzten 4-Punkt-Version (AMT bzw. AMT4) auf. Letztere fragt die aktuelle Jahreszahl, den aktuellen Aufenthaltsort, das Alter und den Geburtstag des Patienten ab und weist bei mindestens einer fehlerhaften Antwort auf das Vorliegen einer kognitiven Beeinträchtigung hin (Swain et al. 2000). Der geringe Zeitaufwand und einfache Gebrauch machen sie besonders geeignet für den Einsatz im prästationären oder Notaufnahme-Setting. Auch mit der deutschen Übersetzung KMT (Kurzer Mentaler Test) liegen bereits erste Erfahrungen – allerdings v. a. bei der Detektion des postoperativen Delirs – vor (Linstedt et al. 2002).

Positives Screening → Auslösung demenzspezifischer Triage-Algorithmen

Wird über das Screening eine kognitive Beeinträchtigung festgestellt, sollten demenzspezifische prästationäre Triage-Algorithmen ausgelöst werden, beispielsweise die beschleunigte und gezielte Einweisung in ein Krankenhaus, das auf die stationäre Versorgung von akut erkrankten Menschen mit Demenz spezialisierte, etwa geriatrische Fachabteilungen oder demenzsensible Spezialbereiche vorhält.

Validierte Fremdbeobachtungsinstrumente zur Schmerzbeurteilung bei Demenz

Da Schmerz ein häufiger Alarmierungsgrund und wichtiges Alarmsymptom ist und die Eigeneinschätzung bei älteren Patienten mit Demenz nicht immer zuverlässig gelingt, können auch für die prästationäre Schmerzbeurteilung spezielle validierte Fremdbeobachtungsinstrumente verwendet werden (Lord 2009). Beispiele sind die Skala zur Beurteilung von Schmerz bei Demenz BESD (Basler et al. 2006) (► Kap. 3.5.4) bzw. die ihr zugrunde liegende amerikanische Originalversion PAINAD Scale (Warden et al. 2003).

Insgesamt erscheint es abschließend dringend geboten, Rettungsdienste mit speziellen Trainings auf die wesentlichen Problemfelder bei der Beurteilung und Versorgung von Menschen mit Demenz vorzubereiten und kontinuierlich weiterzubilden, um hier dieser stetig wachsenden Patientengruppe gerecht werden zu können.

3.1.6 Wo liegen die Problemfelder für Menschen mit Demenz in der Notaufnahme?

> »The current model of emergency department care was designed for the acutely ill and injured patient, not a medically complicated, slow-moving, functionally impaired geriatric patient.« (Adams und Gerson 2003, S. 272)

Dieses Zitat ist unbedingt noch um die kognitive Beeinträchtigung als weiteres wesentliches Attribut zu ergänzen, das den Aufnahmeprozess von Menschen mit Demenz im Krankenhaus zusätzlich und maßgeblich verkompliziert.

Im Folgenden sollen nun die einzelnen Problemfelder beschrieben und jeweils demenzsensible Veränderungspotenziale aufgezeigt werden (Clevenger et al. 2012).

3.1.6.1 Räumliche Rahmenbedingungen

Die Umgebungswahrnehmung ist bei Demenz oft verändert

Die Wahrnehmung der Umwelt ist infolge einer Demenz durch Störungen der Orientierung und des (Wieder-)Erkennens oftmals verändert, v. a. bei abrupten oder mehrfachen Wechseln in eine unbekannte Umgebung. Bei älteren Patienten überlagert sich dies häufig mit sensorischen Defiziten anderer Ursache (z. B. bei Makuladegeneration oder Presbyakusis). Dann kann ein so chaotisches, unübersichtliches, lautes Setting wie eine (Not-) Aufnahme schnell zu Reizüberflutung, Stress, Unruhe und Angst führen. Dies stört die ohnehin schon komplexen Prozesse zusätzlich und kann zu Komplikationen wie aggressivem Abwehrverhalten, Weglaufen oder Stürzen und zum konsekutiven Einsatz freiheitsbegrenzender Maßnahmen wie Sedierung und Fixierung mit den bekannten Folgeproblemen führen.

Ausgleich sensorischer Defizite durch angepasste Hilfsmittel

Auf Patientenseite sollten – wie bei allen älteren Patienten – bestehende Defizite insbesondere des Sehens und Hörens bestmöglich ausgeglichen und daher konsequent auf das Mitführen und Tragen der entsprechend angepassten Hilfsmittel (Brille, Lupe, Hörgerät etc.) geachtet werden.

In räumlicher Hinsicht sollten Menschen mit Demenz nicht alleine in einer geschlossenen Aufnahmekabine oder hinter zugezogenen Trennvorhängen untergebracht werden. Empfehlenswert ist ein abgegrenzter Spezialbereich in Sicht- und Hörweite des Stationsstützpunktes in einem gut beleuchteten, ruhigen und wohltemperierten Raum. Der Bodenbelag sollte möglichst rutschfest und bei Stürzen schockabsorbierend sein. Liegende Patienten sollten auf eine komfortable, ausreichend breite Liege mit weicher Anti-Dekubitus-Matratzenauflage, sitzende Patienten auf einen bequemen Pflege(roll)stuhl gelagert werden. Niedrigbetten bzw. eine möglichst niedrig einstellbare Bettenhöhe können gefährliche Stürze verhüten. Toiletten sollten barrierefrei und mit einer gut sichtbaren Beschilderung bzw. klaren Symbolen als solche gekennzeichnet und damit einfach und schnell auffindbar und zugänglich sein. Großformatige, gut lesbare Uhren, Kalender und Informationstafeln über den aktuellen Aufenthaltsort und das dort tätige Personal sowie der Einsatz kräftiger Farben, etwa signalroter Handläufe, Toilettentüren und -sitze, fördern die Orientierung zusätzlich. Weitere Informationen zur räumlichen Gestaltung sind in Kapitel 2.1 enthalten (▸Kap. 2.1). Die ständige Anwesenheit einer Begleit- /Bezugsperson ist nicht nur erlaubt, sondern ausdrücklich erwünscht.

Begleitperson und orientierungsfördernder Spezialbereich wichtig für Demenzerkrankte

3.1.6.2 Personelle Rahmenbedingungen

Haltung

Der kognitiv beeinträchtigte Patient wird in der (Not-)Aufnahme (und keinesfalls nur dort) oft als »Problem« oder »Störfaktor« angesehen, der durch seine mangelnde Kooperationsfähigkeit die sorgfältig geplanten Abläufe durcheinanderbringt und zusätzliche, ohnehin knappe Zeit und Ressourcen beansprucht. Hier muss bei allen Mitgliedern des Teams die alternative Einstellung verankert werden, die diese Patienten als besonders vulnerable und daher unterstützungsbedürftige Menschen in einer Krisensituation begreift. Hierzu ist eine grundsätzlich wertschätzende, verständnisvolle und tolerante Grundhaltung gefordert, die den Fokus auf die vorhandenen Ressourcen und Fähigkeiten von Menschen mit Demenz legt, diese aktiv sucht und möglichst positiv verstärkt. Oberste Maxime ist die Wahrung der Autonomie und Würde des Menschen mit Demenz während des gesamten Aufnahmeprozesses.

Wertschätzende Grundhaltung einnehmen und Ressourcen positiv verstärken

Qualifikation

Die Mitarbeiter der (Not-)Aufnahme spielen eine Schlüsselrolle bei der demenzsensiblen Erstversorgung von Menschen mit Demenz im Krankenhaus. Neben einem quantitativ angemessenen Stellenschlüssel mit ausreichender Besetzung auch außerhalb der Regelarbeitszeiten muss daher eine entsprechende Qualifikation sowie kontinuierliche Fort- und Weiterbildung des dort beschäftigten Personals sichergestellt werden (Professionalität und Fachlichkeit ▸Kap. 2.2.1). Beispielhaft sei hier das US-amerikanische Geriatric Emergency Nursing Education (GENE)-Programm genannt, das auf die Verbesserung der Versorgung geriatrischer Patienten durch das Pflegepersonal in der Notaufnahme abzielt und dabei auch Besonderheiten und Kompetenzen bei Demenz und kognitiver Beeinträchtigung vermittelt (Desy und Prohaska 2008). Wesentliche Weiterbildungsinhalte müssen dabei medizinisches Grundwissen zu Demenz und Delir, angepasste Kommunikationsstrategien, Sicherheitsmaßnahmen zur Vermeidung von gefährlichen Situationen und Komplikationen, Deeskalationstrainings, adäquate Schmerztherapie (▸Kap. 3.5.4) und Ernährung (▸Kap. 3.6), aber auch ethische Aspekte (▸Kap. 4.2) im Umgang mit Menschen mit Demenz sein.

Schlüsselrollen: demenzspezifische Qualifikation und stetige Weiterbildung

Kommunikation

Mit demenzsensibler Kommunikation kann eine Verständigung gelingen

Eine wesentliche Kompetenz ist der situationsangepasste Einsatz demenzsensibler Kommunikationsstrategien. Hierzu zählt das langsame, laute und deutliche Sprechen in kurzen, einfachen Sätzen, das Stellen möglichst geschlossener Fragen, auf die mit »Ja« oder »Nein« geantwortet werden kann, und die Gliederung mehrstufiger Aufforderungen in einfache Einzelschritte. Das Gesagte kann nonverbal mit Vorführen, Mimik, Gestik, Blick- und Körperkontakt verdeutlicht werden. Die Konfrontation mit Defiziten, das Korrigieren von Fehlern und das Diskutieren und Argumentieren sind hingegen nicht zielführend. Das Sprechen mit Dritten über den anwesenden Menschen mit Demenz muss unbedingt vermieden, stattdessen grundsätzlich die direkte persönliche Ansprache oder der Trialog gesucht werden.

Verhaltensänderungen können unbefriedigte Bedürfnisse ausdrücken

Insbesondere bei fortgeschrittenem demenziellen Sprachzerfall kann die Fähigkeit zur verbalen Kommunikation komplett verlorengehen. Dann werden Wünsche und Bedürfnisse möglicherweise gar nicht mehr oder nur noch über bestimmte Verhaltensweisen geäußert, und der Versuch, unbefriedigte Bedürfnisse (»unmet needs«) zu kommunizieren, wird zu herausforderndem Verhalten. Diese Bedürfnisse – beispielsweise den Wunsch nach Schmerzstillung – hinter der Verhaltensänderung und -störung zu erkennen und richtig zu interpretieren, ist oftmals schwierig und bedarf ggfs. der Einbindung der Pflegenden und Angehörigen, die den Patienten sehr viel genauer kennen als das Personal des Krankenhauses. Weitere Informationen zur Kommunikation mit Menschen mit Demenz sind in Kapitel 2.3 enthalten (▸ Kap. 2.3).

3.1.7 Was sind häufige Komplikationen in der Notaufnahme und wie lassen sie sich verhindern?

Antizipation von Bedürfnissen Demenzerkrankter kann Komplikationen verhüten

Zahlreiche der im Zuge des Aufnahmeprozesses möglichen Komplikationen ergeben sich aus der demenzbedingt gestörten Fähigkeit, die eigenen Bedürfnisse in einer unbekannten und unübersichtlichen Umgebung auch anderen verständlich zu machen. Die Antizipation und Erfüllung dieser Bedürfnisse kann somit Komplikationen verhüten und herausforderndes Verhalten als ihre »Ausdrucksform« abmildern.

Der Gefahr von *Dehydratation, Malnutrition und Hypoglykämie* kann mit dem regelmäßigen Angebot von – möglichst auf die individuellen Vorlieben abgestimmten – Getränken und (Zwischen-)Mahlzeiten (z. B. in Form von Finger Food, Müsliriegeln oder Trinknahrung) entgegengewirkt werden. *Schmerz* muss insbesondere, aber nicht nur bei Trauma-Patienten antizipiert, regelmäßig mit einfachen, aber validen Selbstbeurteilungsskalen wie der vierstufigen verbalen Rating-Skala oder demenzsensiblen Fremdbeurteilungsinstrumenten wie der BESD-Skala erfasst und konsequent, im Zweifel eher großzügig mit möglichst gut verträglichen Analgetika behandelt werden. Die allgemeinen Maßnahmen der Sturzprävention (u.a. Anlegen von Anti-Rutsch-Socken, Bereitstellung von Gehhilfen, Ausgleich sensorischer Defizite, Verzicht auf sturzrisikofördernde Medikation) sind gerade bei Menschen mit Demenz konsequent umzusetzen, um *Stürze und Verletzungsfolgen* zu vermeiden. Eine (funktionelle) *Inkontinenz* kann durch eine gut auffindbare und zugängliche Toilette bzw. regelmäßige und begleitete Toilettengänge verhindert werden. *Lagerungsschäden* wie Dekubitalgeschwüre an den typischen Prädilektionsstellen treten je nach individueller Vulnerabilität bereits nach wenigen Stunden der Immobilisierung auf ungeeigneten Liegen oder Stühlen auf. Wartezeiten für Menschen mit Demenz müssen daher minimiert und das Mobiliar mit weichen, komfortablen Auflagen ausgestattet sein. Sedierende Medikamente oder mechanische Fixierungen sollten bei *Unruhe, Aggressivität und Weglauftendenz* nur als ultima ratio und dann kurzfristig bei akuter, anders nicht abwendbarer Eigen- oder Fremdgefährdung zum Einsatz kommen (▸ Kap. 4.3.5). Wo verfügbar ist ein fachärztlich-psychiatrisches Konsil zur Absicherung der Indikation dieser Maßnahmen anzustreben (▸ Kap. 3.5.5).

3.1.8 Was ist bei der elektiven Aufnahme zu beachten?

Elektive Aufnahme erlaubt vorbereitende Maßnahmen der aufnehmenden Station

Klarer Vorteil der elektiven gegenüber der notfallmäßigen Aufnahme ist ihre relative Planbarkeit, die vorbereitende Maßnahmen ermöglicht. Dazu zählen die möglichst durchgängige Begleitung des Aufnahmeprozesses durch einen informierten Zugehörigen, die Mitgabe von Kopien von medizinischen Vorbefunden, Medikationsplänen und Vorausverfügungen, aber auch Hilfsmitteln und einigen persönlichen Gegenständen wie Fotos oder einem Lieblingskissen. In Vorgesprächen mit dem pflegerischen und ärztlichen Personal der aufnehmenden Station können individuelle Besonderheiten, Gewohnheiten und Bedürfnisse, aber beispielsweise auch typische Auslösefaktoren für unruhiges oder aggressives Verhalten kommuniziert werden. Empfehlenswert ist dabei die Nutzung des von der Deutschen Alzheimer Gesellschaft e. V. entwickelten zweiseitigen *Informationsbogens für Patienten mit Demenz bei Aufnahme ins Krankenhaus*. Dieser steht auf der Homepage www.deutsche-alzheimer.de zum kostenlosen Download zur Verfügung und ermöglicht strukturierte individuelle Angaben u.a. zu Biografie, Gewohnheiten, sensorischen Defiziten, Vorlieben, Essen/Trinken, Ruhen/Schlafen, Körperpflege und Ausscheidung (▸ Abb. 3.1). Der Bogen kann – sofern patientenseitig noch nicht vorhanden und mitgeführt – vor oder spätestens bei der Aufnahme an die Begleitperson ausgehändigt, dann von dieser ausgefüllt und schließlich in der Krankenakte an gut einsehbarer Stelle abgelegt werden.

Das Rooming-in einer Bezugsperson kann im Einzelfall sinnvoll sein

Ggfs. kann im Vorfeld entschieden werden, ob ein Rooming-in, also die Mitaufnahme eines Zugehörigen als Begleitperson im Zimmer, im Einzelfall sinnvoll und möglich ist; bei nachvollziehbarer medizinischer Indikation werden die Kosten in der Regel von der Krankenkasse übernommen. In jedem Fall sollten bei Aufnahme Mitpatienten über die spezielle Situation des Menschen mit Demenz informiert werden.

Informationsbogen: Patient .... mit einer Demenz bei Aufnahme ins Krankenhaus
(Name)

Adresse des Patienten:		
Angehöriger:	☐ (Ehe-)Partner ☐ anderer	☐ Sohn / Tochter
Adresse des Angehörigen:		
Telefon:		
Rechtlicher Betreuer:		
Adresse des Betreuers:		
Telefon:		
Patienten-verfügung:	☐ ja	☐ nein
Vorsorge-vollmacht:	☐ ja	☐ nein

Kontaktaufnahme erwünscht bei …

☐ zunehmender Unruhe des Kranken	☐ Einleitung von Schutzmaßnahmen
☐ fehlender Kooperation in Pflegesituationen	☐ Problemen bei der Nahrungs-/ Flüssigkeits-aufnahme
Sonstiges:	
☐ rund um die Uhr	☐ nur von ...... bis ...... Uhr
☐ Angehöriger	☐ Betreuer

Wichtig im Kontakt mit dem Kranken sind:

Religion:	
Regionale Herkunft / Heimat:	

weiter **Wichtig im Kontakt mit dem Kranken sind:**

Muttersprache/ Dialekt:	
Ehemaliger Beruf (z.B. Handwerk):	
Stolz/ Bedeutsames:	

Einschränkungen Sehen:

☐ leicht ☐ schwer ☐ Brille vorhanden

Einschränkungen Hören:

☐ leicht ☐ schwer ☐ Hörgerät vorhanden

☐ Cochlea-Implantat vorhanden

Verstehen von Sprache: Das Sprachverständnis ist …

☐ weitgehend erhalten ☐ kurze Fragen werden verstanden ☐ sehr einge-schränkt, z.B. auf prägnante Worte

☐ Sprach-verständnis fehlt ☐ Gesten wer-den verstan-den

Sprach- und Sprechfähigkeit ist …

☐ weitgehend erhalten ☐ kurze Sätze können gebil-det werden ☐ sehr einge-schränkt, z.B. einzelne Worte

nicht möglich, weil

Mobilität: Der Patient …

☐ kann ohne Hilfe laufen ☐ benötigt Hilfsmittel (Stock, Rollator) ☐ kann nicht laufen

Nähe und Distanz: Der Patient …

☐ reagiert positiv auf Körperkontakt ☐ hält lieber Distanz

kann abrupt ablehnend reagieren, wenn

Gewohnheiten im Tagesverlauf:

morgens (z. B. zu-erst Frühstück):	
mittags (z. B. Ruhepause):	
abends (z. B. Rituale):	

Sonstige Gewohnheiten, die beachtet werden sollen:

Zur Entspannung:	
Zum Einschlafen:	
In Stress-situationen:	
In Pflege-situationen:	

weiter auf Seite 2 ▸

Deutsche Alzheimer Gesellschaft e.V. Selbsthilfe Demenz · Friedrichstr.236 · 10969 Berlin · Tel: 030 – 259 37 95 0 · Fax: 030 – 259 37 95 29
E-Mail: info@deutsche-alzheimer.de · Internet: www.deutsche-alzheimer.de · Alzheimer-Telefon: 030 – 259 37 95 14

1

Abb. 3.1: Informationsbogen für Patienten mit Demenz bei Aufnahme ins Krankenhaus (Deutsche Alzheimer Gesellschaft e. V. Selbsthilfe Demenz)

Seite 2

Informationsbogen: Patient .... mit einer Demenz bei Aufnahme ins Krankenhaus
(Name)

Verhalten:

Wünsche und Vorlieben:	
Ärger / abwehrendes Verhalten bei:	
Angst bei:	
Hin- oder Weglauftendenzen	

Essen und Trinken:

☐ erkennt Essen	☐ erkennt Getränke	☐ isst selbstständig
☐ trinkt selbstständig	☐ braucht Ansprache / Erinnerung	☐ benötigt viel Zeit / Geduld
☐ Besteck in die Hand legen	☐ Hand führen / Bewegung führen	☐ isst mit den Fingern
☐ Gebiss vorhanden	☐ Essen und Trinken stets anreichen ☐ hochkalorische Ernährung	

Tägliche Trinkmenge: .... ml

Risiken (z.B. Verschlucken):	
Bevorzugte Speisen und Getränke:	
Abneigung / Unverträglichkeiten:	

weiter **Essen und Trinken:**

Hilfestellung bei:	
Abwehrendes Verhalten bei:	

Ruhen und Schlafen:

☐ Ruhe und Schlaf ohne Probleme	☐ Einschlafstörungen	☐ nächtliches Aufstehen
☐ Toilettengänge gegen ...... Uhr	☐ geht zu Bett gegen ...... Uhr	☐ wacht auf gegen ...... Uhr

Einschlafgewohnheiten:	
Bei Einschlafstörungen / nächtlicher Unruhe hilft:	

Körperpflege:

☐ Körperpflege selbstständig	☐ wäscht sich am Waschbecken selbst	☐ benutzt Waschlappen / -handschuh
☐ wäscht Oberkörper selbstständig	☐ völlig auf Hilfe angewiesen	bevorzugt: ☐ Duschen ☐ Wannenbad

Hilfestellung nötig bei:	
Abwehrendes Verhalten bei:	

weiter **Körperpflege:**

Risiken (z.B. Empfindlichkeiten der Haut):	

An- und Auskleiden:

Lieblingskleidungsstück:	
Besonderheiten:	
Abwehrendes Verhalten bei:	

Ausscheiden:

☐ Kontrolle der Blase	☐ Kontrolle des Darms	☐ erkennt Toilette
☐ auf Toilette nicht alleine lassen		

Feste Toilettenzeiten:	

Hilfsmittel:

☐ Urinflasche	☐ Steckbecken	☐ Einlage
☐ Vorlage		

Sonstiges:	

01/2019

Deutsche Alzheimer Gesellschaft e.V. Selbsthilfe Demenz · Friedrichstr.236 · 10969 Berlin · Tel: 030 – 259 37 95 0 · Fax: 030 – 259 37 95 29
E-Mail: info@deutsche-alzheimer.de · Internet: www.deutsche-alzheimer.de · Alzheimer-Telefon: 030 – 259 37 95 14

2

Abb. 3.1: Informationsbogen für Patienten mit Demenz bei Aufnahme ins Krankenhaus (Deutsche Alzheimer Gesellschaft e. V. Selbsthilfe Demenz) – Fortsetzung

3.1.9 Medizinische und pflegerische Inhalte der Anamnese

Gerade im Anamnesegespräch sollten die bereits oben angeführten Grundsätze der demenzsensiblen Kommunikation berücksichtigt werden. Im ungeplanten Notfall wird sich das Erstgespräch auf einige wenige relevante Informationen zentrieren müssen und erst im weiteren Behandlungsverlauf ergänzt werden können. Bei der elektiven Aufnahme eines Menschen mit Demenz im Krankenhaus sollte hingegen bereits zu Beginn die Gelegenheit genutzt werden, eine vollständige Eigen- und Fremdanamnese zu erheben und damit frühzeitig ein möglichst ganzheitliches Bild des Patienten zu gewinnen.

3.1.9.1 Ärztliche Anamnese

Nach namentlicher Begrüßung des Patienten und Vorstellung der eigenen Person mit Namen und Funktion/Position sollte eine ruhige, *ablenkungsfreie Gesprächssituation »auf Augenhöhe«* hergestellt werden, z. B. durch Heranziehen eines Stuhls an das Patientenbett oder gemeinsames Sitzen an einem Tisch.

Das ärztliche Anamnesegespräch wird – auch bei Anwesenheit eines Angehörigen – zunächst mit einer offen formulierten Frage zum Aufnahmegrund an den Patienten selbst eröffnet (»Was führt Sie heute in die Klinik?«). Form und Inhalt der Antwort lassen bereits Schlüsse auf die Ausprägung und den Schweregrad der kognitiven Defizite zu; bei einem fortgeschrittenen demenziellen Sprachzerfall sind unter Umständen gar keine sinnhaften verbalen Äußerungen mehr möglich. Auf nonverbal vermittelte Inhalte wie Leidensdruck durch Schmerz ist insbesondere dann ganz bewusst zu achten. Die wesentlichen geschilderten Beschwerden sollten rückversichernd zusammengefasst, eventuell assoziierte Symptome aktiv nachgefragt werden.

Je schwerer die kognitiven Defizite sind, umso früher und umfangreicher wird man die eigenanamnestischen Äußerungen durch eine Fremdanamnese ergänzen müssen. Diese sollte dann mit gezielten Nachfragen die *aktuelle Leitsymptomatik* präzisieren, aber auch relevante Angaben zu Vorerkrankungen, Operationen, Vegetativum (v. a. Appetit, Durstgefühl, Gewicht, Miktion, Defäkation, Schlaf), Medikation, Genuss-/Suchtmitteln, Familienanamnese und der sozialen Situation erheben. Ein besonderer Schwerpunkt ist hierbei auf *kognitive und nicht kognitive Symptome der Demenz*, deren Beginn, Verlauf und bisherige Behandlung zu legen. Insbesondere ist aktiv nach psychiatrischen Symptomen wie Wahn, Halluzinationen oder Depressivität sowie Verhaltensstörungen wie Aggressivität, Unruhe, Apathie oder Schlaf-Wach-Rhythmus-Verschiebungen und deren etwaigen Provokationsfaktoren zu fragen. Der unter Kapitel 3.1.8 bereits vorgestellte Informationsbogen für Patienten mit Demenz bei Aufnahme ins Krankenhaus der Deutschen Alzheimer Gesellschaft kann hier eine nützliche Ergänzung sein (▸ Kap. 3.1.8).

Wenn – wie sehr häufig – Schmerz als (Leit-)Symptom präsentiert oder vermutet wird, ist die *Schmerzanamnese* ein weiterer Schwerpunkt. Neben einfachen Selbstbeurteilungsskalen wie der vierstufigen *verbalen Rating-Skala* (»kein – leichter – mäßiger – starker Schmerz«) und dem Fremdbeurteilungsinstrument BESD zur Beurteilung von Schmerz bei Demenz (Basler et al. 2006) steht hierfür auch das wesentlich ausführlichere strukturierte *Schmerzinterview für geriatrische Patienten* zur Verfügung, das vom Arbeitskreis »Alter und Schmerz« der Deutschen Gesellschaft zum Studium des Schmerzes entwickelt und evaluiert wurde (Basler et al. 2001).

Das Interview besteht aus 14 Fragen zur Schmerzlokalisation, -intensität, -dauer und -persistenz, zur schmerzbedingten Beeinträchtigung im Alltag sowie zu emotionalen und kognitiven Variablen. Ergänzend wird eine Fremdanamnese zur Medikation, vorherigen Behandlungen und Wohn-/Pflegesituation erhoben und die Mini-Mental-Status-Examination durchgeführt. In der Evaluationsstudie lag der Zeitbedarf für das gesamte Interview inkl. MMSE im Durchschnitt bei 26 Minuten. Hier zeigte sich, dass das Interview auch bei kognitiver Beeinträchtigung durchgeführt werden kann, solange die verbale Kommunikationsfähigkeit erhalten ist. Erst ab einem MMSE-Score < 10 können schließlich so viele Fragen nicht mehr beantwortet werden, dass eine sinnvolle Interpretation der Aussagen nicht mehr möglich ist. Die Anwendung des relativ zeitaufwendigen Interviews wird sicherlich geriatrischen Patienten mit komplexen chronischen Schmerzstörungen vorbehalten bleiben; klarer Vorteil ist aber das integrierte kognitive Screening mit einem extensiv validierten Instrument.

Nicht vergessen werden darf die Frage nach vorliegenden *Vollmachten und Patientenverfügungen*, die gut auffindbar in der Akte abgeheftet werden müssen. Dabei kann es je nach individueller Situation angebracht sein, schon im Aufnahmegespräch etwaige *Wünsche nach einer Behandlungsbegrenzung* im Falle einer akuten Verschlechterung zu thematisieren. So kann verhindert werden, dass im Notfall – insbesondere außerhalb der Regeldienstzeiten – Maßnahmen wie eine Reanimation, maschinelle Beatmung oder Verlegung auf die Intensivstation ergriffen werden, die nicht (mehr) dem Patientenwillen entsprechen. Als eine beispielhafte Vorlage kann der 2017 veröffentlichte *Dokumentationsbogen Therapiebegrenzung der Sektion Ethik der Deutschen Interdisziplinären Vereinigung für Intensiv- und Notfallmedizin (DIVI)* herangezogen werden (▸ Abb. 3.2), der jedoch an die lokalen Gegebenheiten der jeweiligen Klinik angepasst werden sollte (Neitzke et al. 2017).

Ausgesprochen wichtig und hilfreich ist eine *frühzeitige Kontaktaufnahme mit dem behandelnden Hausarzt* und ggfs. auch Neurologen/Psychiater, der den Patienten mit seiner Krankengeschichte und seinen Lebensverhältnissen, aber auch früher wirksame und weniger wirksame Therapieansätze idealerweise genau kennt. Zur Schnittstellenüberbrückung und Sicherstellung der Behandlungskontinuität nach der Entlassung trägt der frühzeitige Einbezug der ambulanten ärztlichen Partner wesentlich bei.

Dokumentation Therapiebegrenzung

DIVI
Deutsche Interdisziplinäre Vereinigung für Intensiv- und Notfallmedizin

Datum: ....

Gültig maximal bis: ....

(Gültigkeit erlischt mit der Entlassung aus dem Krankenhaus)

Patientenetikett

❶ Folgende Maßnahmen werden *nicht* durchgeführt*:

Reanimation:

- ❑ Herzdruckmassage
- ❑ Defibrillation / Kardioversion
- ❑ Medikamente
- ❑ Assist Devices

Beatmung:

- ❑ Invasiv
- ❑ Nicht-invasiv (Maskenbeatmung)
- ❑ Intensivierung der Beatmung
- ❑ Lungenersatzverfahren (z.B. ECMO)

❑ **Verlegung Intensiv/IMC/andere Klinik**

Künstliche Ernährung:

- ❑ Enteral (Sondenkost)
- ❑ Parenteral

Andere:

- ❑ Antiinfektive Therapie (z. B. Antibiotika)
- ❑ Andere Medikamente (unter Besonderheiten benennen)
- ❑ Blutprodukte
- ❑ Nierenersatzverfahren (z.B. Dialyse)
- ❑ Operative / diagnostische Maßnahmen
- ❑ Passagerer Schrittmacher
- ❑ Weitere: ______________________

Besonderheiten:

❷ Grund für die Begrenzung der Maßnahmen

❑ **Medizinische Indikation nicht gegeben**
(Therapie führt wegen schlechter Gesamtprognose nicht zum Erreichen des angestrebten Therapieziels oder Sterbephase hat begonnen)

❑ **Therapiebegrenzung auf Grund des Patientenwillens**
(Aussage kann von Patient/in jederzeit ohne Angabe von Gründen formlos widerrufen werden)

Erläuterung zum Patientenwillen:

- ❑ Patient/in kann eigene Situation erfassen und die Folgen der Therapiebegrenzung verstehen
- ❑ Patientenwille wurde durch Betreuer oder Bevollmächtigten zur Geltung gebracht

Patientenwille gesichert auf Basis von:

- ❑ Patientenverfügung
- ❑ Behandlungswünschen
- ❑ Mutmaßlichem Patientenwillen

Besonderheiten:

Informationsgespräch erfolgte am: ____________
am: ____________
am: ____________
am: ____________

- ❑ mit Patient/in
- ❑ mit Betreuer/ Vorsorge-Bevollmächtigtem
- ❑ mit Pflegekraft
- ❑ mit Angehörigen u. sonstigen Vertrauenspersonen, nämlich: ______________________

❸ Autorisierung

[Unterschrift Ärztin/Arzt Name in Druckbuchstaben]

[*Zur Kenntnis genommen* Unterschrift der/des Pflegenden Name in Druckbuchstaben]

***Die Therapiebegrenzung gilt nur für die oben genannten Maßnahmen. Basisbetreuung sowie palliativmedizinische und -pflegerische Maßnahmen werden dadurch nicht eingeschränkt.**

Abb. 3.2: Dokumentationsbogen Therapiebegrenzung der Sektion Ethik der DIVI (DIVI - Sektion Ethik - Dokumentationsbogen Therapiebegrenzung – 2017; www.divi.de)

3.1.9.2 Pflegeanamnese

Die Pflegeanamnese ist das *Kernstück der Pflegeplanung* und bietet die Möglichkeit, den Menschen mit Pflegebedarf ganzheitlich einzuschätzen. Über das strukturierte *Erfragen, Beobachten und Beurteilen der Fähigkeiten des Patienten* wird der individuelle Pflegebedarf geklärt und die konsekutive Pflegeplanung begründet. Auch hier gilt, dass mit fortschreitender kognitiver Beeinträchtigung einerseits fremdanamnestische Angaben der Zugehörigen, andererseits aber auch nonverbale Äußerungen des Patienten z. B. über den Gesichtsausdruck oder die Körperhaltung immer wichtiger werden. Wesentlich ist die aufmerksame und sorgfältige Beobachtung des Patienten in seiner äußeren Erscheinung und seinem Verhalten in unterschiedlichen (Pflege-)Situationen.

Bei und für Menschen mit Demenz im Krankenhaus besonders relevante Inhalte der Pflegeanamnese sind die Domänen

- Kommunikation einschließlich Sprechen, Hören und Sehen
- Orientierung und Kognition
- Mobilität einschließlich Sturzgefahr
- Körperpflege und An-/Auskleiden einschließlich Hautzustand
- Essen und Trinken einschließlich Vorlieben, Kostformanpassungen, Appetit, Trinkmenge
- Ausscheidung einschließlich Inkontinenz und ihrer Kompensation
- Ruhen und Schlafen einschließlich Störungen im Tag-Nacht-Rhythmus
- Gefährdungspotenziale wie Medikamentenverweigerung, Weglauftendenz oder Fremdaggressivität

Barbara Messer gibt in ihrem Buch »Pflegeplanung für Menschen mit Demenz« (Messer 2004, S. 91) ein Beispiel für ein – allerdings sehr umfangreiches und damit im Klinikalltag sicherlich nicht flächendeckend praktikables – Formular zur Pflegeanamnese nach den Fähigkeiten und Existenziellen Erfahrungen (FEDL), das aber dennoch als Anregung oder Checkliste genutzt werden kann (Messer 2004).

Die so gesammelten Informationen sind die Basis für den weiteren Pflegeprozess und werden durch fortgesetzte Beobachtung kontinuierlich ergänzt und aktualisiert.

3.1.10 Kognitives Screening in der Aufnahmesituation

Wie bereits eingangs erwähnt ist bei einem Großteil der kognitiv beeinträchtigten älteren Patienten bei einer Notaufnahme zum Aufnahmezeitpunkt keine Demenz bekannt (Hustey und Meldon 2002). Dies ist einerseits auf eine Unterdiagnose und -dokumentation im ambulanten Vorfeld zurückzuführen, für die es zahlreiche Gründe gibt – darunter auch das fehlende Störungsbewusstsein der oftmals alleinlebenden älteren Erkrankten selbst, die ohne die Unterstützung eines fürsorgenden sozialen Netzwerks keine Abklärung und Therapie ihrer kognitiven Dysfunktion initiieren können. Andererseits kann das chaotische, hektische und unübersichtliche Milieu einer Notaufnahme mit den oben bereits erwähnten potenziellen Folgekomplikationen wie Dehydratation oder Immobilisation bis dahin subklinische kognitive Defizite aggravieren und demaskieren.

Ein Screening ermöglicht die frühzeitige Detektion der kognitiven Defizite

In jedem Fall kommt einer möglichst frühzeitigen Identifikation der kognitiven Dysfunktion eine große Bedeutung zu, denn diese stellt das wesentliche Triagekriterium dar, das dann die demenzsensible Weiterbehandlung bahnt.

Die hierfür verwendeten Screening- bzw. Assessment-Instrumente sollten

- praktikabel, also möglichst einfach, wenig zeitaufwendig und nach kurzer Schulung auch von nicht ärztlichem Personal anwendbar,
- ausreichend spezifisch,
- sensitiv auch für leichtere, ansonsten häufig übersehene Ausprägungsformen und
- möglichst auch im Setting einer (Not-)Aufnahme validiert

sein.

Zahlreiche Kurztests wurden für den Einsatz in der Notaufnahme entwickelt

Zwar wurden in den vergangenen Jahren zahlreiche Kurztests für den Einsatz in der Notaufnahme entwickelt und mitunter auch durch Abgleich mit dem MMSE validiert, jedoch konnte sich bislang keiner als unumstrittener Screening-Goldstandard durchsetzen. Im Folgenden sollen daher einige der Tests mit ihren jeweiligen Einsatzschwerpunkten (notfällig/elektiv, Demenz/leichte kognitive Störung/Delir), Stärken und Schwächen vorgestellt werden.

3.1.10.1 Mini Mental State Examination (MMSE) (Folstein et al. 1975)

Der MMSE als Standard-Instrument zum kognitiven Screening außerhalb der Notfallsituation

Der MMSE ist der bekannteste, jahrzehntelang und international etablierte kognitive Screening-Test, der auch zur Validierung neuer psychometrischer Verfahren herangezogen wird. Es können insgesamt 30 Punkte in Aufgaben zu den Domänen Gedächtnis, Orientierung, Aufmerksamkeit, Rechnen, Sprache und Visuokonstruktion erreicht werden. Ein Summenscore von 25 bis 30 gilt als normal, schließt eine leichte kognitive Beeinträchtigung aber nicht aus.

Der MMSE ist *einfach von geschultem, nicht ärztlichem Personal durchzuführen*, effizient und liegt in validierten Übersetzungen in zahlreiche Sprachen vor. Er weist eine *relativ hohe Spezifität* auf und identifiziert somit relativ sicher gesunde Probanden. Auch erlaubt er ein Monitoring der Progression der kognitiven Defizite bei Demenz und Delir sowie eine orientierende Schweregradeinteilung der Demenz nach Score in leicht (20–24), moderat (10–19) und schwer (< 10).

Nachteilig ist der mit etwa zehn Minuten relativ *hohe Zeitaufwand*, der den breiten Einsatz in der Notaufnahme verbietet. Zudem ist die Sensitivität für leichtere kognitive Störungen wegen teils sehr einfachen Aufgabenstellungen relativ gering (sog. Deckeneffekt, v. a. bei hohem prämorbiden Intelligenzniveau). Der *große Anteil verbaler Untertests* erschwert die Anwendung und Interpretation bei Sprachstörungen aller Art.

Zusammengefasst ist der MMSE das etablierte Standard-Instrument zum elektiven kognitiven Screening außerhalb der Notfallsituation.

3.1.10.2 Montreal Cognitive Assessment (MoCA) (Nasreddine et al. 2005)

MoCA als vertiefendes, elektives Assessment bei V. a. leichte kognitive Defizite

Der MoCA-Test umfasst zwölf Aufgaben zu den Domänen Gedächtnis, Aufmerksamkeit/Konzentration, Exekutivfunktionen, Visuokonstruktion, Abstraktion, Sprache, Rechnen und Orientierung. Ein Score von 26 bis 30 gilt als normal.

Wesentlicher Vorteil ist die *gute Sensitivität für leichtere kognitive Störungen*, wo der MMSE »falsch normal« ausfallen kann. Durch die Vergabe eines Zusatzpunkts bei einer formalen Ausbildungszeit von maximal 12 Jahren erfolgt eine gewisse *Bildungskorrektur*; auch sind mehrsprachige Testversionen inkl. Instruktionen kostenfrei erhältlich unter www.mocatest.org.

Klarer Nachteil ist der *Zeitaufwand von 25 Minuten*, der bei geriatrischen Patienten eher noch höher liegt. Damit eignet sich der MoCA-Test in erster Linie für das elektive Assessment bei V. a. leichtere kognitive Defizite, auch als vertiefendes Zweitverfahren bei normalem MMSE-Score.

3.1.10.3 Uhren-Test (Shulman et al. 1986; Watson et al. 1993)

Uhren-Test prüft vor allem die visuokonstruktiven und exekutiven Funktionen

Aufgabe ist die Eintragung der Ziffern einer Uhr, fakultativ auch der Zeiger in einer bestimmten Uhrzeitstellung in einen vorgezeichneten Kreis. Voraussetzung ist ein korrigierter Nahvisus von 0,2.

Vorteilhaft ist die *einfache und schnelle Durchführbarkeit auch in der Notaufnahme*. Nachteilig sind die uneinheitlichen Auswertungskriterien und die *Notwendigkeit der Kombination mit anderen Screeningverfahren*, da ganz überwiegend visuokonstruktive und exekutive Funktionen überprüft werden. Dies macht den Uhren-Test alleine auch für die Detektion und Verlaufsbeurteilung des Delirs ungeeignet.

Der *Mini-Cog* (Borson et al. 2000) kombiniert den Uhren-Test mit einem 3-Wort-Recall-Test; der Zeitaufwand liegt bei etwa drei Minuten. Das Screening ist positiv für eine kognitive Beeinträchtigung, wenn keines der drei Wörter erinnert wird oder wenn nur ein oder zwei Wörter erinnert werden und eine abnorme Uhr gezeichnet wird.

3.1.10.4 Six-Item Screener (SIS) (Wilber et al. 2005)

SIS: Kombination von drei Fragen zur zeitlichen Orientierung und 3-Wort-Recall-Test

Im Six-Item Screener werden drei Fragen zur zeitlichen Orientierung (Wochentag, Monat, Jahr) mit einem 3-Wort-Recall-Test verknüpft. Für jedes richtig genannte Item wird ein Punkt erzielt; ab einem Score von ≤ 4 ist eine kognitive Dysfunktion zu vermuten.

In einer rezenten Querschnittstudie an älteren Patienten in einer großen US-amerikanischen Notaufnahme (Hirschman et al. 2011) wurde der Uhren-Test CLOX1 mit dem Six-Item Screener kombiniert. Der Zeitaufwand für beide Tests zusammen lag bei unter fünf Minuten. In Kombination erlaubten diese Instrumente eine schnelle und einfache Beurteilung der kognitiven Funktionen älterer Patienten in der Notaufnahme.

3.1.10.5 Abbreviated Mental Test (AMT) (Swain et al. 2000)

AMT: Kognitiver Kurz-Test auch zur Schweregrad- und Verlaufsbeurteilung

Der bereits in Kapitel 3.1.5 erwähnte AMT liegt in einer 10-Punkt- und einer verkürzten 4-Punkt-Version vor (▸ Kap. 3.1.5). Erstere beinhaltet *zehn Fragen bzw. Aufgaben zu Kurz- und Langzeitgedächtnis, Orientierung und Aufmerksamkeit*, wobei mit jeder richtigen Antwort ein Punkt erzielt wird (Hodkinson 1972). Ein Punktwert < 8 indiziert signifikante kognitive Defizite. Der Test erlaubt eine gewisse *Schweregraduierung* und Veränderungsdokumentation etwa bei der Entwicklung eines postoperativen Delirs. Der *Zeitaufwand* liegt bei etwa *drei Minuten.*

Die noch schnellere und einfachere *4-Punkt-Version* fragt die aktuelle Jahreszahl, den Aufenthaltsort, das Alter und den Geburtstag des Patienten ab und weist bei mindestens einer fehlerhaften Antwort auf das Vorliegen einer kognitiven Dysfunktion hin. Allerdings suggerieren rezente Studien (Dyer et al. 2017; Locke et al. 2013) eine *unzureichende Sensitivität* mit dem Risiko der Unterdiagnose kognitiver Störungen beim alleinigen Einsatz des AMT4.

3.1.10.6 Confusion Assessment Method (CAM) (Inouye et al. 1990)

Die CAM ist das etablierte Standard-Instrument zur Detektion des Delirs

Was die MMSE für das kognitive Screening darstellt, ist die langjährig weltweit eingesetzte und vielfach validierte Confusion Assessment Method für die Detektion des Delirs, die auch in validierter deutscher Fassung vorliegt (Bickel 2007).

Der diagnostische Algorithmus basiert auf den Kardinalsymptomen des Delirs (▸ Abb. 3.3): In einem ersten Schritt werden der akute Beginn und fluktuierende Verlauf der Symptomatik sowie das Vorhandensein einer Aufmerksamkeitsstörung als für die Delir-Diagnose obligate Kriterien erfragt. Sind beide Punkte erfüllt, wird in einem zweiten Schritt das Vorliegen von Denkstörungen (desorganisiertes, inkohärentes Denken) und quantitativen Bewusstseinsstörungen (hyperalert, lethargisch, stuporös, komatös) geprüft. Liegt mindestens eine dieser beiden Störungen vor, so ist ein Delir wahrscheinlich. Die Methode erlaubt weder eine Schweregraduierung noch eine Verlaufsbeurteilung. Der *Zeitaufwand* beträgt *bis zu fünf Minuten.* Bei Anwendung durch Ärzte oder speziell geschultes Pflegepersonal erreicht die CAM eine *Sensitivität von 94–100 %* sowie eine *Spezifität von 90–95 %.*

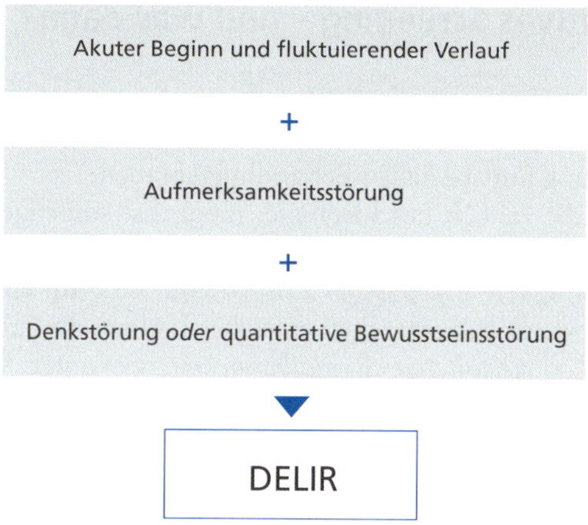

Abb. 3.3: Confusion Assessment Method (auf Grundlage von Inouye et al. 1990)

Die *CAM-ICU* (Ely et al. 2001) wurde spezifisch für die Delir-Detektion bei nicht verbal kommunikationsfähigen, mechanisch beatmeten Patienten auf der Intensivstation entwickelt und soll daher hier nicht weiter ausgeführt werden.

3.1.10.7 Nursing Delirium Screening Scale (Nu-DESC) (Gaudreau et al. 2005)

Nu-DESC: geeignet für regelmäßiges Längsschnitt-Screening bei Hochrisikopatienten

Für die fünf Kriterien »Desorientierung«, »unangemessenes Verhalten«, »unangemessene Kommunikation«, »Illusion/Halluzination« und »psychomotorische Retardierung« werden je nach Ausprägung jeweils 0–2 Punkte vergeben, so dass maximal 10 Punkte erreicht werden können. Bei einem Score von ≥ 2 ist ein Delir anzunehmen. Die Nu-DESC ist *vom Pflegepersonal während der routinemäßigen Krankenbeobachtung zu erheben* und *beansprucht etwa eine Minute.* Hierdurch eignet sie sich besonders *zum regelmäßigen (auch mehrfach täglichen) Längsschnitt-Screening bei Hochrisikopatienten.* Ihre Sensitivität wird mit 85,7 %, die Spezifität mit 86,8 % angegeben.

3.1.10.8 Delirium Observation Screening Scale (DOS) (Schuurmans et al. 2003)

DOS als praktikables Delir-Screeninginstrument in der täglichen Pflegepraxis

Auch die DOS wurde für die *wiederholte Anwendung durch das Pflegepersonal während der routinemäßigen Patientenversorgung* entwickelt, ist jedoch etwas *komplexer* und dadurch *zeitaufwendiger*. Sie basiert auf den DSM-IV-Kriterien des Delirs und fragt einmal pro Schicht 13 delirtypische Symptome als »vorhanden« (1 Punkt) oder »nicht vorhanden« (0 Punkte) ab. Die maximale Punktzahl bei einmaliger Erhebung beträgt somit 13, jedoch soll der Score als Mittelwert aus drei Schichten errechnet werden. Ein Wert über drei indiziert das Vorliegen eines Delirs. Die Korrelation mit MMSE und CAM erwies sich als gut.

3.1.11 Positives Screening – und was dann?

Positives kognitives Screening → Weiterversorgung auf speziellen Behandlungspfaden

Optimalerweise triggert der frühzeitige Nachweis einer kognitiven Beeinträchtigung schon zu Beginn des Aufnahmeprozesses die demenzsensible Weiterversorgung auf speziellen Behandlungspfaden.

Dazu zählt die zeitlich beschleunigte, möglichst sofortige Veranlassung der erforderlichen (fach-)ärztlichen Konsultation(en) und der an die limitierte Kooperationsfähigkeit angepassten Zusatzdiagnostik auf einem sog. »*Fast track*«. Wenn dennoch Wartezeiten entstehen, sollten die Patienten diese in *demenzfreundlich gestalteten Spezialbereichen* wie unter Kapitel 3.1.6.1 beschrieben verbringen können (▸Kap. 3.1.6.1), wo unter anderem eine intensivere Überwachung und ein durchgehendes Angebot an Getränken und kleinen Speisen vorgehalten wird. Unbegleiteten kognitiv beeinträchtigten Patienten können unterstützend spezifisch *geschulte Demenzbegleiter* (▸Kap. 2.2.3) zur Seite gestellt werden.

Nach Abschluss der Ersteinschätzung sollte – sofern eine grundsätzlich immer zu favorisierende zügige Entlassung in das gewohnte Umfeld nicht vertretbar erscheint – die *schnellstmögliche Weiterverlegung auf eine geeignete Station*, optimalerweise eine Spezialstation für Menschen mit Demenz oder eine geriatrische Station, veranlasst werden (▸Kap. 3.3.2). Sind derartige Abteilungen im Haus nicht vorhanden, kann bereits in der Aufnahmesituation eine *zeitnahe konsiliarische geriatrische, gerontopsychiatrische oder -neurologische Mitbetreuung* initiiert werden – falls verfügbar *auch in Form multiprofessioneller Delir- bzw. Demenz-Teams* (▸Kap. 3.5.1.4), die neben einer beratenden Funktion bei der Therapieplanung im Bedarfsfall auch eine *vertiefende Diagnostik der kognitiven Defizite* übernehmen.

Konsequenter Informationstransfer für demenzsensible Versorgung essenziell

Wesentlich für die demenzsensible Weiterbetreuung der Patienten ist dabei die konsequente Information aller in die Weiterbehandlung involvierten Mitarbeiter über Art und Ausmaß der festgestellten kognitiven Defizite, etwa über eine besondere farbliche Kennzeichnung der Patientenakte.

Literatur

Adams JG, Gerson LW (2003) A new model for emergency care of geriatric patients. Acad Emerg Med 10(3): 271–4.

Basler HD, Bloem R, Casser HR et al. (2001) Ein strukturiertes Schmerzinterview für geriatrische Patienten. Schmerz 15: 164–171.

Basler HD, Hüger D, Kunz R et al. (2006) Beurteilung von Schmerz bei Demenz (BESD): Untersuchung zur Validität eines Verfahrens zur Beobachtung des Schmerzverhaltens. Schmerz 20(6): 519–26.

Bickel H (2007) Deutsche Version der Confusion Assessment Method (CAM) zur Diagnose eines Delirs. Psychosom Konsiliarpsychiatr 1: 224–228.

Borson S, Scanlan J, Brush M et al. (2000) The Mini-Cog: a cognitive ´vital signs´ measure for dementia screening in multi-lingual elderly. Int J Geriatr Psychiatry 15: 1021–1027.

Buswell M, Lumbard P, Prothero L et al. (2016) Unplanned, urgent and emergency care: what are the roles that EMS plays in providing for older people with dementia? An integrative review of policy, professional recommendations and evidence. Emerg Med J 33: 61–70.

Clevenger CK, Chu TA, Yang Z et al. (2012) Clinical Care of Persons with Dementia in the Emergency Department: A Review of the Literature and Agenda for Research. J Am Geriatr Soc 60: 1742–1748.
Desy PM, Prohaska TR (2008) The Geriatric Emergency Nursing Education (GENE) course: An evaluation. J Emerg Nurs 34: 396–402.
Dyer AH, Briggs R, Nabeel S et al. (2017) The Abbreviated Mental Test 4 for cognitive screening of older adults presenting to the Emergency Department. Eur J Emerg Med 24(6): 417–422.
Ely EW, Inouye SK, Bernard GR et al. (2001) Delirium in mechanically ventilated patients: validity and reliability of the confusion assessment method for the intensive care unit (CAM-ICU). JAMA 286(21): 2703–2710.
Evans R, McGovern R, Birch J et al. (2014) Which extended paramedic skills are making an impact in emergency care and can be related to the UK paramedic system? A systematic review of the literature. Emerg Med J 31: 594–603.
Folstein MF, Folstein SE, McHugh PR (1975) Mini-mental state. A practical method for grading the cognitive state of patients for the clinician. J Psychiatr Res 3: 189–198.
Gaudreau JD, Gagnon P, Harel F et al. (2005) Fast, systematic, and continuous delirium assessment in hospitalized patients: the nursing delirium screening scale. J Pain Symptom Manage 29: 368–375.
Gerson LW, Counsell SR, Fontanarosa PB et al. (1994) Case finding for cognitive impairment in elderly emergency department patients. Ann Emerg Med 23: 813–817.
Hirschman KB, Paik HH, Pines JM et al. (2011) Cognitive Impairment among Older Adults in the Emergency Department. Western Journal of Emergency Medicine 12 (1): 56–62.
Hodkinson HM (1972) Evaluation of a mental test score for assessment of mental impairment in the elderly. Age Ageing 1: 233–238.
Hustey FM, Meldon SW (2002) The prevalence and documentation of impaired mental status in elderly emergency department patients. Ann Emerg Med 39(3): 248–53.
Inouye SK, van Dyck CH, Alessi CA et al. (1990) Clarifying confusion: the confusion assessment method. A new method for detection of delirium. Ann Intern Med 113 (12): 941–948.
Linstedt U, Berkau A, Meyer O et al. (2002) Ein kurzer mentaler Test zur Erfassung eines postoperativen Delirs. Anästhesiol Intensivmed Notfallmed Schmerzther 37 (4): 205–208.
Locke T, Keat S, Tate M et al. (2013) Assessing the performance of the four question abbreviated mental test in the acute geriatric setting. Acute Med 12(1): 13–17.
Lord B (2009) Paramedic assessment of pain in the cognitively impaired adult patient. BMC Emerg Med 9: 20.
Messer B (2004) »Pflegeplanung für Menschen mit Demenz«, Schlütersche.
Mitchell SL, Teno JM, Kiely DK et al. (2009) The clinical course of advanced dementia. N Engl J Med 361(16): 1529–38.
Nasreddine ZS, Phillips NA, Bédirian V et al. (2005) The Montreal Cognitive Assessment, MoCA: a brief screening tool for mild cognitive impairment. J Am Geriatr Soc 4: 695–699.
Natalwala A, Potluri R, Uppal H et al. (2008) Reasons for hospital admissions in dementia patients in Birmingham, UK, during 2002 – 2007. Dement Geriatr Cogn Disord 26: 499–505.
Naughton BJ, Moran MB, Kadah H et al. (1995) Delirium and other cognitive impairment in older adults in an emergency department. Ann Emerg Med 25: 751–755.
Neitzke G, Böll B, Burchardi H et al. (2017) Dokumentation der Therapiebegrenzung. Empfehlung der Sektion Ethik der Deutschen Interdisziplinären Vereinigung für Intensiv- und Notfallmedizin (DIVI) unter Mitarbeit der Sektion Ethik der Deutschen Gesellschaft für Internistische Intensivmedizin und Notfallmedizin (DGIIN). Med Klin Intensivmed Notfmed DOI 10.1007/s00063-017-0321-x.
Okereke U (2011) CLAHRC-CP Fellowship Report.

Phelan EA, Borson S, Grothaus L et al. (2012) Association of incident dementia with hospitalizations. JAMA 307: 165–172.
Schmidt TA, Atcheson R, Federiuk C et al. (2001) Hospital follow-up of patients categorized as not needing an ambulance using a set of emergency medical technician protocols. Prehosp Emerg Care 5: 366–70.
Schuurmans MJ, Shortridge-Baggett LM, Duursma SA (2003) The Delirium Observation Screening Scale: a screening instrument for delirium. Res Theory Nurs Pract 17: 31–50.
Shah MN, Jones CMC, Richardson TM et al. (2011) Prevalence of depression and cognitive impairment in older adult emergency medical services patients. Prehosp Emerg Care 15: 4–12.
Shulman KI, Shedletsky R, Silver IL (1986) The challenge of time: clock-drawing and cognitive function in the elderly. Int J Geriatr Psychiatry 1: 135–140.
Swain DG, O'Brien AG, Nightingale PG (2000) Cognitive assessment in elderly patients admitted to hospital: the relationship between the shortened version of the AMT and the AMT and MMSE. Clinical Rehabilitation 14: 608–610.
Temple BA, Krishnan P, O´Connell B et al. (2017) Emergency department interventions for persons with dementia presenting with ambulatory care-sensitive conditions: a scoping review protocol. JBI Database System Rev Implement Rep 15(2): 196–201.
UK Department of Health (2007) Urgent care pathways for older people with complex needs – Best Practice Guidance.
Warden V, Hurley AC, Volicer L (2003) Development and Psychometric Evaluation of the Pain Assessment in Advanced Dementia (PAINAD) Scale. J Am Med Dir Assoc 4: 9–15.
Watson YI, Arfken CL, Birge SJ (1993) Clock completion: an objective screening test for dementia. J Am Geriatr Soc 41: 1235–1240.
Wilber ST, Lofgren SD, Mager TG, Blanda M, Gerson RW (2005) An evaluation of two screening tools for cognitive impairment in older Emergency Department patients. Acad Emerg Med 12: 612–616.

3.2 Delirprävention – damit es nicht (noch) schlimmer wird

Christine Thomas und Sarah Weller

3.2.1 Zusammenfassung

Delirien gelten mit einer settingbezogenen Prävalenz von bis zu 83 % nicht nur als eines der häufigsten, sondern zugleich auch als eines der folgenschwersten Störungsbilder. Neben oft im Alter auftretenden Risikofaktoren wie Demenzerkrankungen begünstigen krankenhausassoziierte Risiken das Entstehen eines Deliriums wesentlich. Durch die Umsetzung eines evidenzbasierten und multimodalen Interventionsbündels kann das Delirrisiko wesentlich gesenkt werden. Pflegerische Maßnahmen wie Mobilisation, die Förderung einer ausreichenden Nahrungs- und Flüssigkeitszufuhr, kognitive Aktivierung, der Ausgleich sensorischer Einschränkungen, die Förderung von Orientierung sowie die Unterstützung eines gesunden

Schlafverhaltens gelten dabei als zentrales *Pars pro toto* in der Delirprävention. Da medikamentöse Ansätze nach wie vor in ihrer Effektivität umstritten sind und einzelne Wirkstoffe lediglich regulierend eingreifen und die Delirschwelle anheben können, gelten sie als Intervention der zweiten Wahl. Bislang existieren nur wenige Best-Practice-Ansätze in der Delirprävention. Voraussetzung für diese ist ein standardisiertes Delirmanagement, das bei einer leitlinienkonformen Prävention, Früherkennung und -behandlung ansetzt, ein standardisiertes Interventionsschema festlegt und neben der interdisziplinären Zusammenarbeit auf der Edukation aller am Behandlungsprozess Beteiligten basiert.

3.2.2 Epidemiologischer Hintergrund des Delirs

Delirprävalenz = alters- und kontextabhängig

Delirien zählen zu den häufigsten Störungsbildern von älteren, insbesondere an Demenz erkrankten Menschen. Obwohl die Prävalenzraten in der Fachliteratur je nach Studiendesign und Erhebungskontext stark variieren, wird eine Alters- und Kontextgebundenheit offenkundig. Während die Auftretenswahrscheinlichkeit eines Delirs in der erwachsenen Normalbevölkerung bei 1–2 % liegt, steigt diese Rate ab einem Alter von 70 Jahren exponentiell an und liegt bei den ≥ 85-Jährigen bereits bei 14 %. Mit bis zu 22 % nochmals deutlich höher liegt die Delirprävalenz bei älteren Menschen mit einer Demenzerkrankung und erreicht bis zu 59 % bei langzeitinstitutionalisierten Älteren.

Höchste Inzidenz im Intensiv- und Palliativbereich

Mit Blick auf das Setting Krankenhaus zeigt sich, dass bereits bei der Aufnahme 10–31 % der älteren Patienten delirant sind (Siddiqi et al. 2006). In der Notaufnahme gilt das subsyndromal verlaufende hypoaktive Delir, das 75 % aller Delirerkrankungen in diesem Bereich ausmacht, sogar als das am häufigsten übersehene Krankheitsbild bei älteren Patienten. Während des stationären Aufenthalts liegt die Delirinzidenz bei älteren Patienten zwischen 3–29 % (Siddiqi et al. 2006). Die höchste Inzidenz findet sich dabei im Intensiv- und Palliativbereich sowie in der postoperativen Versorgung. Auf der Intensivstation werden Delirraten von 50 % bei nicht beatmeten und 80 % bei beatmeten älteren Patienten erreicht, in der Palliativmedizin weisen sogar bis zu 83 % aller Patienten ein Delir mit meist hypoaktiver Ausprägung auf. Postoperativ manifestiert sich bei 15–53 % der älteren Patienten eine Delirsymptomatik (Agostini und Inouye 2003), die erheblich von den Umständen der jeweiligen Operation abhängt. Während bei Elektiveingriffen die Rate bei 3,6–28,3 % liegt, ist sie in Notfallsituationen (z. B. mit bis zu 53 % bei Hüftfrakturen) deutlich höher (Bruce et al. 2007). Auch in der Kardiochirurgie entwickelt mit 10–50 % eine Vielzahl der Patienten ein Delir.

Trotz dieser Studien gilt die Delirprävalenz jedoch weiterhin als unterschätzt, da die meisten Studien Patienten exkludieren, die nicht kommunizieren können oder eine Demenz aufweisen – gerade also Patienten mit einer erhöhten Vulnerabilität für ein Delir (Thomas 2016a). Dabei besteht Konsens darüber, dass bei Patienten mit einer vorbestehenden kognitiven

Einschränkung der Verlauf einer deliranten Entwicklung durchschnittlich länger und schwerer ist.

Ein Delir zieht bei älteren Patienten meist eine Kaskade an schwerwiegenden Folgen nach sich: Das Risiko für akute Komplikationsraten wie vermehrte Sturzereignisse, das Auftreten von Dekubiti oder eine Verschlechterung vorbestehender Inkontinenz ist 2,3-fach erhöht (Nydahl und Papengut 2010) und korreliert in den meisten Fällen mit einer längeren stationären Verweildauer und einer erhöhten Wiederaufnahmerate ins Krankenhaus. Die Folgen eines Delirs reichen jedoch für die Betroffenen meist weit über ihren Krankenhausaufenthalt hinaus (Singler und Thomas 2017): Mit 33,4 % ist nicht nur das Risiko einer funktionellen Verschlechterung bis hin zu einem erhöhten Pflegebedarf mit Unterbringung in einer Langzeitpflegeeinrichtung deutlich erhöht, auch die Mortalität steigt in Abhängigkeit der Delirdauer mit 35–40 % innerhalb eines Jahres stark an.

Kognitive Dysfunktionen als schwerwiegendste Folge

Darüber hinaus prädisponiert ein Delir auch für persistierende kognitive Defizite sowie ein erhöhtes Risiko für einen weiteren kognitiven Leistungsabbau bzw. das Entstehen von Demenzerkrankungen. Die Wahrscheinlichkeit für die Entwicklung einer Demenz liegt bei Hochbetagten mit Delir bei 65 %, die jährliche Inzidenzrate bei 18,1 %. Bei Intensivpatienten wiesen 72 % der deliranten Patienten drei Monate nach ihrem Delir kognitive Defizite auf, die zwölf Monate später bei fast allen Betroffenen noch immer präsent sind. Bei 62 % bzw. 36 % (zwölf Monate) der Betroffenen handelt es sich dabei sogar um schwere Beeinträchtigungen (Girard et al. 2010). Die Mehrheit der Patienten kann ihr prämorbides kognitives Leistungsniveau nicht mehr erreichen.

3.2.3 Risikofaktoren des Delirs

Delirprophylaxe erfordert Identifikation modifizierbarer Risikofaktoren

Gerade ältere Menschen bringen bei ihrer stationären Krankenhausaufnahme nicht nur zahlreiche individuelle Risikofaktoren mit, sie sind gerade in diesem Setting auch besonders vielen Noxen ausgesetzt, die eine delirante Entwicklung auslösen können. Hierzu zählen etwa eine fremde Umgebung, Immobilisation, akute Infektionen, Blutverlust, Schlafdeprivation, Intensivpflichtigkeit oder ein chirurgischer Eingriff. Insgesamt liegen der Entwicklung eines Delirs mehr als 100 verschiedene Risikofaktoren und Auslöser zugrunde (Trzepacz und Meagher 2008). Je mehr Risikofaktoren vorliegen und je vulnerabler ein Patient ist, desto weniger bzw. schwächere Noxen können zu einem Delir führen. Zumeist lösen multiple Faktoren ein Delir aus. Es ist daher wichtig, entsprechende Risikofaktoren zu kennen, um Patienten mit hohem Delirrisiko und ungünstiger Prognose zu identifizieren und derlirprophylaktisch intervenieren zu können. Wichtig ist es dabei, die modifizierbaren Faktoren (z. B. bestehende Medikation) von den nicht beeinflussbaren (z. B. zerebrale Schädigungen) zu unterscheiden. Im Folgenden werden die wichtigsten Risikofaktoren kurz erläutert.

3.2.3.1 Höheres Lebensalter

Obwohl der Zusammenhang zwischen einem Delir und zunehmendem Lebensalter offenkundig ist, gibt es kaum Studien, die das Ausmaß des Alters unabhängig von alterskorrelierenden Faktoren (z. B. sensorische Einschränkungen) untersuchen. Die Alterskorrelation des Delirs ist dennoch durch die Kumulation normaler altersbedingter Veränderung auf physischer und psychischer Ebene erklärbar, die eine Störung des homöostatischen Gleichgewichts begünstigen. Diverse Alterungsprozesse führen zu einer Reduktion der Reservekapazität der Organe und ziehen so frühzeitiger als in jüngeren Lebensjahren klinisch und neurophysiologisch messbare Veränderungen der Hirnfunktion nach sich. Zudem verringert sich mit zunehmendem Alter die Akkommodations- und Erholungsfähigkeit von physiologischen Verletzungen. Belastungen der zerebralen Funktionalität (z. B. Schlafdeprivation) sind weniger gut kompensierbar und begünstigen in Folge eine delirante Entwicklung. Zusätzlich zu den normalen Alterungsprozessen entstehen mit zunehmendem Alter pathologische Veränderungen wie eine höhere Multimorbidität sowie zunehmende Prävalenz neurodegenerativer und vaskulärer Erkrankungen (Thomas 2016a). Neben diesen reduzieren auch belastende Lebensereignisse auf der psychosozialen Ebene (z. B. Pflege oder Tod einer nahestehenden Person) die Ressourcen eines Menschen und damit seine Anpassungsfähigkeit. Vor allem in ihrem Zusammenwirken führen diese Veränderungen dazu, dass bei Abnahme eigener Ressourcen und Zunahme individueller Vulnerabilität bereits geringere Störfaktoren ausreichen, um eine delirante Entwicklung auszulösen.

3.2.3.2 Neurodegenerative Erkrankungen/Demenzen

Vielschichtige Zusammenhänge zwischen Demenz und Delir

In der aktuellen Debatte werden im Wesentlichen drei mögliche Zusammenhänge zwischen einem deliranten Syndrom und der Entwicklung kognitiver Dysfunktionen angenommen. Zum einen gilt das Vorliegen von Demenzerkrankungen als wesentlicher Risikofaktor für die Entstehung eines Delirs. Der Schweregrad der Demenz fungiert dabei als unabhängiger Prognosefaktor. Alle neurodegenerativen Demenzformen weisen einen Abbau und Funktionsverlust der zerebralen cholinergen Innervation auf. Bei der Alzheimerdemenz verursachen die Beta-Amyloid-Ablagerungen zusätzlich nicht nur weitreichende Veränderungen der muskarinergen und nikotinergen Acetylcholin-Rezeptoren, auch trophische Signalstörungen sowie Veränderungen in der Verfügbarkeit des Acetylcholins in der Synapse verstärken den Nervenzellenabbau (Thomas 2016a). In Folge ist die Reservekapazität des Gehirns stark reduziert und der Patient damit vulnerabel für eine Delirentwicklung. Das Delir gilt daher als eine häufige Komplikation von Demenzerkrankungen. Gleichzeitig wird das Delir auch als Indikator für eine (bislang klinisch unentdeckte) Demenz diskutiert, da es bereits vorhandene, noch kompensierte kognitive Defizite demaskiert und alltagsrelevant werden lässt. Zusätzlich begünstigt das Delir selbst durch die Schädigung von Nervenzellen und deren Vernetzung eine demenzielle Entwicklung und die Progression einer vorbestehenden Demenz (Singler und Thomas 2017). Eine dritte Theorie besteht darin, Delir und Demenz als alternative Erscheinungsformen desselben zugrunde liegenden Krankheitsprozesses zu betrachten.

Auch andere Hirnerkrankungen – wie etwa ein Schädel-Hirn-Trauma – oder das Vorliegen von Gefäßrisikofakoren oder vaskulären Enzephalopathien führen zu einer Einschränkung der cholinergen Transmission und bedingen so eine erhöhte Vulnerabilität für ein Delir (Thomas 2016b).

3.2.3.3 Psychiatrische Erkrankungen

Bei den psychiatrischen Störungen führen vor allem substanzbedingte Erkrankungen und hier primär der schädliche Gebrauch bzw. die Abhängigkeit von Alkohol und Benzodiazepinen, seltener der Gebrauch von Kokain, Amphetaminen und Opioiden, zu einem erhöhten Delirrisiko. Das durch die starke Verleugnungstendenz dieser Erkrankungen bedingte Informationsdefizit führt im Krankenhaus durch das oft unwissentliche und abrupte Absetzen dieser Substanzen zu einem weiteren Risikofaktor für eine delirante Entwicklung (Thomas 2016a).

Auch depressive Störungen begünstigen durch damit verbundene kognitive Symptome und die Vielzahl an Antidepressiva mit starken anticholinergen Effekten (z. B. Opipramol oder ältere trizyklische Substanzen wie Amitriptylin) ein Delir. Zugrunde liegende Wirkmechanismen sind dabei das stressbedingte Entstehen eines Hyperarousals, Cortisolerhöhungen sowie die neuroinflammatorische Hypothese der schweren depressiven Episode

Als unabhängige Delirrisikofaktoren gelten auch sämtliche Schlafstörungen (z. B. eine chronische Schlafdauerverkürzung, eine reduzierte Schlafeffizienz oder akute Schlaf-Wach-Rhythmus-Störungen) (Todd et al. 2017). Im Krankenhaus werden diese vor allem durch Umgebungsgeräusche, Schmerzen, Medikamente oder künstliche Beatmung begünstigt. Vor allem im Intensivbereich kommen Patienten selten in den REM-Schlaf und versäumen dadurch eine physiologische und immunologische Erholung. Auch Sedierungen hemmen den physiologischen Zyklus des Schlafs. Alpträume und Neurotransmitterschwankungen gelten als delirauslösend. Zusätzlich wird die Vulnerabilität durch einen Verlust des Zeitgefühls verstärkt, der etwa Folge falscher Beleuchtung und mangelnder Aktivität ist.

3.2.3.4 Chronische Erkrankungen und Multimorbidität

Multimorbidität steigt mit dem Lebensalter

Mit zunehmendem Lebensalter steigt nicht nur die Wahrscheinlichkeit für chronische Erkrankungen und Multimorbidität, gleichzeitig wächst auch deren Komplexität. 71,9 % der 65–74-Jährigen weisen zwei und mehr chronische Erkrankungen auf, ab 75 Jahren steigt dieser Anteil auf 78 %. Bei 23,5 % bzw. 30,3 % in dieser Altersgruppe sind sogar ≥ fünf chronische Erkrankungen manifest (Fuchs et al. 2012). Eine Summe von mehr als fünf Erkrankungen gilt dabei als erheblicher Risikofaktor für ein Delir. Die sechs häufigsten Erkrankungen bei älteren Menschen stellen hierbei Gelenk- und Herzerkrankungen, Sehbehinderungen, Krankheiten der Blutgefäße sowie Hirngefäß- und Stoffwechselerkrankungen dar. Chronische Erkrankungen führen zu einer Verringerung von körperlichen und kognitiven Funktionsreserven mit häufig damit einhergehenden dauerhaften Einschränkungen in den Alltagsaktivitäten sowie Pflegebedürftigkeit (Nöthen und Böhm 2009).

3.2.3.5 Geriatrische Syndrome

Im Rahmen der Mehrfacherkrankungen sind bei älteren Menschen häufig Komorbiditäten zu finden, die unter dem Terminus der vier »I-Syndrome« oder »Giganten« summiert werden (Richter et al. 2016).

Alle »geriatrischen Giganten« weisen delirogenes Potenzial auf

Zu den »Geriatrischen Giganten« zählen

- Intellektueller Abbau
- Inkontinenz
- Immobilität
- Instabilität

Das Hauptrisiko der Komorbidität ergibt sich aus der Schwere der einzelnen Erkrankungen und ihren Kombinationen (Ahmed et al. 2014). Neben dem intellektuellen Abbau zählt zu diesen Giganten die Inkontinenz, von der 25 % bei den 60–80-Jährigen und 30 % der über 80-Jährigen betroffen sind und die oftmals zu Einbußen auf der Partizipationsebene führt (Jünemann 2002). Diese werden oftmals durch Immobilität verstärkt, die bei Älteren häufig in Folge von Operationen begünstigt wird. Jüngere Menschen verlieren beispielsweise nach 10-tägiger Immobilität 10 % ihrer Beinmuskelmasse, bei älteren Patienten vollzieht sich dieser Abbau bereits nach zwei Tagen (Kortebein et al. 2007). Der Mangel an körperlicher Bewegung führt zudem zu einer Verarmung an propriozeptiven Reizen und begünstigt aufgrund der damit verbundenen Entdifferenzierung und Nivellierung der Eigenwahrnehmung eine Störung des Körperschemas. Diese Fehlwahrnehmung wird oft durch weitere unter dem Begriff der Instabilität gefasste Beeinträchtigungen wie vegetative Regulationsstörungen, schwankende Blutzuckerwerte, ein unsicherer Gang, Osteoporose oder Herzrhythmusstörungen zusätzlich verstärkt und fördert so die Entstehung eines Delirs.

Ergänzt werden diese »geriatrischen Giganten« durch weitere häufig anzutreffende »*I-Syndrome*« wie »*I*mpaired eyes and ears«, *I*solation, *I*mmundefizit und *I*nsomnia, die sich oftmals gegenseitig bedingen, jeweils aber auch für sich allein einen Hochrisikofaktor für ein Delir darstellen. Die meist polymodalen sensorischen Einschränkungen tragen nicht nur wesentlich dazu bei, dass Außenreize fehlinterpretiert werden, sie führen oftmals auch per se zu einer reduzierten situativen, räumlichen und zeitlichen Orientierungsfähigkeit und zu sozialer Isolation. Als besonders prädisponierend für ein Delir gelten auch Schmerzen. Schmerzbedingte Delirien können hierbei über inflammatorische oder stressvermittelte Mechanismen sowie durch eine chronisch eingeschränkte Nierenfunktion unter einer längerfristigen Einnahme nicht steroidaler Antiphlogistika vermittelt sein (Thomas 2016a).

3.2.3.6 Medikation und Polypharmazie

11–30 % der Delirien bei Älteren sind arzneimittelinduziert

Im Alter verändert sich nicht nur die Pharmakokinetik, sondern auch die Pharmakodynamik, so dass eine Vielzahl an häufig verschriebenen Medikamenten potenziell inadäquat wird. Auch führt die Kombination mehrerer Medikamente zu einer unkontrollierbaren Summe an Neben- und Wechselwirkungen, die als Risiko für ein Delir gelten. Durchschnittlich erhalten ältere Patienten 3,6 Arzneimittel/Tag, Personen über 80 Jahren sogar zu 50 % mehr als fünf Medikamente (Thürmann et al. 2012). Es ist davon auszugehen, dass bei etwa 11–30 % der deliranten Älteren ein arzneimittelinduziertes Delir vorliegt (Cole 2004). Vor allem Substanzen, die die Blut-Hirn-Schranke überwinden und in den Neurotransmitterstoffwechsel eingreifen, können Delirien auslösen. Zu nennen sind hier unter anderem Anticholinergika (z. B. Parkinsontherapeutika, ältere Antiasthmatika, Urologika und Antihistaminika) sowie Psychopharmaka mit anticholinerger Nebenwirkung (z. B. trizyklische Antidepressiva, Neuroleptika, ältere niedrigpotente Antipsychotika) (Kornhuber und Weih 2010). Nicht nur die Menge der anticholinerg wirksamen Substanz korreliert dabei mit der Schwere einer deliranten Entwicklung (Turnheim 1998), auch das Zusammenwirken verschiedener anticholinerger Medikamente scheint hinsichtlich ihres delirogenen Potenzials besonders bedeutsam zu sein (Benoit et al. 2003). Neben Benzodiazepinen tragen auch Non-Opioid- und Opioid-Schmerzmittel zur Polypharmazie und zum Delirrisiko bei – wobei jedoch immer auch beachtet werden muss, dass unbehandelte Schmerzen ebenso zu einem Delir führen können. Gerade im Krankenhaussetting scheint sich auch eine ständige Sedierung ungünstig auf die Delirrate auszuwirken – wobei hier allerdings noch ungeklärt ist, ob dies auf eine delirogene Wirkung der Sedativa oder fehlende Reorientierungsmöglichkeiten zurückzuführen ist (Devlin et al. 2013).

3.2.4 Bausteine der Delirprävention

Zu einer erfolgreichen Delirprävention gehört die Umsetzung evidenzbasierter und multimodaler Interventionen (Hshieh et al. 2015), von denen in den folgenden Unterkapiteln die wichtigsten kurz dargestellt werden sollen.

Nicht medikamentöse Maßnahmen haben dabei in ihrem Zusammenspiel die größte Evidenz und Vorrang vor medikamentösen Prophylaxestrategien, da es für diese nach wie vor keine einheitlichen Empfehlungen gibt (Savaskan et al. 2016). Eine wirksame Delirprävention setzt nicht nur eine umfassende Schulung und praktische Anleitung von Mitarbeitenden voraus, sondern erfordert zugleich auch eine standardisierte interdisziplinäre Zusammenarbeit der verschiedenen am Behandlungsprozess beteiligten Personen, da nur so Risikofaktoren frühzeitig erkannt und im Stationsalltag präveniert werden können.

3.2.4.1 Ermittlung und Dokumentation von Risikofaktoren

Früherkennungs- und Managementprotokolle halbieren die Delirprävalenz

Zunächst ist es wichtig, Risikofaktoren zu erkennen, zu dokumentieren und mit Präventionsmaßnahmen zu versehen. Einschlägige Erhebungen zeigen, dass die Implementierung eines Früherkennungs- und Managementprotokolls die Delirprävalenz halbieren und die Krankenhausverweildauer um rund dreieinhalb Tage reduzieren kann (Naughton et al. 2005). Die Identifikation der Risikofaktoren sollte zwar in erster Linie in der Kompetenz der Pflegenden liegen, da diese vor allem bei Umsetzung eines Bezugspflegesystems die höchste Kontakthäufigkeit mit den Patienten aufweisen, sie sollte jedoch ärztlicherseits durch Labor- und Medikamentenkontrolle unterstützt werden. Da die Behandlung von Patienten multiprofessionell und arbeitsteilig erfolgt, ist eine ausführliche Dokumentation von Risikofaktoren und der durchgeführten Interventionsmaßnahmen wichtig, um das gesamte Behandlungsteam über den Patientenstatus zu informieren.

Die Richtlinie des National Institute Health and Care Excellence (2010) empfiehlt vier Faktoren, um Risikopatienten zu identifizieren: ein Alter ≥ 65 Jahre, eine aktuelle/zurückliegende kognitive Einschränkung, eine Hüftfraktur sowie eine schwere Erkrankung. Weitere Risiken wie Immobilität sollten jedoch auch mitbedacht und entsprechend berücksichtigt werden.

Nicht bei allen Patienten sind jedoch sämtliche Risikofaktoren bei Krankenhauseintritt offenkundig. Der GHoSt-Studie zufolge sind etwa zwei Drittel der Demenzerkrankungen dato nicht diagnostiziert, so dass Experten kurze kognitive Screeningtests wie den 6CIT anraten, um auch leichte demenzielle Störungen zuverlässig identifizieren zu können (Robert Bosch Stiftung 2016). Ein weiteres Beispiel für die Identifikation eines Hochrisikofaktors stellt die Überprüfung verordneter Medikamente dar. Ein entsprechendes Instrument hierfür, das nicht nur 83 potenziell für Ältere inadäquate Arzneistoffe enthält, sondern zugleich alternative Empfehlungen gibt, stellt die PRISCUS-Liste dar.

3.2.4.2 Orientierungsmaßnahmen und Umgebungsgestaltung

Ein Konglomerat altersabhängiger intrapersonaler Prozesse (z. B. Abnahme der fluiden Intelligenz) erschwert älteren Menschen die Adaptation an veränderte Situationen. Krankenhausassoziierte Maßnahmen (z. B. Anästhesie) verstärken diese zusätzlich. Zur Unterstützung der (Re-)Orientierung reduziert ein klarer Kommunikationsstil gegenüber dem Patienten unter Vermeidung eines Fachjargons delirbegünstigende Faktoren wie die Entwicklung von Wahnideen. Stationsmitarbeitende sollten sich vor Beginn einer Behandlungsmaßnahme immer kurz vorstellen, das weitere Vorgehen erläutern und mehrmals täglich situationsorientiert auf die Tageszeit, den Tag und momentanen Ort aufmerksam machen. Die Förderung der personalen Orientierung kann durch mehrmals tägliche direkte Ansprache des Patienten mit seinem Namen, aber auch durch die Ausstattung des Krankenzimmers mit persönlichen Gegenständen in Sicht- und Reichweite erfolgen. Weitere Orientierungshilfen können etwa in Form einer großen Uhr mit Zahlen, eines Kalenders in Augenhöhe, einer kurzen Information zu Klinik und Station sowie einer eindeutigen Kennzeichnung von Bett, Nachttisch oder Schrank mit Namen, Farben oder Bildern erfolgen. Vor allem für stark kognitiv eingeschränkte Patienten unterstützt etwa die Kennzeichnung der Toilette mit einem Piktogramm wesentlich die Orientierung. Vgl. zu weiteren Gestaltungsmöglichkeiten auch Kapitel 2.1 zur Architektur und Raumgestaltung (▸ Kap. 2.1).

3.2.4.3 Mobilisation und Vermeidung von Bewegungseinschränkungen

Bereits ab dem 45. Lebensjahr kommt es progredient zu altersassoziierten Veränderungen des Bewegungsapparates, die oft in eine beeinträchtigte Bewegungsfähigkeit münden. Nicht nur Knochenmasse und Muskelkraft nehmen ab, auch die Wahrscheinlichkeit degenerativer Gelenkveränderungen durch Verschleißerscheinungen nimmt zu. Ferner treten vermehrt entzündliche Erkrankungen an Skelett und Gelenken auf. Zahlreiche Krankenhausbehandlungen (z. B. Operationen) beeinträchtigen die Mobilität durch postoperative Folgen (z. B. Schmerzen, Bettruhe) zusätzlich.

Individualisierte mobilitätsfördernde Interventionen können dabei das Delirrisiko deutlich senken, sofern sie so früh wie möglich einsetzen und regelmäßig durchgeführt werden. Häufigere und kürzere Interventionen sind dabei längeren Mobilisationen vorzuziehen. Bewegungseinschränkende Hilfsmittel (z. B. Drainagen, Blasenkatheter, Infusionsschläuche) müssen sobald wie möglich entfernt (Inouye 2004) und Fixierungen durch Bettgitter, Gurte oder Stecktische weitestgehend vermieden werden. Es sollten gezielte Bewegungsübungen unter Einbezug von Physiotherapeuten, aber auch in Anleitung von Angehörigen oder Laienhelfern angeboten werden. Möglich sind auch kurze begleitete Spaziergänge oder die Teilnahme an Beschäftigungsangeboten. Die Eigenmotivation zu Bewegungssequenzen kann wesentlich über Anreize zum Verlassen des Patientenzimmers geschaffen werden (z. B. wechselnde Ausstellungen auf den Fluren, erreichbare Patientencafés, Anleitungen zu Fitnessübungen, die im Flurbereich angebracht sind). Auch bei Patienten, die das Bett nicht verlassen können, sollte körperliche Aktivität im Sitzen oder Liegen unterstützt werden (Ministerium für Gesundheit, Emanzipation, Pflege und Alter des Landes Nordrhein-Westfalen 2012).

3.2.4.4 Förderung der Nahrungs- und Flüssigkeitszufuhr

Altersassoziierte Faktoren (z. B. ein reduzierter Geruchs- und Geschmackssinn, ein vermindertes Durstgefühl sowie Demenzerkrankungen) erhöhen mit steigendem Alter das Risiko für Malnutrition und Exsikkose. In Krankenhäusern sind bis zu zwei Dritteln der älteren Patienten davon betroffen. Die DGEM-Leitlinie »*Klinische Ernährung in der Geriatrie*« empfiehlt daher, dass »Ernährungsmaßnahmen [...] bei geriatrischen Patienten mit Delir oder mit Risiko für Delir und ungenügender Nahrungsaufnahme ergriffen werden [sollen], um Mangelernährung und Dehydration zu vermeiden und dadurch Inzidenz, Dauer und Komplikationen des Delirs zu reduzieren« (Volkert et al. 2013, S. e17). Dass spezifische Maßnahmen zur Sicherung der Ernährung und Hydration bei älteren Patienten eine im Vergleich zur Standardversorgung signifikant reduzierte Delirinzidenz während des stationären Aufenthaltes bewirken, konnte in zahlreichen Studien belegt werden. Zu diesen zählen unter anderem die Verwendung farbiger Unterlagen unter dem Teller (z. B. Serviette), um durch den Kontrast den Teller besser hervorzuheben, sowie die Vermeidung der Nahrungsaufnahme im Bett, da vor allem Demenzerkrankte dieses Setting nicht mit der Aufnahme von Mahlzeiten verbinden. Die Kontrolle ausreichender Flüssigkeitsaufnahme kann in Form einer Teekaraffe auf dem Tisch mit Flüssigkeitsspiegel-Hinweis oder mittels Notierung des Anbruchdatums auf der Flasche erfolgen. Farbige Getränke haben dabei den Vorteil, dass die Restmenge deutlich sichtbar ist. Auch die ungestörte, in Gemeinschaft erfolgende Einnahme der Mahlzeit fördert die Mengenaufnahme von Nahrungsmitteln und Getränken (Gurlit 2008; Ministerium für Gesundheit, Emanzipation, Pflege und Alter des Landes Nordrhein-Westfalen 2012). Spezifische Regelungen zur Ernährung im präoperativen Kontext sind in Kapitel 3.5.1 OP enthalten (▸ Kap. 3.5.1). Das Kapitel 3.6 befasst sich umfassend mit der Ernährung bei Menschen mit Demenz (▸ Kap. 3.6).

Zahlreiche Maßnahmen sind ohne Mehrkosten umsetzbar

3.2.4.5 Emotionale Entlastung

Da die Mehrheit der Älteren als Notfall ins Krankenhaus kommt, ist dieses Setting einerseits zwar mit Hoffnung auf Genesung verbunden, löst aber andererseits vor allem bei Menschen mit kognitiven Einschränkungen Stress, Unsicherheit und Ängste aus. Als essenziell für eine effektive Delirprävention gelten daher Interventionen, die emotionale Entlastung ermöglichen (NICE 2010). Zu diesen zählen etwa Kommunikationsformen, die sowohl orientierend als auch stressreduzierend wirken. Neben deeskalierenden und einfühlsamen Gesprächstechniken (z. B. »aktives Zuhören«)

empfiehlt es sich, negative Trigger (z. B. Begriffe wie »Kanüle«) oder auch eine Ansprache von »oben herab« zu vermeiden. Da sich ein Patient während einer deliranten Phase oftmals fremd, beunruhigt oder bedroht fühlt, ist es gut, mit ihm über diese Erfahrung zu sprechen. Da sich viele Patienten auch nach einer deliranten Phase an für sie oft peinliche Details erinnern können, sollten ihnen durch Empathie und Verständnis emotionale Entlastung ermöglicht werden.

3.2.4.6 Tagesstrukturierung mit Bedürfnisorientierung

Krankenhausroutinen sind für Ältere dysfunktional

Der gewöhnliche Tagesablauf Älterer ist geprägt durch zahlreiche Sicherheit vermittelnde Routinen. Im Widerspruch hierzu drängen die funktionalen Strukturen des Krankenhauses den Patienten in eine passive Rolle. Er muss lange Wartezeiten und spontane Ortswechsel in Kauf nehmen, wird in seiner Privatsphäre durch Mitpatienten oder die Intimsphäre verletzende Prozeduren beschnitten (z. B. Tragen eines Flügelhemds).

Das Best-Practice *Prevention of Delirium-Programme* (*POD*) belegt, dass diese Standard-Gegebenheiten durch die Orientierung an individuellen Bedürfnissen und Gewohnheiten ersetzt werden müssen, um Delirien vorzubeugen. Die Effektivität dieses Programms basiert auf einem Maßnahmenbündel, in dessen Fokus die Bedarfsorientierung des Patienten und eine daran ausgerichtete Betreuung mit ganzheitlichem Ansatz steht. Neben pflegerisch-medizinischen Maßnahmen (z. B. Medikamentenmanagement) werden von Ehrenamtlichen oder Pflegekräften individualisierte Maßnahmen angeboten (z. B. Mobilisierung, Hilfe bei den Mahlzeiten). Ebenso führen Ehrenamtliche oder Angehörige angeleitet pflegeergänzende Maßnahmen durch (z. B. soziale und kognitive Aktivitäten). Die Übernahme vertrauter Tagesstrukturen in den Stationsalltag ist oft auch ohne wesentlichen Mehraufwand möglich. Nicht nur die morgendliche Körperpflege oder das Anbieten von Mahlzeiten kann beispielsweise zu vertrauten Zeiten und ohne Unterbrechung durch Behandlungsmaßnahmen durchgeführt werden, auch die Nahrungsaufnahme kann am Tisch unter Begleitung von Dritten erfolgen.

3.2.4.7 Kognitive Aktivierung und Beschäftigung

Während des Krankenhausaufenthalts erleiden Patienten im Stationsalltag regelhaft Reizüberflutungen, aber auch Reizentzüge, Monotonie sowie Reizverarmungen, die allesamt als delirogene Faktoren gelten. Risikopatienten sollten daher jeden Tag eine ähnliche Tagesstruktur haben und Beschäftigungsangebote erhalten bzw. zu diesen motiviert werden (z. B. Bücher lesen, Musik hören, attraktive Ziele im Haus und Rückzugsmöglichkeiten wie z. B. die Kapelle aufsuchen). Auch kognitive Trainings mit Wortspielen (Inouye 2004) oder 10-Minuten-Aktivierungen zeigen gute delirpräventive Effekte. Kognitive Aktivierung kann auch durch Farbakzente und innervierende Bilder in den verschiedenen Räumlichkeiten, einladend gestaltete Aufenthaltsräume mit Aktivierungsmaterial, eine Bücherei oder flexible Besuchszeiten gestärkt werden. Wichtig ist, die Patienten nicht zu überfordern und auch kurze Ruhezeiten über den Tag verteilt zu ermöglichen, um einen gesunden Tag-Nacht-Rhythmus zu unterstützen (Ministerium für Gesundheit, Emanzipation, Pflege und Alter des Landes Nordrhein-Westfalen 2012).

3.2.4.8 Förderung eines gesunden Schlafverhaltens

Altersphysiologische Vorgänge bedingen bei älteren Menschen u. a. eine abnehmende Schlaftiefe, die ihren Schlaf deutlich störungsanfälliger macht. Im Krankenhaussetting kommt hinzu, dass der individuelle Tag-Nacht-Rhythmus durch Krankenhausroutinen gestört und die Nachtruhe durch zahlreiche Umgebungsfaktoren (z. B. Geräusche von Apparaturen, das Eintreten von Stationsmitarbeitern) beeinträchtigt wird.

Risikopatienten sollten daher vor allem durch nicht medikamentöse Strategien in ihrem Schlaf gefördert werden. 74 % aller Patienten schlafen beispielsweise spätestens nach einer Stunde ein, wenn sie eine fünfminütige Rückenmassage bekommen, ein warmes Getränk (am besten Milch oder Kräutertee) zu sich nehmen oder entspannende Musik hören. Neben gezielten Massagen von Händen oder Rücken, wärmenden Fuß- oder Handbädern verkürzt das Anheben der Körpertemperatur (z. B. durch gewärmte Socken) ebenfalls die Einschlafzeit. Da bei Älteren oftmals Schmerzen für Schlafstörungen ursächlich sind, kann vor allem bei frisch operierten Patienten die abendliche Gabe eines Schmerzmittels schlafstörende Einflüsse reduzieren (Cave: Zahlreiche Schlafmittel sind delirfördernd!). Patienten sollten zudem nachts mindestens sechs Stunden nicht durch Behandlungsmaßnahmen (z. B. Prüfung von Vitalfunktionen) gestört werden (Inouye 2004). Notwendige Pflegeaktivitäten sollten tagsüber gebündelt werden, um gezielte Ruhepausen zu ermöglichen und Reizüberforderung bzw. Überforderung am Tag als Wegbereiter für Schlafstörungen zu vermeiden. Auch eine gezielte Umgebungsgestaltung wie die bestmögliche Reduktion der Geräuschkulisse und eine geringe Beleuchtung, wie auch Ohrstöpsel und Schlafbrille ermöglichen lange Schlafperioden in der Nacht und senken das Delirrisiko signifikant (Fong et al. 2009).

Schlafstörende Faktoren müssen beseitigt werden

3.2.4.9 Ausgleich sensorischer Einschränkungen

Ein zunehmendes Alter gilt als größter Risikofaktor für alle Formen sensorischer Einschränkungen. Rund 20 % der ≥ 75-Jährigen leiden an hochgradigen Sehbeeinträchtigungen, etwa 25 % weisen eine Hörminderung auf. Beides führt vor allem beim Fehlen kompensatorischer Hilfsmittel zu einer hohen psychischen Belastung und einer erschwerten zeitlichen, situativen und örtlichen Orientierung. Krankenhäuser zeigen diesbezüglich architektonisch und organisatorisch wenig Sensibilität – und das, obwohl sensorische Einschränkungen in hohem Maß delirogenes Potenzial aufweisen.

Der Ausgleich sensorischer Einschränkungen gilt in der Fachliteratur als eine der effektivsten delirpräventiven Interventionen. Bereits bei der statio-

Hilfsmittel müssen dokumentiert und deren Gebrauch unterstützt werden

nären Aufnahme sollte erhoben und dokumentiert werden, welche Hilfsmittel ein Patient für eine gute sensorische Funktionalität benötigt. Patienten sollten diese Hilfsmittel nach ihrer Operation umgehend zurückerhalten bzw. angelegt bekommen (Ministerium für Gesundheit, Emanzipation, Pflege und Alter des Landes Nordrhein-Westfalen 2012). Vor allem Demenzerkrankte müssen im Stationsalltag beständig an den Gebrauch ihrer Hilfsmittel erinnert und entsprechend bei der Handhabung (z. B. Einsetzen des Hörgeräts) unterstützt werden. Dabei ist es wichtig, die Funktionsfähigkeit dieser Utensilien (z. B. Sauberkeit von Brillen, Passgenauigkeit von Zahnprothesen) sicherzustellen. Auch umgebungsbezogene Anpassungsmaßnahmen können Hör- und Sehminderungen kompensieren und so die Orientierung fördern (z. B. Vermeidung starker Lichtquellen, da sie zu gefährlichen Blendeffekten und Schattenbildungen führen).

3.2.4.10 Schmerzerfassung und -monitoring

50 % der Älteren ≥ 75 Jahren leiden mindestens einmal täglich an Schmerzen (König et al. 2010). Bei einem Krankenhausaufenthalt werden zusätzlich oft weitere schmerzbehaftete Prozeduren durchgeführt (z. B. Operationen). Schmerzmonitoring bildet die Grundlage einer adäquaten Schmerztherapie und reduziert sowohl die Häufigkeit als auch den Schweregrad von Delirien effizient. Insbesondere bei Patienten mit Kommunikationsschwierigkeiten (z. B. Demenzerkrankte) muss gezielt auf nonverbale Anzeichen für Schmerzen (z. B. veränderte Mimik) geachtet werden (NICE 2010). Hierzu eignet sich die *Behavioral Pain Scale (BPS)*, für alle übrigen Patienten wird der Einsatz der *Visual Analog Scale (VAS)* geraten. Speziell für die Schmerzerkennung bei Demenzerkrankten liegen auch Beobachtungsskalen (z. B. die *BESD, Beurteilung von Schmerzen bei Demenz*) vor.

Berücksichtigung nonverbaler Schmerzanzeichen

Bei Patienten mit vermuteten oder identifizierten Schmerzen sollten adäquate Schmerzmittel nicht bedarfsorientiert, sondern zu festen Zeiten und bestenfalls immer vor der Durchführung schmerzhafter Verrichtungen (z. B. Mobilisation nach chirurgischen Eingriffen) verabreicht werden. Da Schmerzmedikamente (v. a. Opiate) die Gefahr bergen, ein Delir zu begünstigen, sollten verstärkt nicht medikamentöse Maßnahmen wie Kälte, Aromatherapie, Akupunktur oder Lagerungstechniken eingesetzt werden. Der Umgang mit Schmerzen bei Menschen mit Demenz wird in Kapitel 3.5.4 umfassend dargestellt (▶ Kap. 3.5.4).

3.2.4.11 Einbezug von nahen Bezugspersonen

Bezugspersonen als Informationsquelle

Da Patienten mit zunehmendem Alter vulnerabler für krankenhausassoziierte Stressfaktoren und Unsicherheiten werden, kommt nahen Bezugspersonen eine wichtige delirpräventive Rolle zu. Bereits bei der Anamnese können sie substanzielle Informationen zu individuellen Risikofaktoren (z. B. kognitive Auffälligkeiten, Pflegezustand, notwendige Hilfsmittel) geben. Im weiteren Verlauf können sie kognitive Orientierungsmaßnahmen beim Patienten unterstützen (z. B. ihn wiederholt an Situation, Zeit und Ort erinnern) und dazu beitragen, sein Stress- und Belastungsempfinden zu reduzieren und damit das Entstehen von Verhaltensauffälligkeiten wesentlich zu minimieren. Auch bereits delirante Patienten können mit Protektion ihrer Angehörigen leichter kommunizieren und gewinnen dadurch ein höheres Maß an Sicherheit, die einer Verschlechterung der Symptomatik entgegentritt. Sind Angehörige längere Zeiträume des Tags beim Patienten anwesend, ermöglicht diese intensive Betreuung oftmals die Verhinderung oder Beschränkung notwendiger Fixierungs- oder Sedierungsmaßnahmen.

Damit Bezugspersonen jedoch als delirpräventive Ressource eingesetzt werden können, müssen sie umfassend über aktuelle Abläufe, medizinische Belange und zu erwartende Komplikationen wie das Delir und seine Symptome aufgeklärt werden.

3.2.4.12 Medikamentöse Delirprophylaxe

Zu Beginn einer jeglichen Behandlung ist eine sorgfältige Medikamentenanamnese essenziell, bei der insbesondere der Gebrauch von Benzodiazepinen, aber auch von Z-Substanzen und und anderen Sedativa wie Doxylamin und Diphenhydramin (frei verkäufliche Antihistaminika) erfragt werden muss, da ein abruptes Absetzen z. B. der Benzodiazepine in ca. 50 % der Patienten ein Delir auslösen kann. Auch werden häufig sogenannte Tagessedativa mit langer Halbwertszeit seit Jahren eingenommen (HWZ Diazepam z. B. > 100 Std.), deren Absetzen erst nach 4–6 Tagen zu Symptomen führt. Ebenso sollte bei der Aufnahme ins Krankenhaus standardisiert immer auch die Frage nach dem Alkoholkonsum gestellt werden, da auch bei älteren Patienten ein Alkohol-Entzugsdelir entstehen kann. Nach Abklärung des individuellen Sucht- und Medikamentenkonsums können je nach gesundheitlicher Voraussetzung und Symptomatik bei Bedarf medikamentöse Prophylaxestrategien eingesetzt werden. Trotz der vielen pathophysiologischen Einflüsse eines Delirs wurden vor allem in den letzten Jahren zahlreiche Ansätze erprobt. Obwohl sich nach wie vor kein eindeutiger Effekt nachweisen lies, werden einige medikamentöse Strategien diskutiert, die regulierend eingreifen und die Delirschwelle anheben können:

Einheitliche Empfehlungen fehlen

a) Cholinergika

Cholinergika verbessern die cholinerge Reserve

Da mit steigendem Alter die cholinerge Reservekapazität des Gehirns abnimmt und gerade die anticholinerg-dopaminerge Dysbalance ein Delirsyndrom begünstigt, zielt ein Prophylaxeansatz darauf ab, die cholinerge Reserve zu verbessern. Mittels Cholinesterasehemmern, die auch zur Behandlung von Demenzerkrankungen empfohlen und zugelassen sind, kann u. a. die cholinerge Transmitterfunktion über einen verlangsamten Abbau von Acetylcholin gestärkt werden (Thomas und Weller 2016). Der zur Behandlung der

Alzheimerdemenz gängige Cholinesterasehemmer Donepezil wies bei kognitiv unbeeinträchtigten Älteren mit elektiver Hüftoperation und nach Hüftfrakturen keinen positiven Effekt bezüglich Delirinzidenz und -dauer auf, verursachte aber zahlreiche Nebenwirkungen. Der Einsatz von Rivastigmin blieb zwar bei Elektivpatienten der Kardiochirurgie erfolglos, bei Patienten mit vaskulärer Demenz hingegen konnten sowohl die Delirinzidenz als auch -dauer signifikant verkürzt werden.

b) Antipsychotika

Antipsychotika reduzieren die anticholinerg-hyperdopaminerge Dysbalance

Antipsychotika verfolgen den Ansatz, die anticholinerg-hyperdopaminerge Dysbalance des Delirs im Alter und deren Perpetuierung zu unterbrechen. Die prophylaktische Verordnung von Antipsychotika zur Vermeidung oder Abschwächung eines postoperativen Delirs kann laut *American Geriatric Society* allerdings nicht grundsätzlich empfohlen werden (American Geriatrics Society Expert Panel on Postoperative Delirium in Older Adults 2015). Drei Metaanalysen wiesen zwar nach, dass das Delirrisiko durch die prophylaktische Gabe von Antipsychotika um 50 % gesenkt werden konnte (Fok et al. 2015; Teyslar et al. 2013), eine kommt zu dem Schluss, dass Atypika (z. B. Olanzapin und Risperidon) besser prophylaktisch wirksam sind als Haloperidol (Riviere et al. 2019). Drei Studien untersuchten die i. v. Gabe von Haloperidol, die aber nachweislich die Gefahr gefährlicher Herzrhythmusstörungen (Torsades du Pointes) erhöht und daher nur unter Monitorkontrolle möglich ist (Page et al. 2015). Insgesamt ist die Studienlage dünn, nur wenige und kleine Therapiestudien liegen vor (Neufeld et al. 2016). Die Gabe des atypischen Neuroleptikums Olanzapin etwa konnte die Delirprävalenz reduzieren, allerdings waren die unter dieser Medikation auftretenden Delirien schwerer und dauerten länger (Larsen et al. 2010). Obwohl eine Studie durch die prophylaktische Gabe von Risperidon eine geringere Delirinzidenz nachweisen konnte (Prakanrattana und Prapaitrakool 2007), kam eine andere zu dem Ergebnis, dass zwischen Patienten, die mit Haloperidol, Ziprasidon oder einem Placebo behandelt wurden, keine Unterschiede bezüglich Outcomes wie Delirdauer und Mortalität vorlagen (Girard et al. 2010).

c) Melatonin

Melatonin verbessert die Tag-Nacht-Rhythmik

Ein völlig anderer Ansatz verfolgt die Verbesserung der Tag-Nacht-Rhythmik während der perioperativen Phase. Die Störung der zirkadianen Rhythmik und die Delirentwicklung hängen eng zusammen, da während eines Delirs oft Störungen des Schlaf-Wach-Rhythmus manifest sind, zugleich aber auch Schlafstörungen delirogenes Potenzial inhärieren. Das für die zirkadiane Rhythmik verantwortliche Hormon Melatonin wurde daher delirprophylaktisch zur Reinstallation und Stabilisierung des Schlaf-Wach-Rhythmus perioperativ angewendet. Obwohl insbesondere das Melatonin selbst, aber auch die Lichttherapie zur Delirprophylaxe bereits Erfolge vorwiesen

(Hatta et al. 2014), zeigte die einzige qualitativ gute, ausreichend große Studie keinen Effekt hinsichtlich der Delirprävalenz (de Rooij und van Munster 2013).

d) Alpha-2-Agonisten

Alpha-2-Agonisten verhindern delirfördernde Risikofaktoren

Ein delirauslösender Faktor stellt die insbesondere für die Beatmung notwendige Sedierung der Patienten dar. Alpha-2-Agonisten wie das Clonidin und das achtmal spezifischere Dexmedetomidin eignen sich besonders für die Delirprävention, da Atemsuppression, Hämodynamik sowie der Schlaf-Wach-Rhythmus unbeeinflusst bleiben. Dexmedetomidin ist bislang nur auf der Intensivstation zugelassen und wirkt ohne wesentlichen Sedierungseffekt anxiolytisch, schmerzlindernd und sympatholytisch. Studienergebnisse zum prophylaktischen Einsatz von Clonidin zeigten eine Reduktion der Delirschwere (Rubino et al. 2010), die Verabreichung von Dexmedetomidin zur Vermeidung eines postoperativen Delirs führte zwar nicht zu einer geringeren Delirprävalenz, ermöglichte aber eine Reduktion komafreier Tage. Darüber hinaus schien der delirprophylaktische Effekt am ehesten sekundär zur Vermeidung stärkerer Sedierung und höherer Benzodiazepindosen. Auch durch die Verwendung von Clonidin können Delirien wirksam in der Schwere reduziert werden, häufige Nebenwirkungen, insbesondere die Gefahr eines Blutdruckabfalles, beschränken aber den Einsatz im Alter.

3.2.5 Diagnostisches Vorgehen

30–60 % der Delirien bleiben unerkannt

Im klinischen Alltag werden rund 30–60 % der Delirien nicht diagnostiziert, da eine Abgrenzung zur Demenz oder zu Sedierungseffekten ohne Fachexpertise schwierig ist (Thomas 2016a). Auch die fluktuierende Natur des Delirs, ein hohes Alter, Hör- und Sehminderungen sowie die Unterbewertung seiner klinischen Konsequenzen beeinträchtigen eine adäquate Diagnostik und unterstreichen neben der Notwendigkeit, die Kernsymptomatik des Delirs zu kennen, auch die Prämisse, diagnostische Routinen im Stationsalltag fest zu implementieren.

3.2.5.1 Diagnostische Kriterien des Delirs

Kardinalsymptom des Delirs ist eine Aufmerksamkeitsstörung

Beim Delir handelt es sich um ein komplexes, unspezifisches und potenziell reversibles hirnorganisches Psychosyndrom mit quantitativen und qualitativen Bewusstseinsstörungen als Kernsymptom. Da diese oft übersehen werden, wird die Störung der gerichteten Aufmerksamkeit als gut operationalisierbares Surrogat herangezogen (z. B. Monate rückwärts aufzählen). Hinzu kommen Störungen der Daueraufmerksamkeit und Vigilanz (z. B. schnelle Ablenkbarkeit, rasche Ermüdung), eine Veränderung der Kognition (z. B. neu aufgetretene Desorientierung, Gedächtnis- und Sprachstörungen), in der Psychomotorik (z. B. Agitiertheit oder Apathie), bei der visuellräumlichen Wahrnehmung (z. B. Halluzinationen), im Schlaf-Wach-Rhythmus (z. B. nächtliches Wachsein) sowie in der Affektivität (z. B. Depressivität, Ängstlichkeit, Reizbarkeit). Die Phänomenologie zeigt starke intra- und interindividuelle Variationen. Je nach Art der Psychomotorikstörung wird von einem hypoaktiven, hyperaktiven Delir oder einer Mischform gesprochen – wobei alle Formen ineinander übergehen können.

Hypo-, hyperaktive sowie Mischform des Delirs

Das klinische Bild des hyperaktiven Delirs ist u. a. durch Agitation, motorische Unruhe und Verhaltensausprägungen wie Enthemmung und Reizbarkeit gekennzeichnet, wohingegen das häufiger vorkommende, jedoch oft verkannte hypoaktive Delir durch Symptome wie Teilnahmslosigkeit, Apathie, Sprachverarmung und Verlangsamung geprägt ist.

3.2.5.2 Medizinische Diagnostik des Delirsyndroms und seiner Ursachen

Aufgrund vieler potenzieller Delirauslöser und deren individueller Wertigkeit erfolgt die medizinische Diagnostik eines Delirs immer zweistufig:

1. Schritt: Syndromale Diagnostik

1. Die erste Stufe besteht darin, das Delirsyndrom an sich zu diagnostizieren. Zunächst ist hier die Anamnese wesentlich. Biographische Fragen etwa lassen u. a. Rückschlüsse auf die Ungestörtheit des Langzeitgedächtnisses zu: Während bei Alzheimerpatienten gegebenenfalls Erinnerungen aus den letzten Jahrzehnten nicht abrufbar sind, sind diese bei deliranten Patienten trotz Beeinträchtigungen im Erinnerungsabruf auch aus der unmittelbaren Zeit vor dem Delir präsent. Aufgrund der eingeschränkten Interviewfähigkeit bei stark deliranten oder schwer demenzerkrankten Patienten ist eine Fremdanamnese unerlässlich, da diese etwa Fragen zur Beobachtung von Fehlern im Alltagsverhalten, neu aufgetretenen wahnhaften Überzeugungen sowie kognitiven und emotionalen Auffälligkeiten klären kann. Eine weiterführende psychopathologische Untersuchung ermöglicht die gezielte Erfassung von Leit- und akzessorischen Delirsymptomen. Wichtig ist hierbei analog zur Klassifizierung im ICD-10 die Untersuchung der Wachheit, der Weckbarkeit, des Aufmerksamkeitsniveaus, der Teilnahme an der sozialen Umwelt bzw. Bewusstheit der Umgebung sowie der fokussierten Aufmerksamkeit (z. B. Art Ablenkbarkeit durch äußere Einflüsse). Auch Störungen in der Psychomotorik (z. B. motorische Unruhe), der Emotionalität (z. B. Ängstlichkeit oder Enthemmung) oder in Bezug auf wahnhafte Überzeugungen sind zu beachten. Patienten mit einem Delir weisen darüber hinaus immer auch kognitive Defizite auf, die vornehmlich im episodischen Gedächtnis manifest sind (z. B. Beantwortung der Frage, wie jemand ins Krankenhaus gekommen ist). Auch Störungen in der Sprache (z. B. Sprachverständnis) oder im Denken (z. B. sprunghafte Äußerungen) sind zu prüfen.

2. Schritt: Klärung der Ätiologie

2. Verifiziert die syndromale Diagnostik das Vorliegen eines Delirs, muss in einem zweiten Schritt dessen Ätiologie geklärt werden. Die Basisdiagnostik besteht hierbei aus spezifischen Fragen in der Eigen- und/oder

Fremdanamnese (z. B. eingenommene Medikation), einem internistisch-neurologischen Befund (z. B. Vitalparameter) sowie der Erstellung eines Laborbefunds (z. B. CRP, Blutbild, Elektrolyte, Nieren-/Leberfunktionsparameter, Glucose, CK, Gesamteiweiß, Urinbefund). Je nach Verdachtsdiagnose, die sich aus der Anamnese- und Befunderhebung ergab, ist eine erweiterte Diagnostik Voraussetzung für eine gesicherte Ätiologie. Zu dieser zählen u. a. kranielle Bildgebungen (cCT/MRT), EEG oder EKG, Röntgen, Thorax, Sonografie, weiterführende Labordiagnostik (z. B. Urin-/Blutkulturen, Medikamenten- und Vitaminspiegel, Procalcitonin, Liquoruntersuchung, Blutgasanalyse) sowie weitere spezifische Untersuchungen (z. B. Screening auf ein obstruktives Schlafapnoesyndrom oder eine infektiologische Diagnostik) (Hewer und Füeßl 2016).

Bei Älteren erschwerte Diagnostik

Gerade bei älteren Patienten ist die Delirdiagnostik vielfach erschwert. Oftmals ist die Untersuchbarkeit per se etwa durch Immobilität oder visuell-sensorische Beeinträchtigungen reduziert. Auch iatrogene Noxen (z. B. Polypharmazie) werden bei Älteren häufig übersehen.

Hinzu kommt, dass die Delirdiagnostik neben psychopathologischen Kenntnissen auch Wissen im somatischen Bereich erfordert. Oft werden jedoch nur prägnante psychiatrische Symptome fokussiert und damit somatische Befunde übersehen. Nicht selten wird das Delirsyndrom auch mit ähnlichen Krankheitsbildern (z. B. Demenz oder Depression) verwechselt. Darüber hinaus trägt die wenig prägnante asymptomatische Präsentation ursächlicher somatischer Erkrankungen (z. B. veränderte Schmerzwahrnehmung bei demenzkranken Patienten) zu Unzulänglichkeiten in der Delirdiagnostik bei (Hewer und Füeßl 2016).

Die syndromale und ätiologische Diagnostik des Delirs ist jedoch insofern essenziell, als dass das Delir eine zerebrale Dysfunktion darstellt und die damit verbundene Bewusstseinsstörung von einer Somnolenz bis hin zum Koma reichen und bei einer fehlenden Behandlung zu Herz-/Kreislauf- und Multiorganversagen führen kann. Delirien gelten zudem häufig als die ersten und nicht selten einzigen Indizien einer schweren körperlichen Komplikation. Das Delir gilt somit als medizinischer Notfall, der unbedingt im Krankenhaus behandelt werden muss.

Das Delir ist ein medizinischer Notfall

3.2.5.3 Pflegebasierte Delirdiagnostik

Zur pflegebasierten Erkennung und Einstufung des Delirs existieren einige gut validierte Screeninginstrumente, die zwar die präzise Erhebung des psychopathologischen Befunds nicht ersetzen, aber ressourcenschonend dazu beitragen können, die im Klinikalltag niedrige Detektionsrate des Delirs signifikant zu steigern. Pflegende können durch ihre hohe Kontakthäufigkeit Veränderungen im Zustand des Patienten über den Tag hinweg besser beobachten als der Arzt im kurzen Visitenkontakt. Ein Delirscreening sollte daher dem Pflegepersonal obliegen und in einer regelhaften Anwendung einmal pro Schicht (d. h. alle acht Stunden) durchgeführt werden, um neben der Fluktuation der Symptome insbesondere auch das

Delirscreenings alle 8 Stunden

hypoaktive Delir identifizieren zu können. Die dafür verfügbaren Messinstrumente unterscheiden sich etwa durch das nötige Vorwissen der Anwender oder die Delirspezifität der erfassten Symptome.

Nu-DESC ohne Schulung einsetzbar

Ein häufig eingesetztes Instrument mit hoher Validität, das ohne vorherige Schulung von Pflegefachpersonen angewendet werden kann, ist die *Nursing Delirium Screening Scale* (*Nu-DESC*) (Lütz et al. 2008). Diese Fremdeinschätzungsskala wird durch Beobachtung bei der täglichen Pflegeroutine angewandt und erfordert pro Patient ≤ 1 Minute (Gaudreau et al. 2005). Es werden jeweils 0 bis 2 Punkte für fünf Symptome vergeben: Desorientierung, unangemessenes Verhalten, inadäquate Kommunikation, Halluzinationen und psychomotorische Retardierung. Insbesondere die letzte Frage ermöglicht die Berücksichtigung des hypoaktiven Delirs. Der Cut-Off-Point für ein Delir liegt bereits bei einer Gesamtpunktzahl von ≥ 2. Die Spezifität des Tests liegt auf der Allgemeinstation bei 92 %, die Sensitivität wird mit 98 % angegeben.

CAM erfordert Anwenderschulung

Ein hoch valides Screeninginstrument stellt die *Confusion Assessment Method* (*CAM*) dar, die sich besonders bei geriatrischen Patienten bewährt hat und eine Durchführungszeit von ≤ 3 Minuten erfordert. Da die Einschätzung seiner Items jedoch Fachwissen erfordert und bei ungeübten Anwendern häufige Fehldiagnosen auftreten, ist eine vorherige Anwenderschulung notwendig (Inouye et al. 2001). Die CAM ist auf den Diagnosekriterien des DSM-IV aufgebaut und ermöglicht neben einer hohen Sensitivität (94–100 %) auch eine hohe Spezifität (90–95 %). Thomas et al. (2012) operationalisierten den CAM-Algorithmus und passten ihn an die Erfordernisse der ICD-10 und deren strengere Diagnosekriterien an: Die so genannte *I-CAM* beinhaltet additive Fragen zu psychomotorischen Störungen und ermöglicht so eine höhere Spezifität. Der große Vorteil dieses Instruments (▸ Abb. 3.4) besteht darin, dass es subsyndromale Delirien mitidentifiziert, die noch keine ausgeprägte Aufmerksamkeits-, jedoch bereits psychomotorische Veränderungen aufweisen (Thomas et al. 2012).

Für die Diagnosestellung des Delirs sollen die Merkmale 1 und 2 sowie zusätzlich Merkmal 3 und/oder 4 vorhanden sein. Darüber hinaus ist die Übereinstimmung der psychomotorischen Auffälligkeiten mit dem gesamten Screeningergebnis notwendig. Voraussetzung für die Testung ist die verbale Kommunikationsfähigkeit des Patienten, da die Aufmerksamkeit und das Denken über standardisierte verbale Aufgaben beurteilt werden.

Der CAM-Algorithmus existiert in verschiedenen weiteren Ausführungen: Mit dem *CAM-ICU* (*Confusion Assessment Method for the Intensive Care Unit*) wurde etwa eine Anpassung des Instruments an das intensivmedizinische Setting vorgenommen, mit dem *Delirium-Index* werden sieben der neun CAM-Symptome in unterschiedlichen Schweregraden abgebildet und ermöglichen so die Feststellung der Delirschwere (Thomas 2016b).

DELIR-SCREENING

Patientendaten: [ ]

Datum: ____________________

Uhrzeit: ____________________

Untersucher: ________________

Nr.	Problem	Fragestellung	Nein	Ja
1	**Akuter Beginn und schwankender Verlauf**	Gibt es Hinweise in der Angehörigenbefragung oder der Fremdanamnese, dass die **Veränderung** des geistigen Zustands **akut** aufgetreten ist und **fluktuiert?**	☐	☐
2	**Störung der Aufmerksamkeit**	Ist der Patient unfähig, bei der Sache zu bleiben, den Fragen zu folgen, kann er seine Aufmerksamkeit nicht ausdauernd auf etwas richten? *(Aufgabe: z. B. Monate rückwärts aufzählen)* Leicht ablenkbar? Zerstreut? Eingeengt auf etwas Bestimmtes (Unwichtiges)? Schwankt die Aufmerksamkeit? Konzentrationsschwäche?	☐	☐
3.	**Desorganisiert-heit des Denkens**	Ist das Denken verlangsamt, gehemmt oder umständlich? Reißen Gedankengänge plötzlich ab? Sind die Gedanken vage, unklar, unlogisch oder unverständlich? Wiederholt der Patient bereits Gesagtes? Ist das Denken beschleunigt, gibt es eine Vielzahl von Einfällen, Ablenkung? (Gespräch oder Frage: Unterschied zwischen Treppe/Leiter? Kind/Zwerg?)	☐	☐
4.	**Quantitative Bewusstseinsve ränderung**	überwach? schläfrig/müde? schwer oder nicht weckbar?	☐	☐

SCREENING-Ergebnis:

Verdacht auf Delir ja? ☐

Frage 1 + und Frage 2 + **sowie** Frage 3 oder 4 +

DIAGNOSEÜBERPRÜFUNG:

	Nein*	Ja
5. **Psychomotorische Auffälligkeiten**		
Patient ist matt, lahm, redet oder bewegt sich **weniger** als sonst	☐	☐
Patient ist besonders aktiv, redet oder bewegt sich **mehr** als sonst	☐	☐
Patient ist schreckhaft	☐	☐

* Wenn Screening und Psychomotorik nicht gleich → 2. Test nach 24 Stunden!

Bestätigung über die Einleitung von Maßnahmen zur Delirbehandlung ____________________

Abb. 3.4: Confusion Assessment Method in deutscher Sprache und in seiner für hochbetagte Menschen validierten Version (auf Grundlage von Inouye et al. 1990, S. 946 und Thomas et al. 2012)

3.2.6 Delirmanagement

Niedrige Delirinzidenz = Qualitätsmerkmal

Eine niedrige Delirinzidenz im Krankenhaus wird in der Literatur vielfach als Qualitätsmerkmal einer guten Behandlung und Versorgung bewertet. Die Voraussetzungen für ein effektives Delirmanagement müssen dabei durch strukturelle Maßnahmen geschaffen werden und folgende Aspekte berücksichtigen:

3.2.6.1 Leitlinienkonforme Prävention, Früherkennung und Frühbehandlung

Bislang liegen keine nationalen und stationsübergreifenden Leitlinien zur Prävention und Behandlung eines Delirs bei Patienten im Akutkrankenhaus vor. Lediglich einzelne fachspezifische Leitlinien greifen diese Thematik auf – so etwa die *S3-Leitlinie Anästhesiologie: Analgesie, Sedierung und Delirmanagement in der Intensivmedizin* (AWMF 2015) (▸ Kap. 3.5.1). Wissenschaftsbasiert wurden hierfür über 670 Artikel bewertet und konkrete Handlungsempfehlungen für kritisch kranke Patienten abgeleitet. Im Vergleich zur Vorgängerversion wurde im Jahr 2010 das Delirmanagement als fester Bestandteil aufgenommen.

Die größte internationale Bedeutung zeigt die vom britischen *National Institute for Health and Care Excellence* erarbeitete Guideline »*Delirium: prevention, diagnosis and management*« (NICE 2010). Obwohl nicht alle Rahmenbedingungen in beiden Ländern gleich sind, gilt diese Leitlinie auch hier als handlungsleitend. Im Juli 2014 publizierte die NICE unter dem Titel »*Delirium in older adults. Quality standard*« einen umfangreichen und praxisorientierten Qualitätsstandard, der fünf wesentliche Statements für ein adäquates Delirmanagement fordert:

Delirprävention erfolgt fünfstufig

1. Ins Krankenhaus aufgenommene Erwachsene mit Risikoprofil (z. B. Vorliegen einer Demenzerkrankung) werden auf kürzlich eingetretene Verhaltensveränderungen (z. B. in der Kognition) untersucht.
2. Neu aufgenommene Hochrisikopatienten erhalten mit dem Ziel der Delirvermeidung mehrere individualisierte Interventionen (z. B. Reorientierung, Vermeidung von Kathetern).
3. Delirante Patienten mit selbst- oder fremdgefährdetem Verhalten werden nur dann mit Neuroleptika behandelt, wenn Deeskalationsstrategien fehlschlugen.
4. Delirante Patienten und deren Angehörige erhalten Informationsmaterial (z. B. Aufklärung über die Erkrankung).
5. Bei der Krankenhausentlassung wird der Hausarzt über die Diagnose Delir informiert.

3.2.6.2 Delirsensible Anpassung bestehender Strukturen durch die Entwicklung eines standardisierten Interventionsschemas

Zur Sicherstellung standardisierter und transparenter Abläufe in der Prävention, Diagnose und Behandlung von Delirien ist die Festlegung verbindlicher Handlungsschritte unter Berücksichtigung der Durchführungs- und Ergebnisverantwortlichkeiten essenziell. Die Leitlinien des *Royal College of Physicians* und der *British Geriatrics Society* (2006) empfehlen zur Delirprävention ein sechsstufiges Vorgehen, das zugleich als struktureller Rahmen für eine individualisierte Behandlung dient:

Zunächst werden alle Patienten ≥ 65 Jahre identifiziert (Schritt 1). Bei diesen und anderen Patienten mit hohen Risikofaktoren erfolgt ein Delirscreening (Schritt 2). Nach der Detektion möglicher Ursachen des Delirs und Einleitung von Behandlungsmaßnahmen (Schritt 3) erfolgt neben der Auswahl und Umsetzung delirpräventiver Maßnahmen (Schritt 4) im Bedarfsfall auch die Einleitung medikamentöser Interventionen (Schritt 5). Eine sichere Entlassungsplanung im interdisziplinären Team mit Unterstützungsmaßnahmen für Angehörige und Pflegepersonen beendet die delirsensible Krankenhausbehandlung (Schritt 6).

Obwohl bislang im deutschsprachigen Raum kaum innovative Ansätze zum Delirmanagement umgesetzt werden, gibt es einzelne Best-Practice-Ansätze in Krankenhäusern, die ein strukturiertes Vorgehen bei der Delirprävention und -behandlung erfolgreich implementiert haben. Hierzu zählt beispielsweise:

Beispiel 1: »Demenz-Delir-Manager«

- *Das Konzept des »Demenz-Delir-Managers«*, das in Anlehnung an das *Baseler Demenz-Delirprogramm* im Evangelischen Krankenhaus Königin Elisabeth Herzberge in Berlin umgesetzt wurde. Dieser ermittelt mit einem Screening bei allen ≥ 70-jährigen OP-Patienten nicht nur das subklinische Vorliegen eines Delirs, sondern auch das Risiko eines postoperativen Delirs. Er eruiert dazu Risikofaktoren (z. B. Medikamenteninteraktionen, Harnwegsinfekte) und bespricht mit seinen Kollegen der Chirurgie und Anästhesie die Narkosetechnik. Er setzt sich dafür ein, dass der Patient auch postoperativ strukturiert pflegerisch begleitet und u. a. frühzeitig mobilisiert und kognitiv aktiviert wird. Darüber hinaus schult der *Demenz-Delir-Manager* die Teams der chirurgischen Stationen im Umgang mit deliranten Patienten und informiert zur Etablierung präventiver Maßnahmen (Kratz und Diefenbacher 2017).

Beispiel 2: »Der alte Mensch im OP«

- *Das Konzept der »OP-Begleitung«*, das im St. Franziskus Hospital in Münster implementiert wurde. Da dieses Krankenhaus über keine geriatrische Spezialstation verfügt, entwickelte die Klinik für Anästhesie und operative Intensivmedizin ein Konzept, in dem stark delirgefährdete ältere und meist kognitiv eingeschränkte Patienten vor, während und nach einer Operation durch ein überwiegend aus Altenpflegerinnen bestehendes Geriatrieteam mit dem Ziel der Delirvermeidung betreut und begleitet werden (► Kap. 3.5.1). Positive Effekte durch das Geriatrieteam zeigten sich etwa durch die Reduktion der Delirprävalenz bei

Hüftoperationen auf 7 %, eine Reduktion des Einsatzes von Benzodiazepinen sowie die kostendeckende Anstellung der Altenpflegerinnen (Gurlit 2008).

Beispiel 3: Tagesaktivierungskonzept »AKTIVER«

- *Das Tagesaktivierungskonzept »AKTIVER«*, das für den Slogan »*All*tags- und *K*ognitions*t*raining – *I*nterdisziplinarität *v*erbessert *E*rgebnisse und mindert das *R*isiko« steht und am Klinikum Stuttgart auf einer orthopädischen Pilotstation eingeführt wurde. Es stellt eine Weiterentwicklung des Konzepts *»help+«* dar (Evangelisches Krankenhaus in Bielefeld, Bringemeier et al. 2015), das in seinen Ursprüngen auf das »Hospital Elder Life Program« von Sharon Inouye zurückgeht. Spezifisch geschulte Krankenpflegefachkräfte schätzen das Delirrisiko bei Patienten ≥ 70 Jahre ein, ermitteln den Präventionsbedarf und Freiwillige (FSJ) und Ehrenamtliche setzen anhand dieses »rezeptierten« Bedarfs täglich mehrere der folgenden Interventionen um: 1. »Plus- und Aktiv-Besuche« (z. B. Besuche/Gesprächsangebote mit dem Ziel zeitlicher Orientierung und geistiger Anregung), 2. Mobilisierung (z. B. Spaziergänge), 3. Mahlzeitenbegleitung (z. B. Gesellschaft und Hilfestellung während der Mahlzeiten) und/oder 4. Schlafförderung (z. B. Entspannung, warme Getränke). Ziel von *AKTIVER* ist es, im interdisziplinären Team die Delirinzidenz zu reduzieren, die körperlichen und geistigen Fähigkeiten der Patienten zu fördern und dadurch deren Selbstständigkeit bestmöglich zu erhalten.

3.2.6.3 Umsetzung der interdisziplinären Zusammenarbeit

Da im Krankenhaus viele Professionen an der Betreuung und Behandlung delirgefährdeter Patienten beteiligt sind, gilt in allen Best-Practice-Ansätzen die interdisziplinäre Zusammenarbeit als eine der essenziellen Prämissen des Delirmanagements. Eine zentrale Rolle kommt in diesem Gefüge den pflegerischen Mitarbeitern zu, da diese die größte Kontakthäufigkeit zu den Patienten aufweisen. Ihre Beobachtungen bilden zudem das Fundament für eine fachlich gute Diagnostik und Medikation durch den Arzt. Aber auch Mitarbeitende der Sozialarbeit, des Casemanagements, der Seelsorge, der Physio- und Ergotherapie sowie der verschiedenen Funktionsbereiche (z. B. Hauswirtschaft, Reinigungsdienst) tragen in ihrer alltäglichen Arbeit zum Gelingen eines delirpräventiven Ansatzes bei, da sie in unterschiedlicher Weise die in Kapitel 3.2.3 beschriebenen Bausteine der Delirprävention berühren (▸ Kap. 3.2.3): Die Pflegekraft erinnert den Patienten möglicherweise beim Aufstehen an seine Sehhilfe, das Casemanagement verhindert Raumverlegungen, der Physiotherapeut unterstützt die Mobilität, die Hauswirtschaftskraft fordert den Patienten auf zu trinken und der Sozialarbeiter trägt mit seinen Gesprächen zur persönlichen, zeitlichen und räumlichen Orientierung bei. Die Umsetzung eines interdisziplinären Ansatzes ermöglicht somit die Nutzung synergetischer Effekte durch die Integration verschiedener Perspektiven und Kompetenzen, die analog zur Komplexität der Delirentstehung und -prävention für eine individualisierte Behandlung notwendig sind.

3.2.6.4 Edukationsmaßnahmen und Einsatz von alltagspraktischen Informationshilfen

Diverse Studien zeigen auf, dass bis zu 67 % aller Delirien von Stationsmitarbeitenden nicht erkannt oder fehldiagnostiziert werden (Innouye 1994). Sie können dessen Risikofaktoren nicht erkennen, die spezifische und oft variierende Phänomenologie der einzelnen Delirtypen und vor allem die hypoaktive Delirform nicht identifizieren oder verkennen die Abgrenzung zur Demenz. Ursächlich hierfür ist ein eklatanter Wissensmangel, der durch Kommunikationsprobleme zwischen Medizinern und Pflegekräften verstärkt wird.

Diese Problematik aufgreifend entstanden gut validierte Schulungsmodule, die Risikofaktoren und die Phänomenologie von Delirien, mögliche Verläufe und Folgen eines Delirs, Ansätze der (Differenzial-)Diagnostik sowie Präventions- und Interventionsmaßnahmen zum Inhalt machen (Milisen et al. 2005). Stellvertretend sei hier das Schulungsmanual des Delirpräventionsprogramms »*help+*« benannt, das sich mit spezifischen Materialien (z. B. DVD-Sequenzen, Arbeitsbuch) für die Schulung aller Stationsmitarbeitenden in Form von kleingruppigen und mehrteiligen Inhouseschulungen eignet. Bereits eine Schulung, die aus einem einstündigen Vortrag mit anschließender Kleingruppendiskussion, der Aushändigung schriftlicher Informationen bzw. Richtlinien sowie regelmäßig durchgeführten Fallbesprechungen besteht, kann die Delirprävalenz bei älteren Patienten signifikant reduzieren. Edukationsstrategien, die eine regelmäßige Vermittlung theoretischer Inhalte in Schulungen mit praktischen Unterweisungen kombinieren, weisen hierbei den nachhaltigsten Effekt auf. Darüber hinaus wird vor allem im angloamerikanischen Raum die Ausbildung von Pflegekräften mit spezieller Expertise (sog. »Clinical Nurse Specialists« bzw. »Advanced Practice Nurses«) empfohlen, die für ihre Kollegen als kompetente Ansprechpartner in fachlichen Fragen zur Verfügung stehen und so wesentlich zur Verbreitung und Umsetzung des Fachwissens in die pflegerische Praxis beitragen.

»Clinical Nurse Specialists« zur Verbreitung/ Umsetzung von Fachwissen

In der Alltagspraxis können auch inhaltskomprimierte Informationsmedien eine fachlich gute Umsetzung delirsensiblen Vorgehens unterstützen. Im Klinikum Stuttgart wurde hierzu beispielsweise ein Pocketguide zu den Themen Delir, Demenz und Depression für die Kitteltasche entwickelt, der für die Stationsmitarbeitenden kurz die wichtigsten Informationen zur Phänomenologie, zu Präventionsmethoden, zur (Differenzial-)Diagnostik, zum Delir-Screening, zu (nicht) medikamentösen Therapien und zu Kommunikationsmethoden zusammenfasst und wichtige Telefonnummern (z. B. vom Gerontopsychiatrischen Konsildienst) benennt. Auch der Einsatz spezifischer Infocards für Ärzte, die etwa die Empfehlung für medikamentöse Behandlungen prägnant zusammenfassen, tragen zu einer Erhöhung fachlichen Handelns in den stationären Alltagsroutinen bei (▸ Tab. 3.1):

Hinweis der Autorinnen: Für eine weitere und umfassende Auseinandersetzung mit dem Thema Delir wird das Fachbuch »Delir beim alten Menschen. Grundlagen – Diagnostik – Therapie – Prävention« empfohlen,

Tab. 3.1: Empfehlungen für eine medikamentöse Behandlung des Delirs (auf Grundlage des Pocket Guides des Klinikums Stuttgart 2017)

Substanz	Dosierung	Frequenz	Indikation
Haloperidol	0,2 mg – 1 mg	2–6x/Tag	Psychotische Symptome, Wahn, Halluzinationen CAVE: bei Mb. Parkinson und Lewy-Körper-Demenz sind Neuroleptika kontraindiziert, hier nur Quetiapin in niedriger Dosis!
Risperidon	0,25 mg – 1 mg	2x/Tag	
Quetiapin	12,5 mg – 50 mg	2–4x/Tag	
Pipamperon	8 mg – 40 mg	2–6x/Tag	Bei (psychomotorischer) Unruhe, Schlaflosigkeit
Lorazepam (2. Wahl)	0,25 mg – 1 mg	2–3x/Tag	Nur bei starker Angst (da delirfördernd und oft paradox wirkend)

das – herausgegeben von W. Hewer, L.M. Drach und C. Thomas 2016 – beim Kohlhammer Verlag erschienen ist.

Literatur

Agostini JV, Inouye SK (2003) Delirium. In: Azzard WR, Blass JP, Halter JB, Ouslander JG, Tinetti ME (Hrsg.) Principles of geriatric medicine and gerontology. 5th ed. New York: McGraw-Hill, S. 1503–1515.

Ahmed S, Leurent B, Sampson EL (2014) Risk factors for incident delirium among older people in acute hospital medical units: a systematic review and meta-analysis. Age Aging 43: 326–333.

American Geriatrics Society Expert Panel on Postoperative Delirium in Older Adults (2015). Postoperative delirium in older adults: best practice statement from the American Geriatrics Society. *J Am Coll Surg, 220*(2), 136–148. e131.

AWMF Arbeitsgemeinschaft der Wissenschaftlichen Medizinischen Fachgesellschaften e.V. (AWMF) e. V. (2015). S3-Leitlinie Anästhesiologie: Analgesie, Sedierung und Delirmanagement in der Intensivmedizin (DAS-Leitlinie 2015), http://www.awmf.org/leitlinien/detail/ll/001-012.html (Zugriff am 20.11.2017).

Benoit H, Mulsant MD, Bruce G et al. (2003) Serum Anticholinergic Activity in a Community-Based Sample of Older Adults. Relationship with Cognitive Performance. Arch Gen Psychiatry 60: 198–203.

Bringemeier J, Thomas C, Guhra M et al. (2015) HELP zur Vermeidung von Delirien. PSYCH up2date 9: 137–48.

Bruce AJ, Ritchie CW, Blizard R et al. (2007) The incidence of delirium associated with orthopedic surgery: a meta-analytic review. Int Psychogeriatr 19: 197–214.

Cole MG (2004) Delirium in elderly patients. Am J Geriatr Psychiatry 12: 7–21.

De Rooij SE und van Munster BC (2013) Melatonin deficiency hypothesis in delirium: a synthesis of current evidence. Rejuvenation Res 16: 273–278.

Devlin JW, Fraser GL, Ely EW et al. (2013) Pharmacological management of sedation and delirium in mechanically ventilated ICU patients: remaining evidence gaps and controversies. Semin Respir Crit Care Med 34: 201–215.

Fok MC, Sepehry AA, Frisch L et al. (2015) Do antipsychotics prevent postoperative delirium? A systematic review and meta-analysis, Int J Geriatr Psychiatry, 30, 333–344.

Fuchs J, Busch M, Lange C et al. (2012) Prevalence and patterns of morbidity among adults in Germany. Results of the German telephone health interview survey German Health Update (GEDA) 2009. Bundesgesundheitsbl - Gesundheitsforsch - Gesundheitsschutz 55: 576–586.

Gaudreau JD, Gagnon P, Harel F et al. (2005) Impact on delirium detection of using a sensitive instrument integrated into clinical practice. Gen Hosp Psychiatry 27:194–199.

Girard TD, Jackson JC, Pandharipande PP et al. (2010) Delirium as a predictor of long-term cognitive impairment in survivors of critical illness. Crit Care Med 38: 1513–20.

Gross AL, Jones RN, Habtemariam DA et al. (2012) Delirium and Long-term Cognitive Trajectory Among Persons With Dementia. Arch Intern Med 172: 1324–1331.

Gurlit S (2008) Spezialisierte Betreuung von an Demenz erkrankten Menschen für den OP: »Mehr als nur Händchenhalten«. Pflegezeitschrift 71: 130–132.

Hatta K, Kishi Y, Wada K et al. (2014) Preventive effects of ramelteon on delirium: a randomized placebo-controlled trial. JAMA psychiatry 71: 397–403.

Hewer W und Füeßl S (2016) Diagnostische Strategien. In: Hewer W, Drach LM, Thomas C, (Hrsg.) Delir beim alten Menschen. Grundlagen – Diagnostik – Therapie – Prävention. Stuttgart: Kohlhammer, S. 77–85.

Hshieh TT, Yue J, Oh E et al. (2015) Effectiveness of multicomponent nonpharmacological delirium interventions: a meta-analysis. JAMA Intern Med 175: 512–520.

Inouye SK (2004) A practical program for preventing delirium in hospitalized elderly patients. Cleve Clin J Med 71: 890–896.

Inouye SK, Foreman MD, Mion LC et al. (2001) Nurses recognition of delirium and its symptoms: comparison of nurse and researcher ratings. Archives of Internal Medicine 20: 2467–2473.

Jünemann KP (2002) Inkontinenz im Alter. Urologe A 41: 338–341.

König HH, Heider D, Lehnert T et al. (2010) Health status of the advanced elderly in six European countries: results from a representative survey using EQ5D and SF12. Health Qual Life Outcomes 29: 143.

Kornhuber J und Weih M (2010) Delir. In: Möller H-J, Laux G, Kapfhammer H-P (Hrsg.) Psychiatrie, Psychosomatik, Psychotherapie. 4., vollst. Neu bearb. u. erw. Aufl. Berlin: Springer, S. 19–30.

Kortebein P, Ferrando A, Lombeida J et al. (2007) Effect of 10 days of bed rest on skeletal muscle in healthy older adults. JAMA 297: 1772–1774.

Larsen KA, Kelly SE, Stern TA et al. (2010) Administration of olanzapine to prevent postoperative delirium in elderly joint-replacement patients: a randomized, controlled trial. Psychosomatics;51:409–418.

Luetz A, Weiss B, Held H et al. (2012) Das Delir auf Intensivstationen. Ein Überblick für Pflegekräfte und Ärzte. Medizinische Klinik – Intensivmedizin und Notfallmedizin 4: 289–297.

Lütz A, Radtke FM, Franck M et al. (2008) Die Nursing Delirium Screening Scale (Nu-DESC). Richtlinienkonforme Übersetzung für den deutschsprachigen Raum. Anasthesiol Intensivmed Notfallmed Schmerzther 2: 98–102.

McCusker J, Cole MG, Voyer P et al. (2011) Prevalence and incidence of delirium in long-term care. Int J Geriatr Psychiatry 26: 1152–1161.

Milisen K, Lemiengre J, Braes T et al. (2005) Multicomponent intervention strategies for managing delirium in hospitalized older people: systematic review. J Adv Nurs 52: 79–90.

Ministerium für Gesundheit, Emanzipation, Pflege und Alter des Landes Nordrhein-Westfalen (Hrsg.) (2012) Der alte Mensch im OP. Praktische Anregungen zur besseren Versorgung und Verhinderung eines perioperativen Altersdelirs. Düsseldorf. https://www.dkgev.de/media/file/69951.MGEPA-Broschuere_Der_alte_Mensch_im_OP.pdf (Zugriff am 13.02.2019).

National Institute für Health and Care Excellence (NICE) (2010) Guideline Delirium: prevention, diagnosis and management. https://www.nice.org.uk/guidance/cg103/resources/delirium-prevention-diagnosis-and-management-pdf-35109327290821 (Zugriff am 13.02.2019).

National Institute für Health and Care Excellence (NICE) (2014) Delirium in adults. Quality standard. https://www.nice.org.uk/guidance/qs63 (Zugriff am 01.12.2017).

Naughton BJ, Saltzman S, Ramadan F et al. (2005) A multifactorial intervention to reduce prevalence of delirium and shorten hospital length of stay. J Am Geriatr Soc 53: 18–23.

Neufeld, KJ, Yue J, Robinson TN et al. (2016) Antipsychotic Medication for Prevention and Treatment of Delirium in Hospitalized Adults: A Systematic Review and Meta-Analysis. *Journal of the American Geriatrics Society*, *64*(4), 705–14.

NICE Guideline Delirium: prevention, diagnosis and management (2010). http://www.nice.org.uk/guidance/cg103/chapter/1-recommendations (Zugriff am 28.11.2017).

Nöthen M, Böhm K (2009) Krankheitskosten in Deutschland: Welchen Preis hat die Gesundheit im Alter? In: Böhm K, Tesch-Römer C, Ziese T (Hrsg.) Beiträge zur Gesundheitsberichterstattung des Bundes Gesundheit und Krankheit im Alter. Berlin: Robert Koch-Institut, S. 228–246.

Nydahl P, Papengut F (2011) Denke ans Delir! Erkennen und Behandeln von Delirpatienten. Intensiv 19: 237–245.

Page VJ, Ely EW, Gates S et al. (2013) Effect of intravenous haloperidol on the duration of delirium and coma in critically ill patients (Hope-ICU): a randomised, doubleblind,placebo-controlled trial. Lancet Respir Med;1:515–523.

Pakanrattana U, Prapaitrakool S (2007) Efficacy of risperidone for prevention of postoperative delirium in cardiac surgery. Anaesth Intensive Care 35: 714–719.

Rivière J, van der Mast RC, Vandenberghe J et al. (2019) Efficacy and Tolerability of Atypical Antipsychotics in the Treatment of Delirium: A Systematic Review of the Literature. Psychosomatics. Jan - Feb;60(1):18–26.

Robert Bosch Stiftung (Hrsg.) (2016) General Hospital Study – GHoSt. Zusammenfassung einer repräsentativen Studie zu kognitiven Störungen und Demenz in den Allgemeinkrankenhäusern von Baden-Württemberg und Bayern. https://www.bosch-stiftung.de/sites/default/files/publications/pdf_import/Studie_Demenz_im_Akutkrankenhaus.pdf (Zugriff 13.02.2019).

Rubino AS, Onorati F, Caroleo S et al. (2010) Impact of clonidine administration on delirium and related respiratory weaning after surgical correction of acute type-A aortic dissection: results of a pilot study. Interact cardiovasc thorac surg 10: 58–62.

Royal College of Physicians, British Geriatrics Society (Hrsg.) (2006) Concise guidance to good practice. The prevention, diagnosis and management of delirium in older people (Number 6). https://www.rcplondon.ac.uk/guidelines-policy/prevention-diagnosis-referral-and-management-delirium-older-people (Zuriff am 14.10.2017).

Savaskan E, Baumgartner M, Georgescu D et al. (2016) Empfehlungen zur Prävention, Diagnostik und Therapie des Delirs im Alter. Praxis 105: 941–952.

Singler K, Thomas C (2017) HELP – Hospital Elder Life Program – ein multimodales Interventionsprogramm zur Delirprävention bei älteren Patienten. Internist 58: 125–131.

Teslyar P, Stock VM, Wilk CM et al. (2013) Prophylaxis with Antipsychotic Medication Reduces the Risk of Post-Operative Delirium in Elderly Patients: A Meta-Analysis. Psychosomatics, 54:124–131.

Thomas C (2016a) Epidemiologie. In: Hewer W, Drach LM, Thomas C, (Hrsg.) Delir beim alten Menschen. Grundlagen – Diagnostik – Therapie – Prävention. Stuttgart: Kohlhammer, S. 46–50.

Thomas C (2016b) Syndromale Diagnostik. In: Hewer W, Drach LM, Thomas C, (Hrsg.) Delir beim alten Menschen. Grundlagen – Diagnostik – Therapie – Prävention. Stuttgart: Kohlhammer, S. 85–112.

Thomas C, Weller S (2016c) Delirprävention. In: Hewer W, Drach LM, Thomas C, (Hrsg.) Delir beim alten Menschen. Grundlagen – Diagnostik – Therapie – Prävention. Stuttgart: Kohlhammer, S. 209–238.

Thürmann PA, Holt S, Nink K et al. (2012) Arzneimittelversorgung älterer Patienten. In: Günster C, Klose J, Schmacke N (Hrsg.) Versorgungs-Report 2012. Stuttgart: Schattauer, S. 111–130.

Todd OM, Gelrich L, MacLullich AM et al. (2017) Sleep Disruption at Home as an Independent Risk Factor for Postoperative Delirium J Am Geriatr Soc. 2017 May;65(5):949–957.
Trzepacz PT, Meagher DJ (2008) Neuropsychiatric aspects of delirium. In: Yudofsky SC, Hales RE (Hrsg.) Neuropsychiatry and Behavioral Neurosciences. Washington, DC: American Psychiatric Publishing, S. 445–518.
Turnheim K (1998) Drug dosage in the elderly. Drugs aging 13: 357–379.
Volkert D, Bauer JM, Frühwald T et al. (2013) Leitlinie der Deutschen Gesellschaft für Ernährungsmedizin (DGEM) in Zusammenarbeit mit der GESKES, der AKE und der DGG. Klinische Ernährung in der Geriatrie. Teil des laufenden S3-Leitlinienprojekts Klinische Ernährung. Aktuelle Ernährungsmedizin 38: e1–e48.

3.3 Begegnungen auf Station

Markus Horneber und Janine Hübner

Von der Aufnahme über die Diagnostik bis hin zu den Therapieräumlichkeiten und den vorbereitenden Entlassgesprächen: Im Rahmen ihres Aufenthalts lernen die Patienten unterschiedliche Bereiche eines Krankenhauses kennen. Den Großteil ihrer Zeit verbringen sie allerdings auf Station, so dass diese für ihr tägliches Erleben den Dreh- und Angelpunkt bildet. Je nach Ausrichtung des Krankenhauses bestehen hier unterschiedliche Konzepte in der Stationsorganisation für Menschen mit Demenz.

Im Rahmen eines integrativen Ansatzes werden die demenzerkrankten Patienten auf einer »*Normalstation*« entsprechend ihrer Einweisungs- bzw. Hauptdiagnose versorgt. Damit die Organisation hier auch den Bedürfnissen der Demenzerkrankten gerecht werden kann, sind verschiedene Maßnahmen wie Screening, Berücksichtigung der drei Sinne »Sehen, Hören und Schmerz«, Validation und allgemeine Organisationsabläufe zu ergreifen.

Einen anderen Ansatz stellt das segregative Konzept dar, in dem *Stationen speziell für Menschen mit Demenz* ausgestaltet sind. Sie zeichnen sich beispielsweise durch eine kleinere Einheit, demenzsensible Architektur, Milieugestaltung und tagesstrukturierende Angebote aus. Auch spielt die personelle Konstanz der hier eingesetzten Mitarbeitenden eine wichtige Rolle.

3.3.1 Was gute Organisation alles möglich macht – ein integratives Konzept

Werner Hofmann

3.3.1.1 Zusammenfassung

1990 wurden erstmals in Deutschland internationale Erfahrungen und Konzepte aus der stationären Altenpflege in ein Krankenhaus in Essen übernommen. Die Demenz im Akutkrankenhaus ist ein »lernendes System«. Es gibt in der Organisation Unterschiede und Gemeinsamkeiten zwischen Altenheim und Krankenhaus. Obwohl – durch eine repräsentative Studie gesichert – 20 % aller Krankenhauspatienten an einer manifesten Demenz leiden, und insgesamt bis zu 40 % an kognitiven Einschränkungen auch nur vorübergehender Art, sind Krankenhäuser in keinster Weise auf Menschen mit Demenz eingestellt.

Es sind einfache Maßnahmen zu ergreifen: 1. Primär die Berücksichtigung der drei Sinne »Sehen, Hören und Schmerz«, 2. ein Screening auf Demenz und 3. Validation (»high touch« statt »high tech«). Weitere Ratschläge für die Organisation werden gegeben.

Nach dem Screening ist eine exakte Diagnose der einzelnen Form der Demenz zu fordern, um spezifische Handlungsoptionen nutzbar zu machen und um den zusätzlichen Ressourcenaufwand darzustellen, dem gegenwärtig in keinster Weise »Rechnung getragen« wird.

3.3.1.2 Einleitung

Im Altenheimbereich existieren seit vielen Jahrzehnten Konzepte zum Umgang und zur Versorgung für Menschen mit Demenz. Im Krankenhaus stellten die Eröffnung einer Spezialstation für Demenz in Essen 1990 und ein vom Kuratorium Deutsche Altershilfe (KDA) gemeinsam mit dem AGAPLESION BETHANIENKRANKENHAUS HEIDELBERG initiiertes Symposium in Köln mit Publikation von Carole Archibald, Universität Stirling, im Jahr 2007 (Archibald 2007) wichtige Meilensteine für die Entwicklung sowohl integrativer als auch segregativer Konzepte dar (▸ Kap. 3.3.2).

Es sind einfache Maßnahmen zu ergreifen: 1. Die Berücksichtigung der drei Sinne »Sehen, Hören und Schmerz«, 2. Screening auf Demenz und 3. Validation (»high touch« statt »high tech«) (▸ Kap. 2.3 und ▸ Kap. 3.5.2).

Da eine voll wirksame Prävention oder komplette »Heilung« der Demenz vermutlich für weitere Jahrzehnte nicht in Sicht sind, verbleiben personelle Unterstützung, Schulung, Aufklärung, Ausbildung Ehrenamtlicher und Professioneller, Organisation von Ablauf- und Versorgungsstrukturen, Schaffung spezieller Settings (einschließlich «geschützter« Umgebungsgestaltung) – und an letzter Stelle – psychopharmakologische Ansätze (▸ Kap. 3.5.3) als geeignete Handlungsoptionen.

Zwischenzeitlich ist durch eine repräsentative Studie gesichert, dass 20 % aller Krankenhauspatienten an einer manifesten Demenz leiden – ein deutlich höherer Prozentsatz als in der Allgemeinbevölkerung zu erwarten (Hendlmeier et al. 2018). Insgesamt 40 % aller Krankenhauspatienten sollen zumindest vorübergehend kognitive Einschränkungen jeglicher, auch anderer Art aufweisen. Dies stellt eine exorbitante Herausforderung dar. Die Krankenhäuser sind immer noch nicht auf dieses Problem eingestellt.

Gute Organisation auf Station fokussiert Sehen, Hören und den Schmerz

Eine gute Organisation des Stationsablaufs sollte drei Kern- und Leitsymptome fokussieren, die nicht nur in der Notaufnahme relevant sind, sondern mindestens ebenso wichtig, wenn nicht sogar noch wichtiger im

Verlauf während der Behandlung auf Normalstation für die nächste(n) Woche(n): Sehen, Hören und der Schmerz.

Fallbeispiel

Stellen Sie sich folgendes vor: Bedingt durch eine akute körperliche Krankheit wissen Sie nicht, was für ein Tag heute ist, wie alt Sie genau sind, wo Ihr zu Hause ist, ob sie verheiratet sind und Kinder haben. Sie sind ausgesprochen ängstlich und unsicher. Sie finden sich in einem großen, unbekannten Haus mit langen Gängen, vielen Türen, künstlichem Licht, seltsamen Geräuschen und Gerüchen wieder, alles fremde Menschen in weißer Einheitskleidung, die unbegreifliche Handlungen an Ihnen durchführen, Schmerzen zufügen und dabei völlig Unverständliches artikulieren, während die Ihnen ansonsten völlig vertrauten Personen nicht da sind. Der unbekannte Ort ist ein Akutkrankenhaus und Sie sind bereits ein älterer Mensch – leiden Sie an einer beginnenden Demenz? Sie sind körperlich schwer krank, vielleicht haben Sie eine Lungenentzündung, einen Herzinfarkt oder anderes – und jetzt laufen Ihre Sinneswahrnehmungen und Gedächtnisfunktionen völlig aus dem Ruder.

Das Fallbeispiel beginnt in der Notaufnahme des Akutkrankenhauses (▸ Kap. 3.1). Unser »Mensch mit Demenz« ist jetzt ein akut erkrankter Patient, bei dem zusätzlich eine Demenz vorliegen könnte – häufig noch ohne Diagnose.

3.3.1.3 Berücksichtigung der drei Sinne »Sehen, Hören und Schmerz«

Sehen & Hören

Von mehreren Sinnes- und Wahrnehmungsfunktionen (Schmerzempfinden, Gleichgewicht und Körperposition, Tiefen- und Oberflächensensibilität u. v. a. m.) stehen erst einmal zwei ganz besonders im Vordergrund: *Sehen und Hören.*

Warum stehen diese beiden Sinne nun aber ganz besonders im Fokus? Sehr viele Ältere weisen ohnehin ein vermindertes Sehvermögen und eine Schwerhörigkeit auf. Bei beiden Funktionen handelt es sich um Einschränkungen im Bereich der peripheren Organe Augen und Ohren. Bei einer Demenz kommt es zusätzlich zu sehr speziellen Veränderungen, die die zentrale Verarbeitung im Gehirn betreffen.

Demenz verschlechtert bereits eingeschränktes Sehen & Hören

Räumliche Strukturen, Gegenstände und vor allem Personen werden verzerrt oder verschwommen wahrgenommen. Gerade Linien, Wegstrecken, Zielpunkte werden nicht »geortet«. Die vermeintliche »Desorientierung« ist in Wirklichkeit eine Raum-Wahrnehmungs- und Explorationsstörung. Beim Autofahren wird die Wohnadresse in exakter Weise gewusst, der Weg nach Hause aber nicht gefunden. Auch das Erkennen von Gesichtern (Physiognomie) gelingt nicht. Vertraute werden nicht erkannt, »optisch« nicht gesehen, aber »haptisch« dennoch wahrgenommen und wiedererkannt. Berührung, Zuwendung und Beruhigung kommen daher gut an.

Auch die Geschwindigkeit, verbunden mit der erforderlichen Geduld, um verbliebene Wahrnehmungs- und Verarbeitungsmodalitäten zu ermöglichen, spielt eine wichtige Rolle. Es gilt daher, beide Funktionen der Sinneswahrnehmung beim Sehen zu unterstützen.

Es braucht gutes Licht für das Auge (peripher) sowie Zuwendung und nonverbale Kommunikation zur Unterstützung der Verarbeitung im Gehirn (zentral).

Die neueste Forschung beschreibt ähnliche Phänomene bei der zentralen Verarbeitung von Geräuschen (Dietz et al. 2018). Sinntragende Geräusche (Telefon, Klingel, Hundegebell, Gewitter etc.) können schon zu einem Zeitpunkt nicht erkannt werden, zu dem kognitive Funktionen gemessen in den Screenings (z. B. mit der Mini Mental State Examination (MMSE), ▸ Kap. 3.1) noch intakt sind. Auch die Quelle von Geräuschen in der Umgebung (Lokalisation, Richtung sowie Entfernung) kann nicht identifiziert werden. Dies führt zu Unsicherheit, Angst, Irritation, Fehlleistungen und herausforderndem Verhalten vor allem bei Umgebungswechsel. Dazu zählen z. B. auch die Akut-Einweisung sowie Transporte und jede Verlegung innerhalb des Krankenhauses. Eindeutige, klar formulierte sprachliche Erklärungen haben sich als sehr hilfreich erwiesen und können umso besser nachvollzogen werden, wenn das periphere Hören unterstützt wird. Also nicht nur die Brille, auch das funktionierende Hörgerät ist essenziell!

Brille & Hörgerät gehören immer an den Menschen mit Demenz

Im St. Franziskus-Hospital in Münster beispielsweise sind Brille und Hörgerät in einer auffälligen roten Box immer »am« Patienten, die auch perioperativ und/oder bei Verlegung und Transport an keiner Stelle verlorengehen kann.

Einfache Basismaßnahmen

Aus den geschilderten Erkenntnissen ergibt sich: Für jeden Erstkontakt sollte eine ruhige, helle und möglichst bequeme Zone zur Verfügung stehen. Der Kranke sollte emotional einbezogen werden und es sollte durch zugewandte Gestik zum Ausdruck gebracht werden, dass man ihn teilhaben lassen will (Empathie). Sollte – idealerweise – eine Bezugsperson anwesend sein, sollte der primäre Kontakt immer mit dem Kranken zuerst erfolgen. Bestätigende oder nicht bestätigende Rückfragen geben dem entweder positiven oder negativen Gesprächsergebnis wichtige Zusatzinformationen (übrigens auch Grundprinzip für den Untersuchungsgang in Gedächtnissprechstunden).

Beim Erstkontakt immer erst an den Betroffenen wenden

In der Gesprächsführung sollten einfache, eindeutige und klare Worte und Informationen eingesetzt werden. Vor Beginn der körperlichen Untersuchung und vor dem Auskleiden ist zu erklären, welche Maßnahmen man plant. Häufig müssen Fragen wiederholt gestellt werden, verbunden mit der

Rückfrage »Haben Sie verstanden?«, um dann beim dritten Mal eine lächelnde Antwort zu erhalten: »Jetzt habe ich verstanden«.

Schmerz

Jetzt kommt als dritte Sinnesempfindung vorrangig und besonders wichtig ins Spiel, der *Schmerz.*

Kaum eine Behandlung in einem Akutkrankenhaus kann frei von Schmerzen sein (▸ Kap. 3.5.4). Hier ist auf Körpersprache zu achten. Man kann versuchen, die Hände über verschiedene Körperregionen zu führen und anhand der Mimik zu interpretieren, an welcher Körperregion die Erkrankung zu lokalisieren ist. In einer älteren Studie (n = 138) wurde ein positiver prädiktiver Wert von Handzeichen (Auflegen einer flachen Hand oder beider flachen Hände) nicht nur auf den Ort, sondern auf die Qualität des Schmerzes in Höhe von 77 % gefunden und ein negativer von 53 % – zwar nicht diagnostisch diskriminierend, aber von wertvollem Hinweischarakter (Edmondstone 1995).

Körpersprache und Verhaltensauffälligkeiten als Ausdruck von Schmerz

Extreme Unruhe kann Ausdruck stärkster Schmerzen, z. B. bei Harnverhalt sein. Nach Erfahrung des Autors können mit zunehmender Schwere der akuten Erkrankung Verhaltensauffälligkeiten, Unruhe und aggressive Tendenzen aber auch wieder abnehmen. Dies klingt banal, ist aber fatal, weil eine vital bedrohliche Erkrankung übersehen werden kann.

Eine »scheinbar« angenehme Ruhe oder ein eingeschränkter Bewegungsdrang können Ausdruck von akuten Schmerzen sein. Dies gilt auch für die inaktive, apathische Form des Delirs. Denn nicht nur das hyperaktive Delir, das sich der Demenz »aufpfropft«, kann Marker für eine lebensbedrohliche Akuterkrankung sein. Es gilt daher, nicht nur die Demenz zu identifizieren, sondern auch das Delir und beide voneinander zu unterscheiden (▸ Kap. 1.2).

3.3.1.4 Screening auf Demenz

Screening-Ergebnisse sind auch bei Menschen mit Demenz immer ernst zu nehmen

Laut einer kleinen, aber prospektiven Studie (n = 178) können Demenzkranke, die einen MMSE-Wert von bis < 10 Punkten aufweisen, sogar noch mit einer der üblichen Skalen wie der Numerischen Rating Skala (NRS) u. a. selbst zuverlässig Auskunft, vor allem zum bewegungsabhängigen Schmerz geben, bevor erst bei schwerer Demenzkranken mit einem MMSE von unter <10 Punkten, die Fremdbeobachtung z. B. mit der Skala zur Beurteilung der Demenz (BESD), die Verhaltensmerkmale sowie Mimik und Gestik einbezieht, Aussagen erlaubt (Lukas et al. 2013). Dies entspricht im Übrigen auch den Erfahrungen des Autors (▸ Kap. 3.5.4).

Hier wird deutlich, wie wichtig es ist, persönliche Angaben eines Demenzkranken immer ernst zu nehmen. Darüber hinaus ist nicht zu unterschätzen, dass auch Werte der messbaren Screenings häufiger noch zuverlässigere Aussagen erlauben, als zunächst angenommen. Dies gilt auch für die Bewertung anderer Assessment-Skalen, wie z. B. der Geriatric-

Depression-Scale (GDS), die allerdings immer einer besonderen Bewertung durch den Geriater persönlich benötigen.

Seh- und Hörvermögen sowie Schmerzempfinden sind nicht nur initial (Notaufnahme), sondern insbesondere danach im Behandlungsverlauf auf der Normalstation wichtige Größen, die eine ständige Aufmerksamkeit, Beobachtung und Intervention benötigen.

3.3.1.5 Ratschläge für die Organisation

Ratschläge für die Ablauforganisation

Es ergeben sich folgende Ratschläge für die Ablauforganisation:

- strukturiertes Screening in der Notaufnahme
- Vermeidung jeder weiteren Verlegung
- Unterbringung nahe am Stationsstützpunkt
- Brille und Hörgerät verfügbar machen
- eindeutige, klare Sprache mit Wiederholungen
- Zuwendung, Empathie, Validation als Grundhaltung
- repetitives Screening (Schmerz?)
- bevorzugte Bezugsperson (Dienstplangestaltung)
- bevorzugter Termin zur Funktionsuntersuchung
- psychiatrische Liason im Krisenfall
- »stehende Verordnung« einer Bedarfsmedikation

Es gibt klare wissenschaftliche Evidenz dafür, dass die beschriebenen nicht medikamentösen Maßnahmen mit guter Effektstärke auch tatsächlich wirksam sind (▸Kap. 3.5.7). Umso mehr ist dies Anlass, diese auch konsequent in den Stationsablauf zu implementieren und kontinuierlich einzusetzen (DGPPN und DGN 2017; Helm et al. 2018; Kratz 2017; Limb 2012). Medikamente sind erst zuletzt zu geben, wenn alle anderen Beeinflussungsmöglichkeiten ausgeschöpft sind (▸Kap. 3.5.3). Der behandelnde Arzt kann zu diesem Zweck eine »stehende« Bedarfsmedikation festlegen, die situationsgerecht von einer definierten Pflegekraft selbstständig dann ausgegeben werden kann, wenn erforderlich.

Medikamente als Mittel der letzten Wahl

Demenzbeauftragte Pflegekräfte werden benannt und nehmen die Funktion von Multiplikatoren ein. Sie beraten, stehen in Problemsituationen zur Verfügung und sorgen dafür, dass einmal etablierten Konzepten und Abläufen auch nachgegangen wird.

Angehörige können mitarbeiten, zu Untersuchungen begleiten, bei Verlegungen unterstützen und biografische Elemente einbringen. Ehrenamtliche werden einbezogen (zur Begleitung, bei der Tagesstrukturierung o. ä.). In einigen Bundesländern kann dafür die Finanzierung nach SGB XI 45 a–c, nach der manche Pflegekassen niedrigschwellige Betreuungsangebote übernehmen, erreicht werden.

3.3.1.6 Demenz im Akutkrankenhaus – ein lernendes System

Seit den Jahrzehnten, in denen im Umgang mit an Demenz erkrankten Patienten im Akutkrankenhaus Erfahrungen gesammelt werden konnten, stellte sich aber heraus, dass Angehörige und Ehrenamtliche eine besondere Unterstützung und Beratung benötigen.

Angehörige und Ehrenamtliche benötigen eine besondere Unterstützung und Beratung

Es ist zu akzeptieren, dass der Umgang mit Demenzkranken mit einer enormen »Strapaze« verbunden ist. Angehörige nutzen den Krankenhausaufenthalt gerne als Zeit der Entlastung. Zugleich sollten aber auch Ehrenamtliche nicht übermäßig beansprucht werden (▸ Kap. 2.2.3).

Aufgrund früherer Empfehlungen von Experten bieten 37 % aller Stationen Romming-in-Möglichkeiten an (Hendlmeier et al. 2018). Nun stellt sich aber heraus, dass diese aus dem oben genannten Grund nur sehr selten genutzt werden.

Entgegen früheren Ansichten, dass Demenzkranke gerne gemeinsam mit Mitpatienten untergebracht werden (Wohn-/Pflegeoase), ist heute das Gegenteil Realität: akut erkrankte, unruhige Menschen mit Demenz benötigen häufig eine Unterbringung im Einzelzimmer.

Wissen und Unterstützung sind wichtig für die Beteiligten

Alle Akteure im »lernenden System« brauchen Unterstützung, Anleitung, Schulung und möglichst regelmäßige Supervision. Dies ist nicht trivial. Mangel an Wissen und Defizite in der erforderlichen Unterstützung werden weltweit am stärksten bemängelt (Limb 2012) – und zwar von allen Berufsgruppen des Krankenhauspersonals, von Ehrenamtlichen und von Angehörigen.

Viele Organisationen, Krankenhausträger und private Anbieter bieten Handreichungen und Lehrmaterial sowie gestufte Curricula von 20–160 Stunden an. Die Inhalte so zu gestalten, dass sie den unterschiedlichsten Bedarfen gerecht werden, ist nach wie vor eine Herausforderung. Es besteht weiterer Entwicklungsbedarf.

Die Betreuung Demenzkranker im Krankenhaus ist nicht kostendeckend. Eine exakte Kategorisierung der Demenz nach ihrer speziellen Ursache und Form begründet nicht nur die notwendigen finanziellen Forderungen, sondern unterstützt eine auf die spezielle Art und Ausprägung der Demenz ausgerichtete differenziertere Behandlung.

Nach dem Screening ist eine exakte Diagnose der einzelnen Form der Demenz zu fordern, um spezifische Handlungsoptionen nutzbar zu machen und um den zusätzlichen Ressourcenaufwand darzustellen.

Schätzungsweise existieren in jedem Bundesland jeweils mehrere Einzelinitiativen, die durch Krankenhausträger, öffentliche Hand, Stiftungen (Robert Bosch Stiftung), Verbände oder andere Organisationen unterstützt werden. Von einer flächendeckenden Versorgung kann jedoch keinesfalls die Rede sein (▸ Tab. 3.2). Der Versorgungsmangel ist nach wie vor eklatant. Es gibt noch sehr viel zu tun!

A & O sind das Erkennen der Demenzerkrankung durch proaktives Screening in der Notaufnahme (▸ Kap. 3.1). Screening ist immer im weiteren Behandlungsverlauf zu wiederholen (vor allem auf Schmerz). Die beste Prävention liegt in der Hand des Hausarztes. Er kann versuchen, eine Krankenhauseinweisung bei Demenz überhaupt ganz zu vermeiden.

Tab. 3.2: Versorgungsrealität der Demenz im Akutkrankenhaus nach einer repräsentativen Untersuchung (auf Grundlage von Hendlmeier et al. 2018, S. 512)

Maßnahmen	Anteil
Screening auf Demenz	3,5 %
Pflichtfortbildung/Schulung für Ärzte	4,3 %
Pflichtfortbildung/Schulung für Pflegekräfte	8,7 %
Spezielle Begleitdienste	5,8 %
Geschulte Ehrenamtliche	1,2 %
Spezielle Tagesstrukturierung	1,2 %
Fixierungen/freiheitsentziehende Maßnahmen	18,3 %

Literatur

Archibald C (2007) Menschen mit Demenz im Krankenhaus. Ein Lern- und Arbeitsbuch für Pflegefachkräfte. Kuratorium Deutsche Altershilfe (KDA). Köln.

DGPPN, DGN (2017) S3-Leitlinie Demenzen. Springer-Verlag, Heidelberg.

Dietz B, Kohl S, Mayer J et al. (2018) Störung des Erkennens von Umweltgeräuschen bei Demenz. Ich höre aber ich verstehe nicht. Z Gerontol Geriat 51: 495–500.

Edmondstone WM (1995) Cardiac chest pain: does body language help the diagnosis? BMJ 311: 1660–1661.

Hendlmeier I, Bickel H, Hessler JB et al. (2018) Demenzsensible Versorgungsangebote im Allgemeinkrankenhaus. Repräsentative Ergebnisse aus der General Hospital Study (GHoSt). Z Gerontol Geriat 51: 509–516.

Helm I, Balzer K, Behncke A et al. (2018) Patients with dementia in acute care hospitals. A cross-sectional study of physicians' experiences and attitudes. Z Gerontol Geriat 51: 501–508.

Kratz T (2017) Diagnostik und Therapie von Verhaltensstörungen bei Demenz. DÄ 114: 447–454.

Limb M (2012) Two thirds of hospital staff think their training in dementia is inadequate. BMJ 344: 8227.

Lukas A, Niederecker T, Günther I et al. (2013) Self – and proxy report forthe assessment of pain in patients with and without cognitive impairment. Z Gerontol Geriat 46: 214–221.

3.3.2 Sonderfall: Geriatrie mit Demenzbereich – ein segregatives Konzept

Werner Hofmann

3.3.2.1 Zusammenfassung

Spezialstationen für Menschen mit Demenz sind im Altenheimbereich weltweit seit Jahrzehnten verbreitet. Im Krankenhaus existieren sie jedoch fast ausschließlich in Deutschland: aktuell sind es 37 Stationen in geriatrischen Klinikabteilungen (entsprechend etwa in 8 % aller geriatrischen Kliniken). Das Hauptproblem besteht darin, eine zutreffende Auswahl der Hochrisikopatienten zu treffen, die adäquat auf einer derartigen Station zu platzieren sind. Alle 37 Stationen arbeiten nach vereinbarten Standards demenzsensibel und delirpräventiv. Es gibt erste Hinweise auf eine effiziente Verbesserung von Funktionalität, Verhalten, Zufriedenheit, Zahl der erforderlichen Medikamente, Fixierungen und Krankenhausverweildauer. Belege fehlen aber noch, wodurch der Forschungsbedarf deutlich wird. Der ressourcenbedingte Mehraufwand ist durch leitliniengerechte Zuordnung der einzelnen Form der Demenz klar nach ICD-10 zu dokumentieren.

3.3.2.2 Einleitung

Im Altenheimbereich wurden weltweit seit den 1980er Jahren erste, speziell für Menschen mit Demenz geeignete Stationen eingerichtet (Special Care Units). Heute sind derartige Bereiche in fast jedem Altenheim etabliert, weil auf günstige Erfahrungen bei herausforderndem Verhalten, Medikamentenverbrauch (Psychopharmaka), freiheitsentziehenden Maßnahmen einschließlich von Fixierungen, und Zufriedenheit des Personals zurückgeblickt werden kann. Allerdings gibt es keinerlei evidenzgestützte Daten, die diese beobachteten Vorteile tatsächlich belegen könnten.

(Fast) nur in Deutschland begann mit einer ersten Spezialstation im Jahre 1990 eine Bewegung, die diese internationalen Erfahrungen in geriatrische Klinikabteilungen einbrachte. Aktuell sind 37 derartiger Stationen eingerichtet – mit steigender Tendenz (▸ Abb. 3.5). In den meisten Stationen erhalten bis zu 70 % der Patienten eine geriatrisch-frührehabilitative Komplexbehandlung (Zieschang 2018).

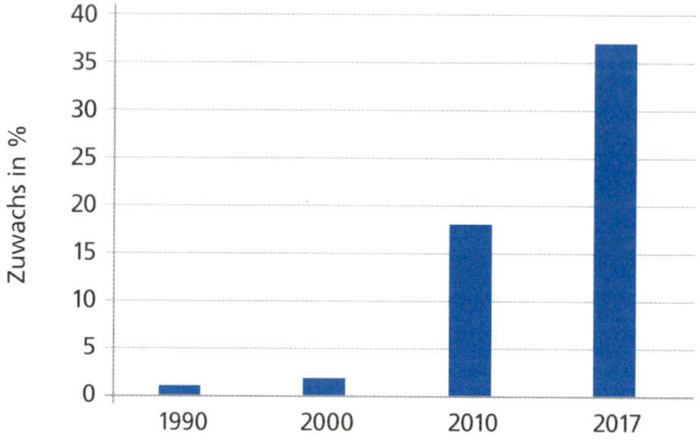

Abb. 3.5: Zuwachs der Demenzstationen von 1990 bis 2017 in Deutschland

Wodurch unterscheiden sich diese Stationen im Krankenhaus vom Altenheim? Was sind die Vor- und Nachteile derartiger Stationen? Wie unterscheiden sich integrative (▸ Kap. 3.3.1) von segregativen Konzepten? Und welche künftigen Entwicklungen sind zu erwarten?

Fallbeispiel

Mensch mit Demenz in der Notaufnahme

Der 87-jährige Patient W. wird mit Schenkelhalsfraktur eingewiesen, die erforderliche Operation zieht sich hin, weil seine Herzleistung von den Narkoseärzten als zu schwach eingeschätzt wird, um ihm eine Vollnarkose zuzumuten. Der Kardiologe soll Hilfestellung geben. Dies gelingt nach fünf Tagen. Herr W. wird operiert, alles verläuft plangerecht, glücklicherweise ist auch kein Aufenthalt auf der Intensivstation erforderlich. Herr W. kommt nach kurzer Überwachung auf die »Normalstation« der Klinik für Unfallchirurgie.

Dort treten nächtliche Unruhezustände auf, der ältere Herr nestelt an der OP-Narbe, zeigt einen übermäßigen Bewegungsdrang und ruft ständig nach seiner Frau. Die Anamnese ergibt, dass seine Frau bereits vor sieben Jahren verstorben ist, er selbst kaum alleine versorgungsfähig in seinem geräumigen Einfamilienhaus lebt und die letzten Jahre bereits mehrmals in der Ambulanz des Krankenhauses wegen wiederholter Stürze behandelt – und gleich wieder entlassen wurde, weil es bisher noch zu keiner relevanten Verletzung gekommen war.

Jetzt wird der Geriater konsultiert mit der Bitte, Herrn W. doch sofort auf die Spezialstation für Demenzkranke zu übernehmen. Da der Patient ja nun ohnehin schon sechs Tage dort in der Klinik für Unfallchirurgie verbringt, wird zunächst die pflegerische Stationsleitung der Spezialstation mit hinzugezogen, es wird mit einem Assessment begonnen und genauere Angaben (Sundowning, nächtliche Unruhe, Nahrungsaufnahme, Kontaktpersonen etc.) werden erhoben.

Danach wird in der Fallkonferenz des Teams der Spezialstation besprochen, ob es Herrn W. angesichts vieler anderer sehr unruhiger Patienten, die sich augenblicklich dort befinden, auch gerecht werden kann.

Das Team der Spezialstation spricht sich mit den Pflegekräften der zuweisenden Station der Unfallchirurgie so ab, dass eine Verlegung erst später, nämlich am übernächsten Tag erfolgt. Es wird konsentiert, dass die pflegerischen Versorgungskapazitäten zwischen zuweisender und aufnehmender Spezialstation auf diese Weise am besten verteilt wären, um im Ergebnis dem Patienten möglichst gerecht werden zu können.

Die Pflegekraft, die Herrn W. dann schwerpunktmäßig auf der Demenzstation betreuen wird, begleitet bereits den Transfer des noch bettlägrigen Patienten gemeinsam mit dem Krankenhaustransportdienst von der Unfallchirurgie auf die Spezialstation.

3.3.2.3 Zugang zur Spezialstation

Das Fallbeispiel fokussiert das aktuell bestehende Hauptproblem von Spezialstationen, nämlich eine zutreffende Auswahl der entsprechenden multimorbiden Hochrisikopatienten mit zusätzlicher/em Demenz/Delir, bzw. Delirgefahr zu treffen. Einerseits ist eine Überlastung der Zielstation zu vermeiden, andererseits darf auch der Patient nicht darunterleiden, dass er ausschließlich mit Demenzkranken »konfrontiert« wird. Seine Prognose muss auch eine hinreichende Besserung erwarten lassen, um die Durchführung einer frührehabilitativen Behandlung zu begründen. Die sehr differenten Ein- und Ausschlusskriterien sowie Zugangswege (Selektion) erschweren auch wissenschaftliche Vergleichsstudien.

Prognose des Menschen mit Demenz und Überlastung der Station sind zu berücksichtigen

Das Fallbeispiel beschreibt eine Einzellösung am Haus des Autors. Andere Häuser üben eine andere Verlegungspraxis. Es wird auch von Problemen im Sinne eines »Übernahmedrucks« von Seiten anderer Stationen in die Spezialstation berichtet, verbunden mit der Erwartung, dass die Spezialstation die anderen Stationen des Hauses zu entlasten hat. Die Gefahr einer Ghettoisierung wird diskutiert, und die Gefahr, ältere Patienten mit einer Platzierung auf der Spezialstation zu diskriminieren.

Es sind Standards der augenblicklich in Deutschland in geriatrischen Klinikabteilungen eingerichteten 37 Spezialstationen definiert, die auch weitgehend befolgt werden (Hofmann et al. 2014) (▸ Tab. 3.3). Alle Stationen arbeiten demenzsensibel und delirpräventiv. Damit verfügen gegenwärtig etwa 8 % aller geriatrischen Klinikabteilungen über Spezialstationen. Die Geriatrie bietet sich deswegen an, weil dort ohnehin die erforderliche Expertise einschließlich des Behandlungsteams mit zusätzlicher Neuropsychologie und Sozialdienst vertreten ist.

Obligatorische Standards für Spezialstationen einhalten

Obligat	Fakultativ
• Bezeichnung: Spezialstation für akut erkrankte, kognitiv eingeschränkte Patienten • Ziel: 8–12 Betten • geschützt, nicht geschlossen • eigener Aufenthalts- und Therapieraum • geeignete Tagesstruktur • freiwilliger Einsatz und Schulung des Personals • feste Zuordnung des Personals • erweitertes Assessment • Berücksichtigung von Biografie und sozialer Situation	• Angehörigenarbeit • verstärkter Einsatz des Sozialdiensts • erweiterte Personalschulungen und Supervision • zusätzliche Therapie (Musik, tiergestützte Therapie u. a.) • Beleuchtungskonzept • wohnliche Atmosphäre

Tab. 3.3: Empfehlungen der Deutschen Gesellschaft für Geriatrie e. V. (DGG) (auf Grundlage von Hofmann et al. 2014, S. 138–139)

3.3.2.4 Normalstation – Spezialstation – Altenheim

Von einer geriatrischen »Normalstation« unterscheidet sich die Spezialstation im Wesentlichen durch

Unterschiede zwischen Normal- und Spezialstation bestehen

- die Definition einer kleineren Einheit (8–12 Betten),
- eine konsequente Architektur (▸ Kap. 2.1),

- eine Milieugestaltung,
- einen zentral gelegenen Aufenthaltsraum,
- einen geschützten, kaschierten bzw. getarnten Ausgang,
- eine konsequente Ablauforganisation (▸ Kap. 3.3.1) und
- gelockerte, tagesstrukturierte Angebote mit der Möglichkeit, die Zeit auch individuell (z. B. Essen in der Nacht, Schlafen bis in den Vormittag etc.) zu gestalten.

Besonders wichtig ist das Prinzip, personelle Konstanz durch schwerpunktmäßig auf der Demenzstation eingesetztes Personal aller Berufsgruppen des geriatrischen Behandlungsteams zu gewährleisten. Der Einsatz erfolgt auf freiwilliger Basis (persönliche Auswahl dieses speziellen Arbeitsbereichs) und wird unterstützt durch zusätzliche Schulungs- und auch Supervisionsangebote. Ansonsten entsprechen die Prozesse der Systematik einer geriatrischen Klinik mit umfassendem Assessment und multiprofessioneller Behandlung.

Vom Altenheim unterscheiden sie sich durch die besonderen Anforderungen der Akutmedizin mit Notfallversorgung, der Verfügbarkeit aller diagnostischen und therapeutischen Angebote des Akutkrankenhauses und der Hygiene. D. h., es sind auf der Demenzstation weniger Gegenstände aus dem persönlichen Umfeld zu finden und letztendlich kann die Wohnlichkeit einer stationären Altenpflegeeinrichtung nicht in diesem Maße dargestellt werden.

3.3.2.5 Pro und Kontra

Integrative Konzepte sind ebenfalls notwendig

Eine Pro- und Kontra-Abwägung (▸ Tab. 3.4) mit den Vorteilen für und Vorbehalten gegen eine Spezialstation ergibt in letzter Konsequenz, dass ein Krankenhaus mit Spezialstation immer auch zusätzlich flankierende, integrative Konzepte für das gesamte Haus benötigt. Eine Spezialstation sollte sich als Kompetenzzentrum für das gesamte Krankenhaus verstehen und eine auf die lokale Situation bezogene Schrittmacherfunktion ausüben. Wichtig ist es nicht nur, kontinuierlich Impulse für eine verbesserte demenzsensible Versorgung zu geben, sondern einmal etablierte Maßnahmen beständig nachzuhalten und diese wachzuhalten. Wäre das interprofessionelle Team der Spezialstation für diese Aufgabe nicht besonders prädisponiert?

Tab. 3.4: Spezialstationen im Pro- und Contra-Vergleich

Pro	Kontra
• »Awareness« der Demenz • Kompetenzgewinn durch Schwerpunktbildung • Straffung von Strukturen • Impulsgabe für das gesamte Haus	• Ghettoisierung • Überlastung des Personals • nicht sinnvolle Überspezialisierung • Einengnung fachlicher Kompetenz • künstliche Atmosphäre • Freiheitsentzug • keine Kostendeckung

3.3.2.6 Was ist zu tun?

Bisher ist nur eine einzige interdisziplinäre gerontopsychiatrisch-geriatrische Station beschrieben (Maier et al. 2007). Die Demenz ist eine wahrlich interdisziplinäre Aufgabe, nicht nur gemeinsam mit der Gerontopsychiatrie, sondern vor allem mit der Unfallchirurgie/Alterstraumatologie. Jede interdisziplinär organisierte Versorgungsstruktur vermindert die krankenhausinterne Verlegungsfrequenz (▸ Kap. 3.3.1), fördert Kooperation und steigert die Kompetenz der teilnehmenden Fachgebiete. Der Autor sieht hier eine wichtige Zukunftsaufgabe.

Positive Effekte von Spezialstationen sind erkennbar

Es gibt Hinweise auf eine effiziente Verbesserung von Funktionsstatus, Verhalten und Zufriedenheit sowie Reduktion von Zahl der Medikamente, Fixierungen und Verweildauer. Methodisch optimierte Evaluationen demenzsensibler Behandlungsangebote, und zwar sowohl der integrativen als auch segregativen, sind aber noch erforderlich (▸ Tab. 3.5).

Der ressourcenbedingte Mehraufwand ist klar zu dokumentieren und die Zuordnung der »Demenz« nach ICD-10 leitliniengerecht in die ätiologischen Kategorien vorzunehmen (DIMDI 2018). Nur so sind die Voraussetzungen für eine kostendeckende Behandlung zu erreichen – und nur so lassen sich differenzierte Behandlungs- und Beratungskonzepte entwickeln, die sich zwischen der Alzheimer-Demenz, der vaskulären Demenz mit Morbus Binswanger, der frontotemporalen Demenz, der Demenz bei Morbus Parkinson und der Lewy-Körper-Demenz durchaus deutlich unterscheiden können.

Tab. 3.5: Bewertung angestrebter Veränderungen zwischen Aufnahme und Entlassung auf einer Spezialstation

	Hergt 2015 (n = 30)	Sottong und Hoffmann 2017 (n = 235)	Von Renteln-Kruse et al. 2015 (n = 2084)	Zieschang et al. 2008 (n = 28)*	Zieschang et al. 2010 (n = 332)
Funktionalität ↑	+	+	+	+	+
Verhalten ↑	k. A.	+	+	+	+
Fixierung ↓	+	+	+	k. A.	+
Verweildauer ↓	+	÷	k. A.	+	+
Med.-Zahl ↓	÷	+	+	k. A.	+
Zufriedenheit ↑	+	+	+	+	+

positiv: +, indifferent: ÷, negativ: –, keine Angabe: k. A; *Mitarbeiterbefragung

Literatur

Deutsches Institut für Medizinische Dokumentation und Information (DIMDI) im Auftrag des Bundesministeriums für Gesundheit (BMG) unter Beteiligung der Arbeitsgruppe ICD des Kuratoriums für Fragen der Klassifikation im Gesundheitswesen (KKG) (2018) ICD-10-GM Version 2019, Systematisches Verzeichnis, Internationale statistische Klassifikation der Krankheiten und verwandter Gesundheitsprobleme, 10. Revision, Stand: 21.September 2018. Köln. https://www.

dimdi.de/dynamic/.downloads/klassifikationen/icd-10-gm/version2019/icd10gm 2019syst-pdf.zip <https://www.dimdi.de/dynamic/.downloads/klassifikationen/icd-10-gm/version2019/icd10gm2019syst-pdf.zip> (Zugriff am 26.03.2019).

Hergt AM (2015) Einfluss der Raumgestaltung und eines speziellen Therapiekonzeptes auf die Behandlung von Patienten mit Demenz in einer Geriatrischen Klinik. Dissertation Universität zu Lübeck.

Hofmann W, Rösler A, Vogel W et al. (2014) Spezialstation für akut erkrankte, kognitiv eingeschränkte Patienten in Deutschland. Z Gerontol Geriat 47: 136–140.

Maier AB, Wächtler C, Hofmann W (2007) Combined medical-psychiatric inpatient units. Evaluation of the Centre for the Elderly. Z Gerontol Geriat 40: 268–274.

Rösler A, Hofmann W, von Renteln-Kruse W (2010) Spezialisierte Stationen zur Behandlung von akut erkrankten geriatrischen Patienten mit zusätzlichen kognitiven Beeinträchtigungen in Deutschland. Z Gerontol Geriat 43: 249–253.

Sottong U, Hoffmann JG (2017) Nebendiagnose Demenz: Es geht auch ohne Fixierungen. DÄ 114: 778–782.

Von Renteln-Kruse W, Neumann L, Klugmann B et al. (2015) Kognitiv beeinträchtige geriatrische Patienten. Patientenmerkmale und Behandlungsergebnisse auf einer spezialisierten Station. DÄ 112: 103–112.

Zieschang T, Bauer J, Rösler A et al. (2018) Spezialstationen für Patienten mit kognitiver Einschränkung. Ergebnisse einer Umfrage in Kliniken für Geriatrie in Deutschland. Z Gerontol Geriat 51: im Druck.

Zieschang T, Dutzi I, Müller E et al. (2008) A special care unit for acutely ill patients with dementia and challenging behaviour as a model of geriatric care. Z Gerontol Geriat 41: 453–459.

Zieschang T, Dutzi I, Müller E et al. (2010) Improving care for patients with dementia hospitalized for actue somatic illness in a specialized care unit: a feasibility study. Int Psychogeriatr 23: 139–146.

3.4 Diagnostik im Krankenhaus

Daniel Kopf

3.4.1 Zusammenfassung

Im Rahmen einer Krankenhausbehandlung ergeben sich oft erstmals Hinweise auf eine Demenzerkrankung, da Störungen des Neugedächtnisses, die im vertrauten Umfeld nicht relevant waren, hier auffallen. Gleichzeitig bieten sich in der fachlich geschulten Verhaltensbeobachtung und in der Verfügbarkeit apparativer diagnostischer Verfahren Möglichkeiten, die im ambulanten Setting nur umständlich und oft mit hoher zeitlicher Verzögerung verfügbar sind. Allerdings führen die zur Aufnahme führenden akuten Erkrankungen oft zu einem Delir, das die Diagnostik der Demenz erschwert. Eine sinnvolle Einschätzung ist daher erst nach Rekompensation der Ursachen des Delirs und Abklingen der Delirsymptome (wie z. B. Aufmerksamkeits- und Konzentrationsstörungen, Fluktuationen) möglich. Die Diagnostik beginnt mit Screeningmaßnahmen, idealerweise bereits in der Notaufnahme durch den 4AT oder auf Station durch die Mini Mental State Examination oder den MoCA-Test. Es folgt eine gezielte Erweiterung von Anamnese und körperlicher Untersuchung. Schließlich werden bildgebende Verfahren eingesetzt. Computer- oder Kernspintomographie dienen hierbei dem Ausschluss anderer Ursachen kognitiver Störungen und der Differenzialdiagnose der Demenzformen. Die erweiterte neuropsychologische Diagnostik ist erforderlich in unklaren Fällen wie z. B. beginnender Demenz, bei Überlagerung durch depressive Symptome oder Delirien. Die Liquordiagnostik schließt entzündliche ZNS-Erkrankungen aus und bietet Marker für bestimmte Demenzformen, insbesondere die Alzheimer-Demenz.

3.4.2 Einleitung

Bei einem beträchtlichen Teil der Patienten, bei denen kognitive Einschränkungen im Krankenhaus vorliegen, ist eine Demenz bisher nicht bekannt oder noch nicht formal diagnostiziert worden (Schäufele et al. 2016).

Diese Patientengruppe ist heterogen. Es befinden sich darunter Menschen mit

- Delirien, denen nicht zwangsläufig eine Demenz unterlegt sein muss, die also potenziell eine günstige kognitive Prognose haben,
- Demenz-Erkrankungen, die bislang zwar von Patienten, Angehörigen oder Hausärzten vermutet, aber noch nicht formal diagnostiziert waren, und
- Demenz-Erkrankungen, die bislang im Alltag noch nicht aufgefallen oder bewusst wahrgenommen worden waren.

3.4.3 Demenzdiagnostik im Krankenhaus: Chance und Risiko

Für die Beobachtung, dass eine Demenz als nicht akute, sondern langsam progrediente Erkrankung oft erst anlässlich eines Krankenhausaufenthalts diagnostiziert wird, gibt es mehrere Gründe. Grundsätzlich kommt es auch bei anderen Erkrankungen mit schleichendem Beginn vor, dass die kleinen, allmählichen Veränderungen von Menschen, die im täglichen Kontakt mit Erkrankten stehen, kaum wahrgenommen werden. Bei der Demenz gibt es aber noch einen krankheitsspezifischen Grund: in frühen Stadien ist vor allem das Neugedächtnis beeinträchtigt. Ältere Menschen haben oft einen über Jahre gewohnten alltäglichen Rhythmus, bei dem das Abspeichern und Abrufen neuer Informationen in geringem Maß gefordert wird: Der Schlüssel und das Portemonnaie werden seit Jahren an der gleichen Stelle aufbewahrt, Toilette, Schlafzimmer, Lichtschalter etc. verändern ihre Position nicht, für Telefonate mit wichtigen Bezugspersonen gibt es feste Tageszeiten, selbst der wöchentliche Speiseplan unterliegt jahrelangen Gewohnheiten. Defizite fallen kaum auf oder können mit einfachen Methoden wie z. B. einem Einkaufszettel kompensiert werden. Kommen Menschen dagegen ins Krankenhaus, werden sie mit einer Fülle von neuen Informationen konfrontiert. Diese betreffen nicht nur die aktuellen medizinischen Sachverhalte, die dar-

Demenz bleibt im Alltag häufig unerkannt, da Defizite kompensiert werden können

Defizite im Neugedächtnis werden häufig erstmals im Krankenhaus demaskiert

über hinaus manchmal schwer verständlich sind. Auch einfachste Alltagsaktivitäten wie z. B. der Gang zur Toilette, das Ablegen und Wiederfinden des Taschentuchs oder die Bedienung des berührungsfreien elektronischen Wasserhahns beanspruchen das Neugedächtnis. Dadurch werden Störungen des Neugedächtnisses leicht demaskiert.

Gleichzeitig bietet sich im Krankenhaus durch die pflegerische Betreuung ein subjektives, aber hoch relevantes diagnostisches Instrument der Demenz, nämlich die Möglichkeit der direkten Beobachtung von Alltagsaktivitäten. Natürlich setzt dies geschultes und für kognitive Probleme sensibilisiertes Pflegepersonal voraus. Diese im ambulanten Setting oft nicht verfügbare diagnostische Ressource kann im gut ausgestatteten Krankenhaus noch kombiniert werden mit dem ganzen Spektrum klinischer und apparativer diagnostischer Methoden von der internistisch-neurologischen Untersuchung, Basis- und Speziallabor über die Anwendung von Screening-Tests und ausführlicher neuropsychologischer Testung bis hin zu cerebraler Bildgebung, Liquordiagnostik und elektrophysiologischer Diagnostik. Daher bietet eine stationäre Krankenhausbehandlung oft ein einzigartiges diagnostisches Fenster.

Zudem erzwingt eine Krankenhausbehandlung häufig bei Hinweisen auf eingeschränkte kognitive Leistungsfähigkeit eine fachliche Beurteilung, um die Einwilligungsfähigkeit in invasive diagnostische und therapeutische Maßnahmen oder in Pläne einer weiteren Versorgung (z. B. Heimversorgung) zu klären. Schließlich ist die Beurteilung einer kognitiven Störung unabdingbar für die Entlassplanung (▸ Kap. 3.7). Bei schwerer kognitiver Störung muss, ggf. auch vorübergehend, die Einrichtung einer gesetzlichen Betreuung angeregt werden, sofern keine tragfähigen Verfügungen vorliegen. Auch das versorgende Umfeld muss in Kenntnis einer Demenz anders organisiert werden.

Überdiagnostik von Demenz vermeiden, potenzielles Delir in Erwägung ziehen

Diesen Möglichkeiten stehen jedoch bedeutsame Probleme bei der Demenzdiagnostik im Krankenhaus gegenüber, die die Validität diagnostischer Aussagen einschränken: Die akute Erkrankung, die zum Krankenhausaufenthalt führt, bedingt oft physiologische Veränderungen, die kognitive Funktionen im Sinne von Delirien beeinträchtigen. Bei einer kognitiven Diagnostik muss daher sorgfältig auf Anzeichen eines Delirs geachtet werden. Die Gefahr einer Überdiagnostik mit der möglichen Folge einer Stigmatisierung und Verunsicherung von nicht erkrankten Patienten ist groß. Oft bleibt die Einschätzung vorläufig, weil auch gegen Ende des Krankenhausaufenthalts noch Restbefunde eines Delirs vorliegen, die im Einzelfall nicht immer sicher von Symptomen einer frühen Demenz abgegrenzt werden können. Auf jeden Fall erfordert die Einschätzung der kognitiven Leistungsfähigkeit Erfahrung und profunde Kenntnisse in der Diagnostik von Delir und Demenz.

3.4.4 Vorgehen bei der Diagnostik

Die Diagnostik der Demenz erfolgt im Krankenhaus daher in mehreren Schritten (▸ Abb. 3.6)

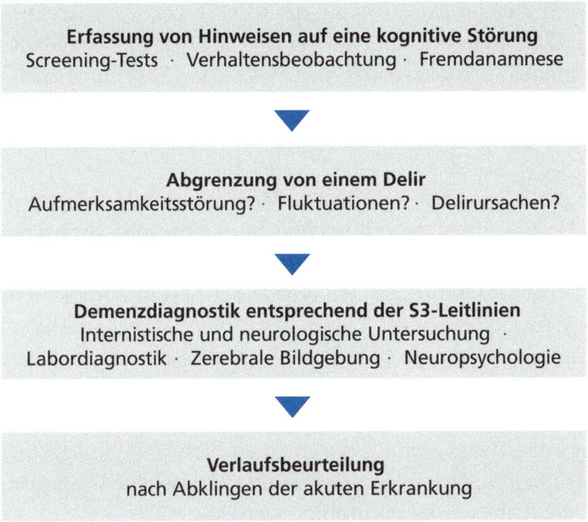

Abb. 3.6: Diagnostik der Demenz im Krankenhaus in vier Schritten

Natürlich gelten bei allen diagnostischen Maßnahmen die gleichen Grundregeln zum Umgang mit Demenzkranken wie bei allen anderen diagnostischen und therapeutischen Maßnahmen: Lange Wartezeiten sollten vermieden werden, die Maßnahmen müssen z. T. wiederholt in einfachen Worten erklärt werden, Angst und Unruhe sollten z. B. durch Begleitung der Erkrankten zu Untersuchungen abgemildert werden.

3.4.4.1 Erfassen von Hinweisen auf kognitive Störungen

MMSE ist der gebräuchlichste Screening-Test im Krankenhaus

Für die Anwendung im Krankenhaus sind unterschiedliche Screening-Tests verfügbarAm bekanntesten ist die *Mini Mental State Examination* (MMSE) nach Folstein (▸ Kap. 3.1), die auch in den meisten geriatrischen Kliniken als Standardinstrument für das kognitive Assessment genutzt wird (Folstein et al. 1975). Die Cut-Off-Werte wurden nicht explizit im Setting eines Krankenhauses evaluiert. Bei ambulanten Patienten wird ein Cut-Off von 27 Punkten empfohlen, um eine möglichst hohe Sensitivität zu erhalten (Rosa et al. 2018). Im Krankenhausbereich wird dieser Cut-Off sicher eine größere Zahl von falsch positiven Befunden nach sich ziehen. Da jedoch ohnehin eine Re-Evaluation der Befunde nach somatischer Stabilisierung erforderlich ist, sollte an diesem Grenzwert festgehalten werden, weil der stark von Bildung und Alter abhängige Test sonst etliche Patienten mit beginnender Demenz übersieht.

Die MMSE ist inzwischen von einem Copyright belegt und darf daher nicht mehr kostenlos angewendet werden. Zudem hat sich seit Etablierung des Tests das neuropsychologische Verständnis der Erkrankung erheblich vertieft, sodass der Test nicht mehr ganz den aktuellen Stand der Forschung widerspiegelt. Daher wurden in den letzten Jahren Alternativen gesucht und evaluiert. In Deutschland ist der *DemTect* gut etabliert (Kessler et al.

2000). Der Test ist im Aufwand mit der MMSE vergleichbar. Die geprüften kognitiven Domänen sind spezifischer für die Demenz vom Alzheimer-Typ. Darüber hinaus berücksichtigt der Test das Alter in Form von zwei Altersgruppen. Nachteilig ist, dass eine Schweregradeinteilung, die sich für die MMSE in der klinischen Praxis etabliert hat, schwieriger vorzunehmen ist.

Der MoCA-Test ist ein besonders aussagekräftiges Screening-Instrument

Als neuere Alternative wurde der *MoCA-Test* besonders gut evaluiert (▸Kap. 3.1). Versionen in zahlreichen Sprachen sind zusammen mit gut verständlichen Durchführungsanleitungen in der entsprechenden Sprache frei im Internet verfügbar. Zudem wurde der Test in unterschiedlichen klinischen Situationen evaluiert. Dieses Instrument, das etwas aufwändiger in der Anwendung ist als die MMSE, spiegelt besser das aktuelle neuropsychologische Verständnis der Demenz wider als die vor über 40 Jahren entwickelte MMSE. Angesichts der limitierten Verfügbarkeit einer ausführlichen kognitiven Testung durch einen Neuropsychologen ermöglicht dieses Instrument in vielen Situationen eine verlässliche Diagnose und kann daher für die Anwendung empfohlen werden.

Für *Screening-Situationen in akuteren Settings*, für die die beschriebenen Tests zu aufwändig sind, stehen sehr rasch durchführbare Tests zur Verfügung, die aber dem Kliniker in der akuten Krankenhaussituation nur eine erste Orientierung bieten können und eine weitere Diagnostik keinesfalls ersetzen. Zu diesen Tests gehören der *Uhrentest nach Shulman* (Shulman et al. 1994) (▸Kap. 3.1) und der *Short portable mental state questionnaire* (Pfeifer 1975). Diese Tests haben sich als Screening-Tests bewährt, sind aber für eine Demenzdiagnose keinesfalls ausreichend, sondern müssen durch eine weiterführende neuropsychologische Untersuchung ergänzt werden.

AMT4 und 4AT für das Screening in Notaufnahmen geeignet

Eine besondere Herausforderung stellt das Screening nach kognitiven Störungen einschließlich des Delirs in *Notaufnahmen* dar. Hierfür wurde der AMT4 (Swain und Nightingale 1997) (▸Kap. 3.1) und darauf basierend der 4AT (O'Sullivan et al. 2017) entwickelt. Insbesondere letzterer ist sehr sensitiv für die Erkennung eines Delirs, gut im Internet zugänglich (www.the4AT.com) und besticht durch die rasche Anwendbarkeit in sehr akuten Settings. Mit diesen Tests kann eine erste Verdachtsdiagnose erhoben werden. Dies kann helfen, im klinischen Setting mögliche Beeinträchtigungen der Patienten frühzeitig zu berücksichtigen und die Patienten entsprechend zu unterstützen. Patienten, die in dieser Form betreut werden, neigen in geringerem Maß zu herausfordernden und therapiegefährdenden Verhaltensweisen im Krankenhaus. Unter diesem Aspekt ist ein Screening in der Notaufnahme dringend zu empfehlen.

Exekutive Störungen als Hinweis auf Demenz

Geschultes Pflegepersonal und medizinisches Assistenzpersonal kann in der *Verhaltensbeobachtung* Hinweise auf eine Demenz entdecken, die der sonstigen Beobachtung entgehen. Besonders auffällig sind örtliche und zeitliche Orientierungsstörungen, z. B. wenn Patienten auf Station umherirren. Subtiler sind exekutive Funktionsstörungen. Hier beobachtet das Pflegepersonal beispielsweise, dass Patienten mit der Reihenfolge der Verrichtungen bei der Morgentoilette nicht klarkommen und immer wieder Hilfestellung benötigen. Bei der Physio- oder Ergotherapie kann auffallen, dass Patienten

Aufforderungen der Therapeuten nicht in Handlungen umsetzen können. Solche Informationen sollten in Teambesprechungen eingebracht werden und weitere diagnostische Maßnahmen veranlassen. Um Fehlschlüsse zu vermeiden, müssen Seh- und Hörstörungen unbedingt korrigiert werden, d. h. Brille und Hörgerät müssen zur Verfügung stehen.

Bei der *Fremdanamnese* müssen Hinweise auf Gedächtnisstörungen vor dem Aufenthalt gezielt erfragt werden. Neben der Frage nach Hinweisen auf Vergesslichkeit (Verlegen von Gegenständen, Doppelterzählen) muss dabei auf Verhaltensänderungen geachtet werden: Rückzug, Vernachlässigung von früher regelmäßig ausgeübten Tätigkeiten, depressive Verstimmung, Ängstlichkeit und aggressives Verhalten. Zudem muss Gewichtsverlust als häufiges Frühsymptom der Demenz erfragt werden. Bei der Abklärung von Gewichtsverlust als Leitsymptom muss die Differenzialdiagnose einer Demenz unbedingt berücksichtigt werden.

Gewichtsverlust kann als frühes Leitsymptom auf eine Demenz hinweisen

3.4.4.2 Abgrenzung vom Delir

Wichtigstes Kriterium zur Unterscheidung von Demenz und Delir ist die *Aufmerksamkeitsstörung*. Diese ist häufig erkennbar am raschen Nachlassen der Konzentration und Aufmerksamkeit in einem Anamnesegespräch. Der Patient scheint nach kurzer Unterhaltung wegzudämmern, kann durch erneutes lautes Ansprechen wieder erreicht werden, bis erneut die Konzentration nachlässt. Dieses typische Kriterium spricht für das Vorliegen eines Delirs – allein oder auf dem Boden einer Demenz. Die Aufmerksamkeit hängt stark von der subjektiv wahrgenommenen Wichtigkeit einer Situation ab. So können in ihrer Aufmerksamkeit beeinträchtigte Patienten das Defizit für die in der Regel kurzen Momente einer Chefarztvisite noch kompensieren, während die Defizite in einem ausführlichen Anamnesegespräch durch den Assistenzarzt und erst recht im pflegerischen Alltagskontakt deutlicher zutage treten. Ärzte, insbesondere in leitender Funktion, müssen daher Informationen anderer Mitarbeiter des Krankenhauses einholen und berücksichtigen, um Fehlschlüsse zu vermeiden.

Delirhinweise: Aufmerksamkeitsstörung, Fluktuation

Typisch für das Delir ist zudem die starke *Fluktuation*. Wenn Vigilanz, Verhalten und kognitive Leistungsfähigkeit stark schwanken, muss an ein Delir gedacht werden. Vor einer weiteren Demenzdiagnostik muss also die Fluktuation abgeklungen sein.

Eine Demenzdiagnostik kann erst sinnvoll durchgeführt werden, wenn somatische Störungen, die ein Delir auslösen können, bereits kompensiert sind (▶ Kap. 3.2). Diese Faktoren sind vielfältig wie z. B. Störungen der Sauerstoffversorgung, Entzündungskonstellation, schwankende Blutzuckerverläufe, Elektrolytentgleisungen, insbesondere Hyponatriämie und Hypercalcämie, aber auch Schmerzen, Harn- und Stuhlverhalt.

Voraussetzung Demenzdiagnostik: somatische Störungen des Delirs sind kompensiert

Zahlreiche Medikamente wie z. B. anticholinerge Medikation sowie neu eingesetzte sedierende Medikation stören ebenfalls die Einschätzung. Eine chronische Einnahme von sedierenden Medikamenten muss kritisch gewürdigt werden. Bei stabiler Einnahme von Benzodiazepinen ist ein Absetzen vor

Akuter Einsatz als auch Entzug von Substanzen stört Demenzdiagnostik einer Demenzdiagnostik oft nicht sinnvoll, weil es dann zu einem entzugsbedingten Delir kommen kann. Typisch für Benzodiazepine oder Benzodiazepin-ähnliche Sedativa wie Zopiclon, Zolpidem und Zaleplon ist, dass ein Entzugsdelir erst verzögert nach mehreren Tagen oder gar wenigen Wochen eintritt. Ähnliches gilt für Opioide, die akut kognitive Leistungen beeinträchtigen und ein Demenzsyndrom vortäuschen können. Werden sie dagegen chronisch eingenommen, sollten sie keinesfalls für eine Demenzdiagnostik abgesetzt werden. Natürlich muss auch ein Alkoholentzug abgeklungen sein, bevor eine Demenzdiagnostik erfolgen kann.

3.4.4.3 Leitliniengerechte Diagnostik der Demenz

Die Diagnostik besteht aus folgenden Bausteinen:

- ausführliche Anamnese einschließlich der Fremdanamnese (s. o.)
- körperliche Untersuchung einschließlich einer neurologischen Untersuchung
- Labordiagnostik (▸ Tab. 3.6)
- neuropsychologische Diagnostik
- zerebrale Bildgebung (natives CT oder MRT)
- eventuell weiterführende Diagnostik

Die körperliche Untersuchung, Laboruntersuchung und insbesondere die bildgebende Diagnostik dienen dabei nicht primär der positiven Demenzdiagnostik, also der Erfassung von Demenz-typischen Befunden, sondern dem Ausschluss anderer Ursachen einer Gedächtnisstörung. So kann also eine CT-Untersuchung nie den Nachweis oder Ausschluss einer Demenz erbringen. Auch höhergradige Atrophien können im Rahmen der kognitiven Reserve bei im Alltag nicht beeinträchtigten Menschen gefunden werden, umgekehrt können relevante kognitive Einschränkungen bei bildgebenden Befunden auftreten, die der Radiologe als alterstypisch einordnen würde. Im Krankenhaus haben bildgebende Verfahren den Vorteil, dass sie Hinweise auf eine Demenz liefern, die nicht durch die akute Erkrankung im Sinne eines Delirs überlagert werden. Daher sollten sie frühzeitig im stationären Aufenthalt eingesetzt werden.

In zweiter Linie dienen die genannten Untersuchungen der Differenzialdiagnostik der verschiedenen Demenzsyndrome.

Anamnese und Befund müssen daher folgende Aspekte berücksichtigen:

- Begleitsymptome: Das gleichzeitige Vorliegen einer Gangstörung und Sturzneigung kann auf eine vaskuläre Demenz, eine Lewy-Körper-Demenz, eine Parkinson-Demenz oder einen Normaldruckhydrozephalus hindeuten. Frühzeitiges Auftreten von Inkontinenz lässt ebenfalls an letztere Diagnose denken.
- Fokale neurologische Defizite lassen an abgelaufene Schlaganfälle denken und die Demenz daher am ehesten als vaskuläre Demenz klassifi-

zieren. Halbseitige Symptome können auch bei der seltenen corticobasalen Degeneration auftreten.
- Ein Beginn der Erkrankung mit sprachbezogenen Symptomen wie Aphasie, verarmtem Wortschatz, umständlicher sprachlicher Ausdrucksweise oder mit Verhaltensauffälligkeiten wie Apathie, Antriebsarmut und Enthemmung kann auf eine frontotemporale Demenz hindeuten.

3.4.4.4 Apparative und weiterführende Diagnostik

Bildgebung: In erster Linie dient die Bildgebung dazu, andere, also nicht demenzielle Ursachen einer kognitiven Störung auszuschließen, insbesondere Hirntumoren und Metastasen. Meist genügt hier eine native *Computer- oder Kernspintomographie.* Sollten jedoch anamnestische oder klinische Hinweise auf eine maligne Tumorerkrankung oder eine Enzephalitis vorliegen, empfiehlt sich die Untersuchung mit Kontrastmittel. In zweiter Linie können Befunde die differenzialdiagnostische Zuordnung zu einer Demenzerkrankung erleichtern. Hierbei ist eine Kernspintomographie etwas aussagekräftiger und damit der Computertomographie überlegen. Wichtigstes und im Alltag oft vernachlässigtes, weil als alterstypisch gewertetes Kriterium ist die Atrophie. Generalisierte Atrophie mit Erweiterung der inneren und äußeren Liquorräume als Hinweis auf eine Demenz vom Alzheimer-Typ. In frühen Stadien kann die Atrophie auf die hippocampale Region (mesialer Temporallappen) beschränkt sein. Ist die Erweiterung auf die inneren Liquorräume beschränkt bei gleichzeitig verstrichener Gyrierung an der Großhirnkonvexität, muss ein Normaldruckhydrozephalus ausgeschlossen werden. Infarktresiduen sprechen für eine vaskuläre Demenz. Oft in ihrer Bedeutung überschätzt werden Marklagergliosen (»white matter hyperintensities«) oder flächige Hypodensitäten in der Umgebung der Ventrikel. Diese Befunde werden oft irrtümlich als Beweis für eine vaskuläre Genese der Demenz gewertet, treten in der Regel aber auch bei M. Alzheimer in unterschiedlichem Ausmaß auf. Wenn anamnestische Hinweise auf eine maligne Erkrankung vorliegen, sollte die Bildgebung mit Kontrastmittel erfolgen, sonst nativ.

Bildgebung dient zum Ausschluss nicht demenzieller Ursachen kognitiver Störungen

Generalisierte oder hippocampale Atrophie spricht für eine Alzheimer-Demenz

Solitäre Erweiterung der inneren Liquorräume → Ausschluss Normaldruckhydrozephalus notwendig

Positronen-Emissions-Tomographie (PET): Als weiterführende Diagnostik ist in Frühstadien oder in schwierigen differenzialdiagnostischen Fällen der Nachweis einer Alzheimer-Erkrankung mittels FDG-PET oder auch ein Amyloid-PET möglich. Das FDG-PET deckt als Marker des zerebralen Stoffwechsels schon frühzeitig Defizite auf, die sich bei einer Alzheimer-Demenz typischerweise im parietalen Kortex befinden. Das Amyloid-PET ist bislang nur an wenigen Zentren in Deutschland durchführbar. Es liefert Hinweise auf eine vermehrte Ablagerung von Amyloid im Gehirn, die eine Alzheimer-Demenz begünstigt.

Die *neuropsychologische Diagnostik*, z. B. mittels CERAD, ist unverzichtbar in frühen Stadien der Demenz. Sie kann eine leichte kognitive Störung von einer beginnenden Demenz oder von einem gesunden Befund bei besorgten Menschen abgrenzen. Weiterhin ist sie hilfreich bei der

Abgrenzung einer depressiven Störung und gibt differenzialdiagnostische Hinweise. Auch für die Abgrenzung und Diagnostik einer Parkinson-Demenz, einer frontalen Beeinträchtigung, sprachlicher Defizite oder eines Korsakow-Syndroms sind besondere Testverfahren verfügbar. Bei schwerer Beeinträchtigung in den Routineuntersuchungen genügt dagegen eine ausführliche Basisdiagnostik z. B. mittels MoCA.

Labor: Parameter und Interpretation der Labordiagnostik sind in Tab. 3.6 beschrieben (▸ Tab. 3.6).

Tab. 3.6: Labordiagnostik (erstellt unter Berücksichtigung der Empfehlungen der S3-Leitlinie Demenzen, DGPPN und DGN 2017, S. 36–40)

Parameter	Bewertung/Bemerkungen
Internistisches Basislabor: • Blutbild • CRP • Creatinin • Elektrolyte: Na, K, Ca (ggf. korrigiert) • Leberenzyme, Bilirubin • Glukose, HbA1c	**Obligate Untersuchungen!** Ausschluss akuter internistischer und neurologischer Erkrankungen (Blutverlust, entzündliche Erkrankungen und Infektionen, Meningitis, hepatische Enzephalopathie, Stoffwechselentgleisungen) • eine Demenzdiagnostik ist erst nach Abklingen von Entzündungskonstellationen oder Elektrolytentgleisungen sinnvoll auch leichte Hypercalcämien können auf einen primären Hyperparathyreoidismus hinweisen
Endokrinologie und Stoffwechsel: • TSH • Vitamin B12	**Obligate Untersuchungen!** Hypothyreose und Vitamin-B12-Mangel sollten leitliniengerecht substituiert werden, sind aber selten als alleinige Ursache einer kognitiven Störung anzusehen
Infektiologie: • TPHA, Lues-Serologie • HIV-Testung	Fakultative Diagnostik bei sonstigen klinischen Hinweisen oder auch ohne sonstige Hinweise bei atypischem Verlauf der Demenz
Liquor: • Glukose, Zellzahl, Eiweiß • Reiber-Schema (Albumin, IgG, IgA, IgM im Serum und Liquor) • gezielte Infektionsserologie und Kultur (z. B. Borrelien, Herpes-Gruppe, FSME, Creutzfeldt-Jakob)	Fakultative Diagnostik bei sonstigen klinischen Hinweisen oder auch ohne sonstige Hinweise bei atypischem Verlauf der Demenz Wenn keine sonstigen klinischen Hinweise wie z. B. Hautreaktionen bei Zoster oder Borreliose vorliegen, kann zunächst der Befund von Zellzahl und Reiber-Schema abgewartet werden und nur bei positivem Befund aus im Kühlschrank asserviertem Material eine gezielte Diagnostik nachgeholt werden
Biomarker: • Amyloid A-beta 1-42 • Phospho-Tau	Ergänzende Diagnostik im Liquor mit hohem prädiktiven Wert für die Demenz vom Alzheimer-Typ, mit geringerem prädiktivem Wert auch im Serum möglich

3.4.3.5 Nachstationäre Verlaufsbeobachtung

Im Akutkrankenhaus gestellte Demenzdiagnose im Verlauf überprüfen

Da bei Krankenhauspatienten mit kognitiven Störungen meist eine gewisse Überlagerung durch eine delirante Symptomatik besteht, muss die hier gewonnene Diagnose noch als vorläufig gelten. Es empfiehlt sich daher insbesondere bei früheren Demenzstadien, die Diagnose mit Abstand zur akuten Erkrankung zu überprüfen. Dies kann in rehabilitativen oder frührehabilitativen Settings ggf. noch stationär geschehen, sonst idealerweise einige Wochen nach der stationären Behandlung. So kann sichergestellt werden, dass nicht akute Beeinträchtigungen der kognitiven Leistungsfähigkeit zu einer falsch positiven Diagnose führen. Manchmal bleibt von einer im Krankenhaus schweren kognitiven Beeinträchtigung nur noch eine leichte Symptomatik, z. B. im Sinne einer leichten kognitiven Störung oder das Bild von »subjective memory complaints« (SMI) übrig. Hier sollten dann im weiteren Verlauf jährliche Kontrolluntersuchungen durchgeführt werden.

Literatur

DGPPN, DGN (Hrsg.) (2017). S3-Leitlinie Demenzen. Springer-Verlag Heidelberg 2017. DOI 10.1007/978-3-662-53875-3.

Folstein MF, Folstein SE, McHugh PR (1975) »Mini-mental state«. A practical method for grading the cognitive state of patients for the clinician. J Psychiatr Res. Nov;12(3):189–98.

Kessler J, Calabrese P, Kalbe E et al. (2000) DemTect: Ein neues Screening-Verfahren zu Unterstützung der Demenzdiagnostik. Psycho; 26:243–347.

O'Sullivan D, Brady N, Manning E et al. (2017) Validation of the 6-Item Cognitive Impairment Test and the 4AT test for combined delirium and dementia screening in older Emergency Department attendees. Age Ageing. Sep 1:1–7.

Pfeiffer E (1975). A short portable mental status questionnaire for the assessment of organic brain deficit in elderly patients. Journal of American Geriatrics Society. 23, 433–41

Rosa IM, Henriques AG, Wiltfang J et al. (2018) Putative Dementia Cases Fluctuate as a Function of Mini-Mental State Examination Cut-Off Points. J Alzheimers Dis 61(1):157–167.

Schäufele M et al. (2016) General Hospital Study – GHoSt. Zusammenfassung online verfügbar unter http://www.bosch-stiftung.de/sites/default/files/publications/pdf_import/Studie_Demenz_im_Akutkrankenhaus.pdf; Zugriff am 08.02.2019.

Shulman KI, Gold DP, Cohen CA et al. (1993) Clock-drawing and dementia in the community: A longitudinal study. International Journal of Geriatric Psychiatry, 8, 487–496.

3.5 Behandlung der Nebendiagnose Demenz

Markus Horneber und Janine Hübner

Die Therapie von Menschen mit demenziellen Erkrankungen erfolgt in der Regel über ambulante Versorgungsstrukturen. Verschiedene professionelle

Beteiligte wie niedergelassene Ärzte, Therapeuten, Pflegefachkräfte, aber auch andere Netzwerke wie Selbsthilfegruppen oder Fachgesellschaften spielen hier für die angemessene Versorgung von Menschen mit Demenz eine wichtige Rolle. Ein Mensch mit Demenz kommt daher nicht für eine Akutbehandlung seiner Demenz ins Krankenhaus, sondern zur Behandlung anderer gesundheitlicher Beeinträchtigungen. Die Herausforderung besteht nun für das Krankenhaus darin, bei der Fokussierung auf die »Hauptproblematik« die vorhandene Demenzerkrankung nicht in den Hintergrund zu drängen. Im Gegenteil, es gilt, der »Nebendiagnose Demenz« mit der erforderlichen Aufmerksamkeit zu begegnen, denn die Symptome der Erkrankung haben einen erheblichen Einfluss auf den Behandlungserfolg und die Aufenthaltsdauer. In den folgenden Kapiteln wird herausgestellt, wie dies gelingen kann.

Im Falle einer *Operation* gilt es vor allem, das Risiko eines perioperativen Delirs durch verschiedene Maßnahmen wie z. B. Screening, Prämedikation, Narkoseführung sowie postoperative Schmerztherapie so gering wie möglich zu halten, denn ein Delir kann das Operationsergebnis ungünstig beeinflussen. Es drohen zudem weitere kognitive Verschlechterungen sowie letztlich eine erhöhte Mortalität. Die Etablierung eines »Geriatrie-Teams« zur kontinuierlichen Begleitung des Menschen mit Demenz während seines Aufenthalts wird ebenfalls als förderliches Element aufgezeigt.

Die *pflegerische Versorgung* ist ein essenzieller Bestandteil in der Krankenhausbehandlung. In Bezug auf den Menschen mit Demenz besteht für die Pflegekräfte die Herausforderung, dessen Bedürfnisse zu identifizieren und ihn entsprechend seiner Möglichkeiten in den Pflegeprozess mit einzubinden. Die Erhaltung der Autonomie und die Selbstbestimmung des Patienten stehen dabei im Vordergrund. Wichtig für die Ausgestaltung des Pflegeprozesses sind unter anderem eine demenzorientierte Kommunikation, geeignete Screeninginstrumente, psychosoziale Maßnahmen sowie angemessene Grund- und Behandlungspflege.

Von Demenz sind überwiegend Menschen ab 65 Jahren betroffen. Dem Alter geschuldet liegen bei diesen meist mehrere oder multiple Begleiterkrankungen vor. In Bezug auf das *Medikamentenmanagement* stehen die behandelnden Ärzte nun vor verschiedenen Herausforderungen: Veränderte Wirkungsweisen von Medikamenten bei Älteren, eine erhöhte Variabilität der Dosis-Wirkungs-Beziehung sowie die Gefahren von Polypharmazie. Auch bedarf es der Kenntnis der demenzbezogen zu verabreichenden Medikamente sowie möglicher Komplikationen wie unerwünschten Arzneimittelwirkungen.

Schmerzen sind ein häufiges (Begleit-)Symptom vieler Erkrankungen. Auch Menschen mit Demenz sind aufgrund ihrer Multimorbidität hiervon sehr häufig betroffen. Für eine gute Schmerzbehandlung ist es wichtig, die Art des Schmerzes und deren Ursache zu identifizieren. Je ausgeprägter die Demenz, desto schwieriger wird die Eigenanamnese, desto mehr treten Fremdanamnese und Beobachtung sowie eine gute Dokumentation in den Vordergrund. Zur eigentlichen Schmerztherapie steht eine Vielzahl an medikamentösen und nicht medikamentösen Optionen zur Verfügung.

In Abhängigkeit von der Grunderkrankung und Schwere gehen Demenzerkrankungen mit unterschiedlichen psychischen Störungsbildern einher. Es wird aufgezeigt, welchen Beitrag *Gerontopsychiatrie und -psychotherapie* bei kognitiven Beeinträchtigungen leisten können. Ziel ist, die durch die Erkrankung entstandenen Herausforderungen therapeutisch zu unterstützen und damit depressive Symptomatik und Lebensqualität zu verbessern. Je nach Möglichkeiten der Einrichtung kann die Einbindung *gerontopsychiatrischer Expertise* von einem Konsildienst über Liaisonarbeit bis hin zu interdisziplinären Einheiten erfolgen.

Während des Krankenhausaufenthalts besteht für den Menschen mit Demenz ein hohes Risiko für körperliche Funktionsverluste. Vor allem der Vermeidung von Immobilität durch mangelnde körperliche Aktivität kommt eine hohe Bedeutung zu. Die wissenschaftliche Datenlage zur *geriatrischen Frührehabilitation* bei Menschen mit Demenz wird mit Blick auf die Formulierung von Behandlungszielen, Behandlungsstrategien, Erfolgseinschätzungen, Studienteilnehmern und Studienergebnissen sowie demenzspezifischen Ansätzen analysiert.

Über die klassischen Therapieansätze hinaus haben sich auch *nicht pharmakologische* und *psychosoziale Therapien* zur ganzheitlichen Behandlung von Menschen mit Demenz etabliert. Diese umfassen beispielsweise kognitive Verfahren, Ergotherapie, körperliche Aktivierung, kreativtherapeutische Interventionen und (multi-)sensorische Stimulation. Im Fokus der Maßnahmen stehen die Förderung von Wohlbefinden, Lebensqualität und positiver Emotionen und ggf. der Ausgleich vorhandener Defizite.

3.5.1 Herausforderung Operation – nicht nur der Eingriff zählt

Simone Gurlit und Mona Brune

3.5.1.1 Zusammenfassung

Vor dem Hintergrund wesentlicher Fortschritte in Narkoseführung und operativer Versorgung werden zunehmend auch hochaltrige Patienten operativ versorgt, die bis vor einigen Jahren noch aufgrund »eingeschränkter Narkosefähigkeit« konservativ behandelt worden wären. Eine besondere Herausforderung stellen hier Patienten mit außerdem vorbestehenden kognitiven Beeinträchtigungen – nicht selten präoperativ zunächst unentdeckt, häufig aber auch bereits vordiagnostiziert – für alle beteiligten Akteure dar.

Viele dieser Patienten haben ein hohes Risiko, perioperativ ein Delir zu erleiden, was in der Folge trotz zunächst unkomplizierter chirurgischer Versorgung das Ergebnis ungünstig beeinflusst – es drohen weitere kognitive Verschlechterungen sowie letztlich eine erhöhte Mortalität.

Im Beitrag werden interdisziplinäre Maßnahmen vorgestellt, die sich – nach Identifikation von Risikopatienten – zur Vermeidung dieser Komplikationen beim kognitiv eingeschränkten Patienten in der klinischen Routine als effektiv erwiesen haben. Besonderes Augenmerk gilt der Elektivchirurgie, bei der gerade einer optimierten präoperativen Risikoevaluation und Vorbereitung ein hoher Stellenwert beigemessen werden sollte.

3.5.1.2 Einleitung

Die erheblichen Fortschritte in der Anästhesieführung mit erweiterten Überwachungsmöglichkeiten und breiter Etablierung von Regionalanästhesieverfahren sowie die Weiterentwicklung der intensivmedizinischen Versorgungsqualität in den letzten Jahren und Jahrzehnten haben dazu geführt, dass heute nahezu jeder Patient als OP- bzw. narkosefähig eingestuft werden kann. Somit werden zunehmend mehr multimorbide und damit auch kognitiv eingeschränkte Patienten, die noch vor wenigen Jahren nur konservativ versorgt werden konnten, einem operativen Eingriff unterzogen.

Trotz modernster Narkoseverfahren hat sich die Ein-Jahres-Mortalität dieser vulnerablen Patientengruppe für viele Indikationen nicht wesentlich reduziert. Sie ist weiterhin hoch und ein zunächst scheinbar unkomplizierter erfolgreicher Operationsverlauf ist somit nicht der einzige Prädiktor für eine erfolgreiche Therapie und ein gutes Outcome der Patienten. Vielmehr werden viele dieser Patienten nach dem stationären Aufenthalt dauerhaft pflegebedürftig, obwohl sie vorher noch weitgehend selbstständig bei guter Alltagskompetenz leben konnten – und dies nicht selten in Folge eines Delirs.

3.5.1.3 Besonderheiten des kognitiv eingeschränkten Patienten im perioperativen Umfeld

Eine Operation – sei sie elektiv oder notfallmäßig – stellt für den kognitiv eingeschränkten Patienten eine besondere Herausforderung dar. Nicht nur das operative Trauma selbst, sondern ebenso die perioperativen Abläufe mit OP-Vorbereitung (Untersuchungen, Ortswechsel, Aufklärungen etc.), Einschleusen in Netzhöschen und Flügelhemd durch grün vermummtes unbekanntes Personal mit Haube und Mundschutz, die möglicherweise schmerzhafte Anlage von invasiven Zugängen und Kathetern und nicht zuletzt die postoperative Betreuung in einem Aufwachraum oder gar auf einer Intensiv-/Intermediate-Care-Station sind beängstigend und damit wesentliche Risikofaktoren für das Erleiden von Komplikationen und weiteren kognitiven Einbußen in dieser vulnerablen Patientengruppe.

Delir als häufigste psychiatrische Komplikation älterer Menschen im Krankenhaus

Das Delir gilt heute bereits als die häufigste psychiatrische Komplikation des alten Menschen während eines stationären Aufenthalts mit einer Prävalenz von 11–42 % in nicht operativen Fachbereichen (Siddiqi et al. 2006). Postoperativ sind noch mehr Patienten betroffen: hier werden insbesondere nach hüftgelenksnahen Frakturen sowie gefäß- oder kardiochirurgischen Eingriffen Inzidenzen von bis zu 40–60 % beschrieben (Aldecoa et al. 2017;

Inouye et al. 1999; Popp et al. 2012). Dies gilt soweit für die Normalstation. Auf der Intensivstation im Rahmen einer prolongierten Sedierung werden weitaus höhere Raten bis zu 80 % berichtet (Baron et al. 2015; Ely 2007)

Auch führen Notfalloperationen deutlich häufiger zu einem postoperativen Delir als elektive Eingriffe. Der Patient hat nicht die Gelegenheit, sich unter für ihn nachvollziehbaren Bedingungen auf den anstehenden Krankenhausaufenthalt vorzubereiten und ist daher besonders häufig orientierungslos und überfordert. Außerdem stellt die somatische Ursache für die ungeplante Operation (Trauma, akutes Abdomen, kritische Ischämien etc.) häufig ein besonders hohes Risiko für das Erleiden eines Delirs dar. Nicht zuletzt bedeutet die demenzielle Vorerkrankung selbst – vorbekannt oder im Alltag noch unentdeckt – einen weiteren wichtigen Trigger und führt zu einem erhöhten Risiko, perioperativ ein Delir zu entwickeln (Culley et al. 2017).

Demenz als ein Hauptrisikofaktor für postoperatives Delir

Das Outcome nach einem Delir ist in dieser Patientengruppe besonders ungünstig. Es ist häufig mit einer erhöhten Komplikationsrate (v. a. Infektionen wie Pneumonie und Urosepsis sowie Thrombosen, Stürze, Dekubiti etc.) und einem schlechten funktionellen Langzeitoutcome assoziiert und somit für eine erhöhte Mortalität, einen verlängerten Krankenhausaufenthalt, eine erhöhte Rate an dauerhafter Institutionalisierung und letztendlich erhöhten Kosten für das Gesundheitssystem verantwortlich (Pandharipande et al. 2017; Singler und Gurlit 2014).

Schlechteres Outcome nach Delir bei älteren Menschen

Potenziell in vielen Fällen vermeidbar, wird daher auch im Gemeinsamen Bundesausschuss die Vermeidung des postoperativen Delirs aktuell als Qualitätsindikator der stationären Versorgungsqualität diskutiert (Osterloh 2017).

Der kognitiv eingeschränkte Patient stellt somit eine große Herausforderung an das gesamte Behandlungs- und Betreuungsteam dar und erfordert eine individuell angepasste perioperative Versorgung. Die Vermeidung weiterer kognitiver Einbußen und damit die Prävention eines Delirs sollte neben der Behandlung der Grunderkrankung oberstes Ziel sein und für alle Akteure zum Behandlungsziel gehören.

Perioperativer Prozess beinflusst maßgeblich das Outcome

3.5.1.4 Geriatrische Betreuung und Begleitung – durch wen?

Die individualisiert angepasste geriatrische Betreuung und Begleitung des Patienten mit Demenz im perioperativen Setting stellt eine große Herausforderung für das multiprofessionelle Team dar, insbesondere in Kliniken ohne etablierte Strukturen einer geriatrischen Fachabteilung. Gleichzeitig ist sie neben den rein medizinischen Belangen der entscheidende Baustein für eine erfolgreiche perioperative Versorgung dieser Patienten.

Vor dem Hintergrund der aktuell vorherrschenden Strukturen auf den peripheren Stationen eines Krankenhauses erscheint es verständlich, dass das dort tätige Pflegepersonal eine individuelle Betreuung und Begleitung dieser Patienten nicht immer voll umfänglich erfüllen kann. Zusätzliches Betreuungspersonal – umfassend geschult und zuverlässig im Stationsalltag einplanbar – kann hier entscheidend zur Delirvermeidung beitragen. Unterschiedliche Konzepte von Ehrenamtlichen bis hin zu speziell geschultem Personal eingebunden in ein multiinterventionelles Programm werden derzeit in den Krankenhäusern etabliert, wobei aus strukturellen Gründen nicht jede Variante in jedem Krankenhaus einsetzbar ist und vermehrt individuelle Lösungen gesucht werden.

Konzepte mit Aufgabenverteilung und Beteiligten entwickeln

Bereits vor Einführung eines entsprechenden Konzepts sollte im interprofessionellen Team herausgearbeitet werden, welche Aufgaben im eigenen Setting durch entsprechendes Personal erfüllt werden können und sollen, damit in der Praxis alle beteiligten Akteure mit den Abläufen vertraut sind und individuell profitieren.

Ehrenamt

Weit verbreitet und ohnehin langjährig etabliert in vielen Kliniken sind Konzepte wie »Christliche Krankenhaushilfe« oder »Grüne Damen«, die von Ehrenamtlichen getragen werden.

Vorteil an diesem Konzept ist sicherlich zunächst der unmittelbare wirtschaftliche Aspekt – ohne zusätzlich bezahltes Personal kann mehr Betreuung am Patienten geleistet werden. Schwierig ist jedoch die Individualität der jeweiligen Ehrenamtlichen und somit bleibt häufig unklar, welche Aufgaben im Einzelnen erfüllt werden können. Das Spektrum ist groß vom einfachen Besuchsdienst über Unterstützung bei der Nahrungsaufnahme und Begleitung zu Untersuchungen bis hin zur komplexen Mitbetreuung und Förderung kognitiv eingeschränkter Patienten. Ein weiteres Problem stellt die Planbarkeit eines solchen Konzepts dar: Die anzustrebende Betreuungskontinuität ist im ehrenamtlichen Bereich kaum zu ermöglichen. Nicht zuletzt kann insbesondere die Begleitung kognitiv eingeschränkter Patienten bei »Laien« zur Überforderung führen. Daher ist sinnvollerweise im Rahmen eines solchen Konzepts ein hoher Schulungsaufwand erforderlich, um die Ehrenamtlichen auf ihre Aufgaben und speziell die Kommunikation mit dieser Patientengruppe vorzubereiten. Auch hier kann es dann im Stationsalltag zu Unsicherheiten kommen, wer für welche konkreten Aufgaben ausreichend geschult und belastbar ist. Die Einbindung von Ehrenamtlichen bei Menschen mit Demenz im Krankenhaus ist in Kapitel 2.2.3 weiter ausgeführt (▶ Kap. 2.2.3).

Wenn das Konzept gut funktioniert und Klarheit bezüglich Schulungsstand und Aufgabenspektrum bei allen Akteuren herrscht, resultiert im Alltag tatsächlich häufig eine erhebliche Entlastung des professionellen Pflegepersonals, von der die Patienten durchaus profitieren können (Carr 2013).

Professionell geschultes Betreuungsteam

Die Etablierung eines professionell geschulten Betreuungsteams für geriatrische Patienten stellt einen großen Eingriff in die bestehenden Strukturen eines Krankenhauses dar und bedarf initial eines hohen Aufwands. Insbesondere in der Anfangsphase kann es zunächst schwierig sein, ein solches Team in den Klinikalltag zu integrieren. Alle beteiligten Akteure müssen daher zunächst das Bewusstsein und das Erfordernis für ein solches Konzept verinnerlichen und letztlich mittragen.

Vorteil eines professionell geschulten Betreuungsteams ist die Planungssicherheit: Es handelt sich um angestellte Mitarbeiter mit entsprechend transparenten Arbeitszeiten, guter Erreichbarkeit und alle Beteiligten wissen, welche Aufgaben von einem solchen Team erfüllt werden können – insbesondere bei der Arbeit mit hochvulnerablen Patientengruppen ein nicht zu unterschätzender Vorteil.

Professionen-übergreifende Multikomponentenmodelle zur Delirvermeidung

Ursprünglich im Rahmen der Delirprävention sind in den letzten Jahren im deutschsprachigen Raum unterschiedliche innovative Betreuungsmodelle, sog. »Multikomponentenmodelle« entstanden. Hierbei arbeiten das ärztliche Personal der unterschiedlichen Fachdisziplinen, speziell geschulte Pflegekräfte und zum Teil auch Ehrenamtliche interdisziplinär und interprofessionell zusammen mit dem Ziel, Komplikationen wie das Delir während des stationären Aufenthalts zu vermeiden und damit die Lebensqualität der betroffenen Patienten zu verbessern. Beispielhaft seien hier das »Hospital Elder Life Programme« (HELP+) am Evangelischen Krankenhaus Bielefeld, das Basler Demenz-Delir-Konzept sowie das »Geriatrie-Team« am St. Franziskus-Hospital Münster genannt, das im Folgenden weiter erläutert wird (Gurlit und Möllmann 2008; Hasemann et al. 2010; Thomas und Weller 2016).

Betreuungskonzept »Geriatrie-Team«

Das »Geriatrie-Team« der Abteilung für Perioperative Altersmedizin des St. Franziskus-Hospitals Münster stellt seit 2003 einen in der Regelversorgung etablierten Bestandteil des perioperativen Managements dar (Gurlit 2012). Mithilfe dieses Konzepts konnte auch ohne spezielle geriatrische Fachabteilung durch interdisziplinäre und professionsübergreifende Patientenbetreuung ein Modell entstehen, das den perioperativen Aufenthalt insbesondere für kognitiv eingeschränkte Patienten verbessert und Komplikationen mit langfristigen Einschnitten in die Lebensqualität häufig verhindert.

Das Team besteht aus speziell geschulten Altenpflegekräften unter ärztlicher Leitung. Die Mitarbeiterinnen werden frühestmöglich, optimalerweise bereits bei Aufnahme des Patienten bzw. im Rahmen der Elektivchirurgie beim ersten prästationären Termin, in den Behandlungsprozess miteinbezogen. Die Pflegekräfte begleiten den Risikopatienten im Idealfall kontinuierlich bis zur Entlassung. Nach einer ersten Risikoeinschätzung mittels verschiedenster Assessment-Instrumente bei Aufnahme oder bereits prästationär erfolgt die Begleitung zu Untersuchungen und (invasiven) Behandlungsschritten, eine Betreuung im OP-Bereich und ggf. während der Operation (im Falle eines lokal- oder regionalanästhesiologischen Verfahrens), bis zur Begleitung in den Aufwachraum bzw. auf die Intensivstation und danach auf die Normalstation bis zur Entlassung.

In den folgenden Unterkapiteln zum prä-, intra- und postoperativen Ablauf wird beispielhaft auf dieses »Geriatrie-Team« verwiesen und damit ein mögliches Aufgabenspektrum für Betreuungskonzepte skizziert.

Einbeziehung von Angehörigen

Einbindung von informierten Angehörigen ist wesentlicher Baustein

Die Einbindung gut geführter Angehöriger kann für die Versorgung von Patienten mit Demenz oder sonstigen kognitiven Einschränkungen von entscheidender Hilfestellung sein. Diese sollten den Patienten von der stationären Aufnahme an bis zur Entlassung wann immer möglich mit begleiten. Sie können einen großen Sicherheitsfaktor für den Patienten darstellen und Entscheidungen für den Patienten (immer wieder) transparent machen und mittragen. Insbesondere der kognitiv eingeschränkte Patient kann auch bei optimaler Kommunikation von Seiten des Behandlungsteams die Reichweite der Diagnostik und Therapie häufig nicht vollständig überblicken bzw. verliert diese im Intervall aus den Augen. Hier ist der gut informierte Angehörige eine Stütze und als Verbündeter sowohl des Patienten als auch des medizinischen Personals im Behandlungsprozess anzusehen.

Mit dem Ziel, Abläufe für den Patienten nachvollziehbar zu machen und entstehende Ängste zu minimieren, sollten die Angehörigen wenn möglich in Entscheidungen und Prozesse involviert werden und bedürfen einer umfassenden Aufklärung über die geplanten Prozeduren, medizinischen Maßnahmen und möglichen Komplikationen.

Einige Angehörige lassen sich darüber hinaus auch in die Pflege der Patienten einbinden. Hier sollte bei entsprechender Bereitschaft auch ein Rooming-in ermöglicht werden. Bereits langjährig zu Hause pflegende Angehörige, die in der Betreuung des Patienten mit besonders klaren Vorstellungen und Erwartungen an das Stationsteam herantreten, werden zuweilen als anstrengend empfunden – erleichtern aber gut geführt und umfassend informiert letztlich die Arbeit des Pflegepersonals und können zu einer deutlichen Verbesserung des Patientenkomforts beitragen.

3.5.1.5 Perioperatives Management und anästhesiologische Strategien

Präoperative Phase

Präoperative Risikoevaluation

Frühzeitige präoperative Risikoevaluation ist essenziell

Die präoperative Risikoevaluation der Patienten ist essenzieller Bestandteil eines guten Patientenmanagements. Ziel ist die möglichst frühzeitige Identifikation von Risikopatienten für die Entstehung von Komplikationen wie u. a. einem postoperativen Delir mit der Möglichkeit, modifizierbare Faktoren präoperativ zu optimieren. Dazu sollten möglichst einfach anzuwendende Assessmentverfahren eingesetzt werden, die allerdings stets einer

Schulung des durchführenden Personals bedürfen. Weitere Voraussetzung für das flächendeckende Etablieren der Durchführung solcher Testverfahren sind ein profundes geriatrisches Fachwissen und soziale Kompetenzen speziell im Umgang mit kognitiv eingeschränkten vulnerablen Patienten besonders hinsichtlich der Kommunikation. Alle im perioperativen Management dieser Patienten tätigen Berufsgruppen sollten entsprechende eigene Kenntnisse daher als wegweisend für eine gelingende Versorgung ansehen.

Screeningverfahren kommen frühestmöglich, optimalerweise bereits bei Aufnahme in der Notaufnahme bzw. in der Elektivchirurgie beim ersten Patientenkontakt, zum Einsatz, um bei angemessenem zeitlichen Rahmen bestehende Risikofaktoren erfassen zu können und ggf. präoperativ noch zu modifizieren.

Zwar gibt es mehrere für die Notaufnahme entwickelte Assessmentinstrumente (▸Kap. 3.1), bei unzureichender Evidenz kann jedoch aktuell kein spezielles leitlinienkonform empfohlen werden. Das in Deutschland wohl am häufigsten eingesetzte Instrument ist das ISAR-Screening (»Identification of Seniors at Risk«). Es ist mit vergleichsweise geringem personellem Aufwand innerhalb weniger Minuten durchzuführen und erfasst mittels einfacher Ja/Nein-Fragen die Bereiche Hilfebedarf, akute Veränderungen, Hospitalisation, sensorische Einschränkungen, kognitive Einschränkungen und Multimorbidität (Singler et al. 2014).

Insbesondere in der Elektivchirurgie bietet sich bei frühzeitiger Evaluation ein mehr oder weniger komfortables Zeitfenster bis zur geplanten Operation; diese Zeit sollte effektiv genutzt werden, um vorbestehende Risikofaktoren positiv zu beeinflussen. Beispielhaft seien folgende Optionen genannt:

- Eine vorbestehende Eisenmangelanämie kann therapiert werden – hierzu ist die Kooperation mit dem niedergelassenen Einweiser anzustreben, was vor dem Hintergrund der in Deutschland gelebten sektoralen Trennung eine besondere Herausforderung darstellt.
- Ernährungsmangelzuständen kann mit hochkalorischen Drinks auch zu Hause entgegengewirkt werden – auch hier gilt: eine gute sektorenübergreifende Abstimmung und die Einbindung unterstützender Angehöriger sind hilfreich.
- Intensive Atemtherapie mittels Atemtrainer kann bei »frailty« schon nach 14 Tagen einen Benefit zeigen – eine gute Angehörigenedukation z. B. im Rahmen des anästhesiologischen Prämedikationsgesprächs kann hier wegweisend sein und ist bei Patienten mit kognitiven Einschränkungen anzustreben.
- Eine Prähabilitation durch physiotherapeutische Übungen hat aufgrund eines besseren funktionellen Ausgangsstatus positive Auswirkungen auf den Genesungsprozess und sollte frühzeitig erwogen werden.

Risikofaktoren für kognitiv eingeschränkte Patienten müssen zunächst identifiziert werden. Neben der Erfassung von Polypharmazie und Multimorbidität sind insbesondere die Bereiche Mobilität, Ernährungszustand und Alltagskompetenz dabei wichtige Faktoren.

Die Erfassung der präoperativen Mobilität kann bspw. anhand des »Parker Mobility Scores« (Parker und Palmer 1993) oder des »Timed up&go«-Tests (Podsiadlo und Richardson 1991) (Zeitaufwand jeweils wenige Minuten) erfolgen; der präoperative Ernährungszustand kann beispielsweise mit dem »Mini Nutritional Assessment« (Kaiser et al. 2009) erhoben werden (auch ohnehin erhobene Parameter wie Albumin, Gesamteiweiß etc. können bei konsequenter Beachtung ggf. wertvolle Hinweise liefern). Komplexer wird die Erfassung der aktuellen Alltagskompetenz und Selbsthilfefähigkeit des Patienten. Hier kann das »Geriatrische Screening nach Lachs« (Lachs et al. 1990) weiterhelfen; mit dem »Barthel Index« (Mathoney und Barthel 1965) steht außerdem ein gutes etabliertes Instrument zur Verfügung, dessen Erfassung recht zeitintensiv ist. Derzeit wird dieser Index ohnehin auf der Normalstation häufig vom Pflegepersonal ausgefüllt – geschieht dies bereits frühestmöglich im perioperativen Versorgungsprozess, können so ohne weiteren Zeitaufwand wertvolle Informationen gewonnen werden.

Ein Assessment zu den genannten Themenkomplexen ist zeitaufwändig. Die erhobenen Befunde bieten jedoch häufig Potenzial, präoperativ den Status des Patienten noch zu verbessern und sind damit von hoher Outcomerelevanz für diese vulnerable Patientengruppe.

Es bietet sich an, einzelne Aufgaben an speziell geschultes Personal wie ein »Geriatrie-Team« o. ä. zu delegieren. Dieses sollte bereits durch den erstbehandelnden Chirurgen informiert und hinzugezogen werden. Diese Variante hat den weiteren Vorteil, dass durch den schon frühzeitigen Erstkontakt einer in den Behandlungsprozess eingebundenen Bezugsperson zum Patienten ein besseres Vertrauensverhältnis für die sich in der Folge anschließende Versorgung aufgebaut werden kann.

Mehr Zeit für Menschen mit Demenz in perioperativen Prozessen einplanen

Die Aspekte Multimorbidität und Polypharmazie obliegen dem prämedizierenden Anästhesiologen. Daher nimmt insbesondere das Prämedikationsgespräch eine Schlüsselposition in der Versorgung ein und sollte Risikopatienten identifizieren und diesbezügliche potenzielle Risikofaktoren präoperativ noch minimieren. Der Anästhesist sollte daher unbedingt Gelegenheit haben, mit ausreichendem Zeitabstand zur Operation Vorerkrankungen des Patienten zu erfassen, eingeschränkte Organreserven mit möglichem Verbesserungspotenzial zu detektieren und Maßnahmen in die Wege zu leiten. Die Reevaluation der häuslichen Eigenmedikation mit eventuell notwendigen präoperativen Pausierungen (bspw. Antikoagulanzien, Insulin etc.) sollte sehr sorgfältig erfolgen und mit dem Patienten klar verständlich kommuniziert werden (Gurlit 2015, S. 891–894).

Kognitives Screening

Präoperatives kognitives Screening ist essenziell

Ein Schlüsselfaktor im präoperativen Management des (potenziell) kognitiv eingeschränkten Patienten ist die Erfassung der kognitiven Ausgangssituation mittels standardisierter Assessmentverfahren. Das Vorliegen demenz- oder depressionsbedingter Verhaltensauffälligkeiten ist häufig präoperativ nicht bekannt – so ist bspw. nur bei etwa jedem zweiten Menschen mit einer vorliegenden Demenz diese überhaupt diagnostiziert. Liegen derartige Informationen nicht vor, bleiben im standardisierten Aufnahmeprocedere Defizite häufig unentdeckt, was in der Folge mit einem hohen Delirrisiko und damit einer schlechteren Prognose einhergeht.

Etablierte Assessmentverfahren sind bspw. der Mini Mental State Examination (MMSE) (ca. 10 Minuten, ▸Kap. 3.1)), der DemTect (ca. 10 Minuten), der MoCA-Test (ca. 25 Minuten, ▸Kap. 3.1), der Uhrentest (»clock drawing«, ▸Kap. 3.1) (ca. 2 Minuten) und der »Mini-Cog« (ca. 3 Minuten, ▸Kap. 3.1). Eine Kombination mehrerer Verfahren (z. B. MMSE plus Uhrentest) kann dabei die Detektionsrate erhöhen und ermöglicht, auch Patienten mit nur geringfügiger kognitiver Einschränkung zu identifizieren. Darüber hinaus kann als Instrument der Fremdbeurteilung durch Angehörige der IQ-CODE in Lang- oder Kurzfassung angewandt werden.

Auch dieses Assessment kann im Rahmen des oben genannten Screenings durch entsprechend geschultes Personal wie bspw. ein »Geriatrie-Team« erfolgen; alternativ ist frühestmöglich im Aufklärungsprozess ein Screening durch ärztliches oder pflegerisches Personal vorzunehmen.

Kognitives Screening im perioperativen Management dient nicht als Baustein einer Demenzdiagnostik! Auffälligkeiten können durchaus dem unbekannten Setting oder auch einer akuten somatischen Ursache zuzuschreiben sein und sollten somit zunächst nur als Hinweis auf das erhöhte Risiko für das Erleiden von Komplikationen wie Delir o. ä. gewertet werden – verbunden mit konkreten Handlungsoptionen wie angepasstem perioperativen Management.

Aufklärung und Diagnostik

Das Aufklärungsgespräch eines kognitiv eingeschränkten Patienten stellt den Mediziner und die etablierten Abläufe des Krankenhausalltags vor eine weitere Herausforderung. Wann immer möglich, sollten therapierelevante Gespräche bei dieser Patientengruppe in Anwesenheit von gut informierten Angehörigen oder sonstigen Bezugspersonen stattfinden. Die Kommunikation muss an den individuellen Patienten angepasst werden: eine deutliche, langsame, einfache Sprache ohne Fachworte ist essenziell. Es ist außerdem hilfreich, Erklärtes durch den Patienten wiederholen zu lassen, um sicherzustellen, dass dieses auch verstanden wurde.

Präoperative Nahrungskarenz

Für den demenziell vorerkrankten Patienten gelten bezüglich Nahrungskarenz und Flüssigkeitszufuhr keine gesonderten Regelungen: eine sechsstündige Karenz von fester Nahrung sowie die Zufuhr von klaren Flüssigkeiten bis maximal zwei Stunden präoperativ müssen gemäß den Vorgaben der Fachgesellschaft eingehalten werden.

Flüssigkeitszufuhr bis zwei Stunden präoperativ ist explizit gewünscht

Besonders letzteres wird jedoch im Routineablauf des Stationsalltags gerne vereinfacht umgesetzt, sodass häufig alle operativen Patienten ab einem bestimmten Zeitpunkt nüchtern gehalten werden. Von einem solchen Vorgehen ist gerade bei dieser vulnerablen Patientengruppe jedoch dringend abzuraten und eine Flüssigkeitszufuhr bis zwei Stunden vor der geplanten OP ist hier nicht nur erlaubt, sondern vielmehr explizit gewünscht. Auf der einen Seite wird somit ein ggf. bereits vorliegendes Flüssigkeitsdefizit ausgeglichen oder zumindest nicht noch weiter aggraviert und auf der anderen Seite erhöhen Nahrungs- und Flüssigkeitsverzicht den Dyskomfort des Patienten und können zu Unruhezuständen und sogar zur Entstehung eines Delirs führen (Radtke et al. 2010). Darüber hinaus wurden beim Einsatz spezieller kohlenhydrathaltiger Drinks bis zwei Stunden präoperativ anxiolytische Wirkungen und so positive Auswirkungen hinsichtlich Stressminimierung, Patientenkomfort und damit nicht zuletzt Delirentstehung beobachtet (siehe Prämedikation) (Amer et al. 2017). Ein adäquates präoperatives Flüssigkeitsmanagement sollte daher als entscheidender Baustein der nicht pharmakologischen Delirprävention verstanden werden.

Auch an dieser Stelle kann ein »Geriatrie-Team« einen entscheidenden Beitrag leisten, in dem es nach Rücksprache mit dem OP-Management den ungefähren OP-Beginn aktualisiert und die tatsächliche Phase der Nahrungskarenz somit für den Patienten im Tagesverlauf weiter anpassen kann.

Medikamentöse Prämedikation?

Prämedikation mit Benzodiazepinen nur in Ausnahmefällen

In vielen Kliniken gehört eine pharmakologische anxiolytische Prämedikation mit Benzodiazepinen zum perioperativen Standardprozedere. Hiervon ist bei geriatrischen kognitiv eingeschränkten Patienten jedoch abzuraten. Benzodiazepine stehen hier zum einen im Verdacht, zu einer weiteren langfristigen Verschlechterung der kognitiven Leistungsfähigkeit zu führen. Außerdem haben sie selbst ein prodelirogenes Potenzial und sollten somit wenn irgend möglich vermieden werden. So können sie insbesondere beim alten Menschen vermehrt »paradoxe Wirkungen« haben und zu gerade nicht gewünschten Agitationen führen. Nicht zuletzt haben sie atemdepressive Eigenschaften, was sie insgesamt zu einem eher ungeeigneten Medikament beim alten Menschen macht (Gurlit 2015, S. 891–894; Gurlit und Kiefmann 2018).

Der Einsatz von Benzodiazepinen zur präoperativen Anxiolyse sollte in dieser Patientengruppe dem begründeten Ausnahmefall vorbehalten sein und keinesfalls zur standardisierten Vorgehensweise gehören.

Die Angstlösung sollte somit bevorzugt nicht pharmakologisch erfolgen. Eine gute Alternative ist hier die »personalisierte Anxiolyse« in Form einer engmaschigen perioperativen Begleitung und Betreuung des Patienten – entweder durch den narkoseführenden Anästhesisten oder besonders geschulte Betreuungspersonen. Entscheidend ist hierbei der Einsatz entsprechender Kommunikationsstrategien, um die Abläufe für den Patienten transparent und verständlich zu machen, Ängste zu reduzieren und ggf. die Wartezeit bis zum OP-Beginn zu überbrücken.

Auch der Einsatz spezieller klarer, hochkalorischer und glukosehaltiger Drinks bis zwei Stunden vor OP-Beginn hat in dieser Patientengruppe eigene anxiolytische Wirkungen und erhöht den Patientenkomfort, ohne die Nüchternheit zu beeinflussen (siehe präoperative Nahrungskarenz).

OP-Tag und intraoperative Phase

OP-Management

Sind im Rahmen der präoperativen Risikoerhebung entscheidende Vorbefunde wie z. B. eine kognitive Einschränkung erfasst worden, kann am Tag des Eingriffs ein umsichtiges OP-Management maßgeschneidert die individuellen Bedürfnisse der Patienten beachten.

In Anlehnung an das Vorgehen bei Kindern sollten diese Patienten in der OP-Planung als besondere Risikopatienten gewertet und entsprechend in der Reihenfolge berücksichtigt werden. Lange Wartezeiten perioperativ sind kontraproduktiv und zu vermeiden. Damit ergibt sich, dass diese Patienten in der Elektivchirurgie bevorzugt am Beginn des OP-Programms einzuplanen sind.

Der kognitiv eingeschränkte Patient mit seinen zeitintensiven Bedürfnissen trifft auf streng getaktete und fest etablierte perioperative Abläufe, die nun modifiziert werden müssen – das führt zu einer hohen Belastung für den Patienten ebenso wie für das beteiligte Personal.

Um eine Optimierung dieser Abläufe zu schaffen, sind engmaschige Absprachen zwischen Chirurgie, Anästhesie, Station und Betreuungspersonal erforderlich sowie die Sensibilisierung und Akzeptanz aller Beteiligten.

Intraoperative Phase

Kognitiv eingeschränkte Patienten werden vom OP-Team häufig als besonders herausfordernd wahrgenommen – was mit und um den Patienten herum passiert, wird von diesem nicht verstanden, Aufforderungen werden inhaltlich und/oder akustisch nicht verstanden und somit nicht befolgt – der Patient verhält sich »unkooperativ« und »schwierig«, zunehmende Unsicherheit auf Seiten des Patienten führen zu Ängsten und Abwehr, so dass nicht selten der Vorbefund einer Demenz fälschlicherweise bereits als Grund für eine Vollnarkose gewertet wird.

Essenzieller Baustein für einen erfolgreichen Operationsverlauf ist hier alles, was zur (Re-) Orientierung und zum Komfort des kognitiv eingeschränkten Patienten beiträgt: die Abläufe sollten verständlich gestaltet sein, eine möglichst ruhige Umgebung ist anzustreben, die Kommunikation sollte an die Möglichkeiten des Patienten angepasst werden und eine bekannte Bezugsperson sollte optimalerweise während der gesamten Zeit anwesend sein, um Sicherheit und Stabilität zu geben (z. B. »Geriatrie-Team«). Hilfsmittel wie Brille, Hörgerät und Zahnprothese müssen nicht zwangsläufig in der OP-Schleuse oder gar schon auf der Normalstation abgegeben werden. Ein gut hörender und sehender Patient ist deutlich kooperativer und zufriedener, was die Kommunikation und das Outcome enorm verbessern – ein Benefit für alle Beteiligten. Im Falle eines Lokal- oder Regionalanästhesieverfahrens können diese persönlichen Hilfsmittel im gesamten perioperativen Ablauf, einschließlich der OP selbst, am Patienten verbleiben und somit ein Maximum an möglicher Orientierung gewährleisten.

Hilfsmittel unterstützen die Orientierung → Verbleib am Patienten

Bezüglich der Narkoseführung ergibt sich als zentrales Ziel beim Patienten mit Demenz wie beim geriatrischen Patienten allgemein die Aufrechterhaltung der Homöostase. Ein suffizientes Sauerstoffangebot mit individuell adäquatem Herzzeitvolumen, Perfusionsdruck und Hämoglobin-/Hämatokritwert sowie eine gute Sauerstoffsättigung und ein angemessener Blutzuckerspiegel sind sicherzustellen.

Narkoseführung: Allgemein- vs. Regionalanästhesie

Die Frage nach dem optimalen Narkoseverfahren – Allgemein- oder Regionalanästhesie – für den kognitiv eingeschränkten Patienten kann derzeit nicht allgemeingültig beantwortet werden. Die Studienlage für diese Patientengruppe ist unzureichend. Dies gilt für hochaltrige Patienten allgemein und in besonderem Maße für Patienten mit Demenz – nicht zuletzt, weil gerade kognitiv eingeschränkte Patienten in der Vergangenheit zu häufig systematisch aus entsprechenden Studien ausgeschlossen waren.

Außerdem wurden zusätzlich zu den regionalen Verfahren gern zwecks Anxiolyse noch zentralwirksame sedierende Substanzen eingesetzt, die einen Vergleich erschweren und deren Verzicht eigentliches Ziel der Regionalanästhesie sein sollte.

Regionalanästhesie ohne sedierende Begleitmedikation scheint vorteilhaft

Bei Einsatz der reinen Regionalanästhesie ohne zusätzliche pharmakologische Supplementierung konnte ein geringeres Risiko postoperativ neu aufgetretener kognitiver Beeinträchtigungen im Vergleich zur Allgemeinanästhesie nachgewiesen werden (Bonnet und Marret 2005).

Vor dem Hintergrund, dass sowohl eine Sedierung als auch der Einsatz von Opiaten zu einem postoperativen Delir prädisponieren können, erscheint es somit naheliegend, hierauf möglichst zu verzichten. Daher sollten insbesondere beim kognitiv eingeschränkten Patienten – sofern der Eingriff es erlaubt – zentrale oder periphere Regionalanästhesieverfahren eingesetzt und auch hier auf eine begleitende Sedierung v. a. mit Benzodiazepinen verzichtet werden. Hierzu ist allerdings ein multimodales Betreuungskonzept mit spezieller Patientenführung erforderlich, welches es dem kognitiv eingeschränkten Patienten erlaubt, den Eingriff kooperativ zu tolerieren. Wichtig ist hier nicht nur die kontinuierliche Anwesenheit einer Bezugsperson (bspw. »Geriatrie-Team«, Anästhesiepflege oder der narkoseführende Anästhesist selbst), die beruhigend auf den Patienten einwirkt und diesen durch den perioperativen Verlauf führt. Ebenso entscheidend sind die angepasste Kommunikation und das Verhalten aller beteiligten Akteure, die hierfür häufig zunächst sensibilisiert werden müssen. Alle Handlungen direkt am Patienten sowie absehbar laute Geräusche sollten angekündigt und erklärt werden. Wenn nötig, ist eine ruhige wiederholte Erklärung des Geschehens sowie zu Ort und Zeit erforderlich. Nur ein möglichst angstfreier Patient ist ein kooperativer Patient – hier kann die Rolle des Operateurs (ggf. dem Patienten aus den Voruntersuchungen sogar persönlich bekannt) nicht deutlich genug unterstrichen werden.

Viele Patienten leiden vor einer Operation in Narkose unter der Angst vor Kontrollverlust – auch hier ergibt sich ein Vorteil der Regionalanästhesie, bei der der Patient wach und ansprechbar bleibt und durch entsprechend beschriebene Führung und Verhaltensregeln genau dieses ängstigende Szenario umgangen werden kann.

Besondere Empfehlungen zum Vorgehen im Falle einer Allgemeinanästhesie sind nicht begründet im Vorliegen einer kognitiven Einschränkung, sondern durch die im Alter veränderte Pharmakokinetik und -dynamik. Medikamente sollten langsam nach Wirkung titriert werden. So ist insbesondere bei Propofol häufig eine deutliche Dosisreduktion erforderlich, mit positiven Effekten nicht nur auf die Hämodynamik sondern auch die postoperative Kognition. Auch der Einsatz nicht depolarisierender Muskelrelaxanzien sollte kritisch hinterfragt werden aufgrund ihrer beim geriatrischen Patienten teilweise stark verlängerten Wirkdauer. Eine Antagonisierung mit Neostigmin und Atropin geht mit zentralnervösen Nebenwirkungen einher und stellt damit einen relevanten Risikofaktor der Delirentstehung dar.

Intraoperatives Monitoring

Grundlegend gelten für das Standardmonitoring während einer Narkose beim demenziell erkrankten Patienten die allgemeinen Empfehlungen: durchgehende Pulsoxymetrie, EKG-Ableitung, (nicht) invasive Blutdruckmessung und im Falle einer Allgemeinanästhesie die Kapnografie. Es sollte nach Vorerkrankungen, Art und Umfang des operativen Eingriffs und Narkoseverfahren ergänzt werden. Die Indikation für ein erweitertes hämodynamisches Monitoring mit invasiver Blutdruckmessung geht nicht mit vermehrten Komplikationen einher und sollte daher großzügig gestellt werden, da insbesondere intraoperative Blutdruckabfälle mit konsekutiven kardialen und weiteren zerebralen Funktionsstörungen zu vermeiden sind. Auf der anderen Seite stellt jede invasive Maßnahme insbesondere für den kognitiv eingeschränkten Patienten bei der Etablierung einen großen Stressor dar (Schmerz bei der Kanülenanlage, fehlende Einsicht in die Notwendigkeit). Eine Reduktion an ängstigenden Schläuchen und Kabeln soweit vertretbar ist stets anzustreben. Hier sollte daher auch beim Patienten mit Demenz in Abhängigkeit vom Eingriff und Narkoserisiko individuell abgewogen werden (Gurlit 2015, S. 224–238).

Neuromonitoring?!

Eine zu tiefe Narkose bei Allgemeinanästhesie ist ungünstig für hochaltrige Patienten und geht vermehrt einher mit resultierenden kognitiven Einbußen. Auch für Patienten mit Demenz gilt es daher, diese zu vermeiden – bei häufig vorliegender Multimorbidität mit eingeschränkten Organfunktionen häufig eine besondere Herausforderung.

Eine Möglichkeit, bei Allgemeinanästhesie die Narkosetiefe objektiv zu überwachen, wird durch den Bispektralindex (BIS) gegeben (Koch und Spies 2019). Dieser Algorithmus basiert auf EEG-Ableitungen und versucht, die Narkosetiefe durch Zahlen abzubilden. Das Spektrum reicht von 100 (wacher Patient) bis 0 (tiefe Sedierung, isoelektrisches EEG). Ein BIS-Wert zwischen 40 und 60 soll eine adäquate Narkosetiefe darstellen. Studien belegen, dass ein intraoperatives Neuromonitoring zum Beispiel mittels BIS die Delirinzidenz reduzieren und damit das Patientenoutcome verbessern kann. Grund hierfür ist vermutlich, dass eine zu tiefe Sedierung mit einem sehr niedrigen BIS (< 40) vermieden werden kann (Chan et al. 2013; Radtke et al. 2012; Sieber et al. 2010). Insbesondere bei Hochrisikopatienten für die Entstehung eines postoperativen Delirs ist ein Neuromonitoring mittels BIS daher dringend zu empfehlen, um eine adäquate Narkosetiefe aufrechtzuerhalten.

Messung der Narkosetiefe bei Allgemeinnarkose obligat

Temperaturmanagement

Ein gutes Temperaturmanagement perioperativ hat einen besonders hohen Stellenwert im Umgang mit geriatrischen Patienten allgemein und Patienten mit kognitiven Einschränkungen im Besonderen. Im Alter ist die körpereigene Temperaturregulation ohnehin eingeschränkt und Frieren und Shivering haben neben ängstigenden Wirkungen und Unwohlsein auch direkte negative Auswirkungen auf das Herz-Kreislaufsystem. Beides ist im Rahmen einer angepassten Narkoseführung unbedingt zu vermeiden – ein effektives Wärmmanagement gehört daher zu den Aufgaben einer adäquaten Versorgung.

Somit sollte schon präoperativ beim Einschleusen oder besser noch auf der Normalstation mit einem Prewarming mittels vorgewärmter Decken oder anderer Systeme sowie ggf. angewärmter Infusionen begonnen und dieses über den gesamten perioperativen Verlauf weitergeführt werden.

Postoperative Phase

Postoperative Schmerztherapie

Schmerzen sollten auch beim Patienten mit Demenz möglichst vermieden werden. Erst eine suffiziente Analgesie ermöglicht die angestrebte frühzeitige Mobilisierung, die das Risiko von Komplikationen zu reduzieren hilft und entscheidend zu einem guten OP-Ergebnis beiträgt.

Der Einsatz von intravenösen Opiaten als potente Analgetika und im postoperativen Setting am häufigsten eingesetzte Substanzen sollte beim geriatrischen Patienten jedoch aufgrund unerwünschter Nebenwirkungen wie Atemdepression, Obstipation, Pneumonieentstehung und sogar prodelirogenem Potenzial kritisch hinterfragt werden. Auch nicht steroidale Antirheumatika sind aufgrund ihres Nebenwirkungsspektrums bei beispielsweise eingeschränkter Nierenfunktion und dem Risiko gastrointestinaler Blutungen nicht Mittel der Wahl.

Katheterverfahren bieten die Option postoperativer lokaler Analgesie

Insbesondere im Rahmen traumatologischer Eingriffe empfiehlt sich daher auch vor dem Hintergrund einer anschließenden suffizienten Schmerztherapie der Einsatz kombinierter Anästhesie- und Analgesieverfahren. Wurden für die intraoperative Analgesie bereits Schmerzkatheter etabliert, können diese auch postoperativ gut weiter genutzt werden. Alternativ können insbesondere periphere Nervenblockaden wie Skalenuskatheter für die obere und Femoralis- und/oder Ischiadicuskatheter für die untere Extremität gelegt werden (Gurlit und Kiefmann 2018).

Beim Einsatz von patientenkontrollierten Katheterverfahren (PCA-Pumpe) ist das umfängliche Verständnis des Patienten für das Verfahren zunächst sicherzustellen. Dieses ist bei eingeschränkter Kognition häufig nicht gewährleistet, daher sind diese Verfahren hier nur bedingt geeignet, da das Handling unter Umständen nicht verstanden bzw. vergessen wird. Für die Betreuenden entsteht das trügerische Bild einer suffizienten Analgesie, die der Patient selbst nach seinen Bedürfnissen steuern kann, sodass entstehende Schmerzspitzen nicht abgefragt werden und damit untherapiert bleiben – hier wird erneut die postoperative Relevanz bereits frühzeitig erhobener kognitiver Ausgangsbefunde deutlich.

Bestandteil einer suffizienten Analgesie ist immer auch die regelmäßige Erfassung des Schmerzes mittels validierter Scores. Diese ist bei Patienten mit Demenz häufig erschwert und sollte mit besonderen validierten Skalen erfolgen. Hierzu wird auf Kapitel 3.5.4 verwiesen (▸ Kap. 3.5.4).

Besonderheit Aufwachraum

Die zuweilen hektischen Abläufe in einem Aufwachraum können für den kognitiv eingeschränkten Patienten hochgradig fordernd sein und damit unerwünschten Stress auslösen: weitere, häufig wechselnde Patienten im selben Raum, wechselnd zuständiges Personal – verbunden mit einer ängstigenden Geräuschkulisse und ggf. vorliegenden Schmerzen sowie Unwohlsein oder Übelkeit.

Reorientierung und Kontinuität essenziell für postoperative Betreuung

Patienteneigene Hilfsmittel (Brille, Hörgeräte, Zahnprothese) sollten, sofern präoperativ bzw. intraoperativ überhaupt entfernt, unmittelbar postoperativ wieder zur Verfügung stehen. Hierzu können beispielsweise spezielle »Delir-Boxen« eingesetzt werden, die am Patientenbett verbleiben und in denen schon bei Verlassen der Normalstation die benötigten Hilfsmittel verwahrt werden. Vorteilhaft ist darüber hinaus die Betreuung durch eine in den Prozess involvierte Bezugsperson (»Geriatrie-Team«

o. ä.), die wenn gewünscht schon im Aufwachraum Kontakt zu Angehörigen herstellt, welche auch gern hier den Patienten besuchen dürfen. Wiederholt sollten die aktuelle Situation, das geräuschintensive Monitoring, der stattgefundene Operationsablauf und die sich anschließenden Schritte erklärt werden. Basale Bedürfnisse und Probleme wie Durst, Schmerzen, Übelkeit, Harndrang etc. sollten wiederholt aktiv erfragt und als potenzielle Erklärung für vermeintlich uneinsichtiges Verhalten des Patienten gewertet werden.

Besonderheit Intensivstation

Auch auf der Intensivstation ist der kognitiv eingeschränkte Patient häufig. Hier spielt die ggf. gleichzeitig vorliegende Multimorbidität eine entscheidende Rolle, die neben der reinen Intensivtherapie nicht selten eine verlängerte engmaschige postoperative Überwachung auf einer Intensivstation indiziert – nicht zuletzt aufgrund von nur bedingt geeigneten Überwachungsoptionen auf der Normalstation.

Nicht nur die Organ(dys)funktionen und Vitalparameter sollten hier therapiert bzw. überwacht werden, eine ebenso große Rolle sollte die Evaluation und Berücksichtigung der kognitiven und physischen Ausgangssituation des Patienten spielen, da Malnutrition, Frailty und vor allem das Delir einen hohen prognostischen Stellenwert haben.

Insbesondere die Aufnahme auf eine Intensivstation stellt für den kognitiv eingeschränkten Patienten und das betreuende Team eine große Herausforderung dar. Ein Kernproblem für diese Patientengruppe ist die Angst vor eng getakteten Abläufen, die sie selbst nicht verstehen oder vorhersehen können. Blutentnahmen mitten in der Nacht, kaum therapiefreie Intervalle und Ruhezeiten, frühzeitige Visiten unterschiedlichster Kollegen etc. Die Liste dieser für das Betreuungsteam völlig selbstverständlichen und inhaltlich gut begründbaren Routineabläufe ließe sich beliebig fortsetzen.

Hilfreich ist für alle Beteiligten die frühzeitige Festlegung von Therapiezielen und Indikation für den Intensivaufenthalt: Ist der Patient tatsächlich intensivtherapiepflichtig im engeren Sinne, ist die intensivmedizinische Überwachung nach dem operativen Eingriff bei Angst vor auftretenden Komplikationen vordergründig oder bedarf der Patient in erster Linie einer intensiven Pflege bzw. Betreuung im Sinne einer Intensivpflege? Besonders im letzteren Fall sollten Routinemaßnahmen kritisch hinterfragt und individuell an den Patienten und seine Bedürfnisse angepasst werden. So ist beispielsweise ggfs. auf die durchgehende nicht invasive Blutdruckmessung insbesondere nachts bei stabiler Hämodynamik zu verzichten und auch die tägliche Blutabnahme möglicherweise nicht immer erforderlich und ggf. sogar ohne therapeutische Relevanz.

Routinemaßnahmen engmaschig hinterfragen

Auch das Auftreten multipler visueller und akustischer Reize im Alltag einer Intensivstation stellt ein nicht zu unterschätzendes Risiko dar: hier alarmiert der Überwachungsmonitor und der Perfusor gibt Druckalarm, am Nachbarbett piepen Beatmungs- und Dialysemaschine; dies sind zwar therapiekritische Informationen für das Behandlungsteam, wirken sich für den kognitiv eingeschränkten Patienten jedoch ggf. kontraproduktiv aus.

Häufige Personalwechsel sollten vermieden werden, was im üblichen Schichtsystem oft nur schwer umzusetzen ist. Auch hier ist eine durchgehende Bezugsperson im Sinne eines »Geriatrie-Teams« sowie der enge Einbezug von weiteren Bezugspersonen zu favorisieren.

Reize für Patienten mit Demenz so gering wie möglich halten

Ein weiterer wichtiger Punkt sind auch auf einer Intensivstation reorientierende Maßnahmen zu Zeit, Ort und Person, um Verwirrtheitszustände zu reduzieren: sämtliche persönliche Hilfsmittel wie Brille, Hörgerät, Zahnprothese sowie Medien wie Uhr, Kalender (tagesaktuell halten!), Familienfotos sollten in Reich- und Sichtweite sein.

Ziel all dieser Maßnahmen sollte es sein, den Aufenthalt auf der Intensivstation für den Patienten möglichst stressarm zu gestalten, vorhandene kognitive und physische Reserven – und damit die Alltagskompetenz – zu erhalten und zu fördern und so die Entstehung eines Delirs zu vermeiden. Die Inzidenz der Delirs ist auf Intensivstationen mit bis zu 80 % am höchsten und stellt damit eine der häufigsten Organdysfunktionen auf der Intensivstation überhaupt dar (Baron et al. 2015; Braune und Gurlit 2017).

Sedierung in der Intensivmedizin

Im Falle einer erforderlichen Analgosedierung, die für geriatrische Patienten allgemein und insbesondere für Patienten mit vorbestehenden kognitiven Einschränkungen einen Risikofaktor für einen konfliktbehafteten Verlauf mit schlechtem Outcome darstellt, sollten regelmäßig die Ziele hinsichtlich Sedierungstiefe und -dauer reevaluiert werden. Insbesondere sollte eine Übersedierung vermieden werden und daher leitlinienkonform alle acht Stunden ein Monitoring der Sedierungstiefe erfolgen. Hierzu steht beispielsweise die »Richmond Agitation Sedation Scale« (RASS) zur Verfügung, bei der ein Sedierungsniveau zwischen 0 (aufmerksam und ruhig) und -1 (schläfriger Patient, jedoch erweckbar auf Ansprache mit Blickkontakt > 10 Sekunden) anzustreben ist. Unnötige Übersedierung führt zu Delir, verlängerter Beatmungs- und Behandlungsdauer und geht mit einer erhöhten Mortalität einher (Baron et al. 2015).

Welche Substanzen zur Sedierung eingesetzt werden, muss individuell entschieden werden. Analog zur Empfehlung beim Einsatz in der Prämedikation wird von der Gabe der früher gern genutzten Benzodiazepine abgeraten. Insbesondere für eine leichte Sedierung (RASS -1/0) werden die alpha-2-Agonisten Dexmedetomidin und Clonidin empfohlen, die zusätzlich koanalgetische Wirkungen haben. Für Dexmedetomidin wurde in Studien ein Benefit gegenüber Benzodiazepinen bezüglich der Delirinzidenz nachgewiesen (Cruickshank et al. 2016).

Ziel ist ein wacher, kooperativer, ggf. den Tubus tolerierender Patient, der angst- und schmerzfrei möglichst aktiv am Geschehen teilnehmen kann.

Delirscreening

Die frühzeitige Detektion des Delirs ist neben seiner Prävention ein existenzieller Bestandteil des Delirmanagements. Insbesondere auf der Intensivstation wird das Delir jedoch häufig übersehen oder im Rahmen einer vorbestehenden Demenz verkannt. Ohne regelmäßiges standardisiertes Monitoring bleiben bis zu 75 % der betroffenen Patienten undiagnostiziert!

Regelmäßiges Delirscreening mit validiertem Instrument ist leitlinienkonform

Aufgrund der hohen Inzidenz und des schlechten Outcomes wird daher von den Fachgesellschaften und Leitlinien ein regelmäßiges Delirscreening, im Idealfall dreimal täglich/einmal pro Schicht mit einem validierten Screeningtool empfohlen (Baron et al. 2015).

Am häufigsten eingesetzt werden dazu in Deutschland die »Confusion Assessment Method for the Intensive Care Unit« (CAM-ICU) und die »Intensive Care Delirium Screening Checklist« (ICDSC). Beide Tools sind mit einer hohen Sensitivität und Spezifität auch für den deutschsprachigen Raum validiert, bedürfen aber einer intensiven Schulung der Anwender. Dieser Schulungsaufwand für das Pflege- und ärztliche Personal sollte unbedingt erbracht werden, um möglichst viele Patienten mit Delir detektieren und behandeln zu können und damit konsekutiv die Lebensqualität dieser Patienten zu verbessern (Lütz et al. 2010; Radtke et al. 2012).

Delirprävention

Aufgrund des potenziell schlechten Outcomes nach Erleiden eines Delirs und der zum heutigen Zeitpunkt mangelnden evidenzbasierten pharmakologischen Therapieoptionen liegt der Schwerpunkt in der Primärprävention (▸ Kap. 3.2).

Nicht pharmakologische Maßnahmen im Fokus der Delirprävention

Für die Intensivstation als gut belegt in der Effektivität wird die konsequente Durchführung des sogenannten »ABCDEF-Bundles« empfohlen:

- A: Awakening → Tägliche Aufwachversuche bei analgosedierten Patienten
- B: Breathing → Respiratorisches Weaning mit täglichen Spontanatmungsversuchen
- C: Choice of Sedation → Mildes Sedierungsniveau (RASS 0/-1) und möglichst Verzicht auf Benzodiazepine
- D: Delirium Monitoring & Management → Routinemäßiges (möglichst 8-stündliches) Delirscreening
- E: Early Mobility → Frühmobilisation bestenfalls mit physiotherapeutischer Unterstützung
- F: Family → Einbeziehung informierter Angehöriger auf einer familienfreundlichen Intensivstation (Pandharipande et al. 2017)

Auch die Aufrechterhaltung des Tag-Nacht-Rhythmus ist insbesondere auf der Intensivstation eine wichtige Präventionsmaßnahme und stellt eine große Herausforderung dar. Viele hochaltrige Patienten leiden ohnehin schon vor einem Krankenhausaufenthalt unter Schlafstörungen und es besteht möglicherweise ein langjähriger (ggf. unbekannter) Schlafmittelabusus. Kommt nun das Fehlen der üblichen Routineabläufe im häuslichen Umfeld hinzu, dekompensiert das circadiane System. Hinzu kommen multiple Medikationen im Rahmen der Intensivtherapie, die bezüglich Resorption und Wirkung ebenfalls circadianen Schwankungen unterliegen, sodass ein normaler Tag-Nacht-Rhythmus für den Patienten nicht aufrechtzuerhalten ist.

Um hier korrigierend einzugreifen, sollte eine nachvollziehbare Tagesstruktur gelebt werden, die mit Stimulation am Tag und Schlafförderung in der Nacht einhergeht. Tagsüber sollte der Patient aktiviert und motiviert werden, hier spielt insbesondere die Frühmobilisation eine entscheidende Rolle (Callahan und Supinski 2016; Kamdar et al. 2016). Sie vermag nicht nur die Inzidenz und Dauer eines Delirs zu verkürzen, sondern geht darüber hinaus mit reduzierten Beatmungs- und Behandlungstagen sowie einem besseren Langzeit-Outcome einher (Hashem et al. 2016; Nydahl et al. 2017). Nachts sind schlaffördernde Maßnahmen anzustreben wie Reduktion von Licht und Lärm nicht nur im Patientenzimmer selbst sondern auch auf den Fluren und – wenn medizinisch vertretbar – größere Intervalle potenziell störender Maßnahmen (z. B. nicht invasive Blutdruckmessung).

Delirtherapie

Die Therapie des Delirs auf der Intensivstation ist multidisziplinär und besteht aus den Säulen

- kausale Therapie der auslösenden Erkrankung(en)
- nicht pharmakologische Therapie, v. a. milieutherapeutische und pflegerische Maßnahmen
- ggf. pharmakologische Intervention

Für das Intensivdelir hat die konsequente Suche nach somatischen Ursachen höchste Priorität. Nicht selten ist das Intensivdelir zu werten als Sekundärgeschehen bspw. einer sich entwickelnden Sepsis, einem kardialen Ereignis oder einem Schlaganfall.

Schnelle Ursachendetektion bei Verwirrtheit auf Intensivstation

Mögliche zu therapierende Ursachen eines Delirs (Infektion bis hin zur Sepsis, Organdysfunktionen, Störungen des Elektrolyt- und Wasserhaushalts, Entzug, Polypharmazie etc.) sollten zeitnah detektiert und adäquat behandelt bzw. modifiziert werden.

Neben diesen kausalen Therapieansätzen haben milieutherapeutische und pflegerische Maßnahmen den höchsten Stellenwert in der Therapie des Delirs. Diese Maßnahmen entsprechen im Prinzip denen der Prävention. Reorientierung, angepasste Kommunikation (auch spezielle Kommunikationsverfahren wie Validation), Mobilisation am Tag und Schlafförderung in der Nacht, Etablierung einer persönlichen Bezugsperson und Einbeziehung von Angehörigen wenn möglich nach entsprechender Edukation und Sensibilisierung für das Krankheitsbild sind maßgeblich (siehe Prävention).

Körperliche Fixierungsmaßnahmen mittels Bauchgurt und Handfixierungen sollten wenn irgend möglich vermieden werden, da diese kontraproduktive Auswirkungen auf den Verlauf haben, und eher durch Konzepte wie Sitzwache, sei es durch entsprechendes Personal oder die Angehörigen, im Zweifelsfall auch in der Nacht, ersetzt werden. Weitere Informationen zu Fixierungen sind in Kapitel 4.3 zu finden (► Kap. 4.3).

Insbesondere beim hyperaktiven Delir ist ein vollständiger Verzicht auf Medikamente jedoch nicht immer möglich. Bei Selbst- oder Fremdgefährdung können (nach Ausschöpfung der nicht pharmakologischen Maßnahmen) zwecks Dämpfung von psychomotorischer oder vegetativer Hyperaktivität kurzwirksame Sedativa bzw. alpha-2-Agonisten sowie zwecks Behandlung psychiatrischer Symptome niedrig dosiert Neuroleptika eingesetzt werden. Zu beachten ist hier die niedrige Evidenz bei begrenzter Studienlage (Baron 2015; Neufeld 2016); der Einsatz von Haloperidol i.v. ist auf einer Intensivstation allerdings bei ohnehin durchgehender Monitorüberwachung hinsichtlich eventueller QT-Zeit-Verlängerungen gut möglich. Der Einsatz von Neuroleptika bei Patienten mit Demenz sollte besonders kritisch gesehen werden: auf extrapyramidalmotorische Nebenwirkungen und QT-Zeit-Verlängerungen ist stets zu achten, der Einsatz dieser Substanzen ist bei Patienten mit Demenz mit einer erhöhten Mortalität verbunden (Agar et al. 2017; Maust et al. 2015).

Auch kurzwirksame Benzodiazepine kommen beim hyperaktiven Delir als Therapie vorliegender Angst- und Unruhezustände zum Einsatz (z. B. 3x 0,5–1 mg/d Lorazepam). Diese sind jedoch vor allem bei Entzugsdelirien untersucht; beim Nicht-Entzugsdelir ist ihre delirreduzierende Wirkung nicht belegt. Die sedierende Komponente erhöht außerdem das Risiko von Stürzen, die unbedingt zu vermeiden sind. Die Gabe von Benzodiazepinen kann sich damit prognoseverschlechternd auswirken und sollte dem Ausnahmefall vorbehalten sowie zeitlich limitiert sein.

Bei Einsatz jeglicher pharmakologischer Maßnahmen ist zu bedenken, dass diese den Umgang mit dem Patienten für das Personal zwar unter Umständen kurzzeitig durchaus vereinfachen. Häufig wird aber ein hyperaktives Delir so in eine hypoaktive Form überführt, die für den Patienten mit einer noch schlechteren Prognose einhergeht. Eine pharmakologische Therapie des hypoaktiven Delirs wird derzeit nicht empfohlen (Baron et al. 2015).

Literatur

Agar MR, Lawlor PG, Quinn S et al. (2017) Efficacy of Oral Risperidone, Haloperidol, or Placebo for Symptoms of Delirium Among Patients in Palliative Care: A Randomized Clinical Trial. JAMA Intern Med 177: 34–42.

Aldeoca C, Bettelli G, Bilotta F et al. (2017) European Society of Anaesthesiology evidence-based and consensus-based guideline on postoperative delirium. Eur J Anaesthesiol 34 (4): 192–214.

Amer MA, Smith MD, Herbison GP et al. (2017) Network meta-analysis of the effect of preoperative carbohydrate loading on recovery after elective surgery. Br J Surg 104: 187–197.

Baron R, Binder A, Biniek R et al. (2015) S3-Leitlinie Analgesie, Sedierung und Delirmanagement in der Intensivmedizin. Revision 2015 (DAS-Leitlinie 2015). Ger Med Sci 13: 1–42.

Bonnet F, Marret E (2005) Influence of anaesthetic and analgesic techniques on outcome after surgery. Br J Anaesth 95: 52–58.

Braune S, Gurlit S (2017) Management des Delirs auf der Intensivstation. Dtsch Med Wochenschr 142: 1820–1824.

Callahan LA, Supinski GS (2016) Early Mobilization in the ICU: Help or Hype? Crit Care Med 44: 1239–1240.

Carr FM (2013) The Role of Sitters in Delirium: an Update. Can Geriatr J 16: 22–36.

Chan MTV, Cheng BCP, Lee TMC et al. (2013) BIS-guided Anesthesia Decreases Postoperative Delirium and Cognitive Decline. J Neurosurg Anesthesiol 25: 33–42.

Culley DJ, Flaherty D, Fahey MC et al. (2017) Poor Performance on a Preoperative Cognitive Screening Test Predicts Postoperative Complications in Older Orthopedic Surgical Patients. Anesthesiology 127: 765–74.

Cruickshank M, Henderson L, MacLennan G et al. (2016) Alpha-2-agonists for sedation of mechanically ventilated adults in intensive care units: a systematic review. Health Technol Assess 20: 1–117.

Ely EW (2007) The ABCDEF-Bundle: Science and Philosophy of How ICU Leration Serves Patients and Families. Crit Care Med 45: 321–330.

Gurlit S (2012) Der alte Mensch im OP. Praktische Anregungen zur besseren Versorgung und Verhinderung eines perioperativen Altersdelirs. (Internet) Herausgegeben vom Ministerium für Arbeit, Gesundheit und Soziales des Landes NRW (MAGS) (https://www.dkgev.de/media/file/69951.MGEPA-Broschuere_Der_alte_Mensch_im_OP.pdf, Zugriff am 11.02.2019).

Gurlit S (2015) Anästhesie bei geriatrischen Patienten. In: Möllmann M, Hemping-Bovenkerk A: Anästhesie maßgeschneidert. Georg Thieme Verlag Stuttgart, S. 224–238.

Gurlit S (2015) Alte, multimorbide Hochrisikopatienten – Implikationen für OP-Management. In: Diemer M, Taube C, Ansorg J, Heberer J, von Eiff W (Hrsg): Handbuch OP-Management. MWV Medizinisch Wissenschaftliche Verlagsgesellschaft Berlin: 875-877.

Gurlit S, Kiefmann R (2018) In: Liener U, Becker C, Rapp K (Hrsg) Weissbuch Alterstraumatologie: Anästhesiologische Verfahren und Schmerztherapie. Kohlhammer 2018 (in press).

Gurlit S, Möllmann M (2008) How to prevent perioperative delirium in the elderly? Z Gerontol Geriat 41: 447–452.

Hasemann W, Hafner M, Kressig RW et al. (2010) Delirprävention – das Basler Modell. Therapeutische Umschau 67: 95–99.

Hashem MD, Parker AM, Needham DM (2016) Early Mobilization and Rehabilitation of Patients Who Are Critically Ill. Chest 150: 722–731.

Inouye SK, Schlesinger MJ, Lydon TJ (1999) Delirium: a symptom of how hospital care is failing older persons and a window to improve quality of hospital care. Am J Med 106: 565–573.

Kaiser MJ, Bauer JM, Ramsch C et al. (2009) Validation of the Mini Nutritional Assessment short-form (MNA-SF): a practical tool for identification of nutritional status. J Nutr Health Aging, 2009. 13(9): p. 782–8.

Kamdar BB, Knauert MP, Jones SF et al. (2016) Sleep in the ICU (SLEEPii) Task Force. Perceptions and Practices Regarding Sleep in the ICU: A Survey of 1,223 Critical Care Providers. Ann Am Thorac Soc 31: 1380–7.

Koch S, Spies C (2019) Neuromonitoring in the elderly. Curr Opin Anaesthesiol 32:101–107.

Lachs MS, Feinstein AR, Cooney LM et al. (1990) A simple procedure for general screening for functional disability in elderly patients. Ann Intern Med;112:699–706.

Lütz A, Heymann A, Radtke FM et al. (2010) Was wir nicht messen, detektieren wir meist auch nicht. Anasthesiol Intensivmed Notfallmed Schmerzther 45: 106–111.

Mahoney FI, Barthel DW (1965) Functional Evaluation. The Barthel Index. MD State Med J;14: 61–65.

Maust DT, Kim HM, Seyfried LS et al. (2015) Antipsychotics, Other Psychotropics, and the Risk of Death in Patients With Dementia Number Needed to Harm. JAMA Psychiatry 72: 438–45.

Neufeld KJ, Yue J, Robinson TN et al. (2016) Antipsychotic Medication for Prevention and Treatment of Delirium in Hospitalized Adults: A Systematic Review and Meta-Analysis. J Am Geriatr Soc 64: 705–714.

Nydahl P, Dubb R, Filipovic S et al. (2017) Algorithmen zur Frühmobilisierung auf Intensivstationen. Med Klin Intensivmed Notfmed 112: 156–162.

Osterloh F (2017) Qualität im Krankenhaus: Reformen nehmen Gestalt an. Dtsch Arztebl 114: 1164.

Pandharipande PP, Ely EW, Arora RC et al. (2017) The intensive care delirium research agenda: a multinational, interprofessional perspective. Intensive Care Med 43: 1329–1339.

Parker MJ, Palmer CR (1993) A new mobility score for predicting mortality after hip fracture. J Bone Joint Surg Br. Sep;75(5):797–8.

Podsiadlo D, Richardson S (1991) The Timed »Up & Go«: a test of basic functional mobility for frail elderly persons. J Am Geriatr Soc, 39(2):142–148.

Popp J, Arlt S (2012) Prevention and Treatment options for postoperative delirium in the elderly. Curr Opin Psychiatry 25: 515–521.

Radtke, FM, Franck M, MacGuill et al. (2010) Duration of fluid fasting and choice of analgesic are modifiable factors for early postoperative delirium. Eur J Anaesthesiol 27: 411–416.

Radtke FM, Heymann A, Franck M et al. (2012) How to implement monitoring tools for sedation, pain and delirium in the intensive care unit: an experimental cohort study. Intensive Care Med 38: 1974–1981.

Siddiqi N, House AO, Holmes JD (2006) Occurrence and outcome of delirium in medical in-patients: a systematic literature review. Age Ageing 35: 350–364.

Sieber FE, Zakriya KJ, Gottschalk A et al. (2010) Sedation Depth During Spinal Anesthesia and the Development of Postoperative Delirium in Elderly Patients Undergoing Hip Fracture Repair. Mayo Clin Proc 85: 18–26.

Singler K, Gurlit S (2014) Delir (akute Verwirrtheit). In: Pantel J, Schröder J, Bollheimer C, Sieber C, Kruse A (Hrsg): Praxishandbuch Altersmedizin. Stutgart Kohlhammer: 275–298.

Singler K, Heppner HJ, Skuletzky A et al. (2014) Predictive validity of the identification of seniors at risk screening tool in a German emergency department setting. Gerontology 60: 413–19.

Thomas C, Weller S: Prävention. In: Hewer W, Thomas C, Drach LM (2016) Delir beim alten Menschen. Verlag Kohlhammer Stuttgart: 209–234.

3.5.2 Demenzsensible Pflege

Anna Lindner

3.5.2.1 Zusammenfassung

In diesem Kapitel wird die pflegerische Versorgung von Menschen mit Demenz thematisiert. Die kognitiven Beeinträchtigungen von Menschen mit Demenz nehmen Einfluss auf die pflegerische Versorgung und Behandlung. Ziel einer demenzorientierten Pflege ist es, auf die Bedürfnisse der Menschen mit Demenz eingehen zu können und den Patienten in den

Pflegeprozess mit einzubinden. Die Erhaltung der Autonomie und die Selbstbestimmung des Patienten stehen dabei im Vordergrund.

Ziel: Autonomie und Selbstbestimmung des Patienten

Damit dieses gut gelingt, können Instrumente wie die Serial-Trial-Intervention (STI) bei der Pflege von Menschen mit Demenz hilfreich sein. Die STI erleichtert den Pflegenden, Unbehagen der Patienten zu deuten und im ersten Sinne nicht medikamentöse Maßnahmen daraus abzuleiten. Auch durch bestimmte emotions- und identitätsorientierte Interventionen, wie die integrative Validation® nach Nicole Richard, und eine gelungene Kommunikation kann das Verhalten des Menschen mit Demenz verstehbar machen und diesem wertschätzend begegnet werden. Auch Aktivierungsmaßnahmen spielen im Pflegealltag eine entscheidende Rolle, welche in diesem Kapitel erläutert werden.

Ebenso standardisierte pflegerische Maßnahmen müssen angepasst und modifiziert werden. Ein Arbeiten nach strikten Zeitvorgaben kann den Menschen mit Demenz nicht gerecht werden. Pflegende sind dazu angewiesen, ihre Pflegehandlungen individuell zu gestalten. In diesem Kapitel werden Besonderheiten in der Grund- und Behandlungspflege und auch der Umgang mit herausfordernden Verhaltensweisen oder Verweigerungen beschrieben.

> »Pflegende müssen sich bewusst sein und selbstbewusst vertreten, dass Pflege vor allem Beziehungsarbeit ist, die einen Aushandlungsprozess mit dem Betroffenen erfordert, dem Vorrang vor funktional bestimmten Arbeitsabläufen gegeben werden muss.« (Kastner und Löbach 2014, S. 98)

3.5.2.2 Kommunikation gestalten

Damit eine demenzorientierte Pflege stattfinden kann, müssen Pflegepersonen im Umgang mit Menschen mit einer Demenz sensibilisiert werden. Regelmäßige Schulungen zu den Themen Demenz oder Kommunikation mit Menschen mit Demenz kann die Beziehungsgestaltung zwischen der Pflegeperson und dem Patienten erheblich beeinflussen. Mangelnde Compliance des Menschen mit Demenz kann Grund einer nicht gelungenen Kommunikation sein. Eine professionelle und an die Ressourcen des Patienten abgestimmte Kommunikation ist der erste Weg, um ihn in den Behandlungsprozess mit einzubinden. Kommunikation verläuft »immer in wechselseitiger Beziehung zwischen den beiden Menschen, die aufeinander einwirken« (Richard 2014, S. 65).

Schulungen für alle Mitarbeiter zu Demenz sind unumgänglich

Wichtig ist hierbei herauszufiltern, inwieweit sich der Mensch mit Demenz äußern und Informationen noch verarbeiten kann. Aufgrund von Kommunikationsstörungen, die sich im Laufe der Erkrankung entwickeln, fällt es dem Menschen mit Demenz oft schwer, Gefühle und Bedürfnisse auszudrücken. Eine Kommunikation auf nonverbaler und paraverbaler Ebene beiderseits hat in diesem Fall einen hohen Stellenwert. Kommunikation kann demnach auch »(...) Gestik, Mimik, Lautstärke, Tonfall, Körperhaltung und Körpersprache (sein)« (Richard 2014, S. 65).

Von Bedeutung sind also verbale aber auch nonverbale Kommunikationsarten. Da sich das Kommunikationsverhalten aber immer an den

Schweregrad der Demenz richtet, muss es an diesen angepasst werden. Durch Eigen- und Fremdanamnesen – wichtig ist hierbei die Einbindung der Angehörigen oder anderen engen Bezugspersonen des Menschen mit Demenz – können die noch vorhandenen Ressourcen dokumentiert werden. Wichtig hierbei ist aber auch zu erwähnen, dass eventuelle Seh- oder Hörprobleme des alternden Menschen die Kommunikation beeinträchtigen können. Helfen können hierbei Biografiebögen, welche mit den Patienten und deren Angehörigen ausgefüllt werden. Diese geben wichtige Informationen über Vorlieben und Abneigungen, die tägliche Routine und die Lebensgeschichte des Patienten. Die gesammelten Informationen werden an alle in der Behandlung beteiligten Mitarbeiter weitergegeben, damit eine demenzgerechte Versorgung stattfinden kann.

Angehörige und andere Bezugspersonen bei der Versorgung integrieren

Grundsätzlich sollten folgende Aspekte in der Kommunikation mit Menschen mit Demenz beachtet werden:

- Ruhe ausstrahlen. D. h. bevor das Patientenzimmer betreten wird, kurz durchatmen, anklopfen, langsam eintreten.
- Blickkontakt aufnehmen und aufrechterhalten. D. h. nicht von hinten ansprechen.
- Den Patienten mit Nachnamen ansprechen. Bei negativer Reaktion ggf. Vornamen benutzen, aber immer beim »Sie« bleiben.
- Auf einer Ebene kommunizieren. Liegt der Patient im Bett, sollte man sich einen Stuhl herbeiholen und setzen. Steht der Patient, stehen bleiben.
- Kurze einfache Sätze verwenden. Mehrfachaufforderungen vermeiden.
- Langsam und deutlich sprechen.
- Wenig Fragen stellen. Besser feststellen.
- Gefühle annehmen und wertschätzend begegnen.
- Handlungen verbal ankündigen, ggf. vorzeigen.
- Nicht widersprechen oder korrigieren. In die Wirklichkeit des Patienten begeben.
- Konfrontationen vermeiden.
- Lärm und Reizüberflutung vermeiden.

3.5.2.3 Die Serial Trial Intervention

Während des Krankenhausaufenthalts treten gehäuft Verhaltensauffälligkeiten, wie z. B. Agitation verbunden mit ständigem Rufen oder Schreien, Hinlauftendenzen, abwehrendes Verhalten, Apathie oder Verweigerung auf. Veränderungen im Verhalten des Patienten können aufgrund eines Delirs entstehen. Dazu stehen verschiedene Screeninginstrumente zur Verfügung, um dieses rechtzeitig zu erkennen und geeignete Maßnahmen abzuleiten (► Kap. 3.2.5.3). Oft sind solche Verhaltensweisen Ausdruck von Überforderung oder von unbefriedigten physiologischen Bedürfnissen, die bei einer fortgeschrittenen Demenz oft nicht mehr adäquat kommuniziert werden können. Solche Bedürfnisse können sein: Hunger/Durst, fehlende Ausscheidung (Obstipation), Schlafstörungen oder Infekte (z. B. Harnwegsinfekte). Da Menschen mit einer Demenz ihre Bedürfnisse manchmal nur noch durch Verhaltensweisen zum Ausdruck bringen können, die die Umgebung als herausfordernd sehen, sind Pflegende darauf angewiesen, die Bedürfnisse zu erkennen und daraus Handlungen abzuleiten, bevor schwerwiegende Folgen entstehen, wie z. B. Stürze durch zunehmende Unruhe, durch die sich der Krankenhausaufenthalt verlängern kann. Bei dem Vorgehen hilft ihnen ein strukturiertes Verfahren, die »Serial Trial Intervention« (STI) (▸ Abb. 3.7). Die STI ist eine Abfolge pflegerischer Assessments und Handlungen, welche die zunehmende Unruhe der Menschen mit Demenz erfasst und mögliche Maßnahmen nennt, um die Bedürfnisse zu befriedigen. In einer Studie wurde bewiesen, dass durch die Anwendung der STI Verhaltensauffälligkeiten reduziert und der Einsatz von Psychopharmaka minimiert werden konnte (Kuhlmey et al. 2010, S. 4). Außerdem werden bei der Anwendung der STI Schmerzen in besonderer Weise berücksichtigt. Psychosoziale Maßnahmen helfen dabei, die Bedürfnisse der Menschen mit Demenz zu befriedigen.

Psychosoziale Maßnahmen können die Bedürfnisse befriedigen

Die Pflegeperson führt zunächst ein körperliches Assessment durch. Sie misst beispielsweise die Vitalzeichen, tastet den Bauch auf Spannungen ab oder führt eine Restharnmessung mittels Ultraschall durch. Sobald unbefriedigende Bedürfnisse erkannt wurden, werden entsprechende pflegerisch-medizinische Maßnahmen abgeleitet, wie z. B. Einmalkatheterisierung bei einer erhöhten Restharnmenge, Abführmaßnahmen bei einem Verdacht auf Obstipation oder auch nur einfach das Lieblingsgetränk, um den Patienten mehr zum Trinken zu motivieren. Können allerdings die Bedürfnisse des Patienten nicht befriedigt werden, folgt der zweite Schritt. Das affektive Assessment bietet psychosoziale Maßnahmen an. Hier können unbefriedigende Bedürfnisse wie die Sehnsucht nach Geborgenheit, Halt und Bindung oder aber das Bedürfnis nach Wertschätzung Ausdruck von vermehrter Unruhe sein. Hier ist es Voraussetzung, dass die Pflegeanamnese und das biografische Wissen über den Patienten genauestens dokumentiert wurden. Dabei ist zu beachten, ob dieses Verhalten neu während des stationären Aufenthalts aufgetreten ist oder ob das Verhalten auch schon außerhalb des stationären Rahmens bestand. Durch Nachfrage bei Angehörigen oder bei einer anderen Bezugsperson, wie sich mit dem Verhalten umgehen lässt, kann die Pflegeperson den Patienten unterstützen, sein Bedürfnis zu befriedigen. Solche Umgangsweisen können z. B. Gespräche über bestimmte Lebensthemen oder eine ruhige Atmosphäre sein. Angehörige können und sollen in diesem Prozessschritt mit eingebunden werden, da diese den Patienten am besten kennen und ihm das Gefühl von Sicherheit vermitteln. Können diese Bedürfnisse nicht befriedigt werden, steht den Pflegepersonen im Schritt drei eine Vielzahl von nicht medikamentösen Maßnahmen zur Verfügung. Hierzu zählen unter anderem Aktivierungsmaßnahmen, Hand- oder Rückenmassagen, Fußbäder, Gesprächstechniken oder Mobilisation. Von Bedeutung ist auch der Einsatz von ehrenamtlichen Helfern auf Station, um z. B. Menschen mit erhöhtem Laufdrang zu begleiten.

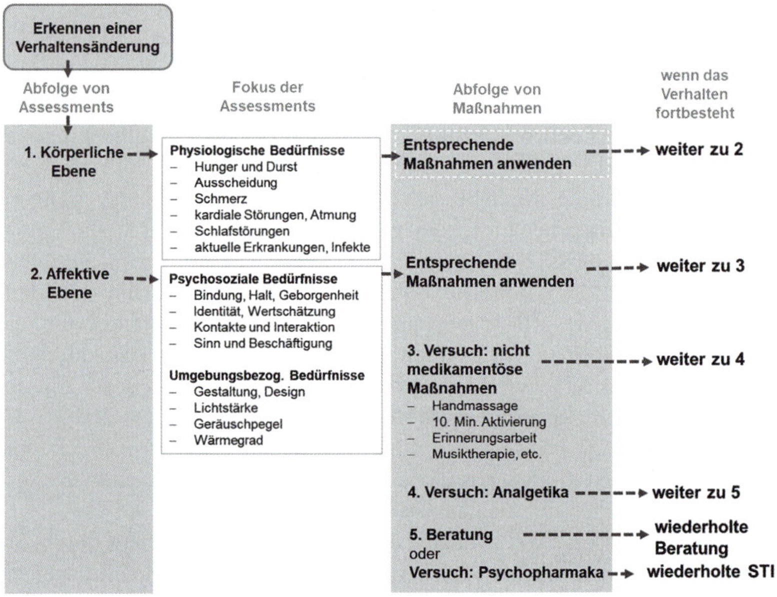

Abb. 3.7: Serial Trial Intervention (STI): © Kovach (Original); nach Fischer (deutsche Fassung) (2007, S. 371), Ergänzungen um zweite Spalte nach Hennig, A. (2018)

Aufgrund der veränderten Schmerzwahrnehmung werden Schmerzen bei Menschen mit Demenz oft nicht frühzeitig erkannt. Deshalb liegt in der STI der Fokus im vierten Schritt bei der Analgetikagabe. Greifen die psychosozialen Maßnahmen nicht, kann die Gabe von Schmerzmitteln zum Beispiel vor der Mobilisation ein Versuch sein, das Bedürfnis der Schmerzlinderung zu befriedigen. Helfen auch diese Maßnahmen nicht, kann im letzten Schritt eine Beratung mit Ärzten, eine Anforderung für ein psychiatrisches Konsil oder als letzten Ausweg Psychopharmaka gegeben werden.

Die STI dient demnach dazu, in wenigen Schritten die Bedürfnisse des Menschen mit Demenz zu erkennen und zu befriedigen. Wo vorher Probleme beseitigt wurden, indem beispielsweise der bewegungsfreudige Patient im Bett gehalten wurde, hat die STI zum Ziel, das Bedürfnis des Patienten mittels verschiedener Angebote zu befriedigen und somit Folgen wie unruhiges Verhalten oder Komplikationen wie Stürze zu vermeiden (Hennig 2018, S. 22–27).

3.5.2.4 Psychosoziale Maßnahmen

Bei der Pflege von Menschen mit Demenz können psychosoziale Maßnahmen in den Pflegeprozess integriert werden, um herausfordernde Verhaltensweisen zu vermeiden. Der Mensch mit Demenz fühlt sich dadurch wertgeschätzt, beschäftigt und in seiner Wahrnehmung als Person gestärkt. Diese Handlungen bedürfen Kreativität und Kenntnisse über Techniken und Möglichkeiten im Umgang mit den individuell gegebenen Rahmenbedingungen.

Auch hier spielt die Anamnese eine entscheidende Rolle. Zuvor sollte die Biografie des Patienten mit seinen physischen, sozialen und psychologischen Aspekten sowie Zu- und Abneigungen und Routinen in den Fokus gesetzt werden.

Neben Hand- und Rückenmassagen oder Bewegungstherapien können auch andere Methoden zum Einsatz kommen.

Die 10-Minuten-Aktivierung

Aktivierung vor Pflegehandlungen

Die von Frau Ute Schmidt-Hackenberg entwickelte 10-Minuten-Aktivierung® hat zum Ziel, alle vorhandenen Erinnerungen und Ressourcen eines Menschen mit Demenz zu aktivieren (Schmidt-Hackenberg 2013). Durch diese Aktivierung kann eine bessere Teilhabe an pflegerischen Maßnahmen erfolgen, da die Wahrnehmung und auch die Bewegung gefördert werden. Eine Durchführung kurz vor den Mahlzeiten, z. B. vor dem Mittagessen, kann den Patienten aktivieren, die Mahlzeit selbst zu sich zu nehmen oder er ist dann motiviert, um sich z. B. an die Bettkante zu setzen.

Voraussetzung für diese Methode ist das Wissen über Lebensthemen und Antriebe des Patienten (vgl. Integrative Validation® nach Richard), wie Ordnungssinn oder Fürsorge. Erst dadurch kann die Methode Anwendung finden. Damit die Durchführung gelingt, müssen zuvor Alltagsgegenstände aus der Vergangenheit der Klientele gesammelt werden. Typische Gegenstände können z. B. sein: Wäscheklammern und -leine, Einweckgläser, Kochlöffel, Meterstab, Hobel, Schrauben, Nähzeug, Nähkasten, Fingerhut, alte Handwerker- oder Modezeitschriften. Die nach der Biografie des Patienten passenden Gegenstände werden diesem gezeigt. Über das gemeinsame Erleben kann der Durchführende mit dem Patienten ins Gespräch kommen und Erinnerungen werden geweckt. Dadurch kommt es zu einer psychischen und physischen Aktivierung, Wahrnehmung und Bewegung (Kastner und Löbach 2014, S. 161).

Die 10-Minuten-Aktivierung kann in Gruppen- oder Einzelaktivierung stattfinden und auch nach Einarbeitung von ehrenamtlichen Helfern angewendet werden. Die Methode hat eine kurze Zeitdauer (höchstens zehn Minuten) und kann deshalb gut in den Pflegeprozess eingebunden werden. Für eine positive Rückmeldung sollte diese Aktivierungsmaßnahme täglich angewendet werden (Schmidt-Hackenberg 2013, S. 7).

Die Integrative Validation® nach Richard

Gefühle, Antriebe und Lebensthemen sind Ressourcen, die nicht verloren gehen

Die Integrative Validation® nach Richard (IVA) bietet eine Möglichkeit, in Kontakt mit dem Menschen mit einer Demenz zu treten, damit dieser sich in seiner Identität verstanden und wertgeschätzt fühlt. Die IVA arbeitet mit den Gefühlen, Antrieben und Lebensthemen des Menschen mit Demenz. »Sie sind Ressourcen, die auch durch die demenzielle Erkrankung nicht verloren gehen« (Richard 2014, S. 6). In der IVA wird der Mensch in seiner Ganzheit als eine Person wahrgenommen. Es geht darum, die Ressourcen des Menschen zu fördern, ihn dabei zu begleiten und zu unterstützen. Defizite werden hierbei in den Hintergrund gestellt und allein mit den verbliebenen Fähigkeiten gearbeitet. Die IVA baut auf den personzentrierten Ansatz nach Rogers und sozialpsychologischen Ansatz nach Kitwood auf. Der Mensch wird hierbei »(...) als Person mit seiner Geschichte, seiner Würde, seinen Emotionen, zentralen Lebensthemen und Antrieben, (...) mit seinen Erinnerungen und Ritualen so angenommen, wie er oder sie ist« (Richard 2014, S. 7).

Kontakt vor Funktion, Beziehung vor Behandlung

Die IVA bietet die Möglichkeit, vor pflegerischen Handlungen in Kontakt mit dem Menschen zu treten. »Kontakt vor Funktion, Beziehung vor Behandlung« (Richard 2014, S. 52). Dadurch kann Vertrauen aufgebaut werden und die Person fühlt sich wertgeschätzt.

Die Pflegenden nehmen die vom Menschen mit Demenz gezeigten Gefühle (z. B. Trauer, Freude, Ärger) und Antriebe (z. B. Ordnungssinn, Fleiß) wahr und sprechen diese in kurzen und deutlichen Sätzen an. Die Gefühle und Antriebe werden dadurch bestätigt (validiert). Durch Sprichwörter, Volksweisheiten oder Lieder können die Gefühle und Antriebe ein allgemeines Echo geben. Die Kommunikation kann danach auf einer breiteren Ebene fortgesetzt werden, indem Lebensthemen (Beruf/Hobby) angesprochen werden. Dadurch wird ein biographisches Echo gegeben.

Weiß die Pflegeperson beispielsweise, dass der Patient einmal als Zahnarzt tätig war und dieses Lebensthema mittels validierenden Sätzen (»Frau M., die Zahnärztin«, »Karies hat bei Ihnen keine Chance«, »Ihre Zähne sind immer gut gepflegt«) anspricht, fühlt sich der Patient in seiner Identität und als Person erkannt. Dies fördert die Kommunikation und das Vertrauen. Pflegehandlungen, wie die Mundpflege, welche vorher verweigert wurden, können durch dieses Lebensthema wieder durchgeführt werden.

3.5.2.5 Demenzorientierte Grund- und Behandlungspflege

Ungewohnte Verhaltensweisen, wie Rufen oder Schreien, abwehrendes Verhalten oder Verweigerung können aufgrund von Stress oder Überforderung bei Menschen mit einer Demenz während pflegerischen Handlungen auftreten. Diese Verhaltensweisen können bei Menschen mit einer Demenz in Zeiten von Stress und Angst das einzige Kommunikationsmittel sein, um die Gefühle zum Ausdruck zu bringen. Pflegende sollten diesen Gefühlen wertschätzend begegnen und die Pflegesituation abbrechen. Die IVA hilft ihnen dabei, die Gefühle und Antriebe des Patienten zu validieren und somit die Krise zu bewältigen. Mögliche Stressoren können dann mit Hilfe der STI gefiltert und behoben werden.

Stressoren, die herausforderndes Verhalten auslösen können, sollten im Aufnahmegespräch bei jedem Menschen mit kognitiven Einschränkungen herausgearbeitet und dokumentiert werden. Wichtig ist, neben dem Patienten auch Angehörige oder andere Betreuungs- bzw. Bezugspersonen einzubeziehen. Dadurch können Pflegehandlungen von Beginn an erfolgreich und stressfrei für alle Beteiligten ablaufen.

Die Anzahl der Personen, die an der Pflege des Patienten mit Demenz beteiligt sind, sollte so gering wie möglich gehalten werden, damit belastende Situationen durch unterschiedliche Ansprüche, Kommunikationsstile und Interventionen vermieden werden. Deswegen sollten so wenige wie möglich, dafür aber erfahrene Bezugspflegende für Menschen mit Demenz zuständig sein. Weiterqualifizierungen bieten hierbei die Möglichkeit, die Qualität der Pflege von Menschen mit Demenz zu verbessern (Kastner und Löbach 2014, S. 110 f).

Demenzorientierte Körperpflege

Die Körperpflege bei einem Menschen mit kognitiver Einschränkung kann zu einer spezifischen Herausforderung werden. Der Patient soll sich einerseits an das Arbeitstempo der helfenden Pflegeperson anpassen, andererseits sollen aber seine Ressourcen gefördert werden. Dadurch kommt es zu einem Dilemma zwischen der Ressourcenförderung und dem strikten Arbeitsablauf auf Station. Eine unruhige und schnelle Körperpflege kann dazu führen, dass der Patient sich verweigert und die Pflegehandlung abgebrochen werden muss. Unterstützungen bei der Körperpflege eines kognitiv eingeschränkten Patienten sollten deshalb individuell geplant werden. Weiß die Pflegeperson, dass sie ein größeres Zeitfenster hat, sollte in diesem die Unterstützung stattfinden.

Bevor mit der Körperpflege begonnen wird, muss sich die Pflegeperson Informationen über die Routinen und die Ressourcen des Patienten einholen. Dies kann über die Pflegeanamnese erfolgen. Wichtig ist auch herauszufiltern, welchen Grad der Unterstützung der Patient benötigt. Dieser ist immer individuell zu sehen.

Neben der Routine des Patienten spielen auch Umgebungsfaktoren eine entscheidende Rolle. Ein zu kaltes Badezimmer, Schmerzen bei Bewegungen oder ständige Geräusche durch eine halb offene Tür können zu Verweigerung führen. Rechtzeitiges Handeln kann das Wohlbefinden des Patienten fördern.

Vor Beginn von Pflegehandlungen ist es wichtig, eine Beziehung zu dem Patienten aufzubauen. Der Grundsatz »Kontakt vor Funktion« sollte hierbei Beachtung finden. Gespräche über biografische Themen und Validationstechniken können helfen, das Vertrauen des Patienten zu gewinnen (vgl. Integrative Validation® nach Richard). Nach der Kontaktaufnahme kann die Pflegeperson das Angebot der Hilfestellung bei der Körperpflege machen. Lehnt der Patient trotzdem ab, sollte dies zu einem späteren Zeitpunkt erneut versucht werden. Dadurch fühlt sich der Patient in seiner Autonomie bestärkt, da er selbst den Zeitpunkt der Handlung bestimmen kann. Dies fördert die Beziehung und das Vertrauen zwischen dem Patienten und der Pflegeperson.

Auszubildende sollten anfangs von einer geschulten Pflegeperson begleitet werden. Praktikanten dürfen die Pflegepersonen unterstützen, sollten aber den Menschen mit Demenz nicht alleine versorgen müssen. Angehörige können ebenfalls bei der Körperpflege behilflich sein, wenn dies den zu Pflegenden beruhigt und eine damit entspannte Pflegesituation bewirkt.

Demenzorientierte Ausscheidungsunterstützung

Menschen mit einer Demenz haben ein erhöhtes Risiko für eine Harninkontinenz. Nicht nur das Alter und die Schwere der Demenzerkrankung spielen dabei eine Rolle, sondern auch die Umgebungsfaktoren (DNQP 2007, S. 28 f).

Umgebungsgestaltung dient der Orientierung

Schlecht beleuchtete Wege, fehlende Haltegriffe oder fehlender Kontrast im Badezimmer sorgen dafür, dass der Mensch mit einer Demenz die Toilette nicht rechtzeitig erreicht oder gar verfehlt.

Eine Inkontinenz ist für Betroffene ein sensibles Thema. Oft ist diese mit Scham und Ekel verbunden. Wichtig im Umgang ist es, dass Pflegende professionell und mit einem angemessenen Sprachgebrauch an das Thema herangehen. Wörter wie »windeln«, »Windel«, »Pipi« oder »trockenlegen« sollten demnach vermieden werden. Der Umgang mit diesem Thema sollte individuell und in diskreter und sensibler Art und Weise gestaltet werden (DNQP 2007, S. 26).

Durch geeignete Pflegemaßnahmen kann die Inkontinenz positiv beeinflusst werden, so dass es möglich ist, tagsüber eine abhängig erreichte Kontinenz zu erlangen. Wichtig im Umgang mit der Inkontinenz ist es, das Verhalten des Betroffenen zu beobachten und ein mögliches Bedürfnis, nämlich den Harndrang, zu erkennen und Interventionen einzuleiten (▸ Kap. 3.5.2.3). Hat der Patient eine Agnosie und erkennt dabei die Toilette nicht mehr oder kann Kontraste nicht mehr deutlich identifizieren, kann es vorkommen, dass der Patient die Toilette verfehlt. Bei diesem Symptom kann ein Toilettenstuhl neben dem Bett hilfreich sein. Dieser Stuhl ist für den Patienten in Sichtweite und erhöht die Wahrscheinlichkeit diesen zu nutzen, besonders nachts. Außerdem hat der Patient damit die Möglichkeit, schneller sein Bedürfnis zu befriedigen.

Um ein strukturiertes Vorgehen zu gewährleisten, kann dafür ein Kontinenzberater hinzugezogen werden. Diese dafür geschulte Person kann das Ausscheidungsverhalten des Patienten mittels eines Miktionsprotokolls erfassen, eine Eigen- und Fremdanamnese durchführen und den Restharn bestimmen, um dann geeignete Maßnahmen abzuleiten. Eine ausreichende Flüssigkeitszufuhr sollte mittels eines Einfuhrprotokolls dokumentiert und die Aufnahme durch gezielte Motivation bestärkt werden. Ein »Zuprosten« kann sich hierbei als hilfreich erachten.

Die aktiven Maßnahmen der Kontinenzförderung sind der passiven Versorgung mit Kontinenzhilfsmitteln vorzuziehen. Ist dies aber nicht mehr möglich, erfolgt die Kontinenzförderung mit passenden Hilfsmitteln. Da der Tragekomfort und die einfache Handhabung zu berücksichtigen sind, können bei Menschen mit einer Demenz Inkontinenzhosen (sogenannte »Pants«) zum Einsatz kommen. Die Compliance kann dabei höher sein als bei anderen Hilfsmitteln, wie z. B. Einlagen.

Wenn der Patient keine Kontrollmöglichkeiten über seine Blase hat und andere Möglichkeiten der Kontinenzförderung ausgeschlossen sind, ist es notwendig, ableitende Hilfsmittel einzusetzen. Blasenverweilkatheter sollten jedoch so schnell wie möglich wieder entfernt werden, um das Risiko eines Harnwegsinfekts zu minimieren. Da sich der Blasenverweilkatheter wie ein Fremdkörper anfühlt, wird dieses Produkt weniger akzeptiert und es kann zu einer Diskonnektion von Seiten des Menschen mit Demenz kommen. Deshalb ist es ratsam, den Katheter nur so lange wie nötig zu belassen. Kann der Katheter jedoch aus bestimmten Gründen nicht entfernt werden, ist der Einsatz eines Beinbeutels empfehlenswert, damit ein mobiler Patient diesen ständig körpernah tragen kann und ein Vergessen des Beutels an der Aufhängevorrichtung vermieden wird (Kastner und Löbach 2014, S. 128).

Der Einsatz eines suprapubischen Blasenverweilkatheters ist bei einer langfristigen Liegedauer zu empfehlen (DNQP 2007, S. 89).

Es lässt sich sagen, dass der Einsatz von Hilfsmitteln bei der Inkontinenzversorgung individuell abzuschätzen ist. Bei der Auswahl spielen der Tragekomfort und die einfache Handhabung eine zentrale Rolle. Wird ein Material nicht akzeptiert, sollten andere Hilfsmittel zum Einsatz kommen. Im Fokus steht die Eigen- und Fremdanamnese, um herauszufiltern, welche Materialen gewöhnlich benutzt werden. Akzeptiert der Patient die Möglichkeiten nicht, ist davon abzuraten, unter Zwang zu handeln. Hier können körperferne aufsaugende Hilfsmittel zum Einsatz kommen.

Demenzorientierte Behandlungspflege

Auch bei der Behandlungspflege kann es zu mangelnder Compliance gegenüber den Maßnahmen kommen. Daher sollten auch hier vorher einige Grundsätze Beachtung finden. Vor pflegerischen Maßnahmen, wie einer Wundversorgung oder Medikamenteneinnahmen, tritt die Pflegeperson in Kontakt mit dem Patienten. Eine 10-Minuten-Aktivierung oder eine Handmassage kann die Beziehung festigen. Der Patient fühlt sich wertgeschätzt und in seiner Person wahrgenommen.

Mangelnde Compliance bei Behandlungsmaßnahmen durch Schmerzen

Vor jedem Verbandswechsel ist herauszufinden, ob der Patient Schmerzen empfindet. Durch Beobachtung während des Verbandswechsels kann der Gesichtsausdruck oder das abwehrende Verhalten darauf deuten, dass der Patient erhebliche Schmerzen erleidet. Die Pflegeperson kann anhand der STI oder eines Assessments für die Beurteilung von Schmerzen bei Demenz herausfinden, ob ein Versuch mit Analgetika eine Minderung der Verhaltensänderung bewirkt. Erst durch die vorherige Kontaktaufnahme und die ggf. darauf erfolgte Medikamentengabe kann die Wundversorgung stattfinden. Steigt das Schmerzempfinden während der Wundversorgung erheblich, sollte währenddessen validierend auf den Patienten eingegangen und das Problem nicht ignoriert werden, nur um die Versorgung möglichst schnell durchzuführen. Das stärkt das Vertrauen und gibt dem Patienten Sicherheit. Wird der Verband trotz allem vom Patienten entfernt, kann das Wundmaterial in Hautfarbe eingesetzt oder ein Schlauchverband über den

Wundverband gelegt werden. Dieser kann zusätzlich auch mit einer Fixierbinde befestigt werden.

Auch bei der Medikamenteneinnahme kann es zu mangelnder Compliance kommen. Hier ist es wichtig, dass die Pflegeperson das eigene Handeln und das Gesamtbild reflektiert. Der Zeitpunkt kann ein entscheidender Faktor sein. Ist der Patient gerade bei der Mahlzeiteneinnahme kann es vorkommen, dass er die Medikamenteneinnahme verweigert, weil er das Essen genießen möchte. Auch kann die Kommunikationsform oder das eigene Auftreten dazu führen, dass die Einnahme verweigert wird. Sind alle Möglichkeiten ausgeschöpft, kann eine Änderung des Einnahmezeitpunkts oder der Darreichungsform die Compliance erhöhen. Tropfen werden beispielsweise oft besser angenommen. Dies ist natürlich vorher mit dem Arzt zu klären.

3.5.2.6 Schlussfolgerung

In der Pflege von Patienten mit einer kognitiven Einschränkung geht es darum, Verhaltensweisen zu erkennen und Maßnahmen abzuleiten, die dem Wohlbefinden des Patienten dienen. Ziel ist es, den kognitiven Zustand zu erhalten. Durch anerkennende Beziehungsgestaltung, kann der Patient seine Ich-Identität stabilisieren. Diese Ich-Identität kann der Patient nur durch die Unterstützung anderer aufrechterhalten. Deshalb ist es wichtig, Bezugspersonen in den Pflegeprozess einzubinden und die Betreuung und Aktivierung der Patienten mithilfe von ehrenamtlichen Helfern zu gewährleisten. Ziel pflegerischen Handelns ist, das Wohlergehen der Patienten zu gewährleisten. Dies kann nur geschehen, wenn die Mitarbeiter im Umgang mit Patienten mit einer Demenz sensibilisiert sind. Nur durch ständige Weiterbildung, u. a. in der Validation und durch die eigene innere Haltung kann die Qualität in der Pflege verbessert werden. Auch regelmäßige Fallbesprechungen und die Reflexion des eigenen Handelns mittels Supervisionen bessern nachweislich den Umgang mit kognitiv eingeschränkten Patienten.

Literatur

Deutsches Netzwerk für Qualitätsentwicklung in der Pflege (DNQP) (2007) Expertenstandard Förderung der Harnkontinenz in der Pflege. Osnabrück.

Hennig A (2018) Bedürfnisorientierung ist der Schlüssel. Herausforderndes Verhalten bei Demenz. Die Schwester Der Pfleger. März 2018: 22–27.

Kastner U, Löbach R (2014) Handbuch Demenz. Fachwissen für Pflege und Betreuung. 3. Aufl. München: Elsevier GmbH.

Kuhlmey A et al. (2010) Wirksamkeit der deutschen Version der Serial Trial Intervention zur ursachenbezogenen Reduktion von herausforderndem Verhalten bei Menschen mit Demenz (STI-D). https://medizinsoziologie-reha-wissenschaft.charite.de/fileadmin/user_upload/microsites/m_cc01/medizinsoziologie-reha-wissenschaft/STI-D_Projektbericht.pdf (Zugriff am 15.04.2018).

Richard N (2014) Integrative Validation nach Nicole Richard ®. Wertschätzender Umgang mit demenzerkrankten Menschen. 1. Aufl. Bollendorf: Eigenverlag Carlo Richard.

Schmidt-Hackenberg U (2013) 10-Minuten-Aktivierung als Methode. Ergänzt um die Körpersprache der Dementen. 1. Aufl. Hannover: Vincentz Network.

3.5.3 Medikation und Medikationsmanagement

Walter Hewer

3.5.3.1 Zusammenfassung

Menschen mit Demenz gehören überwiegend der Altersgruppe 65 plus an, viele sind hochaltrig. Wenn sie – meist mit der »Nebendiagnose Demenz« – in ein Allgemeinkrankenhaus aufgenommen werden, liegt der Grund dafür in der Regel in einer akuten somatischen Erkrankung, wobei meist mehrere oder multiple Begleiterkrankungen vorliegen. Insofern liegt es auf der Hand, dass die Verordnung von Arzneimitteln – unabhängig davon, ob es sich um Neuverordnungen oder schon länger eingenommene Arzneimittel handelt – bei der klinischen Behandlung von Menschen mit Demenz eine bedeutsame Rolle spielt.

Dabei sind verschiedene Ebenen zu beachten: primär ist dies die biomedizinische Ebene mit den für die Arzneimitteltherapie älterer und an Demenz erkrankter Menschen relevanten pharmakologischen und altersmedizinischen Grundlagen. Gleichermaßen sind aber auch Fragen, die die Handhabung der Arzneimitteltherapie im klinischen Alltag betreffen, einschließlich ihrer rechtlichen und ethischen Implikationen, anzusprechen.

Auf diese verschiedenen Aspekte wird nachfolgend aus der Perspektive des Leitthemas des vorliegenden Buchs näher eingegangen. Dabei ist zu beachten, dass eine Darstellung unmittelbar anwendungsbezogenen Wissens zur Pharmakotherapie den Rahmen des vorliegenden Beitrags sprengen würde, diesbezüglich sei auf die entsprechende Spezialliteratur verwiesen (z. B. Benkert und Hippius 2017; Wehling und Burkhardt 2016).

Ein zentraler Aspekt des Themas besteht in einer erhöhten Anfälligkeit (*Vulnerabilität*) von Menschen mit Demenz für unerwünschte Ereignisse (Fogg et al. 2018). Diese betrifft bei einer meist ungeplant erfolgenden Aufnahme in einem Akutkrankenhaus Komplikationen verschiedenster Art, seien diese verhaltensbezogen in Verbindung mit der Exposition gegenüber einer fremden Umgebung, seien es Komplikationen medizinischer Maßnahmen i. e. S., zu denen unerwünschte Arzneimittelwirkungen (UAW) gehören.

3.5.3.2 Medizinische Grundlagen

Bekanntlich wird die Anwendung von Arzneimitteln wesentlich durch altersassoziierte Faktoren beeinflusst. Dazu existiert eine umfangreiche Spezialliteratur (z. B. Benkert und Hippius 2017; Burkhardt 2018a; Wehling und Burkhardt 2016). Im Kontext dieses Beitrags sind insbesondere folgende Erkenntnisse der Alterspharmakologie von Interesse:

Veränderungen im Weg, den Arzneimittel im Organismus nehmen, und ihrer Wirkung bei älteren Patienten

Verschiedene Mechanismen führen dazu, dass der Weg, den ein Arzneimittel von der Einnahme bis zur Ausscheidung nimmt (*Pharmakokinetik*), im Alter wesentlichen Veränderungen unterliegt. Diese betreffen u. a. die Aufnahme über den Magen-Darm-Trakt, die Verteilung im Organismus bei einem veränderten Verhältnis von Wasser- und Fettanteilen oder die Verstoffwechselung über die Leber. Besonders bedeutsam ist dabei die mit dem Alter physiologischerweise verbundene Abnahme der Nierenfunktion, die das Risiko einer Kumulation derjenigen Arzneimittel, die bevorzugt über die Niere ausgeschieden werden, mit sich bringt.

Ebenso unterliegt aber auch die unmittelbare Wirkung von Arzneimitteln (*Pharmakodynamik*) bedeutsamen Alterseinflüssen. Diese stehen u. a. im Zusammenhang mit Veränderungen der Rezeptorfunktion, also der molekularen Strukturen, die für den Wirkmechanismus vieler Pharmaka essenziell sind. Dadurch erklärt sich beispielsweise eine erhöhte Anfälligkeit alter Menschen für anticholinerge Nebenwirkungen (auf die im Folgenden noch näher eingegangen wird). Exemplarisch erwähnt seien weiterhin eine erhöhte Anfälligkeit von Alterspatienten für Blutdruckabfälle (v. a. im Stehen, erklärt durch eine Abnahme entsprechender Kompensationsmechanismen im Alter) und erhöhte Risiken durch Arzneimittel, die die Muskelkraft vermindern können (Sturzneigung z. B. unter Einnahme von Benzodiazepinen, deren Einnahme mit einer Verminderung des Muskeltonus verbunden sein kann).

Medikamentöse Behandlung nach dem Prinzip »start low, go slow«

In der Summe ergibt sich daraus – und zwar auch für Personen, die sich in einem robusten Gesundheitszustand befinden – dass bei der Pharmakotherapie bei alten Menschen mit einer erhöhten Sensitivität in Bezug auf erwünschte und unerwünschte Wirkungen von Arzneimitteln zu rechnen ist. Deshalb muss bei der Einleitung einer Behandlung mit besonderer Vorsicht vorgegangen werden, was z. B. durch das Prinzip »start low, go slow« zum Ausdruck gebracht wird. Zu berücksichtigen ist ferner eine erhöhte Variabilität der Dosis-Wirkungs-Beziehungen: zwar reichen häufig niedrigere Dosierungen aus, es ist andererseits aber auch nicht ungewöhnlich, dass alte Menschen vergleichbare Dosierungen wie Jüngere benötigen.

Besondere Vorsicht ist bei akut erkrankten Menschen mit Demenz geboten

Verglichen mit gesundheitlich weniger beeinträchtigten Älteren, bei denen aufgrund der angesprochenen Momente bereits eine erhöhte Vorsicht zum Tragen kommen muss, stellt sich die Situation bei akutklinisch behandlungsbedürftigen Demenzkranken in verschiedener Hinsicht deutlich komplizierter dar:

Als Erstes sind hier die zur Klinikaufnahme führenden Faktoren zu beachten, wie z. B. akute Herz-Kreislauferkrankungen, Infektionen, Stoffwechselstörungen einschließlich Imbalancen des Flüssigkeits- und Elektrolythaushalts, Frakturen und – nicht zuletzt – UAW. Naturgemäß gehen diese mit schweren, oft lebensbedrohlichen körperlichen Beeinträchtigungen einher, was die Gewährleistung einer wirksamen und verträglichen Pharmakotherapie zwangsläufig erschwert.

Menschen mit Demenz, die in Akutkrankenhäusern behandelt werden, sind häufig von einem *Gebrechlichkeitssyndrom (Frailty)* betroffen, welches das UAW-Risiko signifikant erhöht. Nicht wenige dieser Patienten befinden sich in fortgeschrittenen oder sogar terminalen Krankheitsstadien. Delirien und Stürze sind typische und häufige UAWs bei gebrechlichen Patienten, die bekanntlich mit einer gravierenden Verschlechterung der individuellen Prognose verbunden sind (Clegg et al. 2013).

Auch das Demenzsyndrom als solches stellt einen wesentlichen komplizierenden Faktor dar. Die zugrunde liegende Hirnschädigung erhöht die Anfälligkeit für UAW. Neben Delirien und Stürzen sind hier Schluck- und Bewegungsstörungen, die insbesondere durch Antipsychotika hervorgerufen oder verstärkt werden können, hervorzuheben (Rösler et al. 2015). Wechselwirkungen zwischen prädisponierenden Erkrankungen und Medikamenteneffekten (»drug disease interactions«), wie beispielsweise bei der Parkinson- oder der vaskulären Demenz, sind sorgfältig zu beachten (Burkhardt 2018a).

Angesichts einer regelhaft bestehenden Multimorbidität und Polypharmazie setzt das Medikationsmanagement bei Vorliegen einer Demenz über die in der Alterspharmakologie geforderten Qualitätsstandards hinaus eine besondere Sorgfalt und Expertise voraus. Dabei spielen neben individualmedizinischen Aspekten auch Fragen eine Rolle, die klinikinterne und klinikübergreifende Prozesse betreffen.

3.5.3.3 Anwendung von Arzneimitteln bei Menschen mit Demenz im klinischen Alltag

Ausgewählte pharmakoepidemiologische Daten

Häufig nehmen Menschen mit Demenz fünf oder mehr Medikamente ein

Menschen mit Demenz sind in der Mehrzahl hochaltrig und multimorbide. Multimorbidität geht in der Regel mit der Verordnung multipler Medikamente einher, sehr häufig handelt es sich dabei um fünf und mehr Substanzen (Polypharmazie). Dies zeigen die Ergebnisse verschiedener Studien. So wurden z. B. bei 448 hausärztlich behandelten Demenzkranken im Durchschnitt zwölf Erkrankungen diagnostiziert und sieben Medikamente verordnet (Wucherer et al. 2017). In einer in verschiedenen europäischen Ländern – darunter auch Deutschland – durchgeführten Untersuchung bei Heimbewohnern erhielten zwei Drittel der von einer fortgeschrittenen kognitiven Beeinträchtigung Betroffenen fünf oder mehr Medikamente (Vetrano et al. 2013) (▸ Tab. 3.7).

Potenziell inadäquater Medikation besondere Beachtung schenken

In Verbindung mit der Einnahme multipler Medikamente muss einer »potenziell inadäquaten Medikation« (PIM) besondere Beachtung geschenkt werden. Dieser Begriff umschreibt Arzneimittel, deren Anwendung bei älteren Menschen häufiger als bei Jüngeren mit einer ungünstigen Nutzen-Risiko-Relation einhergeht. Neben anderen Pharmaka gilt dies z. B. für bestimmte Psychopharmaka und Arzneimittel mit anticholinerger Begleitwirkung (Disalvo et al. 2016). Bei Demenzkranken liegt der Anteil, die PIM erhalten, nach neueren Studien in einer Größenordnung von 20–50 % (Colloca et al. 2012; Wucherer et al. 2017).

Es existiert mittlerweile eine große Zahl sog. PIM-Listen, in denen entsprechende Pharmaka zusammengefasst sind. Es soll nicht unerwähnt bleiben, dass bezüglich des klinischen Nutzens ihrer Anwendung noch viele Fragen offen sind und neben einem Absetzen potenziell ungünstiger Arzneimittel auch nicht genutzte pharmakotherapeutische Optionen gebührend zu beachten sind (Pazan et al. 2019).

Tab. 3.7: Polypharmazie bei Pflegeheimbewohnern mit schweren kognitiven Störungen – Ergebnisse der SHELTER-Studie (erstellt auf Grundlage von Vetrano et al. 2013)

Arzneimittelklasse	Verordnungshäufigkeit (Prozent der Bewohner)
Laxanzien	49,4
Ulcustherapeutika/-prophylaktika	37,2
Antipsychotika	35,6
Benzodiazepine	35,3
Plättchenaggregationshemmer	34,5
Antidepressiva	31,8
Analgetika	30,0
Diuretika	26,5
ACE-Hemmer	17,4
Betablocker	17,3
Osteoporosemittel (einschl. Vitamin D)	14,8
Calciumantagonisten	13,9
Antidementiva	11,6
Statine	10,0
Antiparkinsonmittel	8,7
Orale Antidiabetika	7,6
Antibiotika	5,5
Digitalis	5,4
Insulin	5,4
Corticosteroide	3,0
Angiotensinrezeptorblocker	2,9
Vitamine (ohne Vitamin D)	2,8

Erwähnenswert sind in dem Zusammenhang nicht zuletzt pharmakoepidemiologische Daten wonach ein Drittel bis die Hälfte der Menschen mit Demenz Antipsychotika und etwa ein Sechstel Benzodiazepine einnehmen. 50 % der mit Antipsychotika Behandelten nehmen diese über lange Zeiträume fortlaufend ein (Übersicht bei Hewer und Thomas 2017). Dies steht in deutlichem Widerspruch zu Leitlinienempfehlungen, die eine möglichst kurzzeitige, in der Regel wenige Wochen bis Monate nicht überschreitende Behandlungsdauer nahelegen (DGPPN und DGN 2016).

Adhärenz

Adhärenz = Kongruenz Patientenverhalten und Therapieplan

Mit »*Adhärenz*« wird die Übereinstimmung zwischen dem Verhalten des Patienten und dem Therapieplan umschrieben, wobei auch nicht medikamentöse Maßnahmen eingeschlossen sind. Untersuchungen zur *Non-Adhärenz* in Bezug auf die Einnahme von Medikamenten haben gezeigt, dass diese sehr häufig ist und Größenordnungen bis zu 50 % erreicht (Burkhardt 2018b).

Der Grad der (Non-)Adhärenz wird durch vielfältige Faktoren beeinflusst, die krankheits- ebenso wie patientenbezogene Merkmale betreffen. Vor allem aber sind auch Faktoren auf Seiten des Gesundheitssystems zu beachten, wie z. B. die Zahl verordneter Medikamente oder die Praktikabilität und ausreichende Dokumentation komplexer Verordnungen sowie die Anwenderschulung komplizierter Arzneimittelanwendungen (Inhalatoren, transdermale therapeutische Systeme, Augentropfen).

Es liegt auf der Hand, dass Interaktionen zwischen den verschiedenen Variablen bedeutsam sind. Das gilt nicht zuletzt für die Beziehung zwischen verordnendem Arzt und dem Patienten, einschließlich seiner Angehörigen. Das Adhärenz-Konzept geht hierbei grundsätzlich von einer partizipativen Entscheidungsfindung aus (»Shared Decision Making«). Dies verdient hervorgehoben zu werden, da ein entsprechender Entscheidungsprozess ganz wesentlich einen Abgleich der Überzeugungen und Behandlungsziele von Arzt und Patient (einschließlich der Angehörigen) voraussetzt.

Non-Adhärenz auf Seiten des Patienten dürfte zwar während des Klinikaufenthalts weniger stark ins Gewicht fallen als in der prä- bzw. poststationären Phase. Gleichwohl handelt es sich um ein hochbedeutsames Thema angesichts seiner Implikationen hinsichtlich relevanter Verlaufsparameter, z. B. der Rate an Klinikaufnahmen (Burkhardt 2018b). Bei Menschen mit Demenz ergibt sich naturgemäß ein besonderer Akzent dadurch, dass die unmittelbar Betroffenen zumindest ab einem mittelschweren Krankheitsstadium die wesentlichen Informationen nicht mehr verstehen können, woraus aber nicht geschlossen werden darf, dass ihre Vorstellungen und Willensäußerungen unerheblich wären.

Medikamentenanamnese essenziell im Kontext (Non-)Adhärenz

Vor dem Hintergrund des Wissens um die Bedeutung der (Non-) Adhärenz im medizinischen Alltag kommt der Medikamentenanamnese ein besonderer Stellenwert zu. Valide Informationen zu den bisher eingenommenen Medikamenten sind naturgemäß unverzichtbar. Gleichzeitig ist es häufig sehr schwierig, manchmal auch unmöglich, die notwendigen Informationen einzuholen. Die Gründe hierfür sind vielfältig und reichen von Nachlässigkeiten bei den Beteiligten (z. B. bei der Aktualisierung von Medikationsplänen) über Mehrfachverordnungen verschiedener Ärzte bis hin zu einer besonders häufig bei kognitiv beeinträchtigten Patienten gegebenen Überforderung.

Fallbeispiel 1

Pharmakogenes Delir bei einem 70-jährigen Patienten mit Alzheimer Demenz

Ein alleinlebender, sozial isolierter 70-jähriger Mann mit vorbekannter leichter Alzheimer Demenz wurde wegen eines Delirs stationär aufgenommen. Aufgrund der krankheitsbedingten kognitiven Einschränkungen und fehlender Kontaktpersonen konnte die Vorgeschichte nur rudimentär erhoben werden. Insbesondere konnte nicht geklärt werden, welche Arzneimittel vom Patienten wann und in welcher Dosis eingenommen worden waren. In seinem Gepäck fanden sich mehr als zehn Medikamentenpackungen, darunter mehrere Pharmaka mit potenziell delirogenen Wirkungen (Diclofenac, Olanzapin, Tetrazepam, Tramadol, Zopiclon). Unter dem Verdacht auf ein pharmakogenes Delir wurden sämtliche Medikamente pausiert. Darunter kam es innerhalb weniger Tage zu einer Remission des Delirs.

Dieses allseits bekannte Problem hat dazu geführt, dass im Jahr 2016 zwischen Gesetzgeber, Ärzte- und Apothekerverbänden die Einführung eines »bundeseinheitlichen Medikationsplans« vereinbart wurde, der zunehmende Verbreitung findet und einer verbesserten Informationsübermittlung dienen soll. Erwähnenswert ist auch der vom ÄZQ (Ärztliches Zentrum für Qualität in der Medizin) 2013 erstellte Leitfaden »Bestmögliche Medikationsanamnese« (www.aezq.de).

Abruptes Absetzen von Arzneimitteln kann gravierende Folgen haben

Besonders hingewiesen sei auf einen speziellen, in diesem Kontext relevanten Aspekt. Dieser betrifft die z. T. gravierenden Folgen eines abrupten Absetzens bestimmter Arzneimittel zum Zeitpunkt der Klinikaufnahme. Diese Situation kann sich ergeben, wenn aufgrund einer lückenhaften Medikamentenanamnese nicht bekannt ist, dass ein Patient z. B. über lange Zeit ein Benzodiazepin eingenommen hat. Dessen schlagartiges Weglassen führt regelhaft zu erheblichen Schlafstörungen, kann aber auch gefährliche Komplikationen zur Folge haben (Delir, epileptische Anfälle). Auch bei anderen Arzneimitteln, wie Antidepressiva, Clonidin, Opioiden oder Betablockern können in vergleichbaren Situationen erhebliche Beeinträchtigungen auftreten.

Pharmakotherapie: Indikationsstellung, Risikoabschätzung und Verordnung

Demenzbezogene Medikamente

Zum einen sind hier die sog. *Antidementiva* zu nennen, also Pharmaka, die auf eine Stabilisierung der geistigen Leistungsfähigkeit abzielen (Benkert und Hippius 2017). Zwei Stoffgruppen stehen zur Verfügung, die Acetylcholinesterase-Hemmer sowie der NMDA-Rezeptorantagonist Memantin (► Tab. 3.8). Diese Substanzen verfügen zwar nicht über das Potenzial, den Krankheitsprozess – also z. B. die Neurodegeneration bei der Alzheimer-

Demenz – zu modifizieren. Gleichwohl sind sie nachgewiesenermaßen wirksam im Sinne einer Verzögerung des Fortschreitens der kognitiven Beeinträchtigungen. Deshalb definiert die aktuell geltende Demenzleitlinie auch eindeutige, wesentlich durch das Krankheitsstadium bestimmte Indikationen für Antidementiva (DGPPN und DGN 2016).

Antidementiva verzögern das Fortschreiten kognitiver Beeinträchtigungen

Tab. 3.8: Psychopharmakologische Behandlung von nicht kognitiven Störungen – relevante Substanzen in Anlehnung an S3-Leitlinie »Demenzen« (DGPPN und DGN 2016); Details zur Anwendung der genannten Arzneimittel: s. Leitlinie; dort u. a. Hinweise, welche Pharmaka nur unter der Einschränkung eines Off-Label-Gebrauchs eingesetzt werden können.

Stoffgruppe	Substanzen	Kommentar
Antidementiva	• Donepezil • Galantamin • Rivastigmin • Memantin	Antidementiva werden primär zur Behandlung der kognitiven Störung eingesetzt, haben aber auch eine Indikation bei der Basistherapie nicht kognitiver Störungen
Antipsychotika	• Risperidon • Quetiapin • Clozapin • Aripiprazol • Haloperidol	Risperidon mit eng gefasster Indikation bei Alzheimer-Demenz zugelassen. Haloperidol darf nur in Ausnahmesituationen eingesetzt werden. Bei Parkinson- und Lewy-Körper-Demenz dürfen außer Quetiapin und Clozapin keine Antipsychotika verordnet werden.
Antidepressiva	• Citalopram • Sertralin • Trazodon	Empfehlung: Antidepressiva ohne anticholinerge Begleitwirkung
Benzodiazepine	In Ausnahmefällen: • Lorazepam • Oxazepam	Strenge Indikationsstellung (ggf. Einzeldosen von kurzwirksamen Substanzen)
Andere	• Carbamazepin • Pregabalin	Carbamazepin: eingeschränkte Verträglichkeit, hohes Interaktionspotenzial Pregabalin: Alternative zu Benzodiazepinen (Empfehlung nicht evidenzbasiert) Schlafanstoßende Medikamente (Hypnotika): keine evidenzbasierte Empfehlung

Zum anderen kommen Psychopharmaka im engeren Sinne eine große Bedeutung zu. Während Antidementiva auf die kognitive Symptomatik von Demenzen abzielen, sollen durch Psychopharmaka die sog. nicht kognitiven Störungen (psychische und Verhaltensstörungen, häufig auch als »Behavioral and Psychological Symptoms of Dementia« (BPSD) bezeichnet) therapeutisch beeinflusst werden.

Psychopharmaka beeinflussen nicht kognitive Störungen

In Tabelle 3.8 sind diejenigen Pharmaka aufgeführt, deren Anwendung nach der S3-Leitlinie »Demenzen« grundsätzlich in Betracht kommt (▸ Tab. 3.8).

Dabei ist zu beachten, dass in der Versorgungspraxis nicht selten in der Leitlinie nicht genannte Substanzen zur Anwendung kommen. Dies betrifft einerseits Arzneimittel, deren Einsatz generell oder zumindest von manchen Autoren als inadäquat eingestuft wird, so etwa langwirksame Benzodiazepine (z. B. Diazepam) oder die sog. »Z-Substanzen« (Holt et al. 2010). Andererseits darf nicht übersehen werden, dass bestimmte, bereits vor Jahrzehnten zugelassene Pharmaka sich in der klinischen Praxis bewährt haben, mangels heutigen Anforderungen gerecht werdenden Studien aber nicht die Kriterien für eine Berücksichtigung in der S3-Leitlinie erfüllten. Dies betrifft v. a. die beiden niederpotenten Antipsychotika Melperon und Pipamperon, die aufgrund fehlender anticholinerger Begleitwirkungen einen beachtenswerten Stellenwert in der psychopharmakologischen Behandlung älterer Menschen haben.

Neben Indikationen, die sich unmittelbar aus einer Demenz-assoziierten Symptomatik ergeben, müssen dabei auch solche bedacht werden, die aus Komorbiditäten resultieren und v. a. bei alt gewordenen Patienten mit schizophrenen und affektiven Erkrankungen, die zusätzlich eine Demenz entwickelt haben, relevant sind.

Psychopharmaka als Teil eines multimodalen therapeutischen Konzepts

Die Anwendung der Psychopharmaka erfolgt grundsätzlich im Rahmen eines multimodalen therapeutischen Konzepts (▶ Kap. 3.5.5). Dieses beinhaltet, dass Interventionen bei behandelbaren medizinischen Faktoren (z. B. Schmerzen als Auslöser von Unruhezuständen), nicht medikamentöse Maßnahmen bzw. die Beeinflussung von Milieufaktoren (z. B. zum Erhalt bzw. zur Wiederherstellung des Schlaf-Wach-Rhythmus) und medikamentöse Optionen gleichermaßen bedacht werden müssen und der Stellenwert der verschiedenen Komponenten im Einzelfall zu definieren ist. In der S3-Leitlinie »Demenzen« wird explizit darauf hingewiesen, dass bei nicht kognitiven Störungen – soweit nicht eine Notfallmedikation erforderlich ist – medizinische Maßnahmen und nicht medikamentöse Therapien Priorität haben. Auch sollten die Behandlungsoptionen mit Antidementiva bedacht worden sein, bevor Psychopharmaka zum Einsatz kommen (DGPPN und DGN 2016).

Wie an anderer Stelle des Buchs ausgeführt, bedarf die Anwendung von Psychopharmaka besonderer Expertise (▶ Kap. 3.5.5). Dabei gilt es, zunächst auf der Grundlage einer psychopathologischen Befunderhebung die für die Behandlung relevante Zielsymptomatik zu definieren und dann als Teil eines Gesamtbehandlungsplans ein geeignetes Medikament auszuwählen, dieses in einer dem individuellen Patienten angemessenen Dosis zu verordnen und Wirkung und Verträglichkeit in festgelegten Abständen zu überprüfen.

Psychopharmaka führen vielfach zur deutlichen Symptomreduktion

Unter diesen Voraussetzungen führt die psychopharmakologische Behandlung bei Menschen mit Demenz in vielen Fällen zu einer Remission bzw. deutlichen Reduktion von Symptomen, die für die Betroffenen – und nicht selten auch für die sie Betreuenden – mit einer hohen Belastung verbunden sind, wie z. B. bei anhaltenden, quälenden Halluzinationen der Fall. Angesichts der erhöhten Vulnerabilität bei bestehender Demenz müssen jedoch die substanz- und gruppenspezifischen Eigenschaften der eingesetzten Pharmaka und die damit verbundenen UAW-Risiken sorgfältig berücksichtigt werden. Die folgenden Aspekte sind dabei besonders zu beachten (Benkert und Hippius 2017):

- Eine mögliche Verschlechterung der kognitiven Kompetenz muss v. a. unter Antipsychotika und Benzodiazepinen bedacht werden (DGPPN und DGN 2016).
- Wichtige somatische Nebenwirkungen häufig angewandter Psychopharmaka bestehen in einer erhöhten Sturzrate (v. a. unter Benzodiazepinen, Z-Substanzen und Antipsychotika), wobei einer medikamentös hervorgerufenen Verminderung des Muskeltonus (v. a. unter Benzodiazepinen und Z-Substanzen) bzw. Vigilanzstörungen ursächlich eine wichtige Bedeutung zukommt. In den letzten Jahren wurden die mit Schluckstörungen (Dysphagie) verbundenen Risiken zunehmend erkannt, insbesondere in Bezug auf das gehäufte Auftreten von Pneumonien. Dysphagien werden durch dämpfende zentralnervöse Wirkungen von Psychopharmaka begünstigt. Dabei spielen neben den erwähnten Mechanismen auch extrapyramidale UAW in Folge der Einnahme antidopaminerg wirkender Pharmaka (i. W. Antipsychotika) eine wichtige Rolle (Hewer und Thomas 2017; Rösler et al. 2015).
- Zahlreiche Studien haben in den letzten Jahren bei Menschen mit Demenz, die Antipsychotika einnehmen, eine erhöhte Sterblichkeit aufgezeigt, verglichen mit Patientenstichproben, die diese Arzneimittel nicht erhielten. Auch wenn die Befundlage nicht einheitlich ist, d. h. nicht alle Studien gleichermaßen eine Übersterblichkeit unter Einnahme von Antipsychotika nachgewiesen haben, so trifft die S3-Leitlinie »Demenzen« dennoch die Aussage, diesen Aspekt bei der Indikationsstellung und der Aufklärung der Betroffenen sehr genau zu beachten (DGPPN und DGN 2016). Als Ursache für die erhöhte Mortalität wird eine erhöhte Rate kardiovaskulärer, speziell zerebrovaskulärer Ereignisse vermutet. Daneben sind die im vorherigen Abschnitt erörterten Risiken sorgfältig zu beachten (Gambassi et al. 2015).

Gabe von Antipsychotika kann mit erhöhter Sterblichkeit einhergehen

- Anticholinerge Effekte sind bei verschiedensten Psychopharmaka (aber auch bei aus anderer Indikation eingesetzten Arzneimitteln) zu berücksichtigen (Auflistung häufig eingesetzter Substanzen ▸ Tab. 3.9). Sie resultieren aus einer Blockade der Wirkung von Acetylcholin, einem wichtigen Neurotransmitter, an sog. muscarinergen Rezeptoren im zentralen Nervensystem, aber auch im vegetativen Nervensystem der Körperperipherie. Dieser Effekt kann bei verschiedenen Indikationen therapeutisch erwünscht sein, z. B. bei der Behandlung bestimmter Formen von Harninkontinenz. Andererseits stellt dieser Wirkmechanismus aber auch die Ursache vielfältiger UAW dar. In der Körperperipherie sind dies z. B. Mundtrockenheit oder eine Beeinträchtigung der Darm- und Blasenaktivität.

Die zuletzt genannten Effekte können bei Alters- und speziell Demenzpatienten zu erheblichen Problemen führen, indem es z. B. zu einer wesentlichen Verschlechterung einer zuvor bereits bestehenden Obstipation oder Blasenentleerungsstörung kommen kann. Mundtrockenheit kann wiederum neben anderen unerwünschten Folgen die orale Verabreichung von Medikamenten signifikant erschweren.

Im vorliegenden Kontext sind noch mehr die unerwünschten ZNS-Wirkungen von Bedeutung: diese äußern sich insbesondere in einer Verschlechterung kognitiver Funktionen, also z. B. in einer Zunahme von

Arzneimittel können Delire (mit)bedingen

Gedächtnisstörungen bei Alzheimer-Demenz bzw. in einer Delir auslösenden bzw. verstärkenden Wirkung (Pfistermeister et al. 2017). Ein substanzieller Anteil von Delirien bei alten Menschen – in einer Größenordnung von 10–40 % – ist durch Arzneimittel (mit)bedingt. Für deren Entstehung sind nach gegenwärtigem Erkenntnisstand anticholinerge Wirkungen in besonderem Maße verantwortlich, wobei mutmaßlich eine verringerte Acetylcholin-Reserve insbesondere bei der Alzheimer-Demenz eine wesentliche Rolle spielt (Wehling 2012).

Tab. 3.9: Auflistung von Pharmaka mit anticholinergen Wirkungen (Auswahl; erstellt in Anlehnung an Wehran 2018; einzelne Substanzen wurden gemäß den Angaben von Carnahan et al. 2006 ergänzt)

Stoffgruppe	anticholinerge Wirkung – ausgeprägt	anticholinerge Wirkung – leicht, mittel
Psychopharmaka	• Amitriptylin • Clozapin • Doxepin	• Diazepam • Olanzapin • Opipramol • Prothipendyl • Quetiapin • Sulpirid • Temazepam • Valproat • Zuclopenthixol
Antikonvulsiva, Parkinsonmittel	• Biperiden	• Amantadin • Budipin • Carbamazepin • Valproat
Urologika	• Darifenacin • Fesoteridin • Oxybutinin • Propiverin • Solifenacin • Tolterodin	• Trospium
Antihistaminika	• Dimenhydrinat • Diphenhydramin • Doxylamin • Promethazin	
Verschiedene	• Atropin • Scopolamin	• Butylscopolamin • Ipratropium • Opioide (alle, einschl. Codein) • Loperamid • Pirenzepin • Prednison • Ranitidin • Tiotropium

* Es liegen zahlreiche Anticholinergika-Listen vor; hier sind Pharmaka aufgeführt, die im Kontext dieses Beitrags und unter Berücksichtigung des deutschen Arzneimittelmarkts besonders relevant sind.

- Die vorangegangenen Ausführungen bezüglich diverser unerwünschter Wirkungen von Psychopharmaka beziehen sich insbesondere auf Antipsychotika und Benzodiazepine. Antidepressiva hingegen gelten als relativ sichere Arzneimittel, soweit es sich um Substanzen ohne klinisch relevante anticholinerge Begleitwirkungen handelt, was z. B. für die Selektiven Serotonin-Wiederaufnahmehemmer (Selective Serotonin Reuptake Inhibitor, SSRI) Citalopram und Sertralin gilt. Allerdings kann es auch bei dieser Stoffgruppe zu gravierenden UAW kommen, so z. B. Störungen im Wasser- und Elektrolythaushalt (Hyponatriämie).

Wegen anderer Erkrankungen eingesetzte Wirkstoffe

Vorgehen bezüglich anderer Wirkstoffe (Nichtpsychopharmaka) ist bei kognitiv Gesunden und Erkrankten gleich

Damit ist die ganze Bandbreite der verfügbaren Arzneimittel angesprochen, also auf Herz-Kreislauf-Funktionen wirkende Substanzen, Gerinnungshemmer, Antibiotika, Antidiabetika, Schmerzmittel etc. Diese Arzneimittel werden bei Demenzkranken nicht grundsätzlich anders als bei kognitiv Gesunden angewendet (▸ Tab. 3.7). D. h. es ist unter Berücksichtigung von Art und Schwere der jeweiligen Erkrankungen darüber zu befinden, ob eine Indikation für eine entsprechende Medikation besteht.

Dies ist für die große Mehrheit der Menschen mit der »Nebendiagnose Demenz« in Allgemeinkrankenhäusern von Bedeutung, da sie wegen verschiedenster akuter Erkrankungen auf eine entsprechende Verordnung angewiesen sind (z. B. Antibiotikum bei Pneumonie, Analgetika bei Schmerzen aufgrund von Verletzungen).

Die im vorherigen Abschnitt getroffenen Aussagen bezüglich des Risikopotenzials der demenzbezogenen Arzneimittel gelten grundsätzlich auch für die hier besprochenen Pharmaka. Häufigste Auslöser von UAW sind Herz-Kreislaufmittel, Antibiotika, Diuretika, bestimmte Schmerzmittel (Antirheumatika), gerinnungshemmende Medikamente und Antidiabetika. Neben den bereits erwähnten UAW sind in dem Zusammenhang Störungen des Elektrolythaushalts und der Nierenfunktion sowie Blutungen und Blutdruckabfälle im Stehen mit erhöhtem Sturzrisiko hervorzuheben (Wehling & Burkhardt 2016).

Es ist auch zu beachten, dass bestimmte durch Nichtpsychopharmaka hervorgerufene UAW eine demenzielle Symptomatik verstärken oder sogar deren Manifestation begünstigen können. Beispiele hierfür sind eine durch Diuretika ausgelöste Hyponatriämie (DGPPN und DGN 2016) oder eine durch blutzuckersenkende Substanzen hervorgerufene Hypoglykämie (Zeyfang 2017).

Risikoabschätzung

Üblicherweise stellt sich im klinischen Alltag die Frage, ob aufgrund einer den Patienten beeinträchtigenden bzw. für seine Prognose relevanten Symptomatik einer bekannten oder auch neu aufgetretenen Erkrankung zu einem bestimmten Zeitpunkt ein bestimmtes Arzneimittel oder eine

Substanz von mehreren möglichen verordnet werden muss. Impliziter Teil dieses Prozesses ist eine Abschätzung der mit der Verordnung verbundenen Risiken, und zwar

- krankheitsbezogen,
- bezogen auf das verordnete Medikament, und
- schließlich auch die Anwendung verordneter Arzneimittel betreffend.

Anamnese, aktuelle und Vorbefunde zur Einschätzung von Risiken

→ *Krankheitsbezogene Risiken:*
Deren Einschätzung beruht auf einer sorgfältigen Erhebung von Anamnese und Befund mit Einbeziehung relevanter Vorbefunde. Dem geriatrischen Assessment (Püllen und Amadori 2014) kommt dabei eine wichtige Bedeutung zu, da hierdurch in strukturierter Form geriatrietypische Beeinträchtigungen erfasst werden, die für die Einschätzung der Risiken von wesentlicher Bedeutung sind. In Tabelle 3.10 sind exemplarisch einige Risikofaktoren und damit verbundene Risiken zusammengefasst, wobei die Demenzerkrankung als solcher bereits eine wesentliche Bedeutung zukommt (▸Tab. 3.10).

Tab. 3.10: Krankheitsbezogene Risiken für unerwünschte Arzneimittelwirkungen (UAW) – Beispiele

Risikofaktoren (Auswahl)	Erhöhtes Risiko z. B. für
Demenz	• medikamentös induziertes Delir • zerebrovaskuläre Ereignisse, Pneumonien unter Behandlung mit Antipsychotika
Vorliegen geriatrischer Syndrome, Multimorbidität	• global erhöhte UAW-Risiken
Niereninsuffizienz	• Kumulation von Pharmaka, die (überwiegend) über die Niere eliminiert werden
Sturzgefährdung	• Sturzauslösung durch sedierende, muskelrelaxierende oder blutdrucksenkende Medikamente
Eingeschränkte Mobilität	• Immobilität, ausgelöst/verstärkt durch Antipsychotika, sedierende oder blutdrucksenkende Medikamente
Blasenentleerungsstörung, Obstipation	• Verstärkung durch anticholinerge Pharmaka

→ *Arzneimittelbezogene Risiken:*
In Tabelle 3.11 sind für die Einschätzung dieser Risiken geltende Prinzipien aufgeführt (▸Tab. 3.11). *Ebene 1 und 2* gelten unabhängig vom Lebensalter der behandelten Patienten. Gleichwohl spielen die hier genannten Aspekte insbesondere bei Multimorbidität eine besondere Rolle, da diese sowohl das Risiko von Verträglichkeitsproblemen erhöht als auch mit Mehrfachverordnungen die Wahrscheinlichkeit von Arzneimittelinteraktionen drastisch ansteigt.

Tab. 3.11: Erfassung medikamentenbezogener Risiken für unerwünschte Arzneimittelwirkungen (UAW)

Klinischer Prozess	Aspekte zur Einschätzung von arzneimittelbezogenen Risiken
Ebene 1	• Kontraindikationen, Anwendungsbeschränkungen und Nebenwirkungsprofile (substanz- bzw. gruppenspezifisch)
Ebene 2	• Arzneimittelinteraktionen – pharmakokinetische – pharmakodynamische
Ebene 3	• Erfassen potenziell inadäquater Medikation (PIM)

In der Fachliteratur sind vielfältige Wechselwirkungen beschrieben, die einerseits die Pharmakokinetik und andererseits die Pharmakodynamik betreffen. Eine Besprechung der vielfältigen Mechanismen von klinisch relevanten Wechselwirkungen und eine Auflistung der Vielzahl potenziell beteiligter Arzneimittel ist hier aus Gründen des Umfangs nicht möglich; es wird deshalb auf die entsprechende Fachliteratur verwiesen (Geisslinger und Menzel 2017). Es sei jedoch in Erinnerung gerufen, dass Arzneimittelinteraktionen sowohl zu einer Abschwächung erwünschter Wirkungen führen können (Beispiel: verminderte Wirkung von cholinergen Antidementiva bei gleichzeitiger Verordnung von anticholinerg wirkenden Urologika) als auch zu einer Verstärkung unerwünschter Wirkungen (Beispiel: Verlangsamung der Pulsfrequenz bei Komedikation bestimmter Antidementiva mit Betablockern). Wechselwirkungen können in manchen Fällen aber auch therapeutisch günstige Effekte bewirken (z. B. synergistische Wirkungen von Antihypertensiva und bestimmten Psychopharmaka auf den Blutdruck).

Arzneimittelinteraktionen: erwünschte Wirkung ↓; unerwünschte Wirkung ↑

Ebene 3 betrifft die sog. *potenziell inadäquate Medikation* (*PIM*), also Pharmaka, die nach heutigem Wissensstand als potenziell inadäquat für ältere und speziell demenzkranke Menschen gelten. Zwar sind bezüglich der klinischen Relevanz der Identifikation von Arzneimitteln als PIM noch Fragen offen (arzneimittelorientierte PIM-Listen sind bisher nicht erfolgreich, während patientenindividuelle Ansätze oft positive Ergebnisse erbracht haben; Pazan et al. 2019); gleichwohl ist aber davon auszugehen, dass es sich um Substanzen handelt, deren Anwendung bei der genannten Zielgruppe mit deutlich erhöhten Risiken verbunden ist (Heider et al. 2017). Dies gilt beispielsweise für bestimmte Antidepressiva (z. B. Amitriptylin) oder Urologika (Oxybutinin), die aufgrund ihrer anticholinergen Begleitwirkungen das Entstehen von Delirien begünstigen können. International existieren verschiedene sog. PIM-Listen; für den deutschen Sprachraum sind hier in erster Linie die PRISCUS- und die FORTA-Liste zu nennen (Holt et al. 2010; Kuhn-Thiel 2014; Thiem 2018; Wehling und Burkhardt 2016). Wenn nun die Anwendung eines als PIM eingestuften Arzneimittels in Betracht gezogen wird, so bedeutet dies nicht per se, dass eine absolute Kontraindikation gegeben ist. Es ist jedoch vor der Anwendung sorgfältig zu prüfen, ob eine eindeutige Indikation für die in Frage

Vor Anwendung von PIMs sorgfältige Prüfung der Indikation und Alternativen kommende Substanz besteht und ob nicht verträglichere Alternativen zur Verfügung stehen.

→ *Anwendungsbezogene Risiken:*
Die in dem unten stehenden Kasten genannten Aspekte sind naturgemäß mit einer erhöhten Wahrscheinlichkeit einer nicht ausreichend wirksamen Pharmakotherapie und/oder Häufung von UAW verbunden. Die aufgeführten patientenseitigen Risiken sind in erster Linie im ambulanten Bereich von Bedeutung; aus naheliegenden Gründen sind sie gleichwohl auch bei stationär behandelten Patienten zu beachten. Von besonderer Bedeutung ist hier das Konzept der Adhärenz. Auch wenn dieses sich primär auf das Verhalten von Patienten bezieht, so bestehen dennoch vielfältige Interaktionen mit Variablen, die von professioneller Seite aus beeinflussbar sind (Burkhardt 2018b). Die damit angesprochenen Fragen werden weiter unten noch einmal aufgegriffen.

Auswahl anwendungsbezogener Risiken

Patientenseitige Risiken:

- nicht der ärztlichen Verordnung entsprechende Einnahme (Non-Adhärenz)
- Medikamenteneinnahme ohne ärztliche Verordnung (sog. OTC-Medikamente)

Risiken auf professioneller Seite:

- fehlerhafte Verordnung (z. B. bei nicht vorhandener Indikation, Nichtbeachtung von Kontraindikationen, falsche Dosierung)
- nicht abgestimmte Verordnungen durch zwei oder mehrere Ärzte
- Fehler bei der Verabreichung (z. B. durch Verwechslung von Medikamenten, falsche Dosis, falsche Handhabung etc.)

→ *Verordnung:*
Die Indikationsstellung für ein Arzneimittel und die Abschätzung der mit seinem Einsatz verbundenen Risiken sind notwendige Voraussetzung für seine Verordnung. Die angesprochenen sehr unterschiedlichen Aspekte fallen angesichts einer erhöhten Vulnerabilität von Menschen mit Demenz hinsichtlich UAW besonders ins Gewicht. Nun ist aber die Situation im Akutkrankenhaus bekanntlich durch eng getaktete, mit der Notwendigkeit rascher Entscheidungen verbundene Abläufe gekennzeichnet. Umso mehr machen die bei Entscheidungen für den Einsatz neuer Arzneimittel – oder auch das Weglassen bisher verordneter Pharmaka – relevanten komplexen Sachverhalte eine entsprechende Qualifikation erforderlich, und zwar sowohl im jeweiligen Fachgebiet als auch in der Altersmedizin und speziell der Alterspharmakologie. Als unterstützendes Instrument bei der Verord-

nung kann der Medication Appropriate Index (MAI) nach Hanlon genutzt werden (unten stehender Kasten) (Hanlon et al. 1992; Haefeli 2011). Schließlich dürfen die rechtlichen Aspekte des Verordnungsprozesses nicht unbeachtet bleiben (▸ Kap. 3.5.3.4).

Medication Appropriate Index (MAI) nach Hanlon (1992) (erweiterte Version: Haefeli 2011)

- Gibt es für jede verordnete Substanz eine Indikation? (Overuse)
- Gibt es für jede behandlungsbedürftige Indikation eine Verordnung? (Underuse)
- Sind die gewählten Substanzen im aktuellen Zustand arzneimittelwirksam (Effekt-Monitoring)?
- Sind die gewählten Substanzen im aktuellen Zustand sicher? (UAW-Monitoring, Misuse, PIM)
- Sind die Dosen korrekt? (Nierenfunktion, PIM, Über-, Unterdosierung)
- Gibt es unnötige Doppelverordnungen?
- Gibt es kostengünstige Alternativen mit gleicher Wirksamkeit?
- Sind die Anweisungen schriftlich erfolgt und korrekt?
- Ist die Behandlungsdauer adäquat?
- Gibt es klinisch relevante Interaktionen mit Arzneimitteln der Komedikation? (Drug-Drug-Interaktionen)
- Gibt es klinisch relevante Interaktionen mit Komorbidität oder Alter? (ArzneimittelDrug-Disease-Interaktionen, Kontraindikationen, PIM)?
- Sind die Anweisungen praktikabel?
- Ist die Arzneimittelhandhabung und -applikation gewährleistet? (Praktische Instruktion und Prüfung, Einschluss von Helfern erfolgt)
- Ist die Compliance gewährleistet? (Bereitschaft und Möglichkeit des Patienten bzw. seiner Hilfspersonen)

Bedarfsmedikation: für kurzfristige Behandlung bei Verstärkung bekannter Symptome

Kurz eingegangen sei noch auf *bedarfsweise verabreichte Medikamente*. Für die Verordnung gelten die gleichen Voraussetzungen wie für regelmäßig verabreichte Pharmaka. In der Klinik geben sie dem Pflegedienst die Möglichkeit, auch außerhalb von ärztlichen Visiten kurzfristig auf solche Symptome wie Schmerzen, nächtliche Unruhe etc. zu reagieren. Selbstverständlich muss auch die Bedarfsmedikation ärztlicherseits regelmäßig hinsichtlich Wirksamkeit, Verträglichkeit, Notwendigkeit der Anpassung des regulären Therapieschemas etc. evaluiert werden.

Erfassung der erwünschten und unerwünschten Wirkungen von Arzneimitteln

Es handelt sich hierbei um die zentralen Aspekte einer rationalen Arzneimitteltherapie. Die *Wirksamkeit* eines neu eingesetzten Arzneimittels wird üblicherweise durch individuell und krankheitsbezogen definierte Zielgrößen beurteilt (Monitoring). Neben einem klinischen Globalurteil (»Allgemeinzustand«) stehen hier die vom Patienten geäußerten Beschwerden im Blickpunkt (Schmerzen, Atemnot etc.). Problem dabei ist, dass im Alter und speziell bei Vorliegen einer Demenz die beobachtbaren bzw. vom Patienten geäußerten Symptome sehr unspezifisch sein können (Hodkinson 1972). Auch deshalb sind zusätzlich erhobene objektive Befunde bei der Verlaufsbeurteilung der meisten Erkrankungen unverzichtbar (Blutdruck, Körpertemperatur, Blutzucker, laborchemische Entzündungsparameter etc.).

Wirksamkeit von Antidementiva und Psychopharmaka bei kurzer Beobachtungszeit häufig nur eingeschränkt beurteilbar

Die Wirksamkeit der zur Behandlung der mit Demenzprozessen verbundenen kognitiven und nicht kognitiven Beeinträchtigungen eingesetzten Arzneimittel kann während eines akutklinischen Aufenthalts mit nur kurzer Beobachtungszeit oft nur eingeschränkt, wenn überhaupt, beurteilt werden. So ist eine Einschätzung der Wirkung von Antidementiva üblicherweise erst im Laufe von Wochen bis Monaten möglich. Bei den weiter oben besprochenen Psychopharmaka sind einerseits Wirkungen in Akutsituationen (z. B. bei hyperaktivem Delir) häufig bereits innerhalb von Stunden erkennbar; andererseits kann es bei länger bestehenden psychischen und Verhaltensstörungen, u. a. wegen der Variabilität der Verläufe, sehr schwierig sein, zu einer validen Aussage über die (Nicht)Wirksamkeit des eingesetzten Arzneimittels zu kommen. Die Verwendung geeigneter Instrumente – z. B. des Neuropsychiatrischen Inventars (NPI) (▸ Kap. 3.5.5.2) oder der »Cohen-Mansfield Skala« (DGPPN und DGN 2016) – kann hier die Verlaufsbeurteilung wesentlich erleichtern.

Unerwünschte Arzneimittelwirkungen treten bei Älteren sehr häufig auf

UAW treten bei alten Menschen sehr häufig auf, sowohl aufgrund einer im Vergleich zu anderen Altersgruppen stärkeren Exposition gegenüber Arzneimitteln als auch aufgrund einer erhöhten Vulnerabilität. Es wird geschätzt, dass 5–10 % der klinischen Aufnahmen durch UAW (mit) bedingt sind. Gleichzeitig geht man davon aus, dass es sich überwiegend um prinzipiell vermeidbare Nebenwirkungen handelt (Davies und O'Mahony 2015; Wehling und Burkhardt 2016). Vor diesem Hintergrund kann das Prinzip des »*Primum nil nocere*« nicht genug betont werden. Nachdem, wie ausgeführt, bereits vor Verordnung eines Arzneimittels eine Risikobewertung stattgefunden hat, gilt es danach, beim Monitoring ein besonderes Augenmerk auf die bei den jeweiligen Arzneimitteln *typischen UAW* zu richten, einschließlich möglicher Interaktionen mit anderen Pharmaka, die diese begünstigen können.

Im unten stehenden Kasten sind ausgewählte UAW zusammengefasst, denen aufgrund ihrer Häufigkeit bzw. ihrer Komplikationsträchtigkeit eine besondere Bedeutung zukommt. Wie die Aufstellung zeigt, handelt es sich hier um ein breites Spektrum sehr unterschiedlicher Zustandsbilder. Diese zu erkennen und richtig einzuordnen setzt ein beachtliches Maß an allgemeiner klinischer und (geronto)pharmakologischer Kompetenz des behandelnden Arztes voraus.

Wichtige unerwünschte Arzneimittelwirkungen (UAW) – Auswahl

Zentrales Nervensystem/Psyche: Bewusstseinsstörungen (bis Koma), extrapyramidale Störungen, epileptische Anfälle, Delir, psychotische Störungen, Depression, Angstzustände, Schlafstörungen, malignes neuroleptisches Syndrom, Serotoninsyndrom
Herz-Kreislauf: Herzinsuffizienz, Herzrhythmusstörungen, Blutdruckschwankungen
Lunge-Atemwege: Begünstigung von Pneumonien, Atemregulationsstörungen (einschließlich Schlafapnoesyndrom), Husten
Magen-Darm: Mundtrockenheit, Schluckstörungen, Transportstörungen im gesamten Magen-Darm-Trakt (einschließlich Obstipation und Diarrhoe), peptische Ulzera, Blutungen im oberen und unteren Magen-Darm-Trakt, Leberschäden (bis hin zum Leberversagen)
Stoffwechsel: Entgleisungen des Glukosestoffwechsels (Hyper-/Hypoglykämie) und des Elektrolythaushalts (Hyponatriämie, Hypo-/Hyperkaliämie)
Niere-Harnwege: Einschränkungen der Nierenfunktion (bis hin zum Nierenversagen), Harnblasenentleerungsstörungen (Harnverhalt, Inkontinenz)
Bewegungsapparat-Mobilität: Immobilität, Stürze, Muskelschwäche
Blut: Blutzellschädigungen (z. B. Agranulozytose), Immunschwäche, erhöhte Blutungsneigung
Haut: immunologisch vermittelte Reaktionen (z. B. Vaskulitis), lebensbedrohliche Hautreaktionen (z. B. Lyell-Syndrom)
Allgemein: unspezifisch verschlechterter Allgemeinzustand, Appetitminderung, Malnutrition, Allergien (u. a. Haut, Atemwege), Anaphylaxien, Infektneigung, Benommenheit, Schwindel

Neben der Aufmerksamkeit hinsichtlich UAW mit charakteristischer Symptomatik gilt es, auch bei anderen, häufig unspezifischen Verschlechterungen des Gesundheitszustands medikamentöse (Mit)Ursachen angemessen zu bedenken. Bei Auftreten neuer Krankheitssymptome müssen demgemäß auch UAW als Ursache bedacht werden müssen, v. a. dann, wenn ein zeitlicher Zusammenhang mit der Neuverordnung eines Arzneimittels besteht bzw. bei Einnahme multipler Pharmaka die Einschätzung möglicher Neben- oder Wechselwirkungen unübersichtlich sein kann.

Polypharmazie

Polypharmazie, üblicherweise definiert durch die Behandlung mit fünf und mehr Arzneimitteln, betrifft einen großen Teil der an Demenz Erkrankten (▸ Tab. 3.7). Die Verordnung eines umfangreichen medikamentösen Regimes ist mit zahlreichen Problemen verbunden. Diese betreffen wesentlich die

Adhärenz, die bei umfangreichen und komplexen Verordnungen abnimmt und gleichermaßen die Verträglichkeit bzw. erhöhte Risiken unerwünschter Wirkungen, respektive kaum noch überschaubarer medikamentöser Interaktionen. So ist z. B. bei Verordnung von zehn Pharmaka gemäß der Formel $n \ x \ (n\text{-}1)/2$ potenziell mit bis zu 45 Interaktionen zu rechnen, die Risiken durch Einwirkungen multipler Pharmaka nicht mit eingerechnet.

Keine schematische Umsetzung von Behandlungsrichtlinien bei Menschen mit Demenz

Mit zunehmender Verbreitung von Behandlungsleitlinien in den zurückliegenden Jahren wurde die Frage, wie angemessene Arzneimittelverordnungen bei multimorbiden älteren und speziell demenzkranken Menschen gewährleistet werden können, um einen zusätzlichen Aspekt erweitert. Aus gerontopharmakologischer Perspektive wird dazu mit gut nachvollziehbarer Begründung die Position vertreten, dass eine schematische Umsetzung von Behandlungsleitlinien für die genannte Gruppe von Patienten abzulehnen sei (Wehling 2017).

Allerdings ergibt sich auch dann, wenn man dieser Maxime im klinischen Alltag folgt, häufig die Situation, dass eine Polypharmazie oder sogar Hyperpolypharmazie (Verordnung von zehn und mehr Arzneimitteln) kaum vermieden werden kann. Erschwert wird die Entscheidungsfindung noch dadurch, dass aufgrund pharmakoepidemiologischer Untersuchungen davon ausgegangen werden kann (Burkhardt 2018a), dass neben einer *Über-* und *Fehlmedikation* (Arzneimittelverordnung ohne Indikation bzw. nicht korrekte Verordnung eines indizierten Pharmakons) eine *Untermedikation* keineswegs selten ist (indiziertes Arzneimittel wird nicht verordnet, Beispiel: Analgetikum bei anhaltenden Schmerzen). Tatsächlich hat ein umfassendes Medikationsmanagement, das sowohl Über- als auch Unterversorgung adressiert, eine größere klinische Bedeutung als das reine Absetzen von PIM (Pazan et al. 2019).

Wichtig: Vermeidung von risikoträchtigen Medikamenten bzw. Kombinationen

Ohne dass einfache Lösungen für dieses Dilemma existieren, ist es eine zwingende Notwendigkeit, dass behandelnde Ärzte individualisierte Entscheidungen treffen, um das Ausmaß an Polypharmazie so weit möglich zu begrenzen. Zunächst gilt es dabei, risikoträchtige Medikamente bzw. Kombinationen von Medikamenten zu vermeiden und, wo dies nicht möglich ist, für die notwendige Überwachung entsprechender Verordnungen zu sorgen. In diesem Kontext sind folgende Aspekte hervorzuheben:

- Die bereits erwähnten sog. PIM-Listen können dabei helfen, potenziell ungünstige Substanzen zu vermeiden; allerdings tragen sie nicht zwangsläufig zu einer durchgreifenden Reduktion der Polypharmazie bei, da sie teilweise auch (STOPP/START-Liste) nicht genutzte Potenziale rationaler gerontopharmakologischer Behandlung aufzeigen (Thiem 2018).
- Eine unverzichtbare vorbeugende Rolle spielen Maßnahmen zur Vermeidung nicht erwünschter Arzneimittelinteraktionen. Hier hat neben EDV-gestützten Wechselwirkungsprüfungen die strukturierte Zusammenarbeit von Medizin und Pharmazie, z. B. in Form gemeinsamer Visiten, an Bedeutung gewonnen (Rösler 2018). Beide Ansätze können ärztliche Entscheidungen nicht ersetzen, sie aber wesentlich unterstützen. Entscheidungen über den Einsatz oder Nicht-Einsatz bestimmter

Pharmaka werden letztendlich auf der Basis der erforderlichen klinischen Expertise getroffen. Dabei stellt insbesondere eine Einschätzung der Relevanz der meist multiplen potenziellen Interaktionen für den jeweiligen Einzelfall einen Kernaspekt dar.

Vermeidung von Verordnungskaskaden

Als spezieller Aspekt sollen in diesem Zusammenhang *Verordnungskaskaden* erwähnt werden, die bei darauf gerichteter Aufmerksamkeit meist leicht erkannt werden können (Burkhardt 2018a). Dieser Begriff umschreibt Situationen, in denen Medikamente zur Behandlung von unerwünschten Wirkungen anderer Arzneimittel eingesetzt werden und ihrerseits zu Nebenwirkungen führen, die zur Verordnung eines weiteren Medikaments führen (Fallbeispiel 2, siehe unten aufgeführter Kasten). Auch wenn es in Einzelfällen sein kann, dass die Indikation für ein Arzneimittel in der Behandlung der unerwünschten Wirkungen eines anderen besteht, so gilt es in der Regel, dieses zu vermeiden, womit in manchen Fällen bereits ein relevanter Beitrag zur Reduktion von Polypharmazie geleistet werden kann.

Fallbeispiel 3 stellt am Beispiel eines hochaltrigen Patienten mit leichtgradiger Demenz, der wegen eines Delirs stationär aufgenommen werden musste, dar, wie durch eine schrittweise Deeskalation des medikamentösen Regimes eine Remission des Delirs mit Wiederherstellung des Ausgangsniveaus erreicht werden konnte.

Fallbeispiel 2

Beispiel einer Verordnungskaskade

Verordnung eines Acetylcholinesterase-Hemmers bei einem Patienten mit Alzheimer-Demenz

↓

Auftreten einer Dranginkontinenz → Verordnung eines Anticholinergikums

↓

Manifestation eines Delirs → Verordnung eines Antipsychotikums

↓

…

Fallbeispiel 3

Beispiel eines hochaltrigen Patienten mit leichtgradiger Demenz

86-jähriger Patient, Zuhause lebend: leichtgradige vaskuläre Demenz, diagnostiziert seit Schlaganfall vor zwei Jahren. Begleiterkrankungen: Hypertonie, Diabetes mellitus, Prostatahyperplasie. Deutliche Verschlechterung des Gesundheitszustands im Rahmen eines Herpes zoster vor drei Monaten, Entwicklung einer Post-Zoster-Neuralgie. In den zwei Wochen vor stationärer Aufnahme in der Gerontopsychiatrie Verschlechterung der Kognition, zunehmende Desorientierung im häuslichen Umfeld, psychomotorische Unruhe mit Tag-Nacht-Umkehr.

Medikation bei Aufnahme (Tagesdosen): Gabapentin 200 mg, Amitriptylin 25 mg, Metamizol 1875 mg, Memantine 10 mg, L-Dopa 100, Buprenorphin 35 µg/h, Enalapril 10 mg, Tamsulosin 0,4 mg, Clopidogrel 75 mg, Pantoprazol 20 mg.
Aufnahmebefund/Diagnose: Patient in stabilem Allgemeinzustand, fluktuierende Bewusstseinstrübung, zu allen Qualitäten desorientiert, psychomotorische Unruhe, keine akut behandlungsbedürftige somatische Pathologie, Resthemiparese links/hyperaktives Delir.
Zusatzdiagnostik: im Labor keine richtungsweisenden Normabweichungen; cCT: alter ischämischer Infarkt rechtshemisphärisch, mehrere Lakunen in beiden Hemisphären.
Verlauf: bei mittlerweile weitgehend abgeklungener Zoster-Neuralgie schrittweises Ausschleichen der entsprechenden Medikation, Absetzen von L-Dopa (Restless-Legs-Symptomatik nicht mehr vorhanden) und Memantine, nicht medikamentöse Delirbehandlung, Melperon zum Schlafanstoß. Entlassung nach 25 Tagen, kognitive Einschränkungen vereinbar mit leichtgradiger Demenz.
Medikation bei Entlassung (Tagesdosen): Metamizol 1875 mg, Enalapril 10 mg, Tamsulosin 0,4 mg, Clopidogrel 75 mg, Pantoprazol 20 mg, Melperon 25 mg.
Epikrise: Patient mit leichtgradiger vaskulärer Demenz, der bei Polypharmazie ein medikamentös induziertes Delir entwickelte. Nach substanzieller Reduktion der Medikation, insbesondere Ausschleichen diverser ZNS-wirksamer Pharmaka, Remission des Delirs.

Systematisches Absetzen von nicht (mehr) erforderlichen Substanzen

- In den letzten Jahren ist das sog. *Deprescribing* zunehmend in den Fokus des Interesses gerückt. Dieser Begriff umschreibt die systematische Überprüfung von Medikationsplänen mit dem Ziel, nicht (mehr) erforderliche Substanzen abzusetzen. Dies betrifft sowohl die primär für die demenzielle Erkrankung als auch die für andere Indikationen verordneten Pharmaka und erfordert eine fundierte gerontopharmakologische Kenntnisse einschließende klinische Expertise. Diese ist Voraussetzung für die Einschätzung einer individuellen *Nutzen-Risiko-Relation* der verordneten Arzneimittel und für die Entscheidung, ob eine Weiterverordnung indiziert ist oder nicht. Dabei ist insbesondere zu unterscheiden zwischen zur gegenwärtigen Symptomkontrolle erforderlichen Arzneimitteln (z. B. Behandlung von Schmerzen oder Atemnot) und solchen, die aus (sekundär) prophylaktischer Indikation verordnet werden (z. B. zur Progressionshemmung arteriosklerotischer Gefäßveränderungen eingesetzte Statine).

In welchem Umfang Arzneimittelverordnungen nicht nur zur aktuellen Symptomkontrolle, sondern auch aus prophylaktischer Indikation erfolgen sollten, hängt aus medizinischer Sicht in erster Linie vom Zustand des Patienten ab, was am Beispiel des Diabetes mellitus verdeutlicht werden kann: während bei älteren funktionell unabhängigen Menschen (Gruppe 1) eine leitliniengerechte Behandlung mit den dazu gehörenden primär- und sekundärprophylaktischen Maßnahmen indiziert ist, stehen bei sehr gebrechlichen und funktionell stark/extrem abhängigen Menschen (Gruppe 3) Maßnahmen, die der gegenwärtigen Symptomkontrolle und Verbesserung der Lebensqualität einschließlich der Vermeidung von Hypoglykämien dienlich sind, im Mittelpunkt. Für Menschen, die gebrechlich sind und funktionelle Defizite aufweisen (Gruppe 2) gelten Empfehlungen, die in Bezug auf die Gruppen 1 und 3 intermediär sind und wesentlich auf Erhalt von Selbständigkeit und Lebensqualität abzielen (Zeyfang 2017).

Bezogen auf Menschen mit Demenz ist davon auszugehen, dass die Mehrheit der in Akutkrankenhäusern Behandelten den Gruppen 2 und 3 zuzuordnen ist. Bei strikter Anwendung der hier skizzierten Begrifflichkeit ist die Diagnose »Demenz« nicht mit der Zugehörigkeit zu Gruppe 1 vereinbar. Es sollte jedoch berücksichtigt werden, dass vor allem in früheren Demenzstadien sowohl hinsichtlich eines noch nicht fortgeschrittenen Grads an Abhängigkeit als auch einer noch beachtlichen Lebenserwartung die Einbeziehung prophylaktischer Momente in die Behandlung angemessen ist.

Polypharmazie als bedeutsame Herausforderung in der Altersmedizin

Festzuhalten bleibt, dass die weit verbreitete Polypharmazie eine der bedeutsamen Herausforderungen in der gegenwärtigen Altersmedizin darstellt und Menschen mit Demenz aufgrund ihrer erhöhten Vulnerabilität eine besondere Risikogruppe darstellen. Unterstützt durch die hier kurz angerissenen Hilfsmittel bedarf es letztendlich eines fundierten klinischen Urteils, um die in vielen Fällen unausweichliche Priorisierung vorzunehmen (Wehling 2017). Nicht zuletzt gilt es dabei auch, neben multiprofessionellen Aspekten die Präferenzen und die Perspektive des Patienten und seiner Angehörigen in angemessener Form einzubeziehen (Burkhardt 2018a; Burkhardt 2018b).

3.5.3.4 Rechtliche Fragen

Auch bei Menschen mit Demenz gilt »Einwilligung nach Aufklärung« bei Arzneimittelverordnung

Als Voraussetzung für eine medikamentöse Behandlung gilt wie für jede medizinische Maßnahme das Prinzip »Einwilligung nach Aufklärung«. Bei Menschen mit schwerer Demenz ist eine Einwilligungsfähigkeit nicht gegeben, in leichteren und mittelschweren Demenzstadien muss dies individuell geprüft werden (Holthoff-Detto 2018). Kann der Kranke selbst eine rechtswirksame Einwilligung nicht geben, muss diese bei seinem gesetzlichen Vertreter eingeholt werden. Wenn der vorgesehene Eingriff das Risiko einer schweren Gesundheitsschädigung in sich birgt, ist zu prüfen, ob ein entsprechender richterlicher Beschluss erforderlich ist. Dies kann in Ausnahmefällen auch bei medikamentöser Behandlung in Betracht kommen, z. B. bei Verordnung des Antipsychotikums Clozapin.

In der Praxis ergeben sich hinsichtlich des Prozesses der Einwilligung häufig Umsetzungsprobleme, entweder weil keine rechtliche Vertretung existiert oder der Vertreter (gesetzlicher Betreuer oder Bevollmächtigter) nicht erreichbar ist. In solchen Fällen müssen individuelle Lösungen gesucht werden, die medizinisch angemessen sind und mit dem mutmaßlichen Patientenwillen vereinbar erscheinen. Natürlich spielt auch die Dringlichkeit der erforderlichen Medikation eine Rolle. Ist diese gegeben (z. B. Verordnung eines Antibiotikums bei einer lebensbedrohlichen Infektion), kann und muss entsprechend bestehender medizinischer Indikation gehandelt werden, es sei denn, der mutmaßliche Patientenwille bzw. eine Patientenverfügung würde dem klar entgegenstehen (Deutsche Alzheimer Gesellschaft 2009).

In der medizinischen Praxis ist es nicht ungewöhnlich, dass Arzneimittel verordnet werden, die für bestimmte Indikationen arzneimittelrechtlich nicht zugelassen sind, obwohl durchaus Daten hinsichtlich ihrer Wirksamkeit und Verträglichkeit vorliegen (dies gilt z. B. für die Anwendung neuerer Antipsychotika beim Delir). In solchen Fällen, also bei sog. *Off-Label*-Behandlung, muss auf diesen Umstand bei der Aufklärung besonders hingewiesen werden (Janzen 2016).

Auf Off-Label-Use von Arzneimitteln muss besonders hingewiesen werden

Differenzierte Abwägungen sind schließlich vorzunehmen, wenn Menschen mit Demenz die Einnahme von Medikamenten ablehnen. Wird die betroffene Person als einwilligungsfähig eingeschätzt, ist die Ablehnung uneingeschränkt zu respektieren. Aber auch bei Einwilligungsunfähigkeit sind Willensäußerungen der betroffenen Person (sog. natürlicher Wille) nicht ohne Belang. In solchen Situationen sind unter Einbeziehung des rechtlichen Vertreters einerseits die möglichen negativen Folgen, die aus der Ablehnung seitens des Patienten für sein Wohl zu befürchten sind, einzuschätzen. Andererseits ist unter Berücksichtigung der individuellen Prognose zu prüfen, in welchem Umfang das gegenwärtige Wohlbefinden des Patienten beeinträchtigt wird, wenn die ihn Betreuenden auf der Einnahme bestehen.

In der klinischen Praxis werden dabei sehr unterschiedliche Konstellationen beobachtet: häufig handelt es sich um Situationen, in denen die Demenzkranken zunächst eine Medikation ablehnen, diese aber zu einem späteren Zeitpunkt ohne größere Probleme akzeptieren. Andererseits ist es aber, insbesondere bei Erkrankten in fortgeschrittenen Stadien, nicht ungewöhnlich, dass wiederkehrend oder auch anhaltend der Verabreichung von Medikamenten Widerstand entgegengesetzt wird. Wenn dieser trotz Ausschöpfung der vorhandenen Möglichkeiten der Vereinfachung des medikamentösen Regimes anhält, z. B. durch Reduktion von Polypharmazie, ist unter Einbeziehung aller Beteiligten zu prüfen, wie mit der natürlichen Willensäußerung des Patienten umgegangen werden kann. Der damit zu erwägende Behandlungsverzicht kann im Einzelfall die Anforderung eines Ethikkonsils nahelegen. Es ist in solchen Fällen auch zu prüfen, ob die Voraussetzungen für eine Behandlung unter primär palliativen Gesichtspunkten vorliegen (Diehl-Schmid et al. 2018).

Ethikkonsil als Option bei Behandlungsverzicht auf Medikamente

3.5.3.5 Medikationsmanagement

Der unten aufgeführte Kasten fasst die wichtigsten Komponenten des Medikationsmanagements im individuellen Behandlungsprozess zusammen. Es liegt auf der Hand, dass die Grundelemente jeglicher medizinischer Tätigkeit, nämlich sorgfältige Anamnese- und Befunderhebung sowie strukturierte Verlaufsbeobachtung unverzichtbar sind für eine wirksame und verträgliche Pharmakotherapie. Andererseits gewinnen angesichts der häufig kaum überschaubaren Fülle an Informationen, die im individuellen Behandlungsprozess relevant sind, elektronische Entscheidungsunterstützungssysteme an Bedeutung und werden vermutlich in der Zukunft im klinischen Alltag unentbehrlich werden (Haefeli und Seidling 2018).

Wesentliche Elemente des Medikationsmanagements für Menschen mit Demenz im Akutkrankenhaus

1. **Anamnese:** u. a. Erhebung von Vorerkrankungen, genaue Medikamentenanamnese (u. a. Einschätzung der Adhärenz)
2. **Diagnostik:** aktuelle Erkrankungen
3. **Geriatrisches Assessment:** Beurteilung erhaltener Kompetenzen bzw. funktioneller Beeinträchtigungen
4. **Überprüfung des Medikationsplans:**
   - Nicht indizierte Medikamente, Doppelverordnungen?
   - Medikationsplan umsetzbar (z. B. Akzeptanz multipler Medikamentenverabreichung durch Patienten; kann die Medikation in der verordneten Form eingenommen werden, z. B. bei Schluckstörungen)?
   - Potenziell inadäquate Medikation (ggf. unter Hinzuziehung sog. PIM-Listen)?
   - Sind klinisch relevante Arzneimittelinteraktionen zu befürchten (ggf. unterstützt durch entsprechende Software bzw. pharmazeutisches Konsil)?
5. **Verordnung:**
   - zusätzliche zur Behandlung der aktuellen Erkrankung(en) erforderliche Medikation mit individuell notwendigen Anpassungen (Gewicht, Nierenfunktion etc.) – und unter Berücksichtigung der rechtlichen Voraussetzungen
   - Fortsetzen bisheriger, weiterhin indizierter Medikation, ggf. modifiziert (entsprechend Punkt 4)
   - ggf. Absetzen/Pausieren von bisher verordneten Arzneimitteln
6. **Verlaufsbeobachtung:** Überprüfung der Wirksamkeit, Vorliegen von Unverträglichkeiten? Medikamentöses Regime praktikabel?
7. **Abschluss der Behandlung:**
   - nochmalige Überprüfung des Medikationsplans (wie oben beschrieben)
   - Abschlussgespräch mit Patient/Angehörigen (Information zur Medikation, für Adhärenz wesentliche Aspekte beachten)
8. **Information der ambulanten Versorger*:**
   - Arztbrief an weiterbehandelnden Arzt mit Medikationsplan einschließlich notwendiger Empfehlungen für die weitere Behandlung
   - Pflegebericht an ambulant/stationär Pflegende

* In besonderen Fällen Kontaktaufnahme vor Entlassung, z. B. zwecks Abstimmung bei besonders aufwändigen medikamentösen Maßnahmen

Angesichts der besonderen Vulnerabilität von Menschen mit Demenz und unter Berücksichtigung des Prinzips »Primum nil nocere« sei nochmals auf die Notwendigkeit hingewiesen, besonderes Augenmerk auf das frühzeitige Erkennen von UAW zu richten. In dem unten aufgeführten Kasten sind in diesem Kontext relevante Kriterien aufgeführt. Diese sind zwar nicht spezifisch in Bezug auf UAW, gleichwohl lassen Verschlechterungen in einem oder mehreren dieser Merkmalsbereiche immer auch an unerwünschte Arzneimittelwirkungen denken. Weiterhin gilt es, die verschiedenen für den Behandlungsprozess bedeutsamen Schnittstellen im Blick zu haben und, wo immer dies erforderlich ist, zu verbessern.

Kriterien für eine Überprüfung der Verträglichkeit von Arzneimitteln

- globaler klinischer Eindruck (»Allgemeinzustand«)
- Vigilanz, Kognition, Tag-Nacht-Rhythmus
- Mobilität, Stabilität, Koordination
- Vegetativum: Nahrungs-/Flüssigkeitszufuhr, Ausscheidungsfunktionen; anticholinerge Wirkungen (z. B. Mundtrockenheit)
- Herz-Kreislaufsituation: u. a. Belastbarkeit, Puls/Blutdruck, EKG-Parameter (z. B. QTc-Dauer)
- ausgewählte Laborparameter: u. a. Blutbild, CRP, Nieren- und Leberfunktion, Elektrolyte (Natrium, Kalium), Blutzucker

Wichtige Kooperationen betreffen dabei:

- In der Klinik: die Zusammenarbeit interdisziplinär, also zwischen den beteiligten medizinischen Fachgebieten (mancherorts in Form von sog. Pharmaboards) und multiprofessionell, wobei hier dem Pflegedienst und der klinischen Pharmazie eine besondere Bedeutung zukommt.
- Im ambulanten Bereich: die niedergelassenen Ärzte, ambulante Pflegedienste, Pflegeheime sowie auch hier die Pharmazeuten.

Naturgemäß spielt hier ein funktionierender Informationstransfer eine entscheidende Rolle, der durch rasch sich weiterentwickelnde moderne Technologien grundsätzlich erleichtert wird. Daneben sollten informelle Kontakte in ihrer Bedeutung nicht unterschätzt werden (Weissenborn et al. 2017). Es ist zu hoffen, dass das in den letzten Jahren vorangebrachte und im Sozialgesetzbuch V verankerte strukturierte Entlassungsmanagement diese Entwicklungen unterstützen wird.

3.5.3.6 Ausblick

Die Pharmakotherapie ist eines der wichtigsten Elemente der Behandlung im Akutkrankenhaus. Arzneimittel können in vielen Bereichen die gesundheitliche Situation der Patienten nachhaltig verbessern, auch wenn diese, wie bei einer Demenz der Fall, von einer oder mehreren chronischen Erkrankung(en) betroffen sind. Neben den Potenzialen moderner Pharmakotherapie müssen aber auch ihre Risiken sorgfältig beachtet werden. Diese fallen umso mehr ins Gewicht, wenn es sich um demenzielle Erkrankungen in einem fortgeschrittenen Stadium bei multimorbiden und hochaltrigen Menschen handelt.

Pharmakotherapie bietet beträchtliche Potenziale und ebenso bedeutsame Risiken

Eine Abwägung der Nutzen-Risiko-Relation stellt einen unverzichtbaren Aspekt gerontopharmakologisch fundierter Behandlung dar. Bei Multimorbidität ergibt sich zusätzlich häufig die Notwendigkeit, hinsichtlich der Therapieziele Priorisierungen vorzunehmen. Bei Menschen mit Demenz, bei denen aufgrund des Krankheitsstadiums bzw. fortgeschrittener Komorbiditäten eine sehr begrenzte Lebenserwartung anzunehmen ist, muss dies bei der Indikationsstellung für medikamentöse Behandlungen angemessen berücksichtigt und ggf. ein Deprescribing erwogen werden. Unter solchen Voraussetzungen treten primär- und ggf. sogar sekundärprophylaktische Indikationen zunehmend in den Hintergrund.

Bei allen hier angesprochenen Entscheidungen gilt es schließlich, über einen krankheitsbezogenen Fokus hinaus eine ganzheitliche der Befindlichkeit und den Präferenzen des Patienten gerecht werdende Perspektive einzunehmen mit dem Ziel, seine Lebensqualität mit den für ihn individuell besonders wichtigen Elementen im Rahmen des Möglichen zu fördern (Polidori 2017).

Danksagung: Herr Prof. Dr. med. W. E. Haefeli und Frau PD Dr. sc. hum. Hanna Seidling, UniversitätsKlinikum Heidelberg – Medizinische Klinik, Abteilung Klinische Pharmakologie und Pharmakoepidemiologie, haben den Autor bei der Abfassung des Beitrags durch zahlreiche wertvolle Anregungen wesentlich unterstützt.

Literatur

Benkert O, Hippius H (Hrsg.) (2017) Kompendium der psychiatrischen Pharmakotherapie. 11. Aufl. Heidelberg: Springer.

Burkhardt H (2018a) Pharmakotherapie bei älteren Patienten. In: Klöppel S, Jessen F (Hrsg) Praxishandbuch Gerontopsychiatrie und -psychotherapie. Elsevier, München, S 49–62.

Burkhardt H (2018b) Adhärenz bei älteren Patienten. In: Klöppel S, Jessen F (Hrsg) Praxishandbuch Gerontopsychiatrie und -psychotherapie. Elsevier, München, S 63–70.

Carnahan RM, Lund BC, Perry PJ et al (2006) The Anticholinergic Drug Scale as a Measure of Drug-Related Anticholinergic Burden: Associations With Serum Anticholinergic Activity. J Clin Pharmacol 46; 1481-1486

Clegg A, Young J, Iliffe S et al. (2013) Frailty in Older People Lancet 381(9868): 752–762.

Davies EH, O`Mahony MS (2015) Adverse drug reactions in special populations – the elderly. Br J Clin Pharmacol 80: 796–807.

Colloca G, Tosato M, Vetrano DL et al. (2012) Inappropriate Drugs in Elderly Patients with Severe Cognitive Impairment: Results from the Shelter Study. PLoS ONE 7(10): e46669. doi:10.1371/journal.pone.0046669.

Deutsche Alzheimer Gesellschaft (2009) Das Wichtigste 10. Vorsorgevollmacht, Betreuungsverfügung, Patientenverfügung. www.deutsche-alzheimer.de/ (Zugriff am 02.09.2018).

Diehl-Schmid J, Riedl L, Rüsing U et al. (2018) Palliativversorgung von Menschen mit fortgeschrittener Demenz. Nervenarzt 89: 524–529.

Disalvo D, Luckett T, Agar M et al. (2016) Systems to identify potentially inappropriate prescribing in people with advanced dementia: a systematic review. BMC Geriatrics 16:114 DOI 10.1186/s12877-016-0289-z.

Fogg C, Griffiths P, Meredith P et al. (2018) Hospital outcomes of older people with cognitive impairment: an integrative review. Int J Geriatr Psychiatry 26 Jun doi 10.1002/gps 4919 (Epub ahead of print).

DGPPN, DGN (2016) S3-Leitlinie »Demenzen«; AWMF Register Nummer: 038/013. Langversion – Januar 2016. http://www.awmf.org (Zugriff am 29.01.2019).

Gambassi G, Sultana J, Trifirò G (2015) Antipsychotic use in elderly patients and the risk of pneumonia. Expert Opin Drug Saf 14(1): 1–6.

Geisslinger G, Menzel S (2017) Wenn Arzneimittel wechselwirken. Wichtige Interaktionen erkennen und vermeiden. Wissenschaftliche Verlagsgesellschaft: Stuttgart.

Haefeli WE (2011) Polypharmazie. Schweiz Med Forum 11:847-52.

Haefeli WE, Seidling H (2018) Elektronische Entscheidungsunterstützung zur Annäherung an eine sichere Arzneimitteltherapie. Bundesgesundheitsbl 61:271–277.

Hanlon JT, Schmader KE, Samsa GP et al (1992) A method for assessing drug therapy appropriateness. J Clin Epidem 45:1045–1051

Heider D, Matschinger H, Meid AD et al. (2017) Health Service Use, Costs, and Adverse Events Associated with Potentially Inappropriate Medication in Old Age in Germany: Retrospective Matched Cohort Study. Drugs Aging 34:289–301.

Hewer W, Thomas C, Drach LM (Hrsg, 2016) Delir beim alten Menschen. Kohlhammer, Stuttgart.

Hewer W, Thomas C (2017) Psychopharmakotherapie bei Demenz und Delir. Z Gerontol Geriat 50: 106–114.

Hewer W, Grohmann R, Messer T (2017) Akut- und Notfallsituationen durch unerwünschte Arzneimittelwirkungen (UAW). In: Hewer W, Rössler W, Messer T (Hrsg) Die psychiatrische Notfallmedizin. Elsevier, München, S 463–495.

Hodkinson HM (1972) Non-specific presentation of illness. Brit Med J 4: 94–96.

Holthoff-Detto V (2018) Menschen mit Demenz und ihre Angehörigen. Klett-Cotta, Stuttgart.

Janzen RWC (2016) Off-Label-Use im Behandlungsalltag. Arzneiverordnung in der Praxis 43: 127–132.

Kuhn-Thiel A, Weiß C, Wehling M (2014) Consensus Validation of the FORTA (Fit fOR The Aged) List: A Clinical Tool for Increasing the Appropriateness of Pharmacotherapy in the Elderly Drugs Aging 31:131–140.

Pazan F, Kather J, Wehling M (2019) A systematic review and novel classification of listing tools to improve medication in older people. Eur J Clin Pharmacol (im Druck)

Pfistermeister B, Tümena T, Gaßmann K-G et al. (2017) Anticholinergic burden and cognitive function in a large German cohort of hospitalized geriatric patients. PLoS ONE 12(2): e0171353. doi:10.1371/journal.pone.0171353.

Polidori MC (2017) Ziel- und patientenorientierte Versorgung mithilfe des Comprehensive Geriatric Assessment. Z Gerontol Geriat 50:706–709.

Püllen R, Amadori K (2014) Assessment. In: Pantel J, Schröder J, Bollheimer C, Sieber C, Kruse A (Hrsg) Praxishandbuch Altersmedizin. Kohlhammer, Stuttgart, S 616–625.

Rösler A, Pfeil S, Lessmann H et al. (2015) Dysphagia in dementia: influence of dementia severity and food texture on the prevalence of aspiration and latency to swallow in hospitalized geriatric patients. J Am Med Dir Assoc 16: 697–701.

Rösler A, Mißbach P, Kaatz F et al. (2018) Pharmazeutische Visite auf geriatrischen Stationen. Z Gerontol Geriat 51: 74–80.

Thiem U (2018) Listenbasierte Ansätze in der Arzneimitteltherapie bei älteren und geriatrischen Patienten. Z Gerontol Geriat 51:394–398.
Vetrano DL, Tosato M, Colloca G et al. (2013) Polypharmacy in nursing home residents with severe cognitive impairment: Results from the SHELTER Study. Alzheimer's & Dementia 9: 587–593.
Wehling M (2012) Medikation im Alter. Kognitionseinschränkende Pharmaka. Internist 53: 1240–1247.
Wehling M, Burkhardt H (Hrsg.) (2016) Arzneimitteltherapie für Ältere. 4. Aufl. Springer, Heidelberg, Berlin.
Wehran T (2018) Identifikation und Analyse verschiedener Prädiktoren und Algorithmen zur Reduktion der patientenindividuellen anticholinergen Last. Inauguraldissertation, Medizinische Fakultät Heidelberg.
Weissenborn M, Haefeli WE, Peters-Klimm F et al. (2017) Interprofessional communication between community pharmacists and general practitioners: a qualitative study. Int J Clin Pharm. Jun;39(3):495–506.
Wetterling T (2016) Ablehnendes Verhalten bei älteren psychiatrischen Patienten. Psychiat Prax; 43: 260–264.
Wollmer A (2018) Demenzen. In: Köppel S, Jessen F (Hrsg) Praxishandbuch Gerontopsychiatrie und -psychotherapie. Elsevier, München, S 83–119.
Wucherer D, Eichler T, Hertel J et al. (2016) Potentially inappropriate medication in community-dwelling primary care patients who were screened positive for dementia. J Alzheimers Dis 55:691–701.
Zeyfang A (2017) Diabetes mellitus. Z Gerontol Geriat; 50:676–679.

3.5.4 Gefangen im Schmerz

Matthias Schuler

3.5.4.1 Zusammenfassung

Auch bei Menschen mit Demenz sind folgende Unterscheidungen wichtig, um eine gute Schmerzbehandlung zu erreichen: akut versus chronischer versus akut auf chronischer Schmerz, nozizeptiver versus neuropathischer versus gemischter Schmerz; monolokulär versus multilokulär; schwacher versus starker Schmerz, Grad der Beeinflussung von Funktion und Lebensqualität durch den Schmerz. Die Eigenanamnese zu möglichen Schmerzen und deren Behandlungsversuche wird umso schwieriger je ausgeprägter die Demenz ist. Fremdanamnese, gute Dokumentation und Verhaltensbeobachtungen nehmen demnach an Bedeutung zu. Neben der Behandlung der Schmerzursachen sind nicht nur bei chronischen Schmerzen medikamentöse und nicht medikamentöse Therapieverfahren und Angehörigenschulung individuell zusammenzustellen. Gerade nicht medikamentöse Therapien haben bei richtiger Anwendung wenig unerwünschte Wirkungen, bedürfen aber meist der ständigen personellen Unterstützung bei der Umsetzung. Bei der medikamentösen Therapie mit Analgetika und Co-Analgetika sind auch Prinzipien der geriatrischen Behandlung einzuhalten: »Start low, go slow«; zunächst eine Substanz verändern; mehr als fünf Substanzen erhöhen das Sturzrisiko; bei Addition einer Substanz sollte ein Medikamentencheck aller Medikamente nach Indikation, Wirksamkeit und unerwünschten Arzneimittelwirkungen erfolgen; eine strukturierte

Erfassung von möglichen Beschwerden, die durch ein Analgetikum oder Coanalgetikum auftreten können.

3.5.4.2 Einleitung

Akuter Schmerz – also das Warnsystem bei vielen Lebewesen vor einer bedrohlichen Schädigung des Körpers – ist eine Domäne der Prävention, der Behandlung der zugrunde liegenden Erkrankung und der Analgetikatherapie. Eine ungenügende Behandlung der akuten Schmerzen ist einer der wesentlichen Risikofaktoren für die Entwicklung chronischer Schmerzen. Sie sind nicht nur durch eine zeitliche Verlängerung der Schmerzwahrnehmung über den »üblichen« Verlauf einer akuten Erkrankung charakterisiert, sondern weisen andere Charakteristika auf, die im Folgenden im Kontext der Demenz diskutiert werden. Für die Behandlung von chronischen Schmerzen wird allgemein ein multimodales Vorgehen empfohlen, also eine abgestimmte und multidisziplinäre Therapie, wie sie in der geriatrischen Medizin auch außerhalb von Schmerzen gepflegt wird.

Aktuell gibt es keine Hinweise, dass bei Menschen zumindest mit einer leichten bis mittelschweren Demenz sich diese Prinzipien wesentlich ändern. Probleme bei Patienten mit Demenz bestehen in der Erfassung von Schmerzen, bei der Umsetzung der Therapie und bei Multimedikation durch erhöhtes Risiko von unerwünschten Arzneimittelwirkungen.

3.5.4.3 Wichtige Befunde bei Menschen mit Demenz und Schmerzen im Vergleich zu Menschen ohne Demenz

Schmerzen stellen negatives Symptom mit Einschränkung der Lebensqualität dar

Dass Menschen mit Demenz weniger oder keine Schmerzen wahrnehmen trotz eines üblicherweise schmerzhaften Reizes, ist eher selten. Vielmehr sprechen bisherige Erkenntnisse dafür, dass Schmerzen auch bei Menschen mit Demenz ein relevantes, negatives Symptom mit Einschränkungen der Lebensqualität darstellen.

Auch wenn die Erkenntnisse immer noch begrenzt sind, sind sicherlich auch bei Menschen mit Demenz muskuloskelettale Erkrankungen die häufigsten Auslöser auch für chronische bzw. lang andauernde Schmerzen.

Menschen mit Demenz und Schmerz

- erhalten sowohl im Krankenhaus als auch im Pflegeheim seltener Analgetika und geringere Dosierung der Analgetika (Monroe et al. 2014; Moschinski et al. 2017).

Schmerzen bei Menschen mit Demenz…

- verschlechtern kognitive Funktionen zusätzlich (Moriarty et al. 2011).
- beeinträchtigen die Lebensqualität (Cipher et al. 2004).

- begünstigen Ängste, Agitiertheit und depressive Symptome (Husebo et al. 2011).
- verschlechtern soziale Beziehungen (Lin et al. 2011).
- beeinträchtigen Schlaf (Giron et al. 2002) und Appetit (Bosley et al. 2004).
- werden durch Mimikreaktionen deutlicher sichtbar (häufiger und intensiver) (Lautenbacher und Kunz 2017).
- lösen geringere vegetative Reaktionen aus (Kunz und Lautenbacher 2016).
- lösen Schutzreflexe bei niedrigeren Reizschwellen aus (Kunz et al. 2009) (Alzheimer-Demenz).

Diese Befunde variieren vermutlich stark in Abhängigkeit des schmerzhaften Reizes, Schwere und der Ätiologie der Demenz und natürlich durch die (noch) vorhandenen funktionellen Fähigkeiten.

3.5.4.4 Erfassung von Schmerzen

Erfassung von Schmerzen bei Älteren schwieriger und zeitintensiver als bei Jüngeren

Die Erfassung von Schmerzen (Anamnese etc.) bei Älteren, insbesondere mit Demenz, ist schwieriger und zeitintensiver als bei Jüngeren. Dies sollte aber nicht dazu führen, aufgrund vager Vermutungen potenziell gefährliche Therapien einzuleiten oder in diagnostischen und therapeutischen Nihilismus zu verfallen. Der Begriff Schmerz, obgleich ein abstrakter Begriff, scheint nach eigener Erfahrung bei vielen, auch schwerer dementen Menschen noch in seiner Bedeutung richtig verstanden zu werden. Allerdings haben sie häufig Schwierigkeiten, vorhandene Schmerzen spontan zu äußern. Gründe hierfür sind:

Krankheitsbedingt (mit zunehmender Demenz von größerer Bedeutung):

- beeinträchtigtes (Kurzzeit-)Gedächtnis
- Kommunikationsprobleme
- Vigilanzbeeinträchtigung

Einstellungen (mit zunehmender Demenz von geringerer Bedeutung):

- Schmerzen als natürliche Konsequenz des Alterns
- Schmerzen als Metapher für eine schwere Erkrankung oder den bevorstehenden Tod, der verdrängt wird
- Schmerzen als Sühne für vergangene Taten
- Schmerzen als eigene Schwäche
- Schmerzen als positive Herausforderung
- vom Patienten vermuteter Zeitmangel der Versorgenden

Angst (bei zunehmender Multimorbidität und Multimedikation von zunehmender Bedeutung) vor:

- invasiver Diagnostik und Therapie
- unerwünschte Wirkungen der Therapie
- Abhängigkeit
- Kontrollverlust

Assessment den Gegebenheiten bei Betroffenen und Angehörigen anpassen

Durch aktives und einfühlsames Zugehen der Bezugspersonen und des medizinischen Personals sind vielfach alle notwendigen Informationen durch Eigen- und Fremdanamnese zu erfahren, wenn das Schmerzassessment den sprachlichen, sensorischen und kognitiven Gegebenheiten des Betroffenen und seiner Angehörigen angepasst wird. Die einfachste Form, nach Schmerzen zu fragen, sind Fragen, die

- mit ja oder nein beantwortet werden können,
- sich auf die momentane Situation beziehen und
- in der dem Patienten vertrauten (Umgangs-)Sprache gestellt werden.

Wenn man diese Fragen bewusst sowohl in einer Ruhe wie auch während einer Aktivitätssituation stellt, kann man zusätzliche Informationen zu Schmerzen erhalten. Die »Verbale Descriptoren Skala« (VDS: kein – leicht – mäßig – stark) ist am ehesten geeignet, noch Informationen zu Intensität der Schmerzen bei Menschen mit demenziellem Syndrom zu erfahren. Allerdings sollten bei diesen Menschen Fragen nach Schmerzen in den letzten Tagen oder in den letzten Wochen strikt vermieden werden, da Defizite im Bereich des Kurzzeitgedächtnisses ein Kardinalsymptom der Demenz sind. Auch die schwierige Differenzierung von durchschnittlicher, maximaler oder minimaler Schmerzintensität fällt bereits älteren Menschen ohne oder mit nur geringen kognitiven Einschränkungen in aller Regel schwer. Aus bereits erwähnten Gründen erhält man Informationen zum Schmerzverlauf durch Befragung und Dokumentation aktueller Schmerzen.

Unter Berücksichtigung dieser Punkte kann man selbst von Menschen mit mittelschwerer Demenz, die noch kommunikationsfähig sind, valide Auskünfte über ihre aktuelle Schmerzsituation erhalten (Basler et al. 2001).

Der erste Schritt der Behandlung ist eine sorgfältige Eigen- und vor allem Fremdschmerzanamnese, die neben der gezielten Schmerzanamnese bereits unternommene Therapien beinhalten sollte. Fragen nach Wirksamkeit, der Umsetzbarkeit und warum möglicherweise erfolgreiche Therapien nicht fortgeführt wurden, sind die Basis für die nächsten Behandlungsschritte.

Mit zunehmender kognitiver Beeinträchtigung und reduzierter Kommunikationsfähigkeit gewinnt die Verhaltensbeobachtung durch versorgende Angehörige, geschulte Pflegekräfte, Therapeuten und Ärzte an Bedeutung. Eine ausschließliche Fremdeinschätzung, die nicht auf validen Beobachtungskriterien beruht, sollte nur in Ausnahmefällen (z. B. Auskunft der Angehörigen über den bisherigen Schmerzverlauf bei Erstkontakt) angewendet werden.

Die Herausforderung in dieser Situation liegt darin, dass Reize, die üblicherweise auch als schmerzhaft kommuniziert werden, bei Patienten, die an einer Demenz erkrankt sind und nicht mehr ausreichend kommunizieren können, nur in Verhaltensauffälligkeiten münden, die von Beobachtern als Schmerz interpretiert werden müssen. Hierbei hilft die Beobachtung aus der experimentellen Schmerzforschung, dass zumindest bei leichteren Stadien der Demenz die Häufigkeit von Verhaltensauffälligkeiten im Vergleich zu kognitiv Kompetenten durch Schmerzreize eher zunimmt (Kunz und Lautenbacher 2016). Einzelne Befunde legen nahe, dass dieses Phänomen bei Menschen mit weit fortgeschrittener Demenz nicht mehr zu beobachten ist.

Für die Fremdbeobachtung liegen inzwischen gerade im englischsprachigen Raum viele Vorschläge vor. Für den deutschsprachigen Raum sind momentan drei Instrumente von Bedeutung (BeSD, BISAD, DOLOPLUS-2). Tabelle 3.12 zeigt im Vergleich die Kategorien, die bei den drei Instrumenten erfasst werden (▸ Tab. 3.12).

Drei Instrumente zur Fremdbeobachtung im deutschsprachigen Raum

Tab. 3.12: Kategorien der Fremdbeobachtungsinstrumente: erstellt auf Grundlage von BeSD 2018, BISAD 2018, DOLOPLUS-2 2018

	BeSD	BISAD	DOLOPLUS
Mimik (Gesichtsausdruck)	+	+	+
Gestik (Körperhaltung und -bewegung)	+	+	+
Vokalisation, Verbalisieren	+		
Veränderung der interpersonellen Interaktion		+	+
Veränderung in den üblichen Aktivitäten			+
Veränderung des mentalen Zustands		+	
Kategorien gesamt	5	8	10
Punkte (minimal bis maximal)	0–10	0–32	0–30

Diese Beobachtungsskalen zielen eher auf die emotionale und somatische Reaktion auf Schmerzreize als auf die sensorische Dimension (Intensität). Auch bei kommunikativen Menschen mit Demenz kann die Anwendung eines Fremdbeobachtungsinstruments auf Schmerzen aufmerksam machen, obwohl die verbale Aussage anderes vermuten lässt. Wenn möglich sollte der Verlauf von Schmerzen immer mit demselben Assessmentinstrument erfolgen.

3.5.4.5 Atypische Präsentation bei akuten Erkrankungen

Identifikation von Schmerzen bei Demenzpatienten ist schwierig

Die Präsentation und Eigenauskunft von Beschwerden bei Menschen mit kognitiver Beeinträchtigung ist bekannterweise bei akuten Erkrankungen schwierig und häufig fehlen typische Schmerzbeschreibungen. Beispielsweise gehen Myokardinfarkte mit wenig, atypischen oder sogar ohne Schmerzen einher (Bayer 1988) und imponieren eher mit geringerer körperlicher Belastung (= Rückzug aus Belastungssituationen) oder akuter Verwirrtheit (Delir). Gleiches kennt man bei Wirbelkörperfrakturen, peptischen Ulcera oder der Cholezystitis (Wroblewski et al. 1991).

So können Zunahme oder neu aufgetretene Verwirrtheit, Rückzug, reduzierter Appetit, Verschlechterung des Allgemeinzustands oder zunehmende Sturzhäufigkeit durchaus auch als Ausdruck eines Schmerzreizes auf der Basis einer akuten Erkrankung interpretiert werden. Pathophysiologisch werden sowohl periphere Nervenschädigungen wie auch veränderte zentrale Verarbeitungsprozesse von Schmerzreizen für die geschilderte Problematik verantwortlich gemacht.

Sollte eine Auskunft zu Schmerzen noch möglich sein, fällt es Älteren und insbesondere Menschen mit Demenz schwer, den Charakter ihrer Schmerzen zu beschreiben, während die Angaben zur Intensität relativ lange unverändert zu Älteren ohne Demenz sind. Auch sind die Angaben zur Schmerzlokalisation mit zunehmender Demenz »diffuser« und multilokulärer (Schuler et al. 2004).

Deshalb ist in der ambulanten Versorgung die Indikation zur Krankenhausbehandlung nicht einfach. Auch die Abklärung von akuten Veränderungen (»Allgemeinzustandsverschlechterung«) bedarf Erfahrung und möglicherweise umfänglicherer (Labor)Diagnostik als bei kognitiv Kompetenten.

3.5.4.6 Chronische Schmerzerkrankung

Klinisch kommt es bei chronischen Schmerzpatienten ohne demenzielles Syndrom häufig im Verlauf zur Ausbreitung des Schmerzorts (multilokulär), Veränderung der Schmerzqualität und/oder -intensität, zu Angst-Vermeidung-Verhalten, zu dysfunktionalem Verhalten, zu depressiven Symptomen, Schlafstörungen und sozialem Rückzug. Die letzteren Auffälligkeiten sind auch bei Menschen mit Demenz ohne Schmerzen zu beobachten (Schuler et al. 2004).

Wie periphere und zentrale Sensibilisierung (Mechanismen der Schmerzchronifizierung) und zentrale Schmerzverarbeitung (Verstärkung, Inhibition von peripheren Schmerzreizen) sich durch neurodegenerative Erkrankungen verändern, ist wenig bekannt und kann hier nicht diskutiert werden.

Aus der Therapie jüngerer Rückenschmerzpatienten ist eine multimodale Schmerztherapie von ca. 100 Stunden mit psycho- und physiotherapeutischen Inhalten, Trainingstherapie und medikamentöser Therapie erfolgreich (Arnold et al. 2009). Auch bei Menschen mit Demenz wird wahrscheinlich nur eine Integration von verschiedenen therapeutischen Maßnahmen (multimodale Schmerztherapie, geriatrische interdisziplinäre Behandlung) erfolgreich sein.

Analgetikatherapie, aktive Therapie, physikalische Anwendungen, Angehörigenschulung

In Anlehnung an die erwähnten multimodalen Therapieprogramme sollten folgende Aspekte bei Menschen mit Demenz auch berücksichtigt werden.

- Chronische Schmerzpatienten mit Demenz bedürfen häufig auch einer Analgetika Therapie, um überhaupt wieder in Bewegung zu kommen.

- Auch bei Menschen mit Demenz sollte ein aktivierendes Therapieprogramm nach den individuellen Notwendigkeiten durchgeführt werden (z. B. Transfer-, Kraft-, Ausdauer-, Koordinationstraining).
- Regelmäßige physikalische Anwendungen sind zu integrieren.
- Die Angehörigen aber auch die Pflegenden/Versorgenden sollten über Mechanismen der Schmerzchronifizierung und -therapie geschult werden.
- Psychische Symptome (Angst, Depression etc.) sollten beachtet und behandelt werden (z. B. soziale Kontakte fördern, medikamentös etc.).
- Die Umsetzung aller therapeutischen Maßnahmen ist schwierig.

3.5.4.7 Prinzipien des Einsatzes von Analgetika

Untersuchungen zur Analgetikatherapie bei Menschen mit Demenz sind bisher nur vereinzelt publiziert. Es ist nicht zu vermuten, dass sich bekannte pharmakokinetische und -dynamische Veränderungen im Alter durch die Demenz grundsätzlich ändern. Hinzu kommen beispielsweise bei vaskulärer Demenz Veränderungen der Blut-Hirnschranke, die zu zerebralen Konzentrationserhöhungen zentral wirksamer Analgetika führen können. Vor dem Einsatz und während der Therapie von Analgetika sollte auch bei Menschen mit Demenz über Leber- und Nierenfunktion Klarheit bestehen.

Unerwünschte Arzneimittelwirkungen nimmt mit der Anzahl eingenommener Substanzen zu

Wahrscheinlich gilt auch für diese Patientengruppe, dass mit zunehmender Anzahl eingenommener Substanzen das Risiko unerwünschter Arzneimittelwirkungen (UAW) zunimmt. Es ist also mit einem erhöhten Risiko für UAW zu rechnen, wenn man Analgetika oder Co-Analgetika zu einer bestehenden Pharmakotherapie addiert. Somit verschiebt sich das Nutzen/Risiko zum Risiko. Bisher wurde die Funktion (geriatrisches Assessment), der Ernährungszustand im Alter oder die Erkrankung Demenz noch unzureichend bezüglich Risiko für UAW untersucht.

Aus diesen Gründen empfiehlt der Autor, zunächst mit einem Analgetikum zu beginnen und die Titration mit einer Substanz bis zur Wirkung bzw. Nebenwirkungsschwelle zu versuchen, um die Zahl der Wirkstoffe in Grenzen zu halten. Allgemein wird empfohlen, eher mit einer niedrigen Dosierung zu beginnen (Opioide: 25–50 % geringere Anfangsdosis als bei Jüngeren), von der man aber auch annehmen kann, dass sie analgetisch wirksam ist. Auch die Dosisabstände sind zunächst weiter zu nehmen als bei Jüngeren, ohne allerdings kontinuierliche Medikamentenspiegel zu gefährden.

Geringere Placebowirkung der Analgetika bei manchen Demenzformen

Einzelne Ergebnisse legen eine geringere Placebowirkung der Analgetika bei manchen Demenzformen nahe. So kann bei diesen Patienten sogar eine höhere Dosierung notwendig sein (Benedetti et al. 2006).

Medikamentenadhärenz ist zu überwachen

Die Überwachung der Analgetika auf erwünschte und unerwünschte Wirkung ist schwierig. Medikamentenadhärenz ist bei dieser Gruppe besonders sorgfältig zu überwachen.

Wie bei jeder Substanz sollten auch vor einem Ersteinsatz von Analgetika bei auskunftsfähigen Patienten die wichtigsten, aktuellen Beschwerden (Obstipation, Pruritus etc.) erfragt werden. Bewährt haben sich bei Menschen mit Demenz dabei Checklisten, die Beschwerden als Ja-/Nein-Antwort erfassen. Bei Klagen über bzw. Auftreten von Beschwerden lässt sich bei Menschen mit Demenz retrospektiv der Beginn der Beschwerden mit dem Beginn der Analgetika häufig schwierig korrelieren.

Bei der Therapie nach Zeit ist die maximale Wirksamkeit der verabreichten Substanz und Dosis erst nach mehreren Gaben (ca. fünf Dosen) zu beurteilen. Der individuelle Zeitabstand zur nächsten Dosis (Erinnerungsfähigkeit) ist bei Menschen mit Demenz besonders schwierig zu bestimmen.

Gabe von NSAR ist zu vermeiden

Die Gabe von nicht steroidalen Antirheumatika (NSAR) ist zu vermeiden. Neben den gastrointestinalen Problemen, die man wahrscheinlich auch beim Hochbetagten durch entsprechende Prophylaxen begrenzen kann, ist auf die Verschlechterung einer Herzinsuffizienz (häufig erst durch den Einsatz der NSAR manifest) zu achten. Bereits die leichte Niereninsuffizienz stellt eine Kontraindikation dar. Das Delirrisiko ist bei NSAR und Menschen mit Demenz erhöht (Burkhardt 2016). Aus diesen Gründen sind NSAR bei multimorbiden Patienten zu meiden.

Opioide bergen potenziell lebensverkürzende Risiken

Opioide sind zwar nicht organtoxisch, bergen aber wegen des erhöhten Sturzrisikos (besonders zu Beginn der Therapie und bei kurzwirksamer Darreichung), der Atemdepression und des Delirrisikos potenziell lebensverkürzende Risiken. Deshalb ist die Indikation zur Opioidtherapie eng zu stellen. Eine adäquate Überwachung sollte gewährleistet sein.

Empfehlung von Paracetamol und Metamizol als Nicht-Opioide

Als Nicht-Opioid werden Paracetamol und Metamizol in Deutschland bei Älteren empfohlen. Bei Paracetamol ist laut Fachinformation bei einer GFR < 10 ml/Minute das Dosisintervall deutlich zu verlängern (achtstündlich). Die Verordnung bei schwerer Niereninsuffizienz ist sicherlich sehr eng zu stellen. Bei Metamizol kann eine Agranulozytose unmittelbar zu Beginn aber auch erst im Verlauf auftreten, so dass bei Dauertherapie eine regelmäßige Blutbildkontrolle notwendig ist.

Vermeidung von Substanzgruppen mit anticholinerger Wirkung

Beim Einsatz von Koanalgetika sind vor allem die anticholinergen Nebenwirkungen (trizyklische Antidepressiva) zu beachten, die selbst in niedrigen Dosierungen gravierend sein können (▸ Kap. 3.2). Bei Menschen mit Demenz sind Substanzgruppen mit anticholinergen Wirkungen zu vermeiden. Auf eine nähere Beschreibung der Medikamente wird auf die gängige Literatur verwiesen (Schuler 2016).

3.4.5.8 Schmerztherapie bei Bedarf

Die Schmerztherapie nach Bedarf kann aus folgenden Gründen schwierig sein:

- Behandelnder Arzt hat keine Therapie bei Bedarf verordnet (Fehleinschätzung, keine Anamnese etc.).
- Verhaltensauffälligkeiten werden von den Versorgenden nicht als Schmerz interpretiert.
- Patient kann sich trotz Schmerzwahrnehmung wegen eingeschränkter Kommunikationsfähigkeit, eingeschränkter Mobilität, eingeschränkter Handlungsplanung etc. nicht melden.

- Patient hat die Therapiemöglichkeit »nach Bedarf« trotz erhaltener Schmerzwahrnehmung vergessen.
- Patient meldet sich nicht, weil er Beschwerden nicht mehr als Schmerz interpretiert.
- Pflegende vergessen, Bedarfstherapie trotz Verordnung des Arztes und Anforderung des Patienten bzw. positiver Fremdeinschätzung auszugeben.
- Kurzwirksame Schmerzmittel insbesondere intravenös verabreichte Opioide bergen erhöhtes Risiko des Sturzes, der kognitiven Verschlechterung (Delir), Übelkeit, Erbrechen etc. Die Überwachung nach Schmerzmittelgabe bedarf erhöhter Aufmerksamkeit.
- Nicht medikamentöse Akuttherapien sind zeit- und personalintensiv.

Zusammenfassend erfordert die Therapie nach Bedarf relativ hohe kognitive und körperliche Fähigkeiten des Patienten und/oder des unterstützenden Personals/der Angehörigen. Es scheint aus diesen Überlegungen manchmal angebrachter, den Patienten eher auf eine Therapie nach Zeit einzustellen, als die Bedarfstherapie lange zu versuchen.

Therapie nach Bedarf ist anspruchsvoll, eher Therapie auf Zeit versuchen

3.4.5.9 Nicht medikamentöse Therapien

Der Einsatz nicht medikamentöser Therapieverfahren richtet sich nach der zugrunde liegenden Erkrankung, nach der Umsetzbarkeit, den Vorlieben der Betroffenen und der individuellen Wirksamkeit. Menschen mit Demenz brauchen in aller Regel nicht nur zu Beginn der Anwendung aktive Hilfe bei der Umsetzung, sondern über den gesamten Behandlungszeitraum. Diese Tatsache ist wohl der wichtigste Grund, warum sie im Krankenhaus und Pflegeheim selten zielgerichtet zur Schmerzlinderung eingesetzt werden (Lukas et al. 2013). Zu nicht medikamentösen Therapien sei auch auf die Kapitel 3.5.6 und Kapitel 3.5.7 verwiesen (▸ Kap. 3.5.6 und ▸ Kap. 3.5.7).

Aktive Therapien sind über die gesamte Behandlung hinweg notwendig

Alle Therapien müssen trotz kognitiver Einschränkungen angemessen mit dem Patienten, den Angehörigen und den Versorgenden besprochen und der Sinn der Maßnahme erklärt werden. Der Nutzen nicht medikamentöser Therapien liegt nicht nur in einer akuten Linderung, sondern auch bei regelmäßiger, meistens mehrmals täglicher Applikation in einer länger anhaltenden Schmerzlinderung. Unerwünschte Wirkungen sind bei richtiger Anwendung selten (Cave: Überdosierung bei Wärme und transdermalen Pflastern, Verbrennungen). Sinnvoll ist zunächst die Durchführung von bereits bekannten und als hilfreich erlebten Methoden.

Je länger der Schmerz besteht, je intensiver der Schmerz wahrgenommen wird und je größer die funktionelle Beeinträchtigung ist, desto bedeutender ist die Integration von nicht medikamentösen Therapien ins Behandlungskonzept.

Zunehmende Bedeutung nicht medikamentöser Therapien je nach Schmerz

Allerdings sind bei der Verordnung und Anwendung von nicht medikamentösen Behandlungen die physiologischen Veränderungen wie die verringerte Belastbarkeit von Herz und Kreislauf, reduzierte Muskelmasse und

Muskelkraft (besonders bei aktiven Übungsbehandlungen), die nachlassende Elastizität von Haut, Binde-, Stützgewebe und des Gefäßsystems (bei aktiven und passiven Maßnahmen) und die geringere Sensibilität der Haut (TENS, Kälte, Wärme, Akupunktur) zu berücksichtigen. Blutungen, Verbrennungen oder Erfrierungen können insbesondere bei unsachgemäßer Anwendung die Folge sein. Herzfrequenz und Blutdruck sollten bei fast allen nicht medikamentösen Therapien zum Standard der Behandlungsüberwachung neben Vigilanz und subjektivem Befinden gehören.

Bei Menschen mit Demenz liegt in Bezug auf die nicht medikamentösen Therapieverfahren keine ausreichende Evidenz vor, die Schmerzintensität, Funktionalität und Lebensqualität als Zielgrößen berücksichtigen.

Aktive Übungsbehandlung

Die verschiedenen Übungsprogramme (supervidiertes Fitness-Gehen, Aerobic, Gehtraining, Krafttraining etc.) werden üblicherweise drei- bis viermal in der Woche bei einer Therapiedauer von 60–90 Minuten angeboten und sind bei Älteren ohne Demenz bezüglich Schmerzreduktion und Funktionsverbesserung in mehreren Studien über 6 Wochen bis 18 Monate als wirksam erfolgreich geprüft (Park und Hughes 2012).

Studien über aktive Übungsbehandlungen, die den Schmerzverlauf bei Menschen mit Demenz untersuchen, existieren nach Wissen des Autors aktuell noch nicht. Die Integration in ein Gruppenangebot ist sicherlich individuell zu entscheiden. Manchmal sind allerdings nur Einzeltherapien möglich. Die Durchführbarkeit von Trainingsprogrammen ist bei Menschen mit leichter bis mittelschwerer Demenz belegt (Zieschang et al. 2017).

Kälteanwendungen

Kälte hat bei richtiger Anwendung zweifellos einen schmerzlindernden Effekt besonders bei akuteren Schmerzen (Park und Hughes 2012). Allerdings sollte der Kältereiz nur sehr kurz (mehrere Sekunden) erfolgen, um eine Verengung der arteriellen Gefäße im schmerzhaften Gebiet zu bewirken. Eine Wiederholung kann und sollte nach einem Intervall von mehreren Minuten erfolgen. Bei längerer Anwendung der Kälte ohne Intervall kann es zu Erfrierungen kommen. Am einfachsten sind Eiswürfel aus dem Kühlschrank zu verwenden.

Eisbehandlungen bedürfen bei Patienten mit Demenz der ständigen Überwachung. Manchmal wird der Patient selbst richtig durchgeführte Kältereize jedoch nicht akzeptieren.

Wärmeanwendungen

Die Anwendung von Wärme beeinflusst den Stoffwechsel, die Durchblutung und die Organfunktionen. Wärme wird vor allem bei chronischen

Schmerzen angewendet. Sie ist in Abhängigkeit von Dauer, Größe und Intensität belastend für das Herz-Kreislauf-System, fördert Ödeme und kann zu Verbrennungen führen (Park und Hughes 2012). Die Dosierung muss den physiologischen Veränderungen im Alter angepasst sein und die Komorbiditäten berücksichtigen. Beispielsweise sind Rotlicht und Gelpackungen auch für den häuslichen Bereich umsetzbar.

Auch hier gilt, dass die Anwendung und Überwachung durch unterstützende Personen bei Menschen mit Demenz erfolgen sollte. Starke Hitzereize werden aus Erfahrung bei dieser Personengruppe nicht akzeptiert.

Transkutane elektrische Stimulation (TENS)

Kleinere Untersuchungen belegen auch bei Älteren die Wirksamkeit der »Transkutanen elektrischen Stimulation (TENS)«-Behandlung gegenüber Placebo. Bei Knie- oder Rückenschmerzen reduzierte TENS gegenüber aktiven Kontrollen (Akupunktur, Analgetika, Analgetika und Schein-TENS) im Vorher/Nachher-Vergleich die Schmerzintensität ohne Unterschiede (Park und Hughes 2012).

Bei Menschen mit Demenz wird die Akzeptanz des spürbaren elektrischen Stroms vom Verständnis des Patienten über den Sinn der Behandlung abhängen.

Akupunktur

Akupunktur führt im Vergleich zu üblicher Behandlung oder Scheinakupunktur zu einer bedeutenden Linderung der Schmerzintensität bei verschiedenen schmerzhaften Erkrankungen. Bei aktiver Kontrolle war die Wirksamkeit in der Verum-Gruppe vergleichbar mit den aktiven Kontrollen. Die Akupunktur wird zwischen ein- und dreimal in der Woche über einen Zeitraum von zwei Wochen bis Monaten angewendet (Park 2012). Der Zeitaufwand für eine Behandlung wird auf ca. 45 Minuten geschätzt, der allerdings bei funktionell eingeschränkten Menschen (An- und Ausziehen) auch darüber liegen kann.

Auch hier wird die Akzeptanz und die Fähigkeit, ruhig zu liegen, bei Menschen mit Demenz die Anwendbarkeit begrenzen.

Soziale Intervention

Soziale Spannungen und Probleme können eine gezielte Schmerztherapie unmöglich machen. Es ist zu vermuten, dass ein stabiles soziales Umfeld und im Umgang mit Demenz und Schmerz geschulte Angehörige eine schmerzreduzierende Wirkung haben.

Psychologische Interventionen

Über die Effektivität von Schmerz-Edukation, psychotherapeutischen Verfahren (z. B. Verhaltenstherapie), Erarbeiten von Problemlösungsstrategien, Meditation, progressiver Muskelrelaxation, Qigong oder Musiktherapie liegen selbst für kognitiv kompetente Ältere insgesamt nur wenige Daten vor (Park 2012). Sie werden üblicherweise in Kleingruppen, online oder als Papierversion angeboten und vor allem als Selbstmanagement in ein multimodales Therapiekonzept eingebunden. Die psychologische Schmerztherapie ist der Baustein in der Behandlung von chronischen Schmerzen, der in der Geriatrie und im Krankenhaus am wenigsten verankert ist (Schuler et al. 2015).

Sofern die genannten Therapien von kognitiven Fähigkeiten abhängig sind, werden sie bereits bei leichten Stadien der Demenz kaum umsetzbar sein. Erfahrungsgemäß sind progressive Muskelrelaxation und Musiktherapie am ehesten bei Menschen mit Demenz umsetzbar. Häufig sind ausschließlich Schulungen der Angehörigen möglich.

Das Snoezelen-Konzept ist umfassender, bindet einzelne der o. g. Therapieformen ein und wird bei Menschen mit Demenz häufig eingesetzt. In einem besonders ansprechend gestalteten Raum können Licht-, Klang- und Tonelemente, Aromen und Musik aktivierend als auch entspannend wirken. Wie sich die Schmerzwahrnehmung verändert, ist nicht systematisch untersucht. Es werden Wohlbefinden gefördert, Ängste gemildert und Geborgenheit vermittelt, was wahrscheinlich auch zu einer veränderten Schmerzwahrnehmung führen kann.

3.4.5.10 Räumliche und apparative Ausstattung einer Schmerzstation für Patienten mit Demenz

In bisherigen ambulanten und stationären schmerztherapeutischen Einrichtungen werden nur vereinzelt und sehr begrenzt die Bedürfnisse geriatrischer Patienten insbesondere mit Demenz berücksichtigt (Schuler et al. 2015). Als räumliche Voraussetzungen werden nur rollstuhlgeeignet und die Notwendigkeit von Überwachungs- und Liegeplätzen gefordert. Apparativ sollen eine Reanimationseinheit, Defibrillator, EKG- und Pulsmonitoring an jedem Behandlungsplatz, an dem invasive Verfahren durchgeführt werden, vorhanden sein (Qualitätssicherungsmaßnahmen 2016).

Raumgestaltung wirkt auf Verhalten und Wohlbefinden

Die genannten Voraussetzungen für die Behandlung von Schmerzpatienten sind bei demenziell Erkrankten von untergeordneter Bedeutung. Es ist unstrittig, dass Behandlungs- und Aufenthaltsräume und deren innenarchitektonische Gestaltung Einfluss auf das Verhalten und das Wohlbefinden auch bei Menschen mit Demenz haben (siehe Snoezelen). Für chronische Schmerzpatienten wie auch Menschen mit Demenz, die häufig depressive Symptome, Schlafstörungen und sozialen Rückzug zeigen, sind Räume hell und freundlich zu gestalten. Licht- und Farbkonzepte können den Tag-Nacht-Rhythmus und die Begegnung mit anderen Menschen befördern. Geeignete Räumlichkeiten sollen zum Mitmachen einladen, vor unnötigen Störungen schützen (z. B. keine Durchgangsräume) und für alle auch mit Gehbehinderung gut erreichbar sein. Neben Gruppentherapieräumen benötigt man ruhige Räume für Einzel- oder Zweiertherapien (mit Angehörigem, ▸ Kap. 2.1).

3.4.5.11 Tipps zur Behandlung von Menschen mit Demenz und chronischen Schmerzen

Abschließend werden Tipps aus der täglichen Praxis zur Behandlung von chronischen Schmerzen, die auch bei Menschen mit Demenz individuell angewendet werden können, aufgeführt:

- Auch bei Patienten mit Demenz gehören Gespräche angepasst an die individuellen kognitiven Fähigkeiten mit dem Patienten selbst, seinen Angehörigen und evtl. Bevollmächtigten/Betreuer zur Basis der Therapie. Inhalte bezüglich Schmerz sollten sein:
  1. Chronische Schmerzen nicht durch die Gabe nur eines Schmerzmittels lindern, sondern durch ein Therapiekonzept.
  2. Die Schmerzfreiheit stellt nicht das primäre Behandlungsziel dar, sondern die Verbesserung der Funktionalität und Lebensqualität.
  3. Der Sinn aller therapeutischen Maßnahmen sollte besprochen werden.
  4. Es wird keine Therapie durchgeführt, die der Patient nicht möchte oder bei der er zeigt, dass er diese ablehnt.
- Geeignete Angehörige/Versorgende sind aus vielen Gründen in den Behandlungsprozess aktiv einzubinden.
- Eine Depression oder Angststörung muss erkannt und mitbehandelt werden.
- Soziale Probleme sind zu bearbeiten und zu verändern.
- Chronische Schmerzpatienten und seine häufig überforderten Angehörigen sind für das therapeutische Team meist anstrengend. Der Rückzug vom Patienten ist zu vermeiden. Eindeutige Grenzen der »Vereinnahmung durch den Patienten und Angehörige« sind für Therapeut und Angehörige bzw. Pflege notwendig (professionelle Nähe).
- Zuwendung der Angehörigen, Versorgenden und des therapeutischen Teams sollte nicht (nur) über Schmerzäußerungen erfolgen.
- Alle, die mit dem Patienten zu tun haben, müssen das individuelle Behandlungskonzept kennen und sich entsprechend einbringen.
- Besondere Schwerpunkte sollten auf nebenwirkungsarme Therapien gelegt werden und diese sollten als aktive Schmerztherapie auch dem Patienten, Angehörigen/Versorgenden und anderen am Behandlungsprozess Beteiligten vermittelt werden.
- Invasive Maßnahmen (Neuraltherapie, i.v. Medikamente etc.) können wahrscheinlich auch bei Menschen mit Demenz (leicht bis mittelschwer) Chronifizierungsprozesse verstärken (periphere und zentrale Sensibilisierung), können aber auch bei Patienten mit Demenz und akuten Schmerzen indiziert sein.

- Funktionelle Behandlung (Training) sollte nicht vom Schmerzerleben abhängig gemacht werden.
- Angehörige, Pflege, Ergotherapie und Physiotherapie können bei der Aktivierung helfen.
- Rhythmisierung des Tags (Aktivitätsphase) und der Nacht (Ruhephase) erscheint sinnvoll, sollte aber bei Menschen mit Demenz nicht erzwungen werden.
- Verhaltensänderung (Coping Strategien) sollte in Abhängigkeit der Demenzschwere versucht werden.
- Physikalische Maßnahmen inkl. Lymphdrainage sind in das Behandlungskonzept aufzunehmen. Häufig wissen bereits die Patienten oder Angehörige genau, was guttut. Hier ist auch darauf zu achten, dass nicht nur passive Maßnahmen das Therapiekonzept bestimmen.
- Seelsorge kann beim Schmerzpatienten entlastend wirken.
- Analgetika wirken bei chronischen Schmerzen schlechter als bei akuten Schmerzen.
- Die aktuelle Leitlinie empfiehlt bei nicht Tumor-bedingten Schmerzen Opioide zeitlich begrenzt einzusetzen und einen Reduktions-/Auslassversuch nach 3–6 Monaten zu unternehmen. Diese Empfehlung gilt nach Meinung und Erfahrung des Autors auch für Patienten mit Demenz.

Literatur

Arnold B, Brinkschmidt T, Casser HR et al. (2009) Multimodal pain therapy: principles and indications. Der Schmerz 23(2):112–20.

Basler HD, Bloem R, Casser HR et al. (2001) A structured pain interview for geriatric patients. Der Schmerz. 15(3):164–71.

Bayer AJ (1988) Presentation and management of myocardial infarction in the elderly. Br J Hosp Med; 40(4):300-1, 304–6.

Benedetti F1, Arduino C, Costa S et al. (2006) Loss of expectation-related mechanisms in Alzheimer's disease makes analgesic therapies less effective. Pain 121(1-2):133–44.

BeSD: https://www.dgss.org/fileadmin/pdf/BESD_Kurzanleitung_130626.pdf, Zugriff am 14.03.2018.

BISAD: https://www.dgss.org/fileadmin/pdf/BISAD_Kurzanleitung_2012_06.pdf, Zugriff am 14.03.2018.

Bosley BN, Weiner DK, Rudy TE et al. (2004) Is chronic nonmalignant pain associated with decreased appetite in older adults? Preliminary evidence. Journal of the American Geriatric Society 52, 247–251.

Burkhardt (2016) Non-Opioide und Adjuvantiva zur Schmerzbehandlung bei älteren Patienten. In Schuler M (Hrsg.) Schmerztherapie beim älteren Patienten. Berlin: De Gruyter S 237–264.

Cipher DJ, Clifford RA (2004) Dementia, pain, depression, behavioral disturbances, and ADLs: toward a comprehensive conceptualization of quality of life in long-term care. International Journal of Geriatric Psychiatry 19, 741–748.

DOLOPLUS-2: http://prc.coh.org/PainNOA/Doloplus%202_Tool.pdf, Zugriff am 14.03.2018.

Giron MS, Forsell Y, Bernsten C et al. (2002) Sleep problems in a very old population: Drug use and clinical correlates. Journals of Gerontology A-Biological Science and Medical Science, 57, 236–240.

Husebo BS, Ballard C, Sandvik R (2011) Efficacy of treating pain to reduce behavioural disturbances in residents of nursing homes with dementia: cluster randomised clinical trial. British Medical Journal, 343, 1–10.
Kunz M, Mylius V, Scharmann S et al. (2009) Influence of dementia on multiple components of pain. European Journal of Pain, 13, 317–325.
Kunz M, Lautenbacher S (2016) Schmerz und Demenz. In Schuler M (Hrsg.) Schmerztherapie beim älteren Patienten. Berlin: De Gruyter S 42.
Lautenbacher S, Kunz M (2017) Facial pain expression in dementia: a review of the experimental and clinical evidence. Current Alzheimer Research 14(5):501–505.
Lin PC, Lin LC, Shyu YIL et al. (2011) Predictors of pain in nursing home residents with dementia: a cross-sectional study. Journal of ClinicalNursing 20, 1849–57.
Lukas A, Mayer B, Fialová D et al. (2013) Pain characteristics and pain control in European nursing homes: cross-sectional and longitudinal results from the Services and Health for Elderly in Long TERm care (SHELTER) study. Journal of the American Medical Directors Association 14(6):421–8.
Moriarty OM, McGuire BE, Finn DP (2011) The effect of pain on cognitive function: A review of clinical and preclinical research. Progress in Neurobiology 93, 385–404.
Park J, Hughes AK (2012) Nonpharmacological Approaches to the Management of Chronic Pain in Community-Dwelling Older Adults: A Review of Empirical Evidence Journal of the American Geriatric Society 60: 555–568.
Qualitätssicherungsmaßnahmen: § 9 Vereinbarung über Qualitätssicherungsmaßnahmen nach § 135 Abs. 2 SGB V zur schmerztherapeutischen Versorgung chronisch schmerzkranker Patienten.
Schuler M, Njoo N, Hestermann M et al. (2004) Acute and chronic pain in geriatrics: clinical characteristics of pain and the influence of cognition. Pain Medicine 5 (3):253–62.
Schuler M, Becker A, Lindena G et al. (2015) Treatment of elderly with chronic pain in geriatric care and pain therapy facilities in Germany. Survey results. Der Schmerz 29(4):422–30.
Schuler (2016) (Hrsg.) Schmerztherapie beim älteren Patienten. Berlin: De Gruyter S 1–517.
Wroblewski M, Mikulowski P (1991) Peritonitis in geriatric inpatients. Age and Ageing. 20(2):90–4.
Zieschang T, Schwenk M, Becker C et al. (2017) Falls and Physical Activity in Persons With Mild to Moderate Dementia Participating in an Intensive Motor Training: Randomized Controlled Trial. Alzheimer Disease and Associated Disordors 31 (4):307–314.

3.5.5 Gerontopsychiatrie und -psychotherapie als Bestandteil der Behandlung

Walter Hewer und Vjera Holthoff-Detto

3.5.5.1 Zusammenfassung

Die gerontopsychiatrisch/-psychotherapeutische Behandlung von Menschen mit Demenz zeichnet sich durch ein differenziertes Multikomponentenprogramm aus, das individuell für den Betroffenen und sein pflegerisches und soziales Umfeld umgesetzt wird. Die zugrunde liegende Behandlungsvereinbarung fußt auf den Grundsätzen partizipativer Entscheidungen, um Mitarbeit der Betroffenen zu ermöglichen mit dem Ziel, Gesundheitszustand, Wohlbefinden, Selbstbestimmung und Würde des Patienten bestmöglich zu erhalten und die Pflegenden angemessen zu unterstützen.

Zur Umsetzung eines solchen Programms ist ein multiprofessionelles Team erforderlich, das eine differenzierte symptomorientierte sowie nachhaltig effiziente Therapiestrategie gemeinsam mit dem Patienten und seinem Umfeld umsetzt. Zu beachten ist auch, dass durch die substanzielle Verbesserung der medizinischen allgemein und speziell der psychiatrischen Therapieoptionen in den letzten Jahrzehnten mit einer Zunahme von Menschen mit Demenz mit vorbestehenden psychischen Störungen zu rechnen ist, die gerade auch wegen ihrer psychiatrischen Komorbidität einer gerontopsychiatrischen (Mit-)Behandlung bedürfen.

3.5.5.2 Individuelle Planung eines gerontopsychiatrischen Multikomponentenprogramms auf der Grundlage des Symptomprofils

Syndrom Demenz – Differenzierung in kognitive und nicht kognitive Symptome

Die Differenzierung in die für die Diagnosestellung essenzielle kognitive Störung und die sog. nicht kognitiven Symptome (psychische und Verhaltenssymptome), die im Krankheitsverlauf – anhaltend oder phasenweise – bei bis zu 90 % der demenziell Erkrankten auftreten (Wollmer 2018), ist ein unverzichtbarer Pfeiler der gerontopsychiatrischen Arbeit. Sie basiert auf der Erstellung des psychopathologischen Symptomprofils, z. B. unterstützt durch das »Neuropsychiatric Inventory« (Wollmer 2018, siehe unten stehender Kasten), ist Voraussetzung für die Planung des differenzierten multiprofessionell umgesetzten Multikomponentenprogramms und bestimmt den Ablauf der therapeutischen Interventionen sowie das Behandlungssetting (ambulant, aufsuchend, teil-/stationär). Die Überprüfung der Therapieeffizienz bezieht sich auf die jeweiligen Einzelsymptome und liefert auch die Grundlage für die spezifische Begleitung und Schulung der Angehörigen und Pflegenden.

Belastungen durch nicht kognitive Symptome sind häufig besonders hoch

Häufig wird die aus der Erkrankung resultierende Belastung stärker durch die nicht kognitiven Symptome als durch die kognitiven Beeinträchtigungen bestimmt. Nach einer aktuellen Übersicht leiden die Pflegenden von Menschen mit Demenz am stärksten unter ihrer Reizbarkeit, gefolgt von der Agitation/Aggression, den Schlafstörungen, der Angst und der Apathie und den Wahnvorstellungen (Terum et al. 2017). Als weitere nicht kognitive Symptome sind Halluzinationen, Depression, Euphorie, Enthemmung sowie Störungen der Nahrungsaufnahme von Bedeutung. Im Alltag beobachten wir Interaktionsveränderungen der an Demenz Erkrankten im Umgang mit Menschen und Situationen und werten sie als Folge ihrer biologischen, emotionalen und sozialen Vulnerabilität im Rahmen ihrer Erkrankung. So können sie beispielsweise als Zeichen der besonderen individuellen Belastung (Stress) oder auch als eigene Bewältigungsstrategie gewertet werden und bestimmen unsere jeweiligen Multikomponentenprogramme, z. B. mit den folgenden Modulen:

Multikomponentenprogramme mit biopsychosozialer Ausrichtung

- Psychosoziale Interventionen mit individualisierten Zielen, wie z. B.
  - Aktivierung, Stärkung eigener Ressourcen, Gefühl der Selbstbestimmung, Steigerung des Wohlbefindens

  - Tagesstrukturierung zur Minimierung von Unsicherheit durch Regelmäßigkeit und Anregung
  - Raumanpassung zur Minimierung von Unsicherheit und Verlust des Überblicks
  - Unterstützung von Angehörigen und Pflegenden, z. B. durch Psychoedukation
- Sozialarbeit zur systemischen Beratung und Begleitung,
- kausaltherapeutische Maßnahmen, z. B. bei Delirien (▸ Kap. 3.2), bei sekundären Demenzen oder somatischen Ursachen von nicht kognitiven Störungen (Schmerzen, Infektionen etc.),
- symptomatische Pharmakotherapie (Antidementiva; Psychopharmaka bei nicht kognitiven Störungen)

Neuropsychiatrisches Inventar (NPI-Q) – erfasste Symptomgruppen (Kaufer et al. 2000)

1. Wahnvorstellungen
2. Halluzinationen
3. Agitation/Aggression
4. Depression/Dysphorie
5. Ängstlichkeit
6. Hochstimmung/Euphorie
7. Apathie/Gleichgültigkeit
8. Enthemmung
9. Reizbarkeit/Labilität
10. Motorische Auffälligkeiten
11. Störungen im nächtlichen Verhalten
12. Appetit- und Essstörungen

Kommentar: Die aufgeführten Symptomgruppen werden in operationalisierter Weise erfasst; wenn eine entsprechende Symptomatik vorliegt, wird diese in den Dimensionen *Schweregrad* (3-stufige Skala) und *Belastung der Pflegenden* (6-stufige Skala) geratet.

3.5.5.3 Differenzialdiagnosen

Prodromalstadien der Demenz erfordern eine neuropsychologische Testung

Kognitive Symptome im Alter sind sehr häufig und kommen im Rahmen sehr unterschiedlicher psychiatrischer Erkrankungen vor, so dass eine differenzierte Diagnostik erforderlich ist, um sie von möglichen Prodromalstadien wie subjektiven Gedächtnisstörungen (Subjective Memory Complaints, SMI), einer leichten kognitiven Einbuße (Mild Cognitive Impairment, MCI) oder einer beginnenden Demenz zu unterscheiden. Dazu ist eine ausführliche neuropsychologische Testung multipler kognitiver Domänen erforderlich als Voraussetzung für eine Verlaufsbeobachtung subsyndromaler kognitiver Störungen als mögliche Vorläuferstadien einer Demenz. Das Konzept des

MCI ist definiert als subjektive und objektivierbare kognitive Einbuße bei erhaltener Alltagskompetenz und SMI als subjektive Wahrnehmung kognitiver Einbußen ohne objektivierbare Defizite. Für das sog. amnestische MCI wird eine jährliche Übergangshäufigkeit zur Demenz bis zu 10 % angegeben (Mitchell et al. 2009) und auch bei SMI wird von einer erhöhten Konversionsrate ausgegangen (Jessen et al. 2016). Allerdings kann das MCI-Syndrom durchaus auch reversibel sein. Mögliche Ursachen können vaskuläre Läsionen, depressive Episoden, Medikamentennebenwirkungen und Substanzabhängigkeit sein.

Häufigste Differenzialdiagnosen zur Demenz – Delir und Depression

Die häufigste Differenzialdiagnose zur Demenz im klinischen Alltag ist neben dem Delir die Depression im Alter. Altersdepressionen sind gleichermaßen häufig mit kognitiven Einbußen und somatischen Erkrankungen verbunden. Weiterhin erhöhen persistierende kognitive Leistungsminderungen trotz affektiver Remission die Rückfallgefahr und begünstigen Alltagseinbußen (Morimoto et al. 2015). Die kognitiven Einbußen umfassen typischerweise Leistungen der Verarbeitungsgeschwindigkeit und der Exekutivfunktion (Sheline et al. 2006).

3.5.5.4 Psychiatrische Komorbiditäten bei Menschen mit Demenz

Komorbide Störungen erfordern differenzierte Behandlungsstrategien

Im Folgenden finden die häufigsten Komorbiditäten, die im stationären Setting eine Rolle spielen können, Berücksichtigung. Ein depressives Syndrom bei manifester Demenz ist die häufigste Komorbidität und kommt in allen Schweregraden gleich häufig vor (Lyketsos et al. 2002). Sie bedarf einer multiprofessionellen Mitbehandlung zusätzlich zu einer antidepressiven Pharmakotherapie, da sonst kein zufriedenstellender Effekt erzielt werden kann.

Inzwischen gibt es umfassende Untersuchungen zum Verlauf schizophrener Erkrankungen im höheren Lebensalter. Es wird davon ausgegangen, dass kognitive Defizite nach der 7. Lebensdekade erheblich zunehmen und das Ausmaß einer Demenz mit manifester Einbuße des individuellen Funktionsniveaus erreichen können (Herold et al. 2017; Tsoutsoulas et al. 2015). Das Symptomprofil wird dabei von den kognitiven Symptomen der Demenz und den Symptomen der Schizophrenie, akut oder chronisch, geprägt und erfordert eine differenzierte Behandlung der Folgen der Schizophrenie und der Demenzerkrankung.

Erkennen von Abhängigkeiten eröffnet beachtliche therapeutische Chancen

Neuere Zahlen berichten über eine Prävalenz von bis zu 22 % von Alkoholabhängigkeit bei Menschen mit Demenz und bis zu 24 % Demenz bei Alkoholabhängigen (Ridley et al. 2013). Es ist davon auszugehen, dass beide Erkrankungskonstellationen unterdiagnostiziert sind (Wolter 2015). Wie hoch der Anteil der Menschen ist, die erst eine Alkoholabhängigkeit entwickelt haben und dann eine Demenz oder umgekehrt, ist genauso zentrales Thema der gegenwärtigen Forschung wie die Frage der multifaktoriellen (neurotoxischen, Vitaminmangel-induzierten) Ursachen (Sachdeva et al. 2016). Ein substanzieller Anteil älterer Menschen, die sich in medizinischer Behandlung befinden, weist einen schädlichen Gebrauch oder eine Abhängigkeit von psychotropen Substanzen auf (Andreas et al. 2017). Die Erhebung von Suchtverhalten und eine frühe Detektion sollten deshalb routinemäßig erfolgen (Wolter 2015).

Neben der Behandlung somatischer Begleiterkrankungen ist für die Prognose der Erkrankten ein gezieltes neurokognitives Trainingsprogramm mit einem Fokus auf den Domänen Exekutivfunktion, Mnestik und visuospatialen Fähigkeiten indiziert. Darunter kann je nach Erkrankungskonstellation eine Verbesserung bzw. Stabilisierung der Leistungsfähigkeit erzielt werden (Sachdeva et al. 2016). Die Komorbidität Demenz und Abhängigkeit von Benzodiazepinen ist häufig und kompliziert die Behandlungsstrategie, wobei die Gefahr von Delirien besonders zu beachten ist. Wissenschaftlich konnte der negative, teilweise auch dosisabhängige Effekt von Benzodiazepinkonsum auf die aktuelle kognitive Leistungsfähigkeit für die Bereiche verbale und räumliche Gedächtnisfunktionen, Arbeitsgedächtnis, Aufmerksamkeit und Exekutivfunktionen nachgewiesen werden sowie ein erhöhtes Risiko für die Entwicklung einer Demenz (Federico et al. 2017). Eine Entzugsbehandlung ist daher unter sorgfältiger Abwägung ein wichtiges Behandlungsziel (Wolter 2017).

Demenzen bei älteren Menschen mit geistiger Behinderung

Die verbesserte medizinische Behandlung von Menschen mit geistiger Behinderung, wie z. B. bei Menschen mit Down-Syndrom, hat zu einer erhöhten Lebenserwartung dieser Patientengruppe geführt. Über 80 % sind im Alter 65 plus von einer Alzheimer-Demenz betroffen, das mittlere Alter bei Erstmanifestation liegt bei 55 Jahren (Hithersay et al. 2017). Zur Therapieplanung ist eine spezifische neurokognitive Untersuchungsstrategie erforderlich (Sinai et al. 2016) mit einem auf diese besonders vulnerable Patientengruppe abgestimmten therapeutischen Multikomponentenprogramm.

3.5.5.5 Therapeutische Aspekte

Psychotherapie bei Demenzerkrankungen

Psychotherapeutische Behandlung nimmt an Bedeutung zu

Die Bedeutung psychotherapeutischer Konzepte bei der Behandlung von Menschen mit Demenz hat in den letzten Jahren zugenommen, wenngleich die vorliegenden wissenschaftlichen Evidenzen noch lückenhaft sind. Verschiedene Verfahren haben zum Ziel, Erkrankte und pflegende Angehörige bei der Verarbeitung der durch die Demenzerkrankung entstandenen Herausforderung therapeutisch zu unterstützen und damit depressive Symptomatik und Lebensqualität zu verbessern (Cheston et al. 2017).

Die wissenschaftlich belegten personzentrierten Verfahren, interpersonelle und Familientherapien und kognitiv-behaviorale Interventionen erarbeiten zentrale Themen, wie das individuelle Lebensbild auf der Grundlage der eigenen Biografie, individueller Kontrollverlust, Stigmatisierung, Scham, Angst und Veränderungen vertrauter Beziehungen sowie neue Lebensziele (Cheston et al. 2017; Spector et al. 2015; Stanley et al. 2013). Es gibt ausgezeichnete Konzepte in Einzel- und Gruppensetting, als Dyade oder getrennt, die zunehmend auf das stationäre Setting übertragen und dort in multiprofessionellen Teams erbracht werden.

Psychopharmakotherapie

Anwendung von Psychopharmaka in Demenzleitlinie streng gefasst

Der Stellenwert der Psychopharmakotherapie bei der Behandlung psychischer Störungen älterer Menschen und speziell bei Menschen mit Demenz wurde in den zurückliegenden Jahren von verschiedenen Seiten kritisch hinterfragt. Eine wesentliche Begründung hierfür liegt in einer erhöhten Vulnerabilität von demenziell Erkrankten für unerwünschte Arzneimittelwirkungen (UAW) psychotroper Medikamente. Dies ist auch ein Grund dafür, dass in der S3-Leitlinie »Demenzen« die Voraussetzungen für die Anwendung von Psychopharmaka relativ streng definiert werden. Hinzu kommt, dass für verschiedene Indikationen keine klare wissenschaftliche Evidenz für psychopharmakologische Therapien vorliegt (DGPPN und DGN 2016).

Psychopharmaka klinisch häufig unersetzlich

Gleichwohl besteht aus klinisch-empirischer Perspektive kein Zweifel daran, dass bei der Behandlung von Menschen mit Demenz der Einsatz von Psychopharmaka häufig unabdingbar ist und wesentlich zur Verbesserung der Lebensqualität der Erkrankten beitragen kann (Hewer und Thomas 2017). Dies gilt z. B. für die Behandlung mit Antipsychotika bei anhaltenden quälenden Halluzinationen oder einem ausgeprägten Verfolgungswahn, also psychiatrische Begleitsymptome, die sich im Langzeitverlauf einer Demenzerkrankung bei mindestens 10–20 % der Betroffenen manifestieren (Savva et al. 2009).

Einsatz von Psychopharmaka bedarf fundierter Kenntnisse und Erfahrungen

Auf der Basis einer fachärztlichen Qualifikation auf dem Gebiet »Psychiatrie und Psychotherapie« verfügt der Gerontopsychiater über das erforderliche theoretische Wissen und eine mindestens mehrjährige Erfahrung in Bezug auf die Wirkungsweise und die Anwendung von Psychopharmaka, ergänzt durch fundierte Kenntnisse und Erfahrungen in der Alterspharmakologie. Er kann damit den differenzierten Umgang mit psychotrop wirksamen Medikamenten als eine Kernkompetenz in den Behandlungsprozess einbringen. Dies geschieht unter der Prämisse, dass Psychopharmaka grundsätzlich im Rahmen eines multimodalen Gesamtbehandlungskonzepts zur Anwendung kommen und bei der Indikationsstellung ihr Stellenwert sorgfältig gegenüber den zur Verfügung stehenden nicht medikamentösen Therapien abgewogen werden muss, insbesondere wenn es sich um gebrechliche Patienten handelt, die u. U. bereits mit multiplen Medikamenten behandelt werden (siehe dazu auch ▸Kap. 3.5.3). Die gerontopsychiatrische Expertise bei der Anwendung von Psychopharmaka betrifft insbesondere die folgenden Aspekte:

a) *Indikationsstellung* für Psychopharmaka
   - auf der Basis einer differenzierten Beurteilung der vorliegenden psychopathologischen Symptomatik und in Kenntnis der relevanten körperlichen Begleiterkrankungen

- und unter Berücksichtigung der unterschiedlichen Wirkprofile der relevanten Pharmaka, die wesentlich sind für die Einschätzung der UAW-Risiken (Benkert und Hippius 2017) und potenziell gefährlichen Arzneimittelinteraktionen (Geisslinger und Menzel 2017),

b) die *Dosisfindung*, die angesichts hoher interindividueller Variabilität vor allem bei hochbetagten und multimorbiden Menschen mit Demenz fundierte Erfahrungen erfordert und

c) die Expertise hinsichtlich der Einschätzung der individuell erforderlichen *Behandlungsdauer*.

Weitere Kompetenzen

Psychiatrische Notfälle bedürfen (geronto-) psychiatrischer Expertise

Psychiatrische Notfälle und Akutsituationen bei Menschen mit Demenz sind dadurch gekennzeichnet, dass im Kontext einer – mitunter vielgestaltigen und nicht immer leicht einzuordnenden – psychopathologischen Symptomatik, die Patienten sich selbst oder – seltener – auch andere Personen (potenziell) gefährden (Hewer und Förstl 2017). Dies gilt z. B. für suizidale Krisen, die in frühen Stadien von Demenzerkrankungen häufiger als in späteren auftreten, für Risikosituationen auf dem Boden einer ausgeprägten Desorientierung (»Weglaufgefährdung«) oder Erregungszustände, die nicht zuletzt durch Überforderungen in einem auf Menschen mit Demenz nicht eingestellten Umfeld ausgelöst werden können. Zum Qualifikationsprofil des Gerontopsychiaters gehören die diagnostische Einordnung und Erstversorgung solcher herausfordernder Situationen. Damit eingeschlossen ist auch der ihm wohlvertraute Umstand, dass sich nicht selten schwere körperliche Erkrankungen hinter der »Maske« einer neu manifestierten psychischen Störung verbergen, was besonders deutlich für das Delir aufgezeigt werden kann (Hewer et al. 2016; ▸ Kap. 3.2).

Beurteilung rechtlicher Fragen erfolgt im Kontext psychopathologischer Befunde

Gehäuft in Notfallsituationen, aber auch in verschiedensten anderen Kontexten ergibt sich bei der Versorgung von Demenzerkrankten im klinischen Alltag regelmäßig *Klärungsbedarf in rechtlicher Hinsicht*, wobei die Umstände häufig keinen oder nur einen geringen Zeitaufschub erlauben (Holthoff-Detto 2018). Fragen, die die Geschäfts-/Einwilligungs- bzw. Testierfähigkeit betreffen, ebenso wie betreuungsrechtlich geregelte Maßnahmen spielen hier eine besonders wichtige Rolle. Entgegen einer verbreiteten Annahme setzt eine ärztliche Beurteilung der angesprochenen oder anderer Rechtsfragen eine psychiatrische Facharztanerkennung nicht zwingend voraus. Gleichwohl wird die auf einer systematischen psychopathologischen Befunderhebung unter Berücksichtigung der relevanten Vorgeschichte beruhende Beurteilung i. d. R. eine ohne diese spezifische Expertise getroffene ärztliche Einschätzung in hilfreicher Weise ergänzen, insbesondere in Grenzfällen.

Psychosoziale Angebote hilfreich gegen soziale Isolation

Eine *sozialpsychiatrische Problemanalyse* stellt eine unverzichtbare Komponente (geronto)psychiatrischer Arbeit dar, die auch bei der Versorgung von Menschen mit Demenz im somatischen Krankenhaus regelmäßig einbezogen werden muss. Dieser Aspekt rückt umso mehr in den Vordergrund, wie Demenzpatienten durch Rückzugsverhalten, mangelnde Krankheitseinsicht u. ä. m. angebotene und notwendige Hilfen ablehnen. Erschwert wird die Situation häufig durch eine schwierig zu behandelnde psychopathologische Begleitsymptomatik – oft im Kontext mit den oben angesprochenen Komorbiditäten bzw. diagnostisch meist schwierig einzuordnenden Persönlichkeitsakzentuierungen. Hinzu kommen meist soziale Rahmenbedingungen, die eine professionelle Unterstützung erfordern, sei es, dass es sich um sozial isolierte Menschen mit Demenz handelt, sei es, dass Angehörige mit der Bewältigung der Situation überfordert sind. Gut vernetzte sozialpsychiatrisch qualifizierte psychosoziale Angebote bieten hier gute Chancen, den Betroffenen die mögliche Unterstützung zukommen zu lassen (Ihl et al. 2016; Klug und Jagsch 2017).

3.5.5.6 Ausblick

Demenzielle Prozesse gehen je nach Grunderkrankung(en) und Schweregrad mit sehr unterschiedlichen psychischen Störungsbildern einher. Deshalb sollte gerontopsychiatrische Expertise auch dann in den Behandlungsprozess einfließen, wenn die Demenzerkrankung als »Nebendiagnose« während eines klinischen Aufenthalts verzeichnet ist. Abhängig von den lokalen Bedingungen ist darüber zu entscheiden, wie die gerontopsychiatrische Kompetenz am besten einbezogen wird: das Spektrum möglicher Lösungen reicht von einem Konsildienst über Liaisonarbeit bis hin zu interdisziplinären Einheiten.

Verlegung in gerontopsychiatrische Fachabteilung als Option

Selbstverständlich stellt die Verlegung in eine Klinik für Gerontopsychiatrie und -psychotherapie auch eine Option dar, wenn etwa eine ausgeprägte, die Versorgungsmöglichkeiten im Allgemeinkrankenhaus überfordernde nicht kognitive Symptomatik besteht oder wenn psychiatrische Komorbiditäten vorliegen, die das klinische Bild bestimmen, wie z. B. schwere, ggf. auch mit akuter Suizidalität einhergehende depressive Syndrome oder psychotische Zustandsbilder. Schließlich kann die Notwendigkeit einer klinischen Behandlung in einem beschützenden Setting auch eine Indikation für eine stationäre gerontopsychiatrische Behandlung darstellen, da die Mehrzahl der somatischen Kliniken nicht über entsprechende Stationen verfügt.

Literatur

Andreas S, Schulz H, Volkert J et al. (2017) Prevalence of mental disorders in elderly people: the European MentDis_ICF65+ study. The British Journal of Psychiatry 210, 125–131. doi: 10.1192/bjp.bp.115.180463.

Benkert O, Hippius H (Hrsg.) (2017) Kompendium der psychiatrischen Pharmakotherapie. 11. Aufl. Heidelberg: Springer.

Cheston R, Ivanecka A (2017) Individual and group psychotherapy with people diagnosed with dementia: a systematic review of the literature. Int J Geriatr Psychiatry 32: 3–31.

DGPPN, DGN (2016) S3-Leitlinie »Demenzen«; AWMF RegisterNummer: 038/013. Langversion – Januar 2016. http://www.awmf.org (Zugriff am 29.01.2019).

Federico A, Tamburin S, Maier A et al. (2017) Multifocal cognitive dysfunction in high-dose benzodiazepine users: a cross-sectional study. Neurol Sci. Jan;38 (1):137-142. doi: 10.1007/s10072-016-2732-5. Epub 2016 Oct 11.
Geisslinger G, Menzel S (2017) Wenn Arzneimittel wechselwirken. Wichtige Interaktionen erkennen und vermeiden. Wissenschaftliche Verlagsgesellschaft: Stuttgart.
Herold CJ, Schmid LA, Lässer MM et al. (2017) Cognitive Performance in Patients with Chronic Schizophrenia Across the Lifespan GeroPsych 30 (1), 35–44.
Hewer W, Thomas C, Drach LM (Hrsg.) (2016) Delir beim alten Menschen. Kohlhammer, Stuttgart.
Hewer W, Thomas C (2017) Psychopharmakotherapie bei Demenz und Delir. Z Gerontol Geriat 50: 106–114.
Hewer W, Förstl H (2017) Akute psychische Erkrankungen im höheren Lebensalter. In: Hewer W, Rössler W, Messer Th (Hrsg) Die psychiatrische Notfallmedizin. Elsevier, München, S 439–459.
Holthoff-Detto V (2018) Menschen mit Demenz und ihre Angehörigen. Klett-Cotta, Stuttgart.
Ihl R, Cujai N, Krah K (2016) Admission into a Nursing Home – Delay or prevention with the use of a complete support network? Z Gerontol Geriat 49: 196–200.
Hithersay R, Hamburg S, Knight B et al. (2017) Cognitive decline and dementia in Down syndrome. Curr Opin Psychiatry. Mar;30(2):102-107.
Jessen F, Wiese B, Bachmann C et al. (2010) Prediction of dementia by subjective memory impairment effects of severity and temporal association with cognitive impairment. Arch Gen Psychiatry. 67(4):414–422.
Kaufer DI, Cummings JL, Ketchel P et al. (2000) Validation of the NPI-Q, a brief clinical form of the Neuropsychiatric Inventory. J Neuropsychiatry Clin Neurosci 2000; 12: 233–239.
Klug G, Jagsch C (2017) Gemeindenahe psychosoziale Versorgung von Menschen mit Demenz. Z Gerontol Geriat 50: 609–615.
Lyketsos CG, Lopez O, Jones B et al. (2002) Prevalence of neuropsychiatric symptoms in dementia and mild cognitive impairment: results from the Cardiovascular Health Study. JAMA. 288(12):1475–1483. [PubMed: 12243634].
Mitchell AJ, Shiri-Feshki M (2009) Rate of progression of mild cognitive impairment to dementia–meta-analysis of 41 robust inception cohort studies. Acta Psychiatr Scand 119: 252-265.
Morimoto SS, Kanellopoulos D, Manning KJ et al. (2015) Diagnosis and treatment of depression and cognitive impairment in late life. Annals of the New York Acadademy of Sciences 1345(1):36-46.
RidleyNJ, Draper B, Withall A (2013) Alcohol-related dementia: an update of the evidence. Alzheimer's Research & Therapy 2013, 5: 3.
Sachdeva A, Chandra M, Choudhary M et al. (2016) Alcohol-Related Dementia and Neurocognitive Impairment: A Review Study. Int J High Risk Behav Addict Feb 7;5(3):e27976.
Savva GM, Zaccai J, Matthews FE et al. (2009) Prevalence, correlates and course of behavioural and psychological symptoms of dementia in the population. Br JPsychiatry194:212–219.
Sinai A, Hassiotis A, Rantell K et al. (2016) Assessing Specific Cognitive Deficits Associated with Dementia in Older Adults with Down Syndrome: Use and Validity of the Arizona Cognitive Test Battery (ACTB). PLoS One May 12;11(5):e0153917.
Sheline YI, Barch DM, Garcia K et al. (2006) Cognitive function in late life depression: relationships to depression severity, cerebrovascular risk factors and processing speed. Biological Psychiatry 60(1):58-6553.
Spector A, Charlesworth G, King M et al. (2015) Cognitive behavioural therapy (CBT) for anxiety in dementia: a pilot randomised controlled trial. Br J Psychiatry 206(6):509–516.
Stanley MA, Calleo J, Bush AL et al. (2013) The peaceful mind program: a pilot test of a cognitive–behavioral therapy-based intervention for anxious patients with dementia. Am J Geriatr Psychiatr 21(7): 696–708.

Terum TM, Andersen JR, Rongve A et al. (2017) The relationship of specific items on the Neuropsychiatric Inventory to caregiver burden in dementia: a systematic Review. Int J Geriatr Psychiatry, 32: 703–717.
Tsoutsoulas C, Mulsant BH, Kalache SM et al. (2016) The influence of medical burden severity and cognition on functional competence in older community-dwelling individuals with schizophrenia. Schizophr Res. Feb;170(2-3):330–5.
Wollmer A (2018) Demenzen im höheren Lebensalter. In: Köppel S, Jessen F (Hrsg) Praxishandbuch Gerontopsychiatrie und -psychotherapie. Elsevier, München, S 82–199.
Wolter D (2015) Alkohol im Alter. Z Gerontol Geriat 48:557–570.
Wolter D (2017) Benzodiazepine absetzen im Alter: Wann und, wenn ja, wie? Z Gerontol Geriat 48:557–570.

3.5.6 Mit »klassischer« Therapie ist es nicht getan: Frührehabilitation im Akutkrankenhaus

Klaus Hauer und Jürgen M. Bauer

3.5.6.1 Zusammenfassung

Die Akutgeriatrie steht für eine geriatrisch ausgerichtete, vor allem internistische Behandlung, deren Grundprinzip eine ausführliche Diagnostik unter Einschluss des geriatrischen Assessments und eine im Schwerpunkt pharmakologische Therapie umfasst. Die vulnerable Situation älterer Patienten im Akutkrankenhaus wird dabei von den zur Aufnahme führenden akuten Erkrankungen, aber auch von den regelhaft vorhandenen Begleiterkrankungen respektive ihrer Multimorbidität und der hohen Prävalenz von geriatrischen Syndromen geprägt. Dieser Umstand erfordert vielschichtige Behandlungs- und Versorgungskonzepte. Besonders hervorzuheben ist die große Gruppe von kognitiv beeinträchtigten Patienten, die unter den multimorbiden Akut-Patienten ein zusätzlich erhöhtes Risiko für komplikative Verläufe aufweist.

Funktionserhalt als gleichberechtigtes Therapieziel im Krankenhaus

Der Erhalt sowie gegebenenfalls die Verbesserung des Funktionsstatus dieser Patientengruppe stellt ein wichtiges übergeordnetes Ziel einer stationären akutgeriatrischen Behandlung wie auch eine bedeutsame Voraussetzung für weitere Therapieschritte, zum Beispiel im Rahmen einer nachgelagerten geriatrischen Rehabilitation, dar. Als Therapiemethode der ersten Wahl mit Hinblick auf den Erhalt respektive die Verbesserung der individuellen Funktionalität ist das körperliche Training ein wichtiger Therapiebaustein, der ein beachtliches Potenzial in sich trägt. Etablierte funktionell orientierte Therapieansätze, aber auch innovative Konzepte aus der Rehabilitationswissenschaft und Physiotherapie ergänzen die übliche, in erster Linie pharmakologisch orientierte Behandlung, welche einen engen Bezug zur Einweisungsdiagnose und den vorbestehenden chronischen Erkrankungen aufweist. Zukünftig gilt es, die bestehenden Konzepte für das körperliche Training des geriatrischen Akutpatienten für die große Gruppe der Patienten mit kognitiver Beeinträchtigung weiter zu entwickeln.

Das folgende Buchkapitel beschreibt den Hintergrund des frührehabilitativen Ansatzes im stationären Akutsetting, diskutiert die vielfältigen, teils komplexen und heterogenen Therapieziele, bisherige Interventionsansätze und Ergebnisse von Interventionsstudien. Ferner gibt es einen Ausblick, wie sich die Frührehabilitation im Akutkrankenhaus weiter entwickeln kann. Ein besonderer Fokus liegt dabei auf der Hochrisikogruppe von Patienten mit kognitiver Beeinträchtigung.

3.5.6.2 Hintergrund

Während der letzten Jahre verkürzte sich durch die Einführung von Fallpauschalen (DRGs) die Liegedauer der älteren Krankenhauspatienten in den deutschen Krankenhausabteilungen drastisch. In der Behandlungskette werden diese nun zum Teil sehr früh in nachgelagerte Einrichtungen verlegt – zum Beispiel in die Kurzzeitpflege –, um dort eine in erster Linie pflegerische Nachbetreuung zu erhalten oder auch um im Einzelfall das Intervall bis zum Beginn einer stationären Rehabilitation zu überbrücken. Gelingt es zukünftig nicht, die Versorgung der älteren Patienten bereits während des Aufenthalts im Akutkrankenhaus mit dem Ziel einer Wiederherstellung der funktionellen Alltagsleistungen regelhaft erfolgreich zu gestalten, ist der Erfolg der akutstationären Behandlung geriatrischer Patienten in Frage zu stellen. Insbesondere hochbetagte, multi-morbide Patienten stellen in dieser Hinsicht eine besonders vulnerable Patientengruppe dar, die ein hohes Risiko für spezifische Komplikationen aufweist. Obwohl diese Behandlungsphase von überragender Bedeutung für den weiteren Verlauf in dieser Patientengruppe ist, existieren weltweit noch keine einheitlichen, erfolgreich evaluierten Standards (De Morton 2007; Kanach 2018; Kosse 2013; McKelvie 2018). Verschiedene Behandlungsaspekte werden trotz ihrer großen klinischen Relevanz bislang kaum beachtet und somit auch nicht zuverlässig in die Behandlungsroutine integriert, z. B. der Muskelabbau (Kortebein 2008) sowie Funktionsverlust durch Immobilität (Zisberg 2011) sowie das während des stationären Aufenthalts oftmals gestörte Schlaf-Wachverhalten (Isaia 2011). In diesem Kontext erscheint die Umsetzung interdisziplinärerer Interventionskonzepte sinnvoll, welche die frührehabilitative Versorgung als essenziellen Baustein einschließen. Deutschland weist mit der Finanzierung der frührehabilitativen Komplexbehandlung in geriatrischen Abteilungen eine wertvolle Behandlungsoption auf, die auch im internationalen Vergleich hervorsticht.

Hohes Risiko eines komplikativen Krankenhausaufenthalts

Risiken der stationären Behandlung für den älteren Patienten im Allgemeinen

Neben den meist positiven Behandlungsergebnissen bezüglich der zur Aufnahme führenden Grunderkrankung kommt es während eines stationären Aufenthalts häufig zu negativen Entwicklungen bei den Begleiter-

Verschlechterung von geriatrischen Syndromen im Krankenhaus

krankungen und den geriatrischen Syndromen. Im Folgenden sind einige dieser Syndrome aufgeführt, die es während der Frührehabilitation im Krankenhaus zu beachten gilt.

Körperlicher Funktionsverlust: Mehr als die Hälfte der älteren Krankenhauspatienten (30–80 %, abhängig von der Erfassungsmethode, dem medizinischen Status und dem Alter) weist ein hohes Risiko für einen schwerwiegenden Funktionsverlust im Rahmen der Hospitalisation auf (Covinsky 2003; Zisberg 2011). Dieser stellt einen bedeutsamen Risikofaktor für eine Pflegeheimeinweisung, die Wiederaufnahme ins Krankenhaus, eine erhöhte Mortalität, eine verschlechterte Lebensqualität und hohe Versorgungkosten dar. Es besteht somit ein hohes generelles Risiko für ältere Menschen, nach einem Krankenhausaufenthalt ihre Alltagskompetenz zu verlieren (Kosse 2013).

Delir: Neben den negativen Auswirkungen der Hospitalisation auf den funktionellen Status sind auch transiente Effekte auf den kognitiven Status bedeutsam, die ebenfalls die Prognose der Patienten signifikant beeinflussen: 10–30 % der Patienten im Krankenhaus entwickeln eine vorübergehende kognitive Einschränkung im Sinne eines Delirs. Die Inzidenz erhöht sich bei Patienten, die intensivmedizinisch betreut werden auf bis zu 50 %, bei älteren, gebrechlichen Menschen auf bis zu 60 % und nach operativen Eingriffen auf bis zu 90 % (Dautzenberg 2004; Salluh 2010).

Inkontinenz: Bei einer Krankenhauseinweisung weisen ca. 7 % aller Patienten über 65 Jahren eine Stuhlinkontinenz (Männer: 5,9 %, Frauen: 8,6 %) und ca. 22 % aller Patienten eine Harninkontinenz (Männer: 19,9 %, Frauen: 24,5 %) auf. Ein Krankenhausaufenthalt von mehr als drei Wochen erhöht das Risiko einer Stuhlinkontinenz (Odds Ratio (OR): 4,4 (2,3–8,3)) bzw. einer Harninkontinenz (OR: 6,5 (2,8–15,5)) zudem drastisch (Mecocci 2005).

Mangelernährung: Ältere Krankenhauspatienten sind deutlich häufiger mangelernährt als nicht institutionalisierte Patienten (Kaiser et al. 2010). Auf der Basis der Kurzform des Mini Nutritional Assessment (MNA-SF) findet sich bei über der Hälfte aller Patienten über 70 Jahren, die ins Krankenhaus eingewiesen werden, ein Risiko für das Auftreten einer Mangelernährung, ca. 18 % erfüllen die Kriterien einer manifesten Mangelernährung.

Stürze: Stürze im Krankenhaus sind häufig (4,03 Stürze bzw. 1,08 schwere Stürze /1000 Patiententage) und führen bei älteren Patienten zu einer signifikant höheren Verweildauer (Basic 2015; Bouldin 2013).

Die besondere Gefährdung von Patienten mit kognitiver Beeinträchtigung

Funktionelle Verschlechterungen bei kognitiv beeinträchtigten Patienten

Patienten mit kognitiver Beeinträchtigung stellen in manchen Untersuchungen knapp die Hälfte der Patienten im Akutkrankenhaus (Shah 2000). Im Vergleich zu nicht kognitiv beeinträchtigten Patienten sind kognitiv beeinträchtigte Menschen vermehrt multimorbid, mangelernährt und sturzgefährdet. Sie verlieren im Rahmen eines Krankenhausaufenthalts häufiger ihre Selbstständigkeit und benötigen daher häufiger eine pflegerische Unterstützung. So weisen Menschen mit Demenz ein deutlich erhöhtes Risiko für Stuhl- und Harninkontinenz auf, wobei über 50 % aller Patienten mit kognitiver Beeinträchtigung während des Krankenhausaufenthalts eine Stuhl- oder Harninkontinenz neu entwickeln (Furlanetto 2016). Zudem findet sich bei Menschen mit Demenz neben einer erhöhten Krankenhausmortalität ein niedrigerer Funktionsstatus bei Entlassung sowie eine höhere Krankenhausmortalität (Motzek 2016). Das Risiko für einen bleibenden Verlust von ADL-Leistungen ist 11,5-fach erhöht (Pedone 2005). Auf die Relevanz des Delirs in dieser Patientengruppe wird an anderer Stelle eingegangen (► Kap. 3.2).

Unter Zusammenschau dieser Befunde sind kognitiv beeinträchtigte Menschen im Rahmen eines Krankenhausaufenthalts auf dramatische Weise hinsichtlich des Verlusts ihrer Autonomie gefährdet.

Die Relevanz der Immobilität während eines Krankenhausaufenthalts

Aufgrund der Kombination von Alterungsprozessen und der individuellen Komorbiditäten ist bei Achtzigjährigen eine im Mittel um 40–50 % gegenüber jüngeren Erwachsenen verminderte Muskelmasse zu beobachten (Goodpaster et al. 2006). Da die mangelnde körperliche Aktivität während eines Krankenhausaufenthalts mit einem drastischen weiteren Verlust an Muskelmasse verbunden ist, kommt der Vermeidung der Immobilität eine zentrale Rolle zu.

Außerhalb der Geriatrie und Neurologie besaßen frührehabilitative Ansätze, die als primäres Ziel den Erhalt oder die Verbesserung des funktionellen Status haben, im Kontext der akuten stationären Behandlung älterer Patienten bislang keine Bedeutung. Standardisierte Prozesse für die Frühmobilisation sind bislang nicht etabliert, obwohl die Immobilisation oft stärker als krankheitsassoziierte Prozesse den drastischen Funktionsverlust bestimmen (Kortebein 2008). Die Wirkung der Immobilisation während des Krankenhausaufenthalts auf den Funktionszustand ist immens (► Abb. 3.8). Während jüngere Menschen auch bei vergleichsweise langen Immobilisationsphasen nur begrenzt Muskulatur abbauen, verlieren ältere Menschen mit stabilem Gesundheitsstaus innerhalb von zehn Tagen Bettruhe bereits 12–14 % ihrer Beinkraft bei einem absoluten Verlust der Bein-Muskelmasse von mehr als 1 kg. Bei älteren akut erkrankten Krankenhauspatienten reicht eine dreitägige Hospitalisationsdauer aus, um vergleichbare Effekte zu verursachen. Der Verlust von 10–15 % an Muskulatur entspricht dabei dem alterungsbedingten Muskelabbau eines Jahrzehnts (Kortebein 2008). Bei einem oftmals bereits zum Aufnahmezeitpunkt deutlich eingeschränkten Funktionsstatus führen diese Kraft- und Funktionsverluste bei vielen Patienten zum Unterschreiten der funktionellen Schwelle für basismotorische Leistungen. Ist der Patient nicht mehr in

Krankenhaus lässt Muskel in kurzer Zeit um Jahre »altern«

der Lage, motorische Schlüsselfunktionen wie Gehen, Stehen und Aufstehen zu erbringen, verliert er die physiologische Grundlage seiner Selbstständigkeit (Hortobagyi 2003).

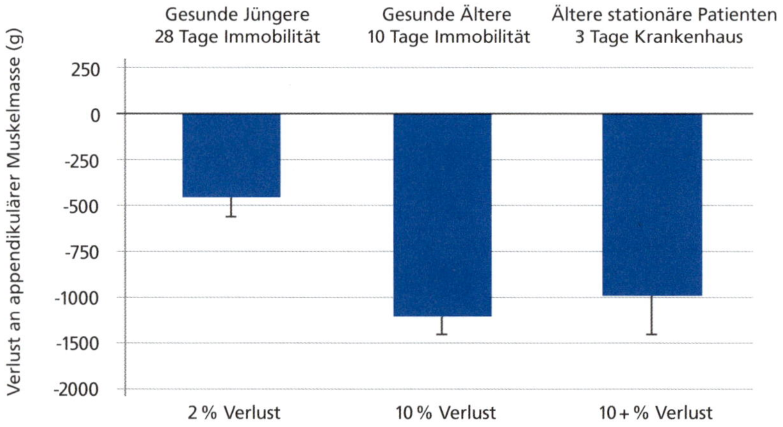

Abb. 3.8: Verlust von Muskelmasse nach Immobilität: Effekt von Alter und Hospitalisation: Dargestellt ist der absolute (y-Achse) und relative (Kommentar x-Achse) Verlust von Beinmuskelmasse nach Immobilität bei jüngeren und älteren Menschen und bei Patienten während Krankenhausaufenthaltes (modifiziert nach Johnson 2009)

3.5.6.3 Die vorhandene Evidenz zur Frührehabilitation von Patienten mit kognitiver Beeinträchtigung

Fehlende Behandlungsstandards für die geriatrische Frührehabilitation

Obwohl sie in Deutschland, so im Rahmen der geriatrischen frührehabilitativen Komplexbehandlung, sowie in einigen anderen Ländern bereits seit Jahren etabliert ist, wurde für die geriatrische Frührehabilitation im Akutkrankenhaus noch kein detaillierter nationaler oder internationaler Behandlungsstandard entwickelt. Dies mag zum einen den sehr unterschiedlichen nationalen wie auch internationalen Vorgaben, Abrechnungsbedingungen und Versorgungssystemen geschuldet sein, zum anderen aber sicherlich auch dem immer noch neuen Therapiefeld »Frührehabilitation im Akutkrankenhaus«.

Bei der Bewertung von verschiedenen Therapieansätzen zum Thema stellen sich wichtige Fragen, die bei der Einordnung der bisher untersuchten Behandlungsstrategien beantwortet werden müssen. Ein besonderer Fokus gilt dabei der Patientengruppe mit kognitiver Beeinträchtigung, die einen großen Prozentsatz der zu behandelnden älteren Patienten umfasst.

Die diesbezüglichen Fragen lauten:

- Wie sind die Behandlungsziele formuliert?
- Welche Behandlungsstrategien wurden durchgeführt?
- Wie ist deren Erfolg einzuschätzen?
- Wie wurden bislang Patienten mit kognitiver Schädigung in diese Untersuchungen einbezogen?
- Wie sind die Ergebnisse in dieser Patientengruppe?
- Gibt es demenzspezifische Behandlungsansätze?

In den letzten Jahren sind zum Thema Frührehabilitation verschiedene Übersichtsarbeiten entstanden, die eine größere Anzahl von bisherigen Interventionsstudien berücksichtigt haben (De Morton 2007; Kanach 2018; Kosse 2013). Sichtet man die zum Thema vorhandenen Studien, zeigt sich eine ausgesprochene Heterogenität der gewählten Behandlungsziele bei unterschiedlichen Behandlungsansätzen und Ergebnissen. Patienten mit kognitiver Beeinträchtigung wurden in die Studien kaum einbezogen bzw. in gemischten Patientenkollektiven nicht unterschieden. Ein direkter oder indirekter Vergleich von Gruppen mit und ohne kognitive Schädigung ist daher kaum möglich. Eine Modifikation vorhandener Therapiestandards oder die Neuentwicklung von Therapieansätzen mit einem besonderen Bezug auf die Bedürfnisse der Patientengruppe mit kognitiver Schädigung sind in den bislang publizierten Studien nicht erkennbar.

Wie wurden die Behandlungsziele formuliert?

Behandlungsziele und Behandlungsstrategien sehr heterogen

Die Behandlungsziele, die in den Artikeln angegeben werden, sind heterogen und zeigen damit, unter welch unterschiedlichen Vorgaben geriatrische Akutrehabilitation weltweit durchgeführt wird (De Morton 2007; Kanach 2018; Kosse 2013). Auffällig ist, dass das überragende Rehabilitationsziel der Verbesserung der Motorik bzw. des Funktionsstatus nicht immer an erster Stelle steht bzw. in einigen Artikeln nicht einmal genannt wird. Relativ häufig finden sich Behandlungsziele, die nur sehr bedingt während einer Frührehabilitation realisiert werden können, wie Verkürzung der Dauer des Aufenthalts, Erhalt der Selbstständigkeit, Vermeidung einer Institutionalisierung, Senkung der Wiedereinweisungsrate, Reduzierung der Aufenthaltskosten sowie der allgemeinen Nutzung der Gesundheitsversorgung. All diesen Studienendpunkten ist gemein, dass sie wesentlich von formell-administrativen, strukturellen oder versorgungspolitischen Vorgaben abhängen und nur sehr bedingt den Erfolg einer funktionell orientierten Frührehabilitation abbilden. Sie können allenfalls in einem sehr komplexen Interventionssetting beeinflusst werden, welches über einen im engeren Sinne medizinisch-rehabilitativen Fokus weit hinausgeht. Sehr vereinzelt werden für die angebotenen Interventionen unspezifische kognitive (kognitiver Status), kognitiv-motorische (Instrumental Activities of Daily Living Indices, IADL), psychologisch definierte Interventionsziele (Depression, emotionaler Status) oder Verhaltensaspekte (körperliche Aktivität) angegeben.

Auch fällt auf, dass die Ziele zum Teil sehr allgemeine, schwer operationalisierbare Endpunkte wie Lebensqualität, Patientenzufriedenheit o. ä. umfassen, oder Ziele vorgeben, die sehr schwer zu erreichen sind (u. a. Verringerung von Mortalität, schweren Stürzen, schweren medizinischen Ereignissen) und für die signifikante Effekte in der kurzen Phase der Frührehabilitation in den relativ kleinen Untersuchungsgruppen kaum nachzuweisen sind. Eine klare Einordnung auch der Behandlungsstrategien fällt daher zum Teil schwer. Innovative, operationalisierbare Behandlungsziele fehlen weitestgehend.

Welche Behandlungsstrategien wurden durchgeführt?

Wie von der heterogenen Zielstellung zu erwarten, zeigen sich hier ebenfalls sehr unterschiedliche Interventionsansätze, die von einfachen, etablierten Behandlungsprogrammen der Physiotherapie über interdisziplinär ausgerichtete Therapiekonzepte bis hin zu sehr komplexen Versorgungsansätzen reichen, die neben einem Therapiefokus auch weiterreichende Unterstützungsstrategien umfassen, z. B. ein Entlassmanagement. Nur in einem Teil der Studien werden ausreichende Informationen zur Verfügung gestellt, um die untersuchten Programme zu verstehen, abschätzen und vergleichen zu können. Auffällig ist, dass trotz des an sich sehr komplexen Defizitmusters in der Frührehabilitation mit der Gleichzeitigkeit von akuten wie auch chronischen Erkrankungen sowie geriatrischen Syndromen komplexe Behandlungsstrategien vergleichsweise selten durchgeführt wurden. Dies mag zum Teil mit dem Wunsch nach einer klar beschreibbaren Interventionsmethode zusammenhängen, der Therapie-Effekte eindeutiger zuzuordnen wären. Anderseits werden jedoch wichtige Aspekte vernachlässigt, die wesentliche Prädiktoren eines Frührehabilitationserfolgs darstellen (z. B. Schmerzmanagement, Mangelernährung, Inkontinenz, Delir etc.), zumindest teilweise veränderbar wären und einen wesentlichen Einfluss auf die Gestaltung des Rehabilitationsprogramms ausüben müssten.

Überraschenderweise noch wenig Beachtung finden auch Interventionsansätze, die den dramatischen Muskelabbau durch Immobilisation während des Krankenhausaufenthalts und den damit verbundenen Funktionsverlust klar im Fokus haben. Auch sind bisher wenig Ansätze erkennbar, die eine allgemeine wie spezifische Aktivierung mit einem Fokus auf ein selbstbestimmtes, zum Teil unterstütztes Bewegungsverhalten im Gegensatz zu einem supervidierten Training anstreben. Angepasste Techniklösungen zur Unterstützung der Patienten im habituellen Verhalten wie auch im Training – z. B. ein an die vulnerable Patientengruppe angepasstes maschinengestütztes Training – fehlen ebenfalls weitgehend. Individualisierte Therapieansätze sind ebenfalls kaum zu erkennen, obwohl vereinzelt patientenzentrierte Endpunkte wie Patientenzufriedenheit und Lebensqualität angegeben werden.

Wie ist der Erfolg dieser Behandlungsstrategien einzuschätzen?

Heterogenes Bild der Therapieerfolge bei geriatrischer Frührehabilitation

Nicht ganz unerwartet und basierend auf den genannten methodischen Limitierungen zeigt sich bei vielen bisherigen Studien kein oder nur ein teilweiser Erfolg durch die untersuchten Frührehabilitationsprogramme (De Morton 2007; Heldmann o. J.; Kanach 2018; Kosse 2013). Nur wenige Studien erreichen durchgehend eine Verbesserung ihrer primären Behandlungsziele, einige zumindest teilweise ihre primären Endpunkte, andere lediglich vereinzelt sekundäre Endpunkte, andere weder erstere noch letztere. Neben der gegebenenfalls nicht glücklichen Wahl der Studienendpunkte, bei der auch Designfehler eine Rolle spielen können (z. B. ein zu kleines Untersuchungskollektiv), spielen auch unzureichende, individuell wenig angepasste Interventionsprogramme sowie Assessmentstrategien eine Rolle. Aufgrund der kurzen Interventionszeit der »Übergangsphase« Frührehabilitation, wie auch in Anbetracht des sehr vulnerablen Patientenkollektivs wären klar definierte, realistisch zu erreichende, veränderungssensitive Ziele von überragender Bedeutung.

Besonders oft gibt es für eine Verbesserung des funktionellen Status, auch wenn dieser zum Teil inadäquat gemessen wurde, eine gute Evidenz. Mit Hinblick auf den selten erhobenen psychischen und kognitiven Status sowie das Aktivitätsverhalten oder seltene Endpunkte (Mortalität, Komplikationen, Verweildauer, Wiedereinweisung) sind sehr heterogene oder auch bisweilen negative Ergebnisse zu berichten.

Behandlungsergebnisse und demenzspezifische Behandlungsansätze

Mangelnde Evidenz für Frührehabilitation von Menschen mit Demenz

Obwohl Patienten mit kognitiver Beeinträchtigung eine große Gruppe der zu behandelnden Personen darstellen, wurden sie bislang kaum getrennt untersucht und evaluiert. Nur etwa die Hälfte der von den Autoren im Rahmen eines systematischen Reviews gesichteten Studien führte in der Beschreibung des Untersuchungskollektives den durch einfache Screening-Methoden erfassten kognitiven Status auf. Noch weniger Studien praktizierten ein Delir-Screening, obwohl solche transienten kognitiven Schädigungen häufig sind und den Verlauf der Frührehabilitation wesentlich beeinflussen können, zum Beispiel aufgrund unterschiedlicher Adhärenz und Belastbarkeit. Damit fehlt häufig die Grundlage für eine getrennte Behandlungsstrategie und Auswertung der Ergebnisse. Bislang ist in keiner der den Autoren bekannten Interventionsstudien ein demenzspezifischer Interventionsansatz erkennbar, der z. B. besondere Kommunikationsstrategien, Orientierungshilfen oder ähnliches berücksichtigen würde.

Es finden sich insgesamt nur sehr wenige Arbeiten, die Ergebnisse bei Patienten mit kognitiver Schädigung zeigen (Naglie 2002; Shyu 2012; Stenval 2012; Vidan 2005). Allen diesen Studien ist gemeinsam, dass es sich um Subanalysen von vorher bereits publizierten Arbeiten handelt und sie bei unterschiedlichem Analysedesign in Abhängigkeit vom Grad der kognitiven Schädigung zu vergleichbaren oder zum Teil schlechteren Ergebnissen kommen als in der Analyse der Gesamtgruppe. Es fällt auf, dass, abgesehen von vereinzelten Maßnahmen zur Delirprävention (Naglie 2002; Shyu 2012), kein demenzspezifisches Vorgehen erkennbar ist, da diese Studien nicht primär für kognitiv geschädigte Patienten konzipiert wurden.

Abschließend bleibt festzuhalten, dass es bislang dem Wissen der Autoren nach keine ausschließlich für kognitiv beeinträchtigte Personen entwickelte und evaluierte Interventionsstudie zur Frührehabilitation gibt. Ein demenzspezifisches Rehabilitationsprogramm, wie es in der stationären geriatrischen Rehabilitation oder in der poststationären Rehabilitation erfolgreich umgesetzt wurde (Hauer 2012; Schwenk 2014), fehlt überraschenderweise völlig. Ergebnisse aus poststationären Trainingsinterventionen (Hauer 2012; Hauer 2017) wie auch hausinternen Modellprojekten (Geriatrische Rehabilitation bei Menschen mit Demenz, GREDE) (Schwenk 2014) zeigen jedoch für ein durchaus vergleichbares Setting und ähnliches Patientenkollektiv überragende Ergebnisse hinsichtlich des funktionellen Status, insbesondere der positiven Wirkung auf Kraft und funktionsorientierte Therapieziele (▸ Abb. 3.9 und ▸ Abb. 3.10). Hier wurde ein patientenzentrierter Behandlungsansatz realisiert, der besonders mit Blick auf die Zielgruppe demenziell Erkrankter entwickelt wurde. Für die stationäre geriatrische Rehabilitation konnte zudem gezeigt werden, dass sich während der Rehabilitationsphase nicht nur die motorische, sondern auch die kognitive Funktion verbesserte (Dutzi 2017).

Sehr positive Effekte der »klassischen« stationären geriatrischen Rehabilitation

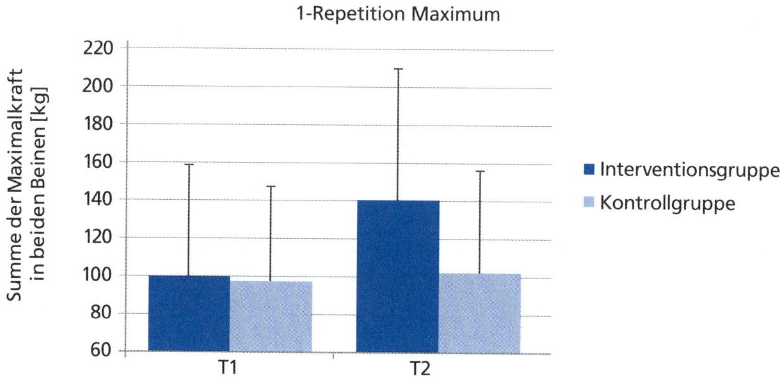

Abb. 3.9: Effekte des GREDE-Programms auf die Maximalkraft: Interventionseffekte auf die Maximalkraft (1-Repitition-Maximum auf einer Beinpresse). Dargestellt ist die Summe der Maximalkraft in beiden Beinen, getrennt gemessen, in kg vor Beginn der Intervention (T1) und am Ende der 18-tägigen Rehabilitation (T2). (vgl. Schwenk et al. 2014)

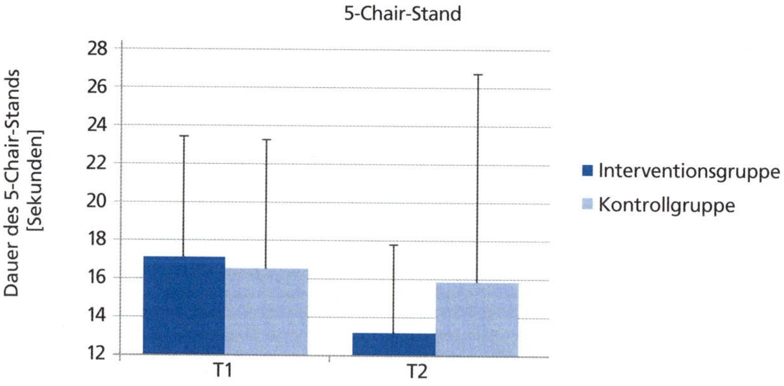

Abb. 3.10: Effekte des GREDE-Programms auf die funktionelle Leistung (Sit-to-Stand): Interventionseffekte auf die funktionelle Leistung (5-Chair-Stand: 5-maliges Aufstehen und Wiederhinsetzen auf einen Stuhl gemessen in Sekunden). Dargestellt vor Beginn der Intervention (T1) und am Ende der 18-tägigen Rehabilitation (T2). (vgl. Schwenk et al. 2014)

3.5.6.4 Schlussfolgerungen für die geriatrische Frührehabilitation bei Patienten mit kognitiver Beeinträchtigung

Wenngleich die wissenschaftliche Datenlage zur geriatrischen Frührehabilitation bei Patienten mit kognitiver Beeinträchtigung gegenwärtig noch als unbefriedigend zu bezeichnen ist, so lassen sich doch einige wichtige Schlussfolgerungen für die klinische Routine formulieren.

Patienten mit kognitiver Beeinträchtigung sind in besonderer Weise durch eine Verschlechterung ihres Funktionszustands im Kontext eines akutstationären Krankenhausaufenthalts bedroht. Zukünftig muss daher das Behandlungsziel des Funktionserhalts in gleichberechtigter Weise neben die zur Aufnahme führende medizinische Behandlungsindikation treten. In Ergänzung zur Beurteilung der kognitiven Situation ist in diesem Zusammenhang die Diagnose von weiteren geriatrischen Syndromen unverzichtbar, da nur durch deren Mitbehandlung ein stabiler Gesundheits- und Funktionszustand erreicht werden kann. Das geriatrische Assessment bildet die Voraussetzung, um der Forderung nach einer diesbezüglich differenzierten Diagnostik gerecht zu werden. Die Komplexität der Behandlungssituation bei Patienten mit kognitiver Beeinträchtigung macht in aller Regel einen interdisziplinären Diagnose- und Behandlungsansatz erforderlich. Diesem Anspruch wird das im Rahmen einer geriatrischen frührehabilitativen Komplexbehandlung vorgehaltene geriatrische Team gerecht, welches aus Ärzten, Pflegenden, Physiotherapeuten, Ergotherapeuten, Logopäden, Psychologen und Sozialarbeitern besteht. Besondere Bedeutung kommt im Kontext der Frührehabilitation ohne Zweifel dem Vermeiden eines Kraftverlusts und einer Dekonditionierung sowie dem Erhalt der Mobilität zu. Die Formulierung gemeinsamer Therapieziele von Physiotherapie, Ergotherapie und Pflege ist daher unverzichtbar. Neben dem primär bewegungsorientierten Schwerpunkt verdienen die Bereiche Ernährung einschließlich Dysphagie im Kontext der Frührehabilitation besondere Beachtung.

Interdisziplinärer Behandlungsansatz unverzichtbar

Aufgrund der Überlagerung von Akutmorbidität und kognitiver Beeinträchtigung – letztere im Schweregrad zudem oftmals fluktuierend – ist für die weit überwiegende Mehrzahl der Patienten ein flexibler, stark individualisierter Therapieansatz erforderlich. Dieser beinhaltet unter anderem, dass die Dauer der Therapieeinheiten an die Konzentrations- und allgemeine Leistungsfähigkeit der Patienten angepasst wird. In diesem Zusammenhang bedarf es zudem der Beachtung, dass bei Immobilisierung auch kleine Therapiefortschritte als Einstieg wesentlich sind, so zum Beispiel das selbständige Sitzen und das Aufstehen. Diese dürfen in ihrer Relevanz keinesfalls bagatellisiert werden. Eine Steigerung der Trainingsintensität kann nur unter Berücksichtigung des Einzelfalls auf der Basis der Erfahrung der Therapeuten erfolgen. Anderenfalls könnte sich eine Überforderung einstellen, die dem Rehabilitationsprozess schadet. In dieser Hinsicht unterscheiden sich Patienten in der geriatrischen Frührehabilitation oftmals von solchen in der »klassischen« stationären geriatrischen Rehabilitation, insofern die Gruppe der ersten eine größere Vulnerabilität aufweist und letztere eine überwiegend stabile Subgruppe der Patienten mit kognitiver

Behandlung zwingend individuell und flexibel zu gestalten

Beeinträchtigung darstellen. Es besteht mittlerweile kein Zweifel mehr, dass Patienten mit leichter und teilweise auch mit mittelschwerer kognitiver Beeinträchtigung stationär und ambulant erfolgreich rehabilitiert werden können. Bei angemessener Individualisierung erscheint die Übertragung der Ergebnisse auf Patienten mit kognitiver Beeinträchtigung in die Frührehabilitation aktuell prinzipiell gerechtfertigt.

Gegenwärtig werden in der Regel geriatrische Abteilungen den Ansprüchen, die an eine Frührehabilitation von Patienten mit kognitiver Beeinträchtigung gestellt werden müssen, gerecht. Ob eine Frührehabilitation bei diesem Patientengut jedoch auch durch konsiliarisch in anderen Fachabteilungen erbrachte Leistungen gelingen kann, erscheint fraglich.

Hoher Forschungsbedarf zur Klärung der offenen Fragen vorhanden

Leider ist abschließend noch einmal festzuhalten, dass die Evidenzlage gegenwärtig als noch unzureichend einzuschätzen ist, da bislang keine strukturierten Interventionsprogramme zur Verfügung stehen, die speziell auf die Bedürfnisse kognitiv eingeschränkter Patienten hin entwickelt und hinsichtlich ihrer Wirkung validiert wurden. Dieser unbefriedigende Zustand bedarf dringend der Abhilfe. Bislang scheint in den vorhandenen Studien das erforderliche komplexe Therapiemanagement zu wenig im Fokus zu stehen, welches relevante häufige Begleiterkrankungen und geriatrische Syndrome (u. a. Delir, Schmerzsyndrome, Mangelernährung, Sturzgefährdung, sensorische Defizite) einbezieht, da diese einen wesentlichen Einfluss auf den Rehabilitationserfolg in dieser vulnerablen Therapiephase ausüben. Um Versorgungsziele (Krankenhausaufenthalt, Krankenhauskosten, Pflegeheimeinweisung, Nutzung/Kosten der Inanspruchnahme von Gesundheits-/Versorgungsleistungen) zu erreichen, sind effektive, multimodale Interventionen erforderlich, die neben rehabilitativ-medizinischen Interventionen auch die Unterstützung und Leitung bei Versorgungsaspekten miteinschließen.

Besondere Bedeutung dürfte zukünftig zudem solchen Rehabilitationsprogrammen zukommen, welche den stationären mit dem ambulanten Sektor erfolgreich verbinden, indem sie eine Kontinuität der vermittelten Inhalte und Therapieansätze gewährleisten. Dies bedeutet zum Beispiel, dass Übungen stationär erlernt und dann ambulant mit gegebenenfalls veränderter Supervisionsfrequenz fortgesetzt werden. In diesem Kontext könnte es sich zudem als sinnvoll erweisen, dass im Einzelfall weitaus flexibler über die Dauer der stationären Behandlungsphase entschieden werden kann, um die in dieser Patientengruppe durchaus vorhandenen negativen Effekte stationärer Versorgung zu verringern, gleichzeitig aber die Nachhaltigkeit des Rehabilitationsprogramms zu sichern. Aktuell bereits laufende Untersuchungen versuchen, Antworten auf diese wichtigen Fragestellungen zu finden (Heldmann o. J.).

Literatur

Basic D, Hartwell TJ (2015) Falls in hospital and new placement in a nursing home among older people hospitalized with acute illness. Clin Interv Aging, 10, 1637–1643.

Bouldin EL, Andresen EM, Dunton NE et al. (2013) Falls among adult patients hospitalized in the United States: prevalence and trends. J Patient Saf; Mar;9 (1):13–7.

Covinsky KE, Palmer RM, Fortinsky RH et al. (2003) Loss of independence in activities of daily living in older adults hospitalized with medical illnesses: increased vulnerability with age. J Am Geriatr Soc;51(4):451–8.

Dautzenberg PL, Mulder LJ, Olde Rikkert MG et al. (2004) Delirium in elderly hospitalised patients: protective effects of chronic rivastigmine usage. Int J Geriatr Psychiatry, 19(7), 641–644.

De Morton NA, Keating JL, Jeffs K (2007) Exercise for acutely hospitalised older medical patients. The Cochrane database of systematic reviews. (1):CD005955.

Dutzi I, Schwenk M, Kirchner M et al. (2017) Cognitive Change in Rehabilitation Patients with Dementia: Prevalence and Association with Rehabilitation Success. Journal of Alzheimer's Disease;60: 1171–1182.

Furlanetto K, Emond K (2016) »Will I come home incontinent?« A retrospective file review: Incidence of development of incontinence and correlation with length of stay in acute settings for people with dementia or cognitive impairment aged 65 years and over. Collegian. 2016;23(1):79–86.

Goodpaster BH, Park SW, Harris TB et al. (2006) The loss of skeletal muscle strength, mass, and quality in older adults: the Health, Aging, and Body Composition Study. J Gerontol A Biol Sci Med Sci.;61(10):1059–1064.

Hauer K, Schwenk M, Zieschang T et al. (2012) Effects of physical training on motor status in patients with dementia: a randomised controlled trial. J Am Geriatr Soc; 60:8–15.

Heldmann P, Belala N, Bauer J et al. (o. J.) Early, ward-based Rehabilitation in Geriatric Patients admitted to Acute Medical Care: A Systematic Review of Assessment Strategies. Manuskript im Review.

Hortobágyi T, Mizelle C, Beam S et al. (2003) Old adults perform activities of daily living near their maximal capabilities. J Gerontol A Biol Sci Med Sci. May;58(5): M453–60.

Isaia G, Cosinovi L, Santos-Pereira P et al. (2011) Insomia among hospitalized elderly patients: prevalence, clinical characteristics and risk factors. Arch Gerontol Geriatr;52(2):133–137.

Johnson CD (2009) Nutrition, muscle mass, and muscular performance in middle age and beyond. Presented at: 110th Abbott Nutrition Research Conference; The Role of Nutrition in Accretion, Retention, and Recovery of Lean Body Mass June 23–25; Columbus, Ohio.

Kaiser MJ, Bauer JM, Rämsch C et al. (2010) Mini Nutritional Assessment International Group. Frequency of malnutrition in older adults: a multinational perspective using the mini nutritional assessment. J Am Geriatr Soc;58(9):1734–8.

Kanach FA, Pastva AM et al. (2018) Effects of Structured Exercise Interventions for Older Adults Hospitalized with Acute Medical Illness: A Systematic Review Review. J Aging Phys Act;26(2):284–303.

Kortebein P, Symons TB, Ferrando A et al. (2008) Functional impact of 10 days of bed rest in healthy older adults. J Gerontol A Biol Sci Med Sci;63(10):1076–81.

Kosse NM, Dutmer AL, Dasenbrock L et al. (2013) Effectiveness and feasibility of early physical rehabilitation programs for geriatric hospitalized patients: a systematic review. BMC Geriatr;13(1):107. Available from: http://bmcgeriatr.biomedcentral.com/articles/10.1186/1471-2318-13-107; Zugriff am 29.01.2019.

McKelvie S, Hall AM, Richmond HR et al. (2018) Improving the rehabilitation of older people after emergency hospital admission. Maturitas;111:20–30.

Mecocci P, von Strauss E, Cherubini A et al. (2005) Cognitive impairment is the major risk factor for development of geriatric syndromes during hospitalization: results from the GIFA study. Dement Geriatr Cogn Disord;20(4):262–9.

Motzek T, Junge M, Marquardt G (2017) [Impact of dementia on length of stay and costs in acute care hospitals]. Z Gerontol Geriatr, 50(1), 59–66.

Naglie G, Tansey C, Kirkland J et al. (2002) Interdisciplinary inpatient care for elderly people with hip fracture: a randomized controlled trial [Internet]. CMAJ, Vol. 167: 25–32.
Pedone C, Ercolani S, Catani M et al. (2005) Elderly patients with cognitive impairment have a high risk for functional decline during hospitalization: The GIFA Study. J Gerontol A Biol Sci Med Sci.;60(12):1576–80.
Salluh JI, Soares M, Teles JM et al. (2010) Delirium epidemiology in critical care (DECCA): an international study. Critical Care, 14(6), R210.
Schwenk M, Dutzi I, Englert S et al. (2014) An intensive exercise program improves motor performances in patients with dementia: translational model of geriatric rehabilitation. J Alzheimers Dis;39(3):487–98.
Shah DC, Evans M, King D (2000) Prevalence of mental illness in a rehabilitation unit for older adults. Postgrad Med J; 76(893):153–6.
Shyu YIL, Tsai WC, Chen MC et al. (2012) Two-year effects of an interdisciplinary intervention on recovery following hip fracture in older Taiwanese with cognitive impairment. Int J Geriatr Psychiatry;27(5):529–38.
Stenvall M, Berggren M, Lundström M et al. (2012) A multidisciplinary intervention program improved the outcome after hip fracture for people with dementia-Subgroup analyses of a randomized controlled trial. Arch Gerontol Geriatr;54 (3):284–9.
Vassallo M, Poynter L, Kwan J et al. (2016) A prospective observational study of outcomes from rehabilitation of elderly patients with moderate to severe cognitive impairment. Clin Rehabil;30(9):901–8.
Vidán M, Serra JA, Moreno C et al. (2005) Efficacy of a comprehensive geriatric intervention in older patients hospitalized for hip fracture: A randomized, controlled trial. J Am Geriatr Soc;53(9):1476–82.
Zisberg A, Shadmi E, Sinoff G et al. (2011) Low mobility during hospitalization and functional decline in older adults. J Am Geriatr Soc;59(2):266–73.

3.5.7 Nicht pharmakologische und psychosoziale Therapien: was sonst noch hilft

Johannes Pantel und Arthur Schall

3.5.7.1 Zusammenfassung

Die Bedeutsamkeit nicht pharmakologischer und psychosozialer Interventionen im Rahmen einer ganzheitlichen Demenztherapie ist heutzutage unumstritten. Das Spektrum, das sich hier bietet, umfasst kognitiv aktivierende Verfahren, körperliche Betätigung und multisensorische Anregung ebenso wie den Einsatz künstlerischer Medien oder technischer Artefakte. Allen Ansätzen gemeinsam ist eine ressourcenorientierte Ausrichtung im Sinne einer Förderung von Wohlbefinden, Lebensqualität und positiver Emotionen sowie ggf. eines Ausgleichs vorhandener Defizite. In diesem Kapitel werden die wichtigsten nicht pharmakologischen und psychosozialen Maßnahmen für Menschen mit Demenz übersichtsartig vorgestellt. Sie haben sich teilweise in jahrelanger Praxis bewährt, teilweise handelt es sich aber auch um Innovationen, die jedoch bereits jetzt vielerorts Anwendung finden. Insbesondere im letztgenannten Fall zählen häufig die noch nicht ausreichend vorliegenden Wirksamkeitsnachweise zu den größten Hindernissen für evidenzbasierte Empfehlungen. Dagegen liegen für die Wirksamkeit anderer Verfahren, wie z. B. der Musiktherapie oder der körperlichen Aktivierung, belastbare Studienbelege vor, deren Zahl stetig wächst. Die Praktikabilität einzelner Maßnahmen im Setting somatischer Krankenhäuser wie auch strukturelle Herausforderungen bei der Umsetzung werden ebenfalls diskutiert.

3.5.7.2 Einleitung

Ergänzende Therapien zur ganzheitlichen Demenzbehandlung

Neben einer adäquaten Basisversorgung in Form einer guten allgemeinmedizinischen Betreuung, Behandlung von Begleiterkrankungen, Optimierung der Umwelt- und Pflegebedingungen sowie einer Medikation mit Antidementiva zählen heute auch nicht pharmakologische und psychosoziale Interventionen zu den anerkannten Therapieoptionen der Demenz (Göhner et al. 2018). In Abhängigkeit vom jeweiligen Verfahren lassen sich positive Wirkungen auf Kognition, Alltagskompetenz, psychopathologische Symptome, emotionale Verfassung und nicht zuletzt auf Wohlbefinden und Lebensqualität beschreiben (Haberstroh und Pantel 2011; Pantel 2017). Entsprechend wird in der aktuellen S3-Leitlinie »Demenzen« darauf hingewiesen, dass diese Interventionsmaßnahmen zentraler und notwendiger Bestandteil der Betreuung von Menschen mit Demenz und deren Angehörigen darstellen (DGPPN und DGN 2016).

Hohe Wirksamkeit alternativer Verfahren bei ausbaufähiger Evidenzlage

Die in Therapiestudien beobachteten Effektstärken für die Wirksamkeit psychosozialer Verfahren sind teilweise vergleichbar mit den Effekten pharmakologischer Maßnahmen, teilweise übertreffen sie diese sogar (Haberstroh und Pantel 2011; Schall et al. 2018). Autoren evidenzbasierter Empfehlungen bemängeln jedoch häufig die Qualität der Studien, die die Wirksamkeit nicht pharmakologischer Verfahren belegen sollen (Abraha et al. 2017). Dies verweist jedoch weniger auf deren unzureichende Wirksamkeit, sondern vielmehr auf die Notwendigkeit qualitativ hochwertiger Studien in diesem Bereich. Der in der Praxis beobachtete Nutzen von psychosozialen Therapien auf z. B. psychopathologische und Verhaltenssymptome von Demenzpatienten kann im Einzelfall erheblich sein. Insofern werden diese Interventionen zu Recht als nebenwirkungsarme Alternativen zum Einsatz psychotroper und sedierender Arzneimittel betrachtet (Seitz et al. 2012).

Einsatz psychosozialer Maßnahmen von Fachgesellschaften empfohlen

Auf gerontopsychiatrischen Stationen und Krankenhausabteilungen sowie in Einrichtungen der Langzeitpflege (Pflegeheimen) hat sich der Einsatz psychosozialer Interventionen in der Versorgung von Menschen mit Demenz bereits seit vielen Jahren bewährt (Göhner et al. 2018). Das Vorhalten derartiger Angebote gilt als Qualitätskriterium für die Beurteilung eines Pflegeheims, z. B. durch den Medizinischen Dienst der Krankenkassen (Pantel 2018). Erfahrungen über den Einsatz im (somatischen) Akutkrankenhaus bzw. in geriatrischen Fachabteilungen liegen dagegen bisher nur vereinzelt vor (Rösler et al. 2010). Gleichwohl hat die Deutsche Gesellschaft für Geriatrie (DGG) in einem »Positionspapier zur Gestaltung von Spezialstationen für akut erkrankte, kognitiv eingeschränkte Patienten in Deutschland« ausdrücklich eine Empfehlung zum zusätzlichen Einsatz dieser Therapien in diesem spezialisierten Behandlungssetting ausgesprochen (Hofmann et al. 2014). Im Folgenden soll daher ein kurzer Überblick zum Spektrum der wichtigsten Interventionen sowie zu ihren Wirkungen und Indikationsgebieten gegeben werden.

3.5.7.3 Einteilung

Breites Spektrum nicht pharmakologischer und psychosozialer Therapien

Allgemein werden folgende nicht pharmakologische und psychosoziale Therapieverfahren bei Demenz unterschieden (DGPPN und DGN 2016; Karakaya et al. 2014):

- kognitive Verfahren (inkl. kognitive Stimulation und Rehabilitation, kognitives Training, Reminiszenztherapie bzw. Biografiearbeit, Selbsterhaltungstherapie, Realitätsorientierung)
- Ergotherapie
- körperliche Aktivierung
- kreativtherapeutische Interventionen (inkl. Kunst-, Musik- und Tanztherapie)
- sensorische Verfahren (inkl. Aromatherapie, »Snoezelen«, (multi-)sensorische Stimulation, Massagen, Lichttherapie)
- Trainingsprogramme und -gruppen für professionelle und nicht professionelle Betreuungspersonen (z. B. Kommunikationstrainings, Validation, Trainings zum Verhaltensmanagement bei herausforderndem Verhalten, angehörigenbasierte Verfahren)
- sonstige Angebote (z. B. »Sinnesgarten«, tiergestützte Therapien, Einsatz sozial-emotionaler Roboter, Simulated Presence Therapy, Märchenerzählen, »Geronto-Clowns«, Yoga)

Diese Einteilung ist pragmatisch und orientiert sich an den Haupt-Wirkkomponenten der jeweiligen Interventionen. Eine strikte Trennung dieser Komponenten innerhalb der verschiedenen Ansätze ist allerdings nicht immer möglich, da in der Praxis zum Teil unterschiedliche Elemente zu komplexen Interventionen kombiniert werden. Dies gilt zum Beispiel für die Ergotherapie oder die Selbsterhaltungstherapie (s. u.). Und auch bei den kreativen Therapien finden sich häufig verschiedene Wirkfaktoren innerhalb einer Intervention untrennbar verwoben. So können z. B. beim Einsatz von Kunst sensorisch-ästhetische, kognitive, soziale und biografisch-identitätserhaltende Elemente eine Rolle spielen.

3.5.7.4 Indikationsstellung in Abhängigkeit von der Schwere der Demenz

Demenzschweregrad entscheidend für Bestimmung adäquater Therapieansätze

Bei Patienten mit leichter bis mittelgradiger Demenz ist insbesondere von einer Wirksamkeit derjenigen Verfahren auszugehen, deren Anwendung eine ausreichende (verbale) Kommunikationsfähigkeit voraussetzt. Hierzu zählt neben den kognitiven Verfahren vor allem die Ergotherapie (DGPPN und DGN 2016). Körperliche Aktivität, Kreativtherapien und Trainingsprogramme für Betreuungspersonen (z. B. angehörigenbasierte Verfahren) sind in allen Stadien der Demenz sinnvoll und wirksam. Auch für die fortgeschrittene bzw. schwere Demenz liegen Wirksamkeitsnachweise für zahlreiche psychosoziale Interventionen vor (Abraha et al. 2017). Hier sind insbesondere nonverbale und sensorisch orientierte Verfahren zu bevorzugen (z. B. Musiktherapie, sensorische Stimulation). Zu beachten ist darüber hinaus, dass speziell bei den übenden Verfahren (z. B. kognitives Training, Ergotherapie zur Förderung der Alltagskompetenz) zufriedenstellende Therapieerfolge häufig erst bei kontinuierlicher Anwendung über einen Zeitraum von z. B. mehreren Wochen zu erwarten sind, während sich bei den kreativen oder sensorischen Verfahren nachweisbare Effekte bereits nach kurzfristigem Einsatz zeigen können (Schall et al. 2015).

3.5.7.5 Kognitive Verfahren

Positive Wirkung kognitiver Verfahren auf Gedächtnis und Alltagsfunktionen

Als *Kognitive Verfahren* werden solche Interventionen bezeichnet, bei denen eine Anregung kognitiver Funktionen (Gedächtnis, Orientierung, Aufmerksamkeit etc.) im Vordergrund steht (DGPPN und DGN 2016). Die Instruktionen werden in der Regel verbal vermittelt und die Teilnahme an den Angeboten setzt eine gewisse Kooperationsfähigkeit seitens der Patienten voraus. Entsprechend kann davon ausgegangen werden, dass Patienten mit leichter bis mittelgradiger Demenz am ehesten profitieren. In der Praxis handelt es sich bei den im Folgenden näher vorgestellten Ansätzen um sehr heterogene Verfahren. Und ebenso heterogen ist die Studienlage bzgl. ihrer Wirksamkeit. Effekte sowohl auf die Alltagsfunktionen und die kognitive Leistungsfähigkeit als auch auf psychopathologische und Verhaltenssymptome werden berichtet (Abraha et al. 2017). Die deutsche S3-Leitlinie »Demenzen« und die britische NICE-Leitlinie empfehlen daher die Anwendung unter Vorbehalt der noch unzureichenden Evidenzlage (Empfehlungsgrad C, Evidenzlevel IIb).

Kognitive Stimulation

Freude am Tun und kognitive Stimulation durch strukturierte Freizeitaktivitäten

Unter dem Begriff *Kognitive Stimulation* werden *strukturierte Beschäftigungs- und Freizeitangebote* subsummiert, die vom gemeinsamen Spielen oder Singen über das Diskutieren gegenwärtiger und vergangener Ereignisse (z. B. anhand von Zeitungsartikeln) bis hin zur angeleiteten Gartenarbeit (Konzept des »Sinnesgartens« ▸ Kap. 3.5.7.11) eine Vielzahl unterschiedlicher Aktivitäten umfassen können. Diese Tätigkeiten sollten als angenehm empfunden werden und den Teilnehmern die Möglichkeit bieten, vorhandene Wissensbestände mit neuen Erfahrungen zu verknüpfen. Die Angebote finden auf regelmäßiger Basis (z. B. zwei-, dreimal pro Woche à 45 Minuten) in offenen Kleingruppen statt und werden durch Pflegekräfte, Ergotherapeuten oder Sozialbetreuer angeleitet.

Kognitives Training

Positive Trainingseffekte besonders im frühen Demenzstadium

Im Gegensatz zur kognitiven Stimulation steht beim *Kognitiven Training* die gezielte und systematische *Übung (spezifischer) kognitiver Fertigkeiten* im Vordergrund (z. B. unter Einsatz von Computerprogrammen). Es kann im Einzel- oder Gruppensetting durchgeführt werden und setzt eine spezielle Qualifikation der Trainingsleitung voraus (z. B. Ergotherapeuten, Geragogen). Kognitives Training sollte insbesondere Patienten mit leichtgradigen Demenzsyndromen oder in möglichen präklinischen Vorstadien der Demenz (leichte kognitive Beeinträchtigung) angeboten werden. Es gibt empirische Hinweise, dass die Trainings umso wirkungsvoller sind, je mehr kognitive Domänen dabei gleichzeitig angesprochen werden (Gates und Sachdev 2014).

Reminiszenz- und Selbsterhaltungstherapie

Beschäftigung mit eigener Biografie zum Erhalt der personalen Identität

Bei der *Reminiszenztherapie*, die ebenfalls im Einzel- oder Gruppensetting angeboten werden kann, steht die Beschäftigung mit autobiografisch relevanten Altgedächtnisinhalten im Mittelpunkt. Auch das Anlegen und gemeinsame Betrachten eines *Erinnerungsalbums* kann im weitesten Sinne als eine Anwendungsform der Reminiszenztherapie angesehen werden. Einen vergleichbaren Ansatz verfolgt die *Selbsterhaltungstherapie* (Romero 2004). Ein Ziel dieser Ansätze ist die emotionale Stabilisierung der Demenzpatienten und durch Bezugnahme auf bedeutsame individuelle biografische Aspekte ein Erhalt der durch die Krankheit bedrohten personalen Identität.

Realitätsorientierung

Konfrontation mit der Realität sollte behutsam vonstattengehen

Im Gegensatz zur Reminiszenz- und Selbsterhaltungstherapie stehen bei der *Realitätsorientierung* bzw. beim *Realitätsorientierungstraining* (*ROT*) weniger die Bezüge zur biografischen Vergangenheit, sondern vielmehr Erinnerungsstützen für eine bessere Bewältigung des gegenwärtigen Alltags (Datum, Uhrzeit, Jahreszeit, Ort etc.) im Vordergrund. Hierbei ist jedoch zu bedenken, dass gerade Patienten in fortgeschrittenen Erkrankungsstadien von einer ständigen proaktiven Konfrontation mit der aktuellen Realität nicht mehr profitieren und dass es durch die Defizitorientierung dieses Ansatzes sogar zu negativen Effekten wie Frustrationserfahrungen kommen kann. Daher kann aus heutiger Sicht das ROT nicht mehr uneingeschränkt empfohlen werden. Sinnvoller ist es dagegen, Elemente der Realitätsorientierung in architektonische Überlegungen sowie Konzepte zur Raum- und Milieugestaltung gezielt mit einfließen zu lassen (▶ Kap. 2.1).

3.5.7.6 Ergotherapie

Förderung der Funktionsfähigkeit im Alltag von zentraler Bedeutung

Im Bereich der Demenztherapie zielt die *Ergotherapie* insbesondere auf die Verbesserung der Funktionsfähigkeit im Alltag. Neben der Übung spezifischer alltagspraktischer Aktivitäten zählen auch das kognitive Training (s. o.), die (Angehörigen-)Beratung sowie Empfehlungen zur Wohnraumgestaltung zu den Aufgaben der Ergotherapie (Voigt-Radloff 2011). Empirische Wirksamkeitsbelege liegen insbesondere für Patienten mit leichter bis mittelschwerer Demenz vor (DGPPN und DGN 2016). Die Maßnahmen sollten individuell angepasst sein, nahe Angehörige und Betreuungspersonen einbeziehen und soweit wie möglich im unmittelbaren Lebensumfeld des Patienten ansetzen.

3.5.7.7 Körperliche Aktivierung

Körperliche Betätigung ist positiv für Kognition und Verhalten

An demenziell erkrankten Altenheimbewohnern durchgeführte Studien berichten über positive Effekte körperlicher Trainingsprogramme auf Kognition sowie auf die alltagspraktischen Kompetenzen (Forbes et al. 2015). Daneben wurden günstige *Effekte auf psychopathologische und Verhaltenssymptome bei Demenz* (z. B. Depressivität, Agitation, Apathie oder Schlaf-Wach-Rhythmusstörungen) nachgewiesen (Matura et al. 2016; Pantel et al. 2017). Angesichts der erheblichen Risiken, die z. B. eine psychopharmakologische Behandlung (speziell mit Neuroleptika und Sedativa) für die Patienten mit sich bringen kann, einerseits und der überwiegend positiven Berichte über Auswirkungen körperlicher Trainings auf diese Symptome andererseits, sollte dieser Interventionsansatz in Zukunft sowohl praktisch als auch wissenschaftlich weiterverfolgt werden. Da die vorliegenden Studien nicht nur bezüglich untersuchter Populationen (Subtyp und Schwere der Demenzerkrankungen), sondern auch der Art, Dauer und Intensität des eingesetzten Trainingsprogramms insgesamt sehr heterogen sind, können derzeit noch keine einheitlichen Empfehlungen ausgesprochen werden.

Auch die in der jüngsten Zeit immer häufiger in der Praxis erprobten *Tanz-* und *Yogaangebote* für Menschen mit Demenz enthalten als wichtiges zentrales Element die körperliche Aktivierung (Kollak 2016). Weit mehr noch als die klassischen Bewegungsprogramme verstehen sich diese Angebote als *ganzheitliche Ansätze*, die neben dem Körper auch Geist und Psyche ansprechen. Belastbare empirische Belege für die Wirksamkeit speziell bei Patienten mit kognitiven Einschränkungen stehen jedoch noch aus.

3.5.7.8 Kreativtherapeutische Interventionen

Ausgleich von Defiziten durch Entdecken neuer Ressourcen

Eine besondere Stellung innerhalb der Bandbreite psychosozialer Interventionen bei Demenz nehmen die *kreativtherapeutischen Ansätze* ein. Hierzu zählen in erster Linie *musik- und kunstbasierte Interventionen*. Zahlreiche andere Maßnahmen, um demenziell veränderten Menschen Gelegenheiten für sinnstiftende Beschäftigung, soziale Kontakte und kulturelle Teilhabe zu ermöglichen, werden zurzeit in der Praxis erprobt (z. B. *Theaterspiel*, *kreatives Schreiben*, *Tanz*, *Märchenerzählen*, vgl. hierzu die Beschreibungen im praxisorientierten Leitfaden von Kollak 2016). Was die Anwendung dieser künstlerisch-kreativen Ansätze bei Demenzerkrankungen anbetrifft, so gibt es zwar eine Vielzahl an Erfahrungsberichten und qualitativen Beobachtungen aus der Praxis, jedoch nur wenige systematische Studien.

Ganz allgemein formuliert wird beim therapeutischen Einsatz von künstlerischen Medien versucht, mit kreativen (und oftmals nonverbalen) Ausdrucks- und Gestaltungsmitteln das Wohlbefinden und die psychische Ausgeglichenheit der Patienten zu verbessern. Als zentrale Wirkfaktoren werden dabei neben der *Visualisierung und Verarbeitung von Gefühlen* insbesondere die vielfältigen *Möglichkeiten der biografischen Arbeit* ebenso wie der *Aktivierung von Ressourcen* hervorgehoben (Mechler-Schönach 2012). Gerade das von Leistungsdruck befreite Erspüren von individuellen kreativen Potenzialen ist eines der erklärten Ziele solcher Interventionen (Schmitt 2011).

Musiktherapie

Musiktherapie = wirkungsvolle kreativtherapeutische Intervention

Im kreativtherapeutischen Spektrum gehört die *Musiktherapie* zu den vielleicht ältesten und bisher am besten erforschten Ansätzen. Ihre Spuren lassen sich bis zu den Anfängen der Menschheit zurückverfolgen (Horden 2000). Die klinische Forschung zur Wirkungsweise von Musiktherapie bei Demenz beginnt im Wesentlichen in den 1980er Jahren im anglo-amerikanischen Raum. Neben einer Vielfalt an qualitativen Studien und Einzelfallberichten finden sich in der jüngeren Zeit immer mehr empirische Belege für die positiven Effekte musiktherapeutischer Interventionen bei Menschen mit Demenz. Autoren berichten u. a. von der *Reduktion problematischer Verhaltensweisen* wie Agitation, der *Verbesserung des Sozialverhaltens, der Kommunikation und der Lebensqualität* sowie der *Förderung positiver Emotionen und des Wohlbefindens* (Argstatter et al. 2007; Ueda et al. 2013; Vasionyte und Madison 2013; Vink et al. 2004; Vink et al. 2013).

Ressourcenorientierter Einsatz von aktiver und rezeptiver Musiktherapie

Während der Begriff »Musiktherapie« eine summarische Bezeichnung für unterschiedliche psychotherapeutisch ausgerichtete Konzepte mit gezielter therapieorientierter Anwendung von Musik darstellt, lässt sich in der Praxis zwischen *aktiver und rezeptiver Musiktherapie* unterscheiden. Bei der ersteren geht es zumeist in Form instrumentaler oder stimmbasierter Improvisation um die aktive Einbeziehung der Patienten ins musikalische Geschehen und die dabei entstehenden sozial-kommunikativen Interaktionen. Dagegen stehen im Zentrum rezeptiver Ansätze das Hören von biografisch relevanter Musik sowie der gemeinsame verbale wie nonverbale Austausch darüber. Wird Musiktherapie auf gerontopsychiatrischen Stationen angeboten, so zumeist als Gruppen-, seltener als Einzelmusiktherapie. Erfreulicherweise werden musiktherapeutische Angebote zunehmend zu einem festen Bestandteil in der psychosozialen Versorgung demenziell erkrankter Menschen, nicht zuletzt im Zuge wachsender empirischer Evidenz.

Nonverbale Kommunikation und emotionale Anregung bei Musiktherapie

Die Stärken von Musiktherapie im Kontext von Demenz liegen vor allem in der *Ressourcenaktivierung und Anregung nonverbaler Kommunikation* (Schmitt und Frölich 2007). Mit dem Fortschreiten einer demenziellen Erkrankung werden die emotionalen Ausdrucksmöglichkeiten zwar auch eingeschränkt, insbesondere die verbale Vermittlung von Emotionen, doch lässt sich davon ausgehen, dass Emotionalität als solche sowie deren nonverbale Äußerung selbst im Spätstadium der Demenz erhalten bleiben. Da emotionale Aktivität ein entscheidendes Steuerungselement menschlichen Verhaltens bildet und Musik als starker Emotionsträger fungieren kann, ist *emotionale Stimulation* ein zentrales Wirkprinzip der Musiktherapie (Hillecke und Wilker 2007).

Neue Forschungsansätze zum Zwecke besserer Evidenz

Wie bei den übrigen kreativtherapeutischen Ansätzen ist das größte Problem der meisten musiktherapeutischen Studien ihre methodische Qualität, deren Mängel sich beispielsweise in der Wahl inadäquater Untersuchungsdesigns und wenig sensitiver Erfassungsinstrumente offenbaren (Argstatter et al. 2007; Vasionyte und Madison 2013). Durch Einbeziehung prozessualer Auswertungsmethoden lassen sich längsschnittliche Erhebungen im Sinne eines Mixed-Methods-Ansatzes sinnvoll ergänzen, wodurch die empirische Methodik dem komplexen und dynamischen Setting einer Musiktherapiesitzung eher gerecht wird. Beispielhaft sei an dieser Stelle das *»Klangbrücken«-Projekt* erwähnt, im Rahmen dessen sich mithilfe von Videografie und prozessualer Zeitreihenanalyse zeigen ließ, dass nonverbales Kommunikationsverhalten und emotionales Wohlbefinden von Menschen mit fortgeschrittener Demenz durch individuelle Einzelmusiktherapie positiv beeinflusst werden können (Schall et al. 2015). Aufgrund der verbesserten Studienlage in der demenzbezogenen Musiktherapieforschung werden diese Ansätze, insbesondere die biografisch ausgerichtete rezeptive Musiktherapie, in der kürzlich revidierten S3-Leitlinie »Demenzen« mit Evidenzgraden IIa /III und einer »Kann«-Empfehlung versehen (DGPPN und DGN 2016).

Kunstbasierte Interventionen

Beschäftigung mit Kunst fördert Wohlbefinden und Lebensqualität

In ihrer Ressourcenorientierung zielen auch *kunstbasierte Interventionen* in erster Linie auf das *Aufdecken und Fördern vorhandener Kompetenzen*, um auf diese Weise das Wohlbefinden, die emotionale Verfassung und das Selbstwertgefühl von demenziell erkrankten Menschen zu verbessern. Während die Zahl qualitativ hochwertiger Studien auf dem Gebiet von Musik und Demenz stetig wächst, sind die therapeutischen Auswirkungen von Kunst und künstlerischer Betätigung im Kontext demenzieller Erkrankungen bisher nur wenig erforscht. Dies hat zur Folge, dass die Wirksamkeit von Kunsttherapie in der aktuellen S3-Leitlinie »Demenzen« nicht als ausreichend evidenzgestützt gilt und somit keine eindeutige Empfehlung ausgesprochen wird (DGPPN und DGN 2016). Dabei existiert eine Fülle an qualitativen Praxisberichten und Fallbeobachtungen bezüglich positiver Effekte unterschiedlicher kunsttherapeutischer Ansätze bei Demenz, jedoch kaum randomisierte kontrollierte Studien (Tesky et al. 2016). Dies gilt insbesondere für die noch recht innovative Interventionsform der museumsbasierten Angebote für Demenzerkrankte, die zumeist in Kunstmuseen initiiert werden. Das kürzlich in Kooperation der Goethe-Universität mit dem Städel Museum in Frankfurt am Main abgeschlossene *Forschungsprojekt ARTEMIS (Art Encounters: Museum Intervention Study)* sollte der Entwicklung eines speziell für Menschen mit Demenz ausgerichteten Kunstvermittlungsangebots dienen. ARTEMIS ist zugleich die erste randomisierte Studie mit Wartekontrollgruppe im deutschsprachigen Raum zum Einfluss von interaktiven thematischen Kunstführungen mit anschließender kreativer Atelierarbeit auf emotional-kommunikative Parameter der Betroffenen und ihrer begleitenden Angehörigen (▸ Abb. 3.11).

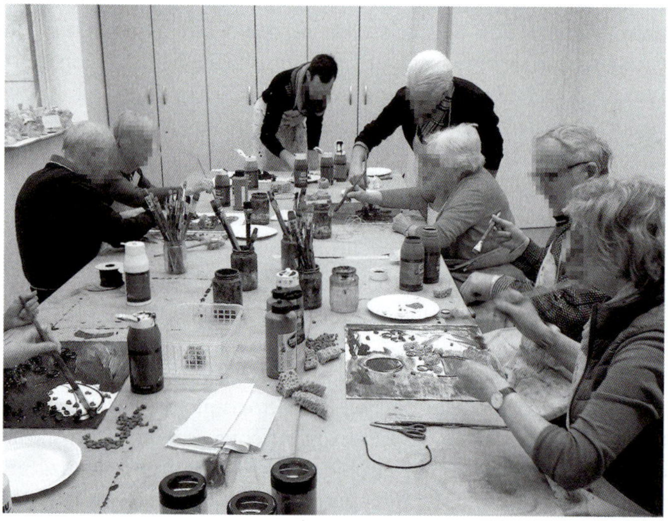

Abb. 3.11: Teilnehmer des ARTEMIS-Projekts bei der Atelierarbeit zum Thema »Die Farbe BLAU« im Städel Museum (Foto: Arthur Schall)

Kunstbasierte Interventionen auch im Krankenhaus-Setting möglich

Die im Rahmen der Studie nachgewiesenen signifikanten *Verbesserungen u. a. im emotionalen Wohlbefinden und in der subjektiven Bewertung von Lebensqualität* der Teilnehmer geben erste Hinweise auf die noch zu erforschenden Potenziale kunstbasierter Interventionen und sind zweifellos von großer praktischer Relevanz (Schall et al. 2018). Denn Kunstbetrachtungen müssen nicht zwangsläufig im Museum durchgeführt werden, sondern können, beispielsweise anhand von Reproduktionen, genauso in einer Altenpflegeeinrichtung oder am Stationsbett eines Krankenhauses stattfinden. Auch künstlerische Betätigung lässt sich mit recht einfachen Mitteln realisieren und könnte zwecks biografischer Arbeit und Ressourcenaktivierung in die klinische Betreuung von Menschen mit Demenz integriert werden.

3.5.7.9 Sensorische und multisensorische Stimulation

Anregung vieler Sinnesebenen durch sensorische Verfahren

Für *Verfahren mit sensorischer und multisensorischer Stimulation* wurden zahlreiche positive Effekte auf agitiertes und aggressives Verhalten sowie auf Stimmung und Affekt von Patienten mit mittelgradig bis schwer ausgeprägter Demenz beschrieben und teilweise auch wissenschaftlich bestätigt (Abraha et al. 2017). Zum Einsatz kommen Massagen und andere Formen der taktilen Stimulation (z. B. *Shiatsu* und *Akupressur*), ätherische Öle (sog. *Aromatherapie*), beruhigende und entspannende Geräusche (z. B. sanftes Meeresrauschen). Viele dieser Maßnahmen können bei entsprechender Qualifikation des anwendenden Personals (z. B. Physiotherapeuten, geschulte Pflegekräfte) auch im somatischen Krankenhaus ohne Verfügbarkeit einer zusätzlichen Infrastruktur zur Anwendung gebracht werden. Dagegen werden beim sog. »*Snoezelen*« eine (gemütliche) Liegelandschaft, beruhigende Lichteffekte, entspannende Klänge und angenehme Düfte zu einem *multisensorischen Erlebnis* kombiniert, das im Idealfall auf die individuellen Bedürfnisse und Vorlieben des Patienten abgestimmt werden kann. Dies setzt jedoch in der Regel eine entsprechende technische Infrastruktur voraus (z. B. »*Snoezelen-Raum*«) voraus. Aufgrund der vorliegenden Evidenz werden sowohl die Aromatherapie als auch das Snoezelen von der S3-Leitlinie »Demenzen« zur Anwendung bei Patienten mit mittel bis schwer ausgeprägter Demenz empfohlen (DGPPN und DGN 2016).

SPT als alternative Form sensorischer Stimulation

Eine spezielle Form der sensorischen Stimulation insbesondere für Menschen mit schwer ausgeprägter Demenz stellt die *Simulated Presence Therapy* (SPT) dar. Dabei wird dem Betroffenen ein Audio- oder Videoband mit der Stimme und/oder dem Gesicht einer vertrauten Person und deren persönlicher Ansprache vorgespielt, die auf schöne gemeinsame Erlebnisse und Erinnerungen Bezug nimmt (Abraha et al. 2017). Diese Intervention stellt natürlich keine gleichwertige Alternative zur realen persönlichen Zuwendung einer emotional nahestehenden Bezugsperson dar. In Zeiten, in denen eine Bezugsperson nicht persönlich zugegen sein kann, und insbesondere, wenn andere Formen der sensorischen Stimulation (s. o.) ohne Wirkung geblieben sind, könnte der Einsatz der SPT jedoch in Erwägung gezogen werden. Aufgrund der bislang noch unzureichenden Evidenzlage kann eine klare Empfehlung der SPT zum gegenwärtigen Zeitpunkt nicht gegeben werden (Abraha et al. 2017).

3.5.7.10 Trainings- und Schulungsprogramme für professionelle und nicht professionelle Betreuungspersonen

Schulungsangebote für Betreuende auch positiv für Menschen mit Demenz

Obwohl sie nicht unmittelbar, sondern allenfalls indirekt bei den Betroffenen ansetzen, haben *Trainings- und Schulungsprogramme* für professionelle (z. B. Pflegekräfte) und nicht professionelle (z. B. Angehörige, ehrenamtliche Helfer) Betreuungspersonen einen nachweisbar positiven Effekt auf Verhalten, Wohlbefinden und Lebensqualität von Menschen mit Demenz (Haberstroh und Pantel 2011). Dies bestätigt die inzwischen allgemein etablierte Auffassung, wonach z. B. sog. herausforderndes Verhalten als Symptom nicht isoliert vom sozialen Kontext verstanden werden kann. In diesem Sinne ist psychopathologisches Erleben und herausforderndes

Verhalten bei Demenz nicht unikausal als Folge einer krankheitsbedingt gestörten Hirnfunktion erklärbar, sondern vielmehr aus einer Interaktion zwischen Hirnfunktionsstörungen und situativen bzw. sozial definierten Bedingungen.

Adäquate Kommunikation steht im Zentrum aller Trainingskonzepte

Die eingesetzten Interventionen umfassen z. B. *Kommunikationstrainings*, *Validation* und *Trainings zum Verhaltensmanagement bei herausforderndem Verhalten* (vgl. Übersicht in Haberstroh und Pantel, 2011). Einige der untersuchten Maßnahmen sind manualisiert und lassen sich daher je nach Versorgungskontext auch außerhalb der Wirksamkeitsstudien gut in der Versorgungspraxis einsetzen. So steht z. B. zur Durchführung eines gruppenbasierten Kommunikationstrainings für pflegende Angehörige und für professionelle Betreuungskräfte von Demenzkranken das Manual *»Kommunikation bei Demenz«* (*TANDEM-Training;* Haberstroh und Pantel 2011a) zur Verfügung, dessen Einsatz durch den gleichnamigen Ratgeber ergänzt werden kann (Haberstroh et al. 2011).

3.5.7.11 Sonstige Interventionen

Tiergestützte Therapie und verwandte Ansätze

Therapietiere fördern Emotionen und kommunikatives Verhalten

Der Einsatz von z. B. speziell hierfür trainierten Therapiehunden oder anderen Tieren wird unter dem Begriff *Pet Therapy* bzw. *Animal-assisted Therapy* bereits in einigen Altenpflegeeinrichtungen praktiziert. In ersten Beobachtungsstudien konnten positive Wirkungen auf (agitiertes) Verhalten und Kommunikationsvermögen demenzkranker Menschen aufgezeigt werden (Bernabei et al. 2013). Allerdings ist der Einsatz von lebendigen Tieren im Krankenhaus nicht allein aus organisatorischen, sondern auch aus hygienischen Gründen mit teils sehr hohen Hürden verbunden. Als Alternative könnte sich hier der Einsatz von *»Emotionalen Robotern«* anbieten, die in der Lage sind, das Verhalten lebendiger Tiere zu simulieren.

Therapeutischer Einsatz von Robotertechnik auf sozial-emotionaler Ebene

Emotionale Roboter sind technische Systeme oder Artefakte, deren zentrale Funktion darin besteht, *soziale Interaktionen und Kommunikation zu fördern* und den emotionalen sowie spezifisch psychologischen Bedürfnissen von Menschen entgegenzukommen (Kolling et al. 2016). Der medial bekannteste Vertreter dieser Gruppe ist vermutlich die japanische *Roboter-Robbe PARO,* die schon in Pflegeeinrichtungen und auf geriatrischen Krankenhausstationen in Deutschland eingesetzt wird (► Abb. 3.12).

Kuschelroboter als Alternative zur Tiertherapie im Krankenhaus

Der positive Einfluss solcher »Kuschelroboter« auf Kommunikation, Stimmung und Wohlbefinden von Menschen mit Demenz konnte in einer Reihe von Forschungsarbeiten aus der Arbeitsgruppe des PARO-Erfinders Dr. Shibata demonstriert werden (z. B. Shibata und Wada 2011; Wada et al. 2008). Auch zu anderen Roboter-Artefakten existieren einzelne Wirkungsnachweise im gerontopsychiatrischen Bereich. Neueste Studien zeigen für robotikgestützte Interventionen bei Menschen mit Demenz vergleichbare Effekte, wie sie auch bei tiertherapeutischen Maßnahmen beobachtet werden, und eine Überlegenheit der Roboter gegenüber der Verwendung

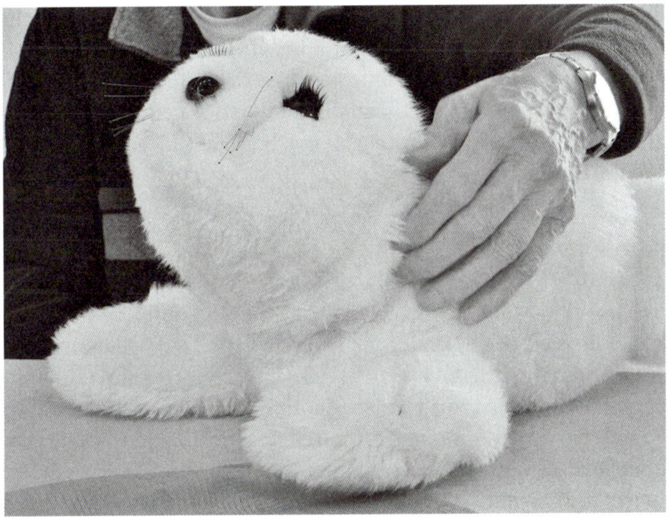

Abb. 3.12: Interaktion mit der Roboter-Robbe PARO im Rahmen des ERimAlter-Projekts (Foto: Arthur Schall)

einfacher (nicht animierter) Puppen oder Stofftiere (Moyle et al. 2017). Wichtig ist hierbei zu betonen, dass ein emotionaler *Roboter als therapeutisches Medium* fungieren sollte, um (ähnlich einem Musikinstrument in der Musiktherapie) eine *kommunikative Interaktion anzuregen oder Emotionen zu evozieren*, doch keinesfalls als Ersatz für menschliche Zuwendung.

Märchenerzählungen

Märchenerzählungen sind ein ganz neuer Therapieansatz

Mit *Märchenerzählungen* als einer psychosozialen Intervention für Menschen mit Demenz wird in den letzten Jahren Neuland betreten. Zwar gibt es auch hier positive Erfahrungen aus der Praxis, jedoch fehlt es bisher an empirischen Wirksamkeitsuntersuchungen. Ein Pionier-Projekt auf diesem Gebiet im deutschsprachigen Raum ist das durch die Alice Salomon Hochschule Berlin wissenschaftlich begleitete »*Es war einmal... MÄRCHEN UND DEMENZ*« (Projektlaufzeit 2012 bis 2015). In Pflegeeinrichtungen wurden die strukturierten und interaktiven Märchenerzählungen für Menschen mit fortgeschrittener Demenz videografiert und mittels Video-Interaktions-Analyse ausgewertet. Zusätzlich wurden leitfadengestützte Interviews mit den beteiligten Märchenerzählerinnen sowie Pflege- und Betreuungspersonen durchgeführt, um praktische Erfahrungen aus unterschiedlichen Perspektiven zu beleuchten. Über die Hälfte der 30 beobachteten Demenzerkrankten beteiligten sich aktiv an den Märchensitzungen, mehr als zwei Drittel erlebten die Veranstaltungen erkennbar als positiv. Als Effekte zeigten sich eine *Steigerung des Wohlbefindens und verstärkte Aktivierung von Verhaltenskompetenzen*, die herausforderndes Verhalten ersetzen (Kollak 2016a). Den Autoren zufolge lässt sich schlussfolgern, dass regelmäßiges und strukturiertes Märchenerzählen als *ressourcen- und bedürfnisorientierte Intervention* zu einem Zugewinn an Lebensqualität bei Menschen mit Demenz beitragen kann und deswegen in Pflegeeinrichtungen angeboten werden sollte. Ähnliches lässt sich auch für Krankenhäuser, die über Demenzstationen verfügen, formulieren. In einer Nachfolgestudie wird aktuell das Entlastungspotenzial solcher Maßnahmen für das Pflegepersonal untersucht.

»Geronto-Clowns«

Lachen ist auch in der Demenztherapie gesund

Der Einsatz von »*Geronto-Clowns*« ist eine ebenfalls relativ neue Entwicklung, die sich wachsender Beliebtheit erfreut. Die ursprünglich im kinderonkologischen Bereich erfolgreich eingesetzten Klinikclowns scheinen auch auf Menschen mit Demenz in ähnlich positiver Weise zu wirken, da sie die Betroffenen auf einer unmittelbar emotionalen Ebene erreichen und ihnen helfen können, sich in einer fremden Krankenhausumgebung geborgener und wohler zu fühlen. *Humor und menschliche Zuwendung* fungieren hierbei als die wichtigsten Wirkfaktoren. Eine bisher noch sehr überschaubare Zahl von Studien gibt erste Hinweise auf die gute Akzeptanz von Klinikclowns auf gerontopsychiatrischen Stationen (Wild et al. 2007) sowie die *förderlichen Auswirkungen auf verbale und nonverbale Kommunikationsparameter* während der interaktiven Clownsvisiten (Kontos et al. 2017).

Wachsendes Interesse für Fortbildungen zu Klinikclowns

Insbesondere ehrenamtliche Helfer können sich mittlerweile zu Klinikclowns speziell für Demenzpatienten fortbilden lassen. Im deutschsprachigen Raum wäre in dieser Hinsicht beispielhaft das *Modellprojekt »Geronto-Clowns für Menschen mit Demenz im Krankenhaus«* zu nennen, an dem aktuell 16 Krankenhäuser in Rheinland-Pfalz teilnehmen. Neben traditioneller Clownerie sind Validation und klientenzentrierte Kommunikation zentrale Schulungsinhalte der Ausbildung. Das Ziel ist, durch humorvolle Stationsbesuche der Geronto-Clowns den Klinikalltag aufzulockern und das hauptamtliche Personal zu entlasten.

Der »Sinnesgarten«

Therapiegärten sind neue Erfahrungsräume für alle Sinne

Ein seit Kurzem immer populärer werdender Ansatz ist die Einrichtung von »*Sinnesgärten*« oder »*Therapiegärten*« in geschützten Außenbereichen von z. B. Altenpflegeeinrichtungen. Verbindliche Kriterien dafür, was einen geeigneten Sinnesgarten für kognitiv eingeschränkte Patienten auszeichnet, gibt es bisher nicht. In der neueren Literatur (z. B. Spring 2016) oder im Internet (unter dem Stichwort »Sinnesgarten und Demenz«) finden sich jedoch zahlreiche Erfahrungsberichte und nützliche Hinweise. Im Idealfall kann ein solcher Garten *sensorische, ästhetische, motorische, kognitive und soziale Anregungen* in einem geschützten und überschaubaren Erfahrungsraum darbieten und damit gerade bei demenzkranken Menschen zur Verbesserung des Wohlbefindens, Steigerung von Lebensqualität und ggf. auch zur Reduktion von agitiertem Verhalten beitragen.

3.5.7.12 Fazit

Einsatz im Krankenhaus lohnt trotz infrastruktureller Herausforderungen

Vor dem Hintergrund der vielversprechenden Erfahrungen in Pflegeheimen und gerontopsychiatrischen Therapieeinrichtungen sowie unter Berücksichtigung aktueller Leitlinienempfehlungen erscheint es sinnvoll, nicht pharmakologische und psychosoziale Interventionen für kognitiv beeinträchtigte Patienten auch während des Aufenthalts in einem somatischen Krankenhaus anzubieten. Allerdings sind Krankenhausstationen keine gerontopsychiatrischen Fachabteilungen und können allein aufgrund der kürzeren Liegezeiten, der unterschiedlichen Personalausstattung, der Infrastruktur und der stets im Vordergrund stehenden somatischen Behandlung nicht direkt mit solchen verglichen werden. Bedacht werden muss darüber hinaus, dass für die Umsetzung vieler der in diesem Kapitel vorgestellten Interventionen mindestens ein Gruppenraum, jedoch auch entsprechend qualifiziertes Personal zur Verfügung stehen sollte. Gleichwohl lässt sich festhalten, dass sich dieser Einsatz lohnt, denn die meisten psychosozialen Maßnahmen können positiv auf die Alltagsfunktionen, das Kommunikationsverhalten, auf psychopathologische und Verhaltenssymptome sowie das emotionale Wohlbefinden und die Lebensqualität von Menschen mit Demenz wirken und damit – im Sinne eines ganzheitlichen Therapieansatzes – auch wünschenswerte Effekte auf den Verlauf der somatischen Erkrankungen entfalten.

Literatur

Abraha I, Rimland JM, Trotta FM et al. (2017) Systematic review of systematic reviews of non-pharmacological interventions to treat behavioural disturbances in older patients with dementia. The SENATOR-OnTop series. BMJ Open 7: e012759.

Argstatter H, Hillecke TK, Brandt J et al. (2007) Der Stand der Wirksamkeitsforschung – Ein systematischer Review musiktherapeutischer Meta-Analysen. Verhaltenstherapie und Verhaltensmedizin, 28(1), 39–61.

Bernabei V, De Ronchi D, La Ferla T et al. (2013) Animal-assisted interventions for elderly patients affected by dementia or psychiatric disorders: a review. J Psychiatr Res 47(6): 762–773.

DGPPN, DGN (2016) S3-Leitlinie »Demenzen«. Revidierte Langversion, Januar 2016. http://www.awmf.org/uploads/tx_szleitlinien/038-013l_S3-Demenzen-2016-07.pdf, Zugriff am 18.3.2018.

Forbes D, Forbes SC, Blake CM et al. (2015) Exercise programs for people with dementia. *Cochrane Database* Syst Rev 15(4): CD006489.

Gates NJ, Sachdev P (2014) Is cognitive training an effective treatment for preclinical and early Alzheimer's disease? J Alzheimers Dis 42 Suppl 4: 551–559.

Göhner A, Hüll M, Voigt-Radloff S (2018) Nichtmedikamentöse Behandlung von Demenz in gerontopsychiatrischen Einrichtungen. Systematischer Überblick. Z Gerontol Geriatr 51(2): 169–183.

Haberstroh J, Neumeyer K, Pantel J (2011) Kommunikation bei Demenz. Ein Ratgeber für Angehörige und Pflegende. Berlin: Springer.

Haberstroh J, Pantel J (Hrsg.) (2011) Demenz psychosozial behandeln. Heidelberg: AKA.

Haberstroh J, Pantel J (2011a) Kommunikation bei Demenz - TANDEM-Trainingsmanual. Berlin: Springer.

Hillecke TK, Wilker F-W (2007) Ein heuristisches Wirkfaktorenmodell der Musiktherapie. Verhaltenstherapie und Verhaltensmedizin 28(1): 62–85.
Hofmann W, Rösler A, Vogel W et al. (2014) Spezialstationen für akut erkrankte, kognitiv eingeschränkte Patienten in Deutschland: Positionspapier. Z Gerontol Geriatr 47(2): 136–140.
Horden P (Hrsg.) (2000) Music as medicine: The history of music therapy since antiquity. Aldershot: Ashgate.
Karakaya T, Pantel J, Fußer F (2014) Demenz und leichte kognitive Beeinträchtigung. In: Pantel J, Schröder J, Bollheimer C, Sieber C, Kruse A (Hrsg.) Praxishandbuch Altersmedizin. Geriatrie – Gerontopsychiatrie – Gerontologie. Stuttgart: Kohlhammer. S. 299–330.
Kollak I (2016) Yoga für Menschen mit Demenz. In: Kollak I (Hrsg.) Menschen mit Demenz durch Kunst und Kreativität aktivieren. Eine Anleitung für Pflege- und Betreuungspersonen. Berlin: Springer. S. 165–190.
Kollak I (2016a) Fairy tale telling effects people with dementia. J Gen Pract (Los Angel) 4: 268.
Kolling T, Baisch S, Schall A et al. (2016) What is emotional about emotional robotics? In: Tettegah SY, Yolanda EG (Hrsg.) Emotions, Technology & Health. Amsterdam: Elsevier Publishing Group. S. 85–103.
Kontos P, Miller K-L, Mitchell GJ et al. (2017) Presence redefined: The reciprocal nature of engagement between elder-clowns and persons with dementia. Dementia 16(1): 46–66.
Matura S, Carvalho AF, Alves GS et al. (2016) Physical exercise for the treatment of neuropsychiatric disturbances in Alzheimer's dementia: possible mechanisms, current evidence and future direction. Curr Alzheimer Res 13(10): 1112–1123.
Mechler-Schönach C (2012) InSzene Kunsttherapie. In: von Spreti, F, Martius P, Förstl H (Hrsg.) Kunsttherapie bei psychischen Störungen. München: Urban & Fischer. S. 19–24.
Moyle W, Jones CJ, Murfield JE et al. (2017) Use of a robotic seal as a therapeutic tool to improve dementia symptoms: a cluster-randomized controlled trial. J Am Med Dir Assoc 18(9): 766–773.
Pantel J (2017) Alzheimer-Demenz: Frühe Diagnostik – Frühe Therapie. Consilium Themenheft Heft 1/2017. S. 2–30.
Pantel J, Oertel-Knöchel, Banzer (2017) Bewegung und Mentale Gesundheit. In: Banzer W (Hrsg.) Körperliche Aktivität und Gesundheit. Präventive und therapeutische Ansätze der Bewegungs- und Sportmedizin. Berlin: Springer. S. 319–340.
Pantel J (2018) Pflegeheimversorgung. In: Jessen F (Hrsg.) Handbuch Alzheimer-Krankheit: Grundlagen – Diagnostik – Therapie – Versorgung – Prävention. Berlin: De Gruyter. S. 591–602.
Rösler A, Hofmann W, von Renteln-Kruse W et al. (2010) Spezialisierte Stationen zur Behandlung von akut erkrankten geriatrischen Patienten mit zusätzlichen kognitiven Beeinträchtigungen in Deutschland. Z Gerontol Geriatr 43(4): 249–253.
Romero B (2004) Selbsterhaltungstherapie: Konzept, klinische Praxis und bisherige Ergebnisse. ZfGP 17: 119–134.
Schall A, Haberstroh J, Pantel J (2015) Time series analysis of individual music therapy in dementia: Effects on communication behavior and emotional well-being. GeroPsych 28(3): 113–122.
Schall A, Tesky VA, Adams A-K et al. (2018) Art museum-based intervention to promote emotional well-being and improve quality of life in people with dementia: The ARTEMIS project. Dementia 17(6): 728–743.
Schmitt B (2011) Kreative Therapieansätze1: Kunst-, Theater- und Tanztherapie. In: Haberstroh J, Pantel J (Hrsg.) Demenz psychosozial behandeln. Heidelberg: AKA. S. 101–114.
Schmitt B, Frölich L (2007) Kreative Therapieansätze in der Behandlung von Demenzen – eine systematische Übersicht. Fortschr Neurol Psychiatr 75: 699–707.

Seitz DP, Brisbin S, Herrmann N et al. (2012) Efficacy and feasibility of nonpharmacological interventions for neuropsychiatric symptoms of dementia in long-term care: a systematic review. J Am Med Dir Assoc 13(6): 503–506.e2.
Shibata T, Wada K (2011) Robot therapy: a new approach for mental healthcare of the elderly - a mini-review. Gerontology 57(4): 378–386.
Spring JA (2016) Design of evidence-based gardens and garden therapy for neurodisability in Scandinavia: data from 14 sites. Neurodegener Dis Manag 6 (2): 87–98.
Tesky VA, Schall A, Pantel J (2016) Kunsttherapeutische Ansätze bei Menschen mit Demenz: Übersicht zum aktuellen Forschungsstand und Ausblick. Musik-, Tanz- und Kunsttherapie 26(2): 79–87.
Ueda T, Suzukamo Y, Sato M et al. (2013) Effects of music therapy on behavioral and psychological symptoms of dementia: a systematic review and meta-analysis. Ageing Res Rev 12(2): 628–641.
Vasionyte I, Madison G (2013) Musical intervention for patients with dementia: a meta-analysis. J Clin Nurs 22(9-10): 1206–1216.
Vink AC, Birks JS, Bruinsma MS et al. (2004, 2013) Music therapy for people with dementia. *Cochrane Database* Syst Rev 3: CD003477.
Voigt-Radloff S (2011) Ergotherapie bei Demenz. In: Haberstroh J, Pantel J (Hrsg.) Demenz psychosozial behandeln. Heidelberg: AKA. S. 135–149.
Wada K, Shibata T, Musha T et al. (2008) Robot therapy for elders affected by dementia. IEEE Eng Med Biol Mag 27: 53–60.
Wild B, Wetzel P, Gottwald U et al. (2007) Clowns in der Psychiatrie? Ein Pilotprojekt. Nervenarzt 78(5): 571–574.

3.6 Wenn Essen und Trinken vergessen werden

Dorothee Volkert und Gabrielle Sieber

3.6.1 Zusammenfassung

Im Verlauf von Demenzerkrankungen kommt es infolge der kognitiven Beeinträchtigungen früher oder später zu Ernährungsproblemen, die mit einer Reduktion der Essmenge und einem erhöhten Mangelernährungsrisiko einhergehen. Mangelernährung erhöht das Risiko für Begleiterkrankungen und trägt auch zum Fortschreiten der Demenzerkrankung bei, was wiederum die Ernährungsprobleme verstärken kann. Die Ernährung benötigt daher besondere Aufmerksamkeit, Ernährungsmaßnahmen sollten fester Bestandteil der Behandlung von Menschen mit Demenz sein.

Ein routinemäßiges Screening und wiederholte Gewichtsmessungen ermöglichen die frühzeitige Erkennung von Mangelernährung. Vorhandene Ernährungsprobleme, Bedürfnisse und Ressourcen müssen individuell geklärt werden, um adäquate Maßnahmen festlegen und ergreifen zu können. In allen Stadien der Demenz kann die orale Ernährung durch ein hochwertiges und ansprechendes, bedürfnisgerechtes Essensangebot in entspannter Atmosphäre, durch individuell angepasste Unterstützung und Beseitigung möglicher Ursachen von Mangelernährung gefördert werden. Reicht das übliche

Essensangebot nicht aus, um den Energie- und Nährstoffbedarf zu decken, können angereicherte Speisen, zusätzliche gehaltvolle Zwischenmahlzeiten, Trinknahrung, Finger Food und Essstationen (»Eat by walking«) zur Steigerung der Energie- und Nährstoffzufuhr eingesetzt werden. Eine künstliche Ernährung sollte nur ausnahmsweise nach sorgfältiger individueller Nutzen-Risiko-Abwägung unter Berücksichtigung des (mutmaßlichen) Patientenwillens zum Einsatz kommen. Für Patienten mit schwerer Demenz oder am Lebensende wird künstliche Ernährung generell nicht empfohlen.

Als Voraussetzung für eine hochwertige Ernährungsversorgung von Demenzpatienten im Krankenhaus sind eine angemessene Ausstattung mit qualifiziertem Personal, regelmäßige Schulung und Fortbildung aller beteiligten Professionen und eine enge interdisziplinäre Kooperation zwingend notwendig.

3.6.2 Ernährungsprobleme bei Demenz

Im Verlauf von Demenzerkrankungen treten früher oder später Ernährungsprobleme auf, die mit einer Reduktiuon der Ess- und Trinkmenge und einem erhöhten Mangelernährungs- und Dehydrationsrisiko einhergehen.

Gewichtsverlust oft bereits vor Demenzdiagnose

Oft wird schon früh im Verlauf der Erkrankung ein unbeabsichtigter Gewichtsverlust festgestellt, teilweise sogar bereits vor der Diagnose einer Demenzerkrankung. Die zugrunde liegenden Mechanismen sind dabei weitgehend unklar. Vermutet werden neurodegenerative Prozesse und inflammatorische Einflüsse, die sich negativ auf den Appetit auswirken. Auch pathologische Veränderungen im olfaktorischen System mit Einbußen der Geruchs- und Geschmackswahrnehmung werden als frühe Ursache für eine reduzierte Essmenge und Gewichtsverlust angesehen (Wirth und Smoliner 2012).

Häufig lässt sich auch schon früh im Verlauf der Erkrankung ein verändertes Ess- und Trinkverhalten beobachten (Keller et al. 2006; Sieber 2014). Die geschmacklichen Vorlieben und Ernährungsgewohnheiten können sich verändern und zu einer einseitigen und unausgewogenen Lebensmittelauswahl führen. Die Betroffenen vergessen schließlich, ob sie bereits gegessen haben und verlieren die Fähigkeit, sich auf das Essen zu konzentrieren, Mahlzeiten zu initiieren und fortzusetzen. Mit fortschreitender Erkrankung wissen die Betroffenen unter Umständen nicht mehr, wozu Besteck, Geschirr und Essen da sind. Es wird mit den Lebensmitteln gespielt oder mit den Fingern gegessen, die Bissen werden sehr lange gekaut und im Mund hin und her geschoben ohne zu schlucken, das Essen wird wieder ausgespuckt oder läuft aus dem Mund.

Verändertes Ess- und Trinkverhalten im Lauf der Erkrankung

Ein ständiger Bewegungsdrang kann zu Unterbrechungen der Mahlzeiten führen, andererseits können auch anhaltende Müdigkeit oder Apathie auftreten, häufig infolge sedierender Medikation, die das Essen ebenfalls behindern.

Symptome der Demenzerkrankung beeinträchtigen die Ernährung

In fortgeschrittenen Stadien kann die Schluckfähigkeit beeinträchtigt sein, verbunden mit der Gefahr der Aspiration. Schließlich kommt es zum völligen Ablehnen von Essen und Trinken.

Altersbegleitende Beeinträchtigungen erschweren Nahrungszufuhr

Zu diesen demenzspezifischen Symptomen und Ernährungsproblemen kommen auch bei Menschen mit Demenz weitere altersbegleitende Beeinträchtigungen, Behinderungen und Komorbiditäten hinzu, die die Ernährung erschweren und die Entstehung einer Mangelernährung begünstigen. Hier sind die mit fortschreitendem Alter auftretende Appetitreduktion (»Altersanorexie«), Kaubeschwerden, zunehmende körperliche Gebrechlichkeit und Behinderungen, Einsamkeit und Depressionen zu nennen, insbesondere aber auch akute Krankheitsepisoden mit Anorexie, Schmerzen, Übelkeit und ggf. erhöhtem Energie- und Nährstoffbedarf sowie unerwünschte Medikamentennebenwirkungen wie Geschmacks- und Geruchsbeeinträchtigungen, Mundtrockenheit oder Vigilanzstörungen.

3.6.3 Folgen von Mangelernährung und Dehydration

Mangelernährung hat gravierende gesundheitliche Folgen

Die Folgen einer Mangelernährung sind bei Menschen mit Demenz nicht wesentlich anders als bei Personen ohne Demenz. So geht Mangelernährung gleichermaßen mit einem Abbau der Muskelmasse, mit körperlicher Schwäche und mit Einbußen der Funktionalität und Leistungsfähigkeit einher. Sarkopenie und Gebrechlichkeit werden verstärkt, das Risiko für Stürze und Frakturen steigt. Ein erhöhtes Risiko für Infektionen, Dekubitus und andere Begleiterkrankungen sind weitere Folgen (Gilette Guyonnet et al. 2007). In einer Studie mit Pflegeheimbewohnern mit fortgeschrittener Demenz war das Auftreten von Ernährungsproblemen mit einem signifikant erhöhten Mortalitätsrisiko verbunden (Mitchell et al. 2009).

Darüber hinaus verstärken Nährstoffdefizite auch die kognitiven Beeinträchtigungen. Mangelernährung kann schon zu Beginn der Erkrankung aber auch im gesamten weiteren Verlauf zu einer signifikanten Progression der Erkrankung führen und auch Ursache vermehrter Verhaltensstörungen sein (Ouset et al. 2008; Soto et al. 2008; White et al. 1998; White et al. 2004). Somit ensteht ein Teufelskreis (▸ Abb. 3.13), in dem sich Demenz und Mangelernährung gegenseitig verstärken.

Auch Dehydrationszustände äußern sich bei Demenz nicht grundsätzlich anders als bei Patienten ohne Demenz. Durch Flüssigkeitsdefizite kann ein akuter, in der Regel reversibler Verwirrtheitszustand (Delirium) die Symptomatik der Demenz verstärken. Die Flüssigkeitszufuhr wird dadurch oft weiter eingeschränkt, so dass sich auch hier leicht ein Teufelskreis entwickelt.

Probleme beim Essen und Trinken belasten die Pflegepersonen

Weiterhin muss hervorgehoben werden, dass Probleme beim Essen und Trinken und die dadurch drohende Mangelernährung und Dehydration eine nicht zu unterschätzende Belastung für die Pflegepersonen darstellen, die sich für eine ausreichende Ernährung verantwortlich fühlen. Insbesondere die mit der Demenz einhergehenden Verhaltensveränderungen erfordern vermehrte Aufmerksamkeit, Zeit und Geduld.

In fortgesschrittenen Demenzstadien kann das Ablehnen von Nahrung und Flüssigkeit zu belastenden ethischen Konfliktsituationen führen.

Abb. 3.13: Teufelskreis von Demenz und Mangelernährung (modifiziert nach Volkert et al. 2015, S. 1056, mit freundlicher Genehmigung von Elsevier)

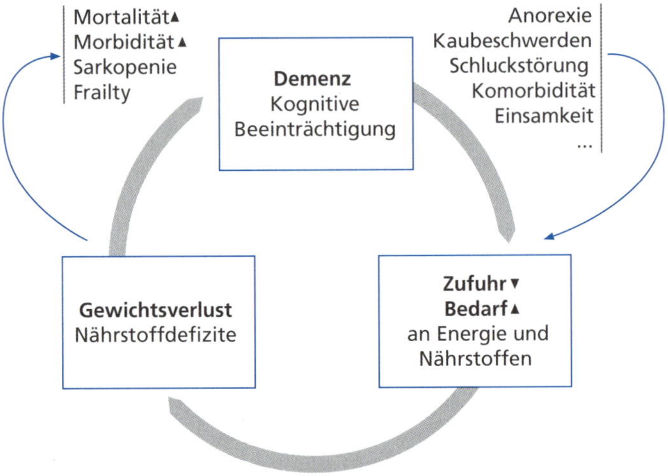

3.6.4 Maßnahmen zur Förderung bedürfnis- und bedarfsgerechter Ernährung

Maßnahmen zur Förderung einer bedürfnis- und bedarfsgerechten Ernährung sind vor dem Hintergrund der begrenzten Wirksamkeit derzeit verfügbarer Medikamente besonders relevant, da sie wesentlich zu Gesundheit und Wohlbefinden beitragen können.

Vielfältige Maßnahmen unterstützen bedürfnis-/bedarfsgerechte Ernährung

Diesbezügliche Strategien betreffen die Gestaltung des Speisen- und Getränkeangebots, gehen über direkte Ernährungsmaßnahmen jedoch weit hinaus. Zunächst ist eine detaillierte Erfassung der Ernährungssituation erforderlich, um vorliegende Ernährungsprobleme, aber auch Bedürfnisse zu identifizieren. Darauf aufbauend kann durch diverse Maßnahmen eine angemessene orale Ernährung unterstützt werden. Reicht die orale Ernährung schließlich nicht aus, kommt generell auch bei Menschen mit Demenz eine künstliche Ernährung in Frage.

Evidenzbasierte Empfehlungen zur Ernährung bei Demenz finden sich in der Leitlinie »Ernährung bei Demenz« der europäischen Fachgesellschaft für klinische Ernährung und Stoffwechsel (ESPEN) (Volkert et al. 2015) und ihrer deutschen Kurzfassung (Volkert et al. 2016). Im Folgenden werden die wesentlichen Inhalte praxisorientiert dargestellt, der nachfolgende Kasten zeigt mögliche Maßnahmen im Überblick.

Maßnahmen zur Förderung der Ernährung bei Demenz

Erfassung der Ernährungssituation

- Körpergewicht und Gewichtsverlauf
- Essverhalten und Ernährungsgewohnheiten:
  - Ess- und Trinkprotokolle

  - Ess- und Trinkbiographie
  - Fragebögen zur Erfassung von problematischem Essverhalten
- Ursachen von Ernährungsproblemen

Unterstützung der oralen Ernährung

- Beseitigung möglicher Ursachen von Mangelernährung
- Essanregende Mahlzeitengestaltung
  - entspannte Atmosphäre, Ruhe und genügend Zeit
  - Schutz vor Ablenkung
  - angemessene Tischgestaltung, geeignete Essutensilien
- Angemessene Unterstützung zur Förderung einer ausreichenden Ernährung
  - begrenzte Anzahl an Bezugspersonen
  - positive, personzentrierte Beziehungsgestaltung

Gestaltung der Ernährung

- vielfältiges, optisch und geruchlich ansprechendes Essensangebot, das den allgemeinen Empfehlungen für eine gesund erhaltende Ernährung sowie den individuellen Bedürfnissen und Vorlieben entspricht
- bei geringer Essmenge Anreicherung der Speisen mit gehaltvollen Lebensmitteln und/oder Nährstoffkonzentraten
- (gehaltvolle) Zwischenmahlzeiten
- attraktive konsistenzadaptierte Kost bei Kau- und Schluckstörungen
- Finger Food
- restriktive Diäten vermeiden
- bei unzureichender Ernährung Trinknahrung

Sondenernährung und parenterale Ernährung

3.6.4.1 Erfassung der Ernährungssituation

Körpergewicht und Gewichtsverlauf

Generell besteht bei Demenzpatienten im Krankenhaus aufgrund der Akuterkrankung und der kognitiven Beeinträchtigungen zumindest ein Risiko für Mangelernährung. Das routinemäßige Screening auf Mangelernährung dient somit dazu, Patienten mit manifester Mangelernährung zu identifizieren. Zentrale Kriterien sind dabei ein unbeabsichtigter Gewichtsverlust und eine reduzierte Körpermasse (Body-Mass-Index, BMI < 20 kg/m^2) (Volkert et al. 2013; Volkert et al. 2015). Auch die Kurzform des »Mini Nutritional Assessment« (MNA) ist zum Screening bei Menschen mit Demenz geeignet. Neben Gewichtsverlust und BMI werden dabei eine geringe Essmenge und akute Erkrankungen, psychische Situation und Mobilität berücksichtigt (Guigoz et al. 2002).

Regelmäßiges Wiegen ermöglicht frühzeitiges Erkennen von Gewichtsveränderungen

Im Verlauf der Erkrankung ist zudem eine enge Überwachung und Dokumentation des Körpergewichts sinnvoll, um Gewichtsveränderungen frühzeitig wahrzunehmen (Volkert et al. 2015). In Akutsituationen sollten die Patienten in kürzeren Abständen, z. B. wöchentlich oder vierzehntägig, gewogen werden. Sowohl eine (weitere) Verschlechterung als auch ein Ansprechen auf Ernährungsinterventionen lassen sich dadurch erkennen.

Während regelmäßiges Wiegen in frühen, leichten und mäßigen Demenzstadien unabdingbar ist, kann es in fortgeschrittenen Krankheitsstadien unter Umständen zu einer gravierenden Belastung für die Beteiligten werden und dann mehr schaden als nützen. In dieser Situation sollte sich der Fokus auf die tägliche Essmenge und die individuellen Ernährungsprobleme verlagern, die dann die Grundlage einer individualisierten Palliativversorgung darstellen.

Essverhalten und Ernährungsgewohnheiten

Um übliche Gewohnheiten ebenso wie Schwierigkeiten beim Essen und Trinken zu identifizieren, ist neben der Befragung der Betroffenen und ihrer Angehörigen eine aufmerksame *Beobachtung* der Mahlzeiteneinnahme wichtig.

Protokolle sind zur Einschätzung der Ess- und Trinkmenge hilfreich

Einfache *Tellerprotokolle* erlauben eine rasche, grobe Einschätzung der Essmenge über mehrere Mahlzeiten und Tage. Bei jeder Mahlzeit wird die verzehrte Menge als Anteil des Angebots grob in Viertelportionen eingeschätzt. Im Laufe mehrerer Tage kann so ein grober Überblick über die Essmenge gewonnen werden.

Neben der verzehrten Menge ist jedoch auch die Zusammensetzung der Ernährung von Bedeutung. Bei sehr selektiver Auswahl einzelner Lebensmittel oder Speisen sind *differenziertere Ernährungsprotokolle* mit genauerer Erfassung der konsumierten Mengen einzelner Lebensmittel und Getränke sinnvoll. Die nachfolgende Nährwertberechnung, die durch qualifizierte Ernährungsfachkräfte erfolgen muss, liefert Informationen über die Energie- und Nährstoffaufnahme und kann Versorgungslücken aufzeigen. Durch Dokumentation in der Krankenakte steht die Information Ärzten und Pflegenden zur Verfügung und kann als Grundlage für Therapieentscheidungen herangezogen werden.

Ess- und Trinkprotokolle sind zudem wertvoll, um aktuelle Vorlieben und Abneigungen sowie typische Ess- und Trinkmuster in Erfahrung zu bringen, deren Kenntnis eine wichtige Grundlage für die Planung erfolgreicher Ernährungsmaßnahmen darstellt.

Ess- und Trinkbiografien liefern Hinweise auf Vorlieben und Bedürfnisse

Weitere Ansatzpunkte für möglicherweise hilfreiche Interventionen können durch gezielte Befragung nach früher gern konsumierten Gerichten und Getränken und nach bestimmten Ernährungstraditionen oder -ritualen, z. B. bevorzugte Essenszeiten – sogenannte *Ess- und Trinkbiografien* – gefunden werden. Lebensmittelunverträglichkeiten (z. B. bei Laktoseintoleranz) und diätetische Erfordernisse (z. B. bei schwerer Niereninsuffizienz) müssen für eine bedürfnisgerechte Gestaltung der Ernährung ebenfalls abgeklärt werden. Nicht zuletzt sollten die Wünsche und Vorstellungen hinsichtlich enteraler und parenteraler Ernährung bekannt sein, um im Bedarfsfall dem (mutmaßlichen) Willen des Betroffenen gerecht werden zu können.

Problematisches Essverhalten kann mit standardisierten Fragebögen erfasst werden

Zum Erkennen und Konkretisieren von *problematischem Essverhalten* demenzkranker Menschen stehen mehrere standardisierte Instrumente zur Verfügung, z. B. »Adverse Feeding Behaviour Inventory« (AFBI oder Blandford Scale) (Blandford et al. 1998), »Edinburgh Feeding Evaluation in Dementia Questionnaire« (EdFED-Q) (Watson et al. 1994) und »Eating Behaviour Scale« (EBS) (Tully et al. 1998). Leider ist keines dieser Instrumente für den deutschsprachigen Gebrauch validiert. Dennoch können die Fragebögen hilfreich sein, um die individuell bestehende Problematik genauer zu analysieren und gezielte Unterstützungsangebote ableiten zu können. Der nachfolgende Kasten zeigt beispielhaft die deutsche Übersetzung der Blandford Scale.

Blandford Scale (Kolb 2007)

Ablehnendes Verhalten des Kranken

- wendet den Kopf zur Seite
- hält die Hände abwehrend vor den Mund
- schiebt den Löffel weg
- schlägt nach dem Pflegenden
- wirft mit dem Essen

Dyspraxie/Agnosie

- muss verbal zum Essen gedrängt werden
- isst mit den Fingern statt mit Besteck
- unfähig, mit Besteck zu essen
- spielt mit dem Essen, ohne zu essen
- versucht, nicht Essbares zu essen
- läuft während des Essens vom Tisch weg
- beachtet die Nahrung nicht

Selektives Verhalten

- verlangt nach besonderem Essen oder lehnt die Nahrung ab
- verlangt nach besonderem Essen, probiert es, beklagt sich und isst nicht weiter
- lehnt mehrere verschiedene Nahrungsmittel ab
- isst geringe Mengen und lehnt weitere Nahrung ab
- bevorzugt flüssige Nahrung (> 50 % der Nahrungsaufnahme)
- akzeptiert nur flüssige Nahrung

Oropharyngeale Dysphagie

- öffnet den Mund nur bei direktem physischen Kontakt mit dem Löffel
- presst die Lippen zusammen
- hält den Mund fest verschlossen und beißt die Zähne zusammen
- ständige Zungen- und Lippenbewegungen verhindern die Nahrungsaufnahme
- nimmt die Nahrung in den Mund und stößt sie wieder aus
- nimmt Nahrung auf, aber schluckt sie nicht
- nimmt Nahrung auf, aber schließt den Mund nicht; Nahrung fließt aus dem Mund

Pharyngoösophageale Dysphagie

- hustet oder würgt bei der Nahrungsaufnahme
- gurgelnde Stimme

Abhängigkeit beim Essen

- zeigt wenigstens ein Merkmal gestörten Verhaltens beim Essen, isst aber selbstständig
- Essen muss gelegentlich eingegeben werden
- isst nur, wenn das Essen eingegeben wird

Ursachen von Ernährungsproblemen

Ursachen geringer Essmengen sind systematisch abzuklären

Bei Appetitlosigkeit und geringer Essmenge sowie einem unbeabsichtigten Gewichtsverlust müssen die zugrunde liegenden Ursachen systematisch eruiert werden. Dabei ist zu beachten, dass Ess- und Trinkschwierigkeiten nicht isoliert, sondern in einem breiten Kontext von funktionellen, physischen, psychischen, sozialen, kulturellen und Umgebungsfaktoren auftreten und meist mehrere Faktoren zusammenwirken.

Generell kommen auch bei Menschen mit Demenz alle üblichen Ursachen für Mangelernährung in Frage (▸ Tab. 3.13). Da aber Demenzkranke die Symptome oder Ursachen (z. B. Übelkeit, Schmerzen, Zahnprobleme) meist nicht mehr selbst benennen können, müssen die betreuenden Personen die Situation hinterfragen und analysieren: Kann der Demenzkranke z. B. aufgrund von Zahnschmerzen oder Entzündungen im Mund nicht kauen? Kann er aufgrund von Mundtrockenheit nicht schlucken? Kann er die angebotenen Speisen aufgrund ihrer harten oder krümeligen Konsistenz nicht kauen oder nicht schlucken? Liegt es an einer gestörten Interaktion zwischen der Pflegeperson und dem Menschen mit Demenz oder an unliebsamen Tischnachbarn, dass nur wenig gegessen wird oder lenkt eine störende Geräuschkulisse vom Essen ab? Hat die demente Person Schmerzen, die sie aufgrund seiner eingeschränkten Kommunikationsfähigkeit nicht äußern kann? Sind es Nebenwirkungen von Medikamenten oder ist er einfach müde und braucht seine Mahlzeiten vielleicht zu einer anderen Uhrzeit? Genaue Beobachtung, Geduld und gutes Einfühlungsvermögen sind oft erforderlich, um den Ursachen im Einzelfall auf die Spur zu kommen. Einfache Checklisten mit allen generell in Frage kommenden Ursachen, wie z. B. im PEMU-Assessment (Schreier et al. 2009), können dabei hilfreich sein.

Tab. 3.13: Mögliche Ursachen und Maßnahmen bei Mangelernährung (modifiziert nach Volkert et al. 2013, S. e4)

Mögliche Ursachen	Mögliche Maßnahmen
Kauprobleme	• Mundpflege • zahnärztliche Behandlung • Anpassung der Nahrungskonsistenz
Schluckprobleme	• Untersuchung der Schluckfunktion • Schlucktraining • Anpassung der Nahrungskonsistenz
Mundtrockenheit (Xerostomie)	• Medikamente auf unerwünschte Nebenwirkung prüfen – Medikation ggf. ändern • ausreichende Flüssigkeitszufuhr gewährleisten • Mundpflege, Mundspülung
Eingeschränkte Mobilität, Immobilität	• Physiotherapie • Bewegungsgruppen • Krafttraining • Hilfe beim Einkaufen und Kochen • Essen auf Rädern
Psychische Störungen (z. B. depressive Verstimmung, Depression, Angst)	• angemessene medizinische Behandlung • Essen in Gesellschaft • angenehme Umgebung und Atmosphäre beim Essen • Gruppenaktivitäten, Beschäftigungstherapie
Akute Krankheit, (chronische) Schmerzen	• angemessene medizinische Behandlung
Unerwünschte Nebenwirkungen von Medikamenten (z. B. Übelkeit, Apathie)	• Medikation prüfen • Reduktion der Polypharmazie • Modifikation der Dosis bzw. Uhrzeit der Gabe • Austausch von Medikamenten
Soziale Probleme (z. B. inadäquate Unterstützung, familiäre Konflikte)	• angemessene Unterstützung beim Essen • gemeinsame Mahlzeiten • angenehme Gesellschaft beim Essen • Gespräche mit Angehörigen zur Konfliktlösung

3.6.4.2 Unterstützung der oralen Ernährung

Beseitigung möglicher Ursachen von Mangelernährung

Als grundlegende Voraussetzung für eine ausreichende Essmenge müssen identifizierte Ursachen der Ernährunsgprobleme soweit wie möglich beseitigt bzw. behandelt werden.

An erster Stelle steht dabei die adäquate Therapie vorhandener Erkrankungen (z. B. Infektionen, Depressionen, gastrointestinale Störungen), die einerseits Appetit und Essmenge beschränken und andererseits den Bedarf an Energie und Nährstoffen erhöhen. Ein wichtiges Augenmerk benötigt in diesem Zusammenhang die Medikamentenverordnung, die möglichst wenig durch unerwünschte Nebenwirkungen mit der Ernährung interferieren soll. Sowohl eine Reduktion der Medikamentenanzahl und Austausch von Medikamenten mit unerwünschten Nebenwirkungen wie Anorexie, Geschmacksveränderungen, Xerostomie, Übelkeit oder Somnolenz während der Mahlzeiten als auch die Dosierung und der Zeitpunkt der Einnahme sind dabei zu bedenken (▸Kap. 3.5.3).

Mögliche Esshemmnisse müssen so weit wie möglich beseitigt werden

Weiterhin elementar für die Ernährung ist die Beseitigung von Problemen im Mund- und Zahnbereich. Neben zahnärztlicher Behandlung sind sorgfältige Mundpflegemaßnahmen nicht nur zur Behandlung, sondern vor allem auch zur Vorbeugung von Kauproblemen wichtig. Therapeutische Unterstützung sollte durch Logopäden bei Schluckstörungen, durch Ergotherapeuten, die zum Essen anleiten, sowie durch Physiotherapeuten, die durch körperliche Aktivität den Appetit und Erhalt der funktionellen Essfähigkeit fördern, erfolgen. Weitere Beispiele für mögliche Maßnahmen sind in Tabelle 3.14 zusammengestellt (▸Tab. 3.13).

Generell sind Interventionen jedoch nur indiziert, solange sie klinisch angemessen sind. Ist eine Maßnahme mit beträchtlichen Belastungen verbunden (z. B. eine komplexe Zahnbehandlung oder ein größerer chirurgischer Eingriff bei einem gebrechlichen Patienten mit fortgeschrittener Demenz), müssen Belastung und Risiken sorgfältig mit dem erwarteten Nutzen abgewogen werden.

Mahlzeitengestaltung

Mahlzeiten sollen in ruhiger und entspannter Atmosphäre stattfinden

Zur Förderung einer ausreichenden Ernährung spielt die Atmosphäre bei den Mahlzeiten eine entscheidende Rolle. Die Umgebung soll dabei einerseits Schutz vor Ablenkung, z. B. durch Geräusche oder unnötige Gegenstände auf dem Esstisch, bieten und andererseits möglichst zum Essen anregen.

Zu viele Reize reduzieren deutlich die Aufmerksamkeit sowie Orientierung und führen zu Verwirrung. Bei der Tischgestaltung sollte darauf geachtet werden, dass keine gefährdenden und nur die notwendigen Objekte aufgetischt sind. Diese sollten aufgrund ihrer Textur, Kontur und Farbe leicht voneinander unterscheidbar sein. Eine Studie bei Pflegeheimbewohnern mit schwerer Alzheimer-Demenz zeigt auf, dass durch farbiges Geschirr, das sich vom Untergrund und von den Speisen deutlich abhebt, die Ess- und Trinkmenge gesteigert werden kann (Dunne et al. 2004).

Gemeinsame Mahlzeiten fördern Geselligkeit und Gemeinschaft

Wenn möglich sollten die Mahlzeiten in einem gemeinsamen Speisezimmer eingenommen werden. Essen in Gesellschaft regt den Appetit und zum selbstständigen Essen an. Die Mahlzeitensituation soll dabei auch in Institutionen so gestaltet werden, dass sich die Tischgäste wohlfühlen und entspannt essen können. Miteinander am Tisch sitzen, Geselligkeit, Entspannung und das Gefühl der Verbundenheit bei einer Mahlzeit sind zentrale Aspekte für Wohlbefinden und Lebensqualität.

In Pflegeheimen haben sogenannte »family style meals« zu einer erhöhten Energieaufnahme geführt: Eine betreuende Person nimmt gleichzeitig mit ca. sechs Bewohnern die Mahlzeit ein und die Speisen werden nicht vorportioniert, sondern im Schöpfsystem serviert. Auch die positiven Effekte einer angenehmen Umfeldgestaltung, z. B. durch angemessene Beleuchtung, ansprechende Raum- und Tischdekoration, Vermeidung von Lärm und Ablenkung oder leise Musik bei den Mahlzeiten sind in mehreren randomisierten Studien in Pflegeheimen gut belegt (Bunn et al. 2016; Liu et al. 2013; Whear et al. 2014). Ebenfalls im Pflegeheim wurde in einer Studie beobachtet, dass ein Aquarium im Essbereich die Essmenge der Bewohner mit schwerer Alzheimer-Demenz steigern kann (Edwards und Beck 2013).

Untersuchungen während der Essenszeiten sollten tabu sein. Die britische Initiative der ungestörten Mahlzeiten (»protected mealtimes«) in Krankenhäusern kann hier als Vorbild dienen (Christie NHS Foundation Trust).

Angemessene Unterstützung zur Förderung einer ausreichenden Ernährung

Selbstständiges Essen und Trinken soll unterstützt werden

Menschen mit Demenz sollen so lange wie möglich selbstständig essen und trinken und während der gesamten Mahlzeit nicht durch zeitgleiche andere Handlungen gestört werden.

Mit Fortschreiten der Krankheit steigt der Betreuungs- und Hilfebedarf beim Essen und Trinken und es wird zunehmend individualisierte Unterstützung benötigt, die sich einfühlsam an den vorhandenen Fähigkeiten und spezifischen Problemen orientiert. Ein aufdrängendes Verhalten irritiert und löst eher ablehnende Reaktionen aus.

Unterstützung beim Essen und Trinken ist individuell

Damit der Mensch mit Demenz den Ablauf der Nahrungsaufnahme und den Schluckvorgang nicht vergisst, braucht er beispielsweise ein Gegenüber, das schrittweise die einzelnen Tätigkeiten vormacht und erklärt. Ein Auffüllen des Tellers, ein Reichen des Getränks begleitet von aufmunternden, humorvollen und vertrauten Redewendungen können hilfreich sein. Die Fähigkeit zum Nachahmen bleibt auch bei schwerer Demenz erhalten. Allerdings ist es für die demenzerkrankte Person dann anstrengend, sich für eine längere Zeitspanne auf eine Tätigkeit zu fokusieren und die Verarbeitung von komplexen Handlungsabläufen wie Essen und Trinken können überfordern und verwirren. Ein einfaches verbales Auffordern oder ein Vormachen reichen dann alleine nicht mehr aus. Der Ess- und Trinkvorgang muss mit taktilem Impulsgeben (Führen der Hand, des Arms) bis zum Essenanreichen zusätzlich unterstützt werden. Dabei müssen sich die Pflegenden komplett auf die Gefühle, die Ressourcen sowie den Essrhythmus des Menschen mit Demenz einstellen und möglichst viel Selbstständigkeit zulassen. Zeit, Geduld und Einfühlungsvermögen sind dabei unerlässlich. Verhaltensauffälligkeiten und das Nichteinhalten von sozialen Regeln am Tisch erfordern ein besonders einfühlendes, nicht wertendes Verstehen. Tischsitten sollten nicht allzu sehr kontrolliert werden, ein einfaches Erklären und Vormachen helfen mehr.

Da eine einzelne Mahlzeit bis über 40 Minuten dauern kann (Simmons und Schnelle 2004), übersteigt der personelle Aufwand für die Betreuung bei den Mahlzeiten das übliche Maß bei weitem. Dies muss bei der Personalplanung entsprechend berücksichtigt werden. Der Einsatz von freiwilligen, geschulten Helfern kann personelle Entlastung bieten (▸ Kap. 2.2.3).

Essensunterstützung durch möglichst wenige, vertraute Bezugspersonen

Essen und Trinken eingeben ist ein intimer Akt, der mit Wohlbefinden einhergehen muss. Eine positive, personzentrierte Beziehungsgestaltung ist deshalb von zentraler Bedeutung. Der demenzkranken Person sollte eine begrenzte Anzahl an Bezugspersonen zugeordnet werden, die für die Nahrungsaufnahme verantwortlich sind. Nur so kann ein interpersonelles Vertrauensverhältnis entstehen, das die (leibliche) Kommunikation verbessert und die Nahrungsaufnahme fördert.

Tabelle 3.14 gibt einen Überblick über mögliche Unterstützungsmaßnahmen bei spezifischen Problemen (▸ Tab. 3.14).

Tab. 3.14: Essprobleme und mögliche Maßnahmen (Volkert, Essprobleme bei Demenz und mögliche Maßnahmen. Berlin: DeGruyter, 2015, S. 121)

Problem	Spezifische Maßnahmen	Allgemeine Maßnahmen
Hyperaktives Verhalten (Unkonzentriertheit, Unruhe) • unterbricht Essen und Trinken • steht vom Tisch auf und geht weg	• Ablenkungen durch das Umfeld vermeiden (z. B. Radio, Fernseher, Lärm durch andere Personen etc.) • beruhigende Maßnahmen (z. B. ruhige Musik) • »Eat by walking«, Imbissstationen	• feste Bezugsperson • Rituale vor und während den Mahlzeiten • Essen in entspannter Umgebung • Essen in Gesellschaft • Selbständigkeit zulassen und fördern • verbale Ermunterung • sorgfältige leibliche Kommunikation (kein körperlicher Zwang!): – Hand zum Glas/Besteck/Teller führen – Arm/Hand zum Mund führen – Lippen mit Löffel berühren
Hypoaktives Verhalten (Schläfrigkeit, Müdigkeit, Apathie) • schließt die Augen • schläft ein	• Medikamente überprüfen • Tagesrhythmus überprüfen • Zeiten der Mahlzeiten anpassen	

Tab. 3.14: Essprobleme und mögliche Maßnahmen (Volkert, Essprobleme bei Demenz und mögliche Maßnahmen. Berlin: DeGruyter, 2015, S. 121) – Fortsetzung

Problem	Spezifische Maßnahmen	Allgemeine Maßnahmen
Agnosie/Apraxie • beginnt nicht zu essen • erkennt und beachtet das Essen nicht • benutzt Besteck nicht oder falsch • spielt mit dem Essen • Nahrung entweicht aus dem Mund • sammelt Speisen im Mund • schluckt nicht	• Sehfähigkeit abklären • mit demenzkranker Person gleichzeitig Essen; • Essen und Trinken vormachen • Essen und Trinken initiieren durch verbale und leibliche Kommunikation • mit den Fingern essen lassen	• Essenszeiten anpassen • genügend Zeit zum Essen lassen • Essutensilien anpassen (z. B. Besteck mit langem Griff, behindertengerechtes Besteck) • wenig Utensilien auftischen • orale Stimulation durch bevorzugte und vertraute Speisen und Getränken • Finger Food • Zwischenmahlzeiten anbieten • Sinne gezielt anregen (z. B. durch Gerüche, Form und Farbe der Speisen)
Ablehnendes Verhalten • stößt Essen und Trinken weg • stößt Hand der unterstützenden Person weg • wendet den Kopf zur Seite • öffnet den Mund nicht • spuckt Essen aus	• Ausschluss von pflegerischen oder medizinischen Ursachen	
Aggressives Verhalten • wirft Essen/Essutensilien herum • beschimpft und schlägt unterstützende Person	• beruhigende Maßnahmen	

3.6.4.3 Gestaltung der Ernährung

Energie- und Nährstoffbedarf sind bei Demenz nicht grundlegend anders

Generell gelten für Menschen mit Demenz die gleichen Empfehlungen für die Energie- und Nährstoffzufuhr wie für gesunde ältere Menschen (DGE 2017), da es bisher keine Hinweise auf einen grundlegend veränderten Energie- und Nährstoffbedarf gibt. Zu beachten ist jedoch, dass der Energiebedarf bei eingeschränkter körperlicher Aktivität, z. B. bei Immobilität, Apathie oder Somnolenz, deutlich reduziert und bei starker Unruhe und ständigem Umhergehen (Hyperaktivität) stark erhöht sein kann. Essensangebot und Essmenge müssen jeweils entsprechend angepasst werden, so dass das Körpergewicht möglichst stabil bleibt.

Vielseitige und abwechslungsreiche Ernährung

Das Lebensmittelangebot sollte möglichst vielseitig und abwechslungsreich sein, mehrmals täglich sollten Obst und Gemüse, Milch bzw. Milchprodukte und Getreideprodukte auf dem Speiseplan stehen und zu jeder Hauptmahlzeit ist das Angebot hochwertiger Proteinquellen – in Form von Milchprodukten, Fleisch, Fisch, Eiern oder Hülsenfrüchten – wünschenswert. Daneben sollten bewusst ballaststoffreiche Lebensmittel – Vollkornprodukte, Obst und Gemüse – gewählt und auf eine ausreichende Flüssigkeitszufuhr – ca. 1,5 L Trinkmenge täglich – geachtet werden. Konkrete Empfehlungen zur Gestaltung des Speisenangebots finden sich in den Qualitätsstandards der Deutschen Gesellschaft für Ernährung für die Verpflegung in Krankenhäusern (DGE 2015a), Rehabilitationskliniken (DGE 2015b) und stationären Senioreneinrichtungen (DGE 2015c).

Essensangebot muss individuelle Bedürfnisse berücksichtigen

Angesichts des hohen Mangelernährungsrisikos muss sich das Essensangebot weitestgehend nach den individuellen Bedürfnissen und *Vorlieben* richten. Dies ist eine Grundvoraussetzung für eine ausreichende Ernährung und in allen Krankheitsstadien wichtig, um die Lust am Essen zu erhalten. Insbesondere bei geringer Essmenge und ablehnendem Essverhalten treten die Empfehlungen bezüglich einer ausgewogenen und gesunden Ernährung in den Hintergrund und es müssen solche Speisen angeboten werden, die von dem demenzkranken Menschen mit Genuss und in ausreichender Menge gegessen werden. Dies können auch ungewöhnliche Kombinationen, z. B. Salat mit Zucker, sein.

Restriktive Diäten sollen möglichst vermieden werden

Alle Arten von *Diäten*, wie salz-, cholesterin- oder zuckerarme Diäten, die die Lebensmittelauswahl einschränken (restriktive Diäten) und dadurch die Essmenge und das Vergnügen am Essen reduzieren, sollten so weit wie möglich vermieden werden. Der Nutzen dieser Diäten ist bei älteren Menschen nicht belegt und ein möglicher präventiver Langzeiteffekt im hohen Alter nicht mehr relevant. Selbstverständlich muss dennoch auf nicht verträgliche Lebensmittel bei Intoleranzen oder Allergien verzichtet werden und selbstgewählte Einschränkungen, z. B. aus kulturellen oder religiösen Gründen, sind zu respektieren. In Einzelfällen, z. B. bei schwerer Niereninsuffizienz, müssen Nutzen einer bestimmten Diät und Risiko für Mangelernährung sorgfältig abgewogen werden.

Leicht zugängliche Zwischenmahlzeiten und Getränke

Neben regelmäßigen Hauptmahlzeiten sollten *Zwischenmahlzeiten* bei Bedarf und auch zu ungewöhnlichen Tages- oder Nachtzeiten verfügbar sein, da sich die bevorzugten Essenszeiten individuell verschieben können (Young und Greenwood 2001).

Außerdem muss auf eine attraktive und *appetitanregende Form* des Essensangebots geachtet werden. Sensorische Eigenschaften wie Aussehen, Geruch, Geschmack und Textur der Speisen spielen eine zunehmend wichtige Rolle, da eine gezielte Ansprache der Sinne meist lange im Krankheitsverlauf möglich ist. Insbesondere Gerüche vertrauter Speisen sind vielfach mit Erinnerungen verbunden und können Reaktionen hervorrufen, die zu beobachten und zu berücksichtigen sind. Allein der Duft von bekannten Speisen kann zum Essen anregen. Dies kann im Krankenhaus auch durch Kochen auf der Station oder am Krankenbett mit einer mobilen Küche erreicht werden (Biedermann 2011).

Pürierte Kost muss attraktiv und möglichst gehaltvoll sein

Insbesondere bei konsistenzmodifizierter (pürierter/passierter) Kost, die bei Kau- und Schluckproblemen indiziert ist, muss auf eine attraktive optische Gestaltung geachtet werden, da diese meist wenig appetitanregend aussieht. Mit neuen Kochtechniken und Texturen lassen sich pürierte und passierte Speisen wieder in Form bringen, die auf appetitanregende Weise den ursprünglichen Lebensmitteln entsprechen (vgl. z. B. www.puerform.de). Bei schweren Schluckstörungen können wohlschmeckende Lebensmittelgelees und Schäume, die auf der Zunge zergehen, zu einem sinnlichen Erlebnis verhelfen, auch wenn nur geringe Mengen davon verzehrt werden (vgl. z. B. www.smoothfood.ch).

Bei geringer Essmenge und Gewichtsverlust sollten die Mahlzeiten und Speisen besonders gehaltvoll sein und zusätzlich *angereichert* werden, um bei gleichem Volumen mehr Energie und Nährstoffe zu liefern. In mehreren Studien ist belegt, dass eine individuelle Anpassung der Lebensmittel und Mahlzeiten als Teil eines umfassenden Ernährungsversorgungskonzepts sowie die Anreicherung der Speisen mit gehaltvollen Lebensmitteln (z. B. Eier, Sahne, Öle) und/oder Nährstoffkonzentraten (z. B. Maltodextrin, Proteinpulver) positive Auswirkungen auf die Essmenge und das Körpergewicht haben (Morilla-Herrera et al. 2016; Trabal und Farran-Codina 2015).

Finger Food kann das Essen erleichtern

Sogenanntes »*Finger food*« – mundgerechte Happen, die aus der Hand gegessen werden können – kann selbstständiges Essen ermöglichen, auch wenn die Fähigkeit, mit Besteck zu essen, bereits verloren gegangen ist. Es ermöglicht Personen, die ständig umhergehen, auch während des Gehens zu essen (»*Eat by walking*«).

3.6.4.4 Nährstoffsupplementierung, Trinknahrung und Appetit-Stimulanzien

In der Erwartung, durch *Supplementierung von Nährstoffen* kognitive Fähigkeiten zu verbessern und das Fortschreiten der Demenzerkrankung verzögern zu können, wurden in der Vergangenheit zahlreiche Interventionsstudien durchgeführt. Für keinen der untersuchten Nährstoffe konnte dies allerdings bisher belegt werden, weder für Omega-3-Fettsäuren noch für die Vitamine E, D, B_1, B_6, B_{12} und/oder Folsäure, Selen oder Kupfer. Auch die Supplementierung sonstiger Nahrungsinhaltsstoffe wie z. B. Curcumin, Phosphatidylserin oder Carnitin erbrachte leider bisher nicht den gewünschten Erfolg. Ein systematischer Einsatz von Nährstoffsupplementen zur Prävention oder Korrektur kognitiver Beeinträchtigungen wird daher für Demenzpatienten nicht empfohlen (Volkert et al. 2015).

Nährstoffsupplemente sind nur bei vorliegendem Mangel gerechtfertigt

Liegen jedoch Nährstoffdefizite vor, sollten die betroffenen Nährstoffe hingegen supplementiert werden. Dies kann vor allem infolge von Malabsorption (z. B. von Vitamin B_{12}, Calcium und Eisen bei atrophischer Gastritis), Stoffwechselstörungen oder erhöhter Ausscheidung der Fall sein, aber auch bei anhaltend einseitiger Ernährung vorkommen. Da Personen mit Demenz aufgrund oft einseitiger Ernährung ein erhöhtes Risiko haben, sollte die Möglichkeit von Nährstoffdefiziten generell in Betracht gezogen und bei Verdacht durch detaillierte Ernährungsprotokolle und Blutanalysen abgeklärt werden.

Bei unzureichender Ernährung Trinknahrung ergänzend einsetzen

Meist ist jedoch die Ernährung insgesamt unzureichend und sowohl Energie als auch zahlreiche Nährstoffe werden nicht in ausreichender Menge aufgenommen. In dieser Situation stellt der Einsatz bilanzierter *Trinknahrung* eine Möglichkeit dar, die Nährstoffversorgung zu verbessern. Die Effekte von Trinknahrung bei Menschen mit Demenz wurden in mehreren randomisierten Studien untersucht und auch in einer Meta-Analyse ausgewertet (Allen et al. 2013). Da positive Effekte auf Körpergewicht und BMI hier gut belegt sind, wird Trinknahrung zur Verbesserung des Ernährungszustands klar empfohlen (Volkert et al. 2015). Ihr Einsatz sollte Teil eines Gesamtversorgungskonzepts und hinsichtlich Art und Menge individuell angepasst sein. Die Effekte von Trinknahrung auf kognitive und körperliche Funktionen wurden deutlich seltener und mit uneinheitlichen Ergebnissen untersucht. Auch medizinische Spezialnahrung, die speziell für Demenzpatienten entwickelt wurde, kommt in dieser Hinsicht nicht zu überzeugenden Ergebnissen und kann derzeit nicht generell empfohlen werden. Da unerwünschte Nebenwirkungen jedoch sehr unwahrscheinlich und positive Langzeiteffekte durchaus möglich sind, kann ihr Einsatz im Einzelfall bei voraussichtlich anhaltend guter Compliance durchaus erwogen werden. Generell sollte eine bedarfsgerechte Nährstoffversorgung jedoch vorrangig durch eine abwechslungsreiche Ernährung gewährleistet werden (siehe oben).

Appetitanregende Medikamente werden nicht generell empfohlen

Die Effekte von *appetitanregenden Medikamenten* wurden bisher nur in einzelnen kleinen Studien mit Dronabinol bzw. Megestrolacetat untersucht. Aufgrund uneinheitlicher Ergebnisse und möglicher unerwünschter Nebenwirkungen können sie nicht generell empfohlen werden (Volkert et al. 2015). Im Einzelfall kann ihr Einsatz vorübergehend indiziert sein.

3.6.4.5 Sondenernährung und parenterale Ernährung

Bei ausgeprägten Schluckstörungen oder beim völligen Ablehnen von Essen und Trinken stellt sich im Versorgungsalltag oft die Frage der Sondenernährung. Diese Frage ist nicht einfach zu beantworten und generiert oft ethische Dilemma-Situationen: *Kann* der Mensch mit Demenz tatsächlich nicht mehr essen oder *will* er nicht essen? Einerseits kann eine künstliche Ernährung die Energie- und Nährstoffversorgung sichern, andererseits ist sie ein invasiver Eingriff, der Belastungen mit sich bringt und mit Komplikationen verbunden sein kann. Somit ist der Einsatz in jedem Einzelfall unter Einbeziehung aller an der Versorgung Beteiligten sehr gut zu überdenken. Leitend muss dabei der (mutmaßliche) Wille des Erkrankten sein. Zusätzlich sollten als Hilfestellung die verfügbaren evidenzbasierten Leitlinien herangezogen werden (Oehmichen et al. 2013; Volkert et al. 2015; Volkert et al. 2016). Weiterführende Informationen finden sich auch auf der Website www.nahrungsverweigerung.de. Generell ist eine Sondenernährung nur dann gerechtfertigt, wenn sie für den Betroffenen eine realistische Perspektive verbesserter Lebensqualität bietet. Dies kann vor allem in frühen und mittleren Krankheitsstadien zur Bewältigung einer

Künstliche Ernährung zur Überwindung einer Krisensituation

Krisensituation mit deutlich ungenügender oraler Nahrungsaufnahme der Fall sein, wenn der Energie- und Nährstoffbedarf nicht durch andere Maßnahmen gedeckt werden kann und die geringe Zufuhr hauptsächlich durch potenziell reversible Ursachen bedingt ist, wie beispielsweise zur Überwindung einer schweren Infektion oder Überbrückung einer Zeit schwerer Appetitlosigkeit bis zum Wirkungseintritt antidepressiver Medikation. Im Zweifelsfall kann ein zeitlich begrenzter Ernährungsversuch Klärung bringen, der aus medizinischer Perspektive jederzeit beendet werden kann, wenn kein Nutzen mehr festgestellt oder erwartet wird.

Erfahrungsgemäß profitieren Demenzkranke in stark reduziertem Allgemeinzustand nur selten von einer Sondenernährung und auch die vorliegenden Ergebnisse prospektiver Beobachtungsstudien lassen bei fortgeschrittener Demenz im Hinblick auf das Mortalitätsrisiko keinen Nutzen erkennen (Sampson et al. 2009). In den allermeisten Fällen stellt sorgsames, bedürfnisgerechtes Essenreichen im finalen Stadium der Demenz die beste Möglichkeit der Ernährung dar.

Künstliche Ernährung bei fortgeschrittener Demenz nur ausnahmsweise

Auch eine parenterale Ernährung ist nur sehr selten gerechtfertigt. Sie wird als Alternative vorgeschlagen, wenn künstliche Ernährung indiziert, Sondenernährung aber nicht möglich oder nicht ausreichend ist. Im Fall erhöhter Flüssigkeitsverluste, z. B. bei Durchfällen oder Fieber, kann auch bei Demenzpatienten eine parenterale Flüssigkeitsgabe erforderlich sein. Sie wird für eine begrenzte Zeit bei unzureichender Zufuhr vorgeschlagen, um eine Krisensituation zu überwinden. Die subkutane Gabe stellt bei leichtem bis mäßigem Flüssigkeitsdefizit eine vorteilhafte Alternative dar, wenn die i.v.-Gabe zu belastend oder nicht möglich ist (Volkert et al. 2015).

Bei schwerer Demenz und in der terminalen Lebensphase wird eine künstliche Ernährung generell nicht empfohlen.

3.6.5 Rahmenbedingungen

Um in geriatrischen Einrichtungen eine hochwertige Ernährungsversorgung zu ermöglichen, müssen geeignete Rahmenbedingungen geschaffen werden (Volkert 2009, 2015; Volkert et al. 2013).

3.6.5.1 Strukturelle Voraussetzungen

Die im Krankenhaus generell erforderlichen strukturellen Voraussetzungen gelten in besonderem Maße für die Ernährungsversorgung von Menschen mit Demenz. So sollte ein Speisezimmer mit angemessener Möblierung und Dekoration für gemeinsame Mahlzeiten vorhanden sein, das familienähnliche Mahlzeiten in einer angenehmen Atmosphäre ermöglicht und ausreichend Platz für Hilfsmittel und zum Mitessen von Pflegekräften und Gästen bietet.

Gute Ernährungsversorgung erfordert qualifiziertes Personal mit ausreichend Zeit

Eine weitere Grundvoraussetzung für eine hochwertige Ernährungsversorgung stellt eine angemessene Ausstattung mit *qualifiziertem Personal* dar. Besonders zeitaufwändig ist dabei die Versorgung essabhängiger

Personen während der Mahlzeiten, die häufig eine eins-zu-eins-Betreuung erfordert und pro Person 30 bis 45 Minuten pro Mahlzeit in Anspruch nehmen kann. Jedem Demenzkranken sollte eine begrenzte Anzahl von *Bezugspersonen* zugeordnet werden, die für die Unterstützung bei der Nahrungsaufnahme verantwortlich sind und sich ausreichend Zeit nehmen können.

Daneben wird für die Herstellung hochwertiger Mahlzeiten unter Berücksichtigung individueller Essenswünsche und Bedürfnisse Zeit und Fachkompetenz im Küchenbereich benötigt. Auch die küchentechnische Ausstattung, z. B. für die Herstellung von Finger Food in Form gebrachter konsistenzmodifizierter Kost oder Schaumkost, ist für die Qualität des Essensangebots entscheidend.

Ernährungsversorgung bedarf qualifizierter Ernährungsfachkraft

Bei Bedarf sollten *Zahnarzt und Therapeuten* verfügbar sein, um vorhandene Ursachen von Ernährungsproblemen zu beseitigen bzw. zu reduzieren. Nicht zuletzt wird für die Ernährungsversorgung eine qualifizierte Ernährungsfachkraft benötigt, die für Beratungen zuständig ist, Nährwertberechungen durchführen kann und alle Maßnahmen, die zur Optimierung der Ernährungssituation dienen, koordiniert.

3.6.5.2 Ernährungsversorgung als interdisziplinäre Aufgabe

Ernährungsversorgung nur multidisziplinär erfolgreich

Wie bereits angesprochen, sind neben der Ernährungsfachkraft an der Ernährungsversorgung demenzkranker Patienten zahlreiche weitere Professionen und Personen beteiligt: Pflegepersonen, Stations- und Fachärzte, Therapeuten und Sozialdienst, Hauswirtschafterinnen, Mahlzeitenproduzenten und -lieferanten, Angehörige und Freunde. Auch geschulte Hilfskräfte und ehrenamtliche Helfer können bei der Ernährung unterstützen.

Eine erfolgreiche Ernährungsversorgung erfordert eine *koordinierte Zusammenarbeit* dieser Professionen. Allen an der Versorgung Beteiligten muss die individuelle Ernährungssituation des Betroffenen bekannt sein. Ziele und Maßnahmen der unterschiedlichen Akteure müssen aufeinander abgestimmt und in das Gesamtversorgungskonzept eingebettet sein.

Verantwortlichkeiten und Kommunikationswege müssen klar geregelt sein

Um dies zu gewährleisten, sind *geregelte Verantwortlichkeiten* und ein *enger Austausch* zwischen den beteiligten Personen erforderlich. Standardisierte Vorgehensweisen und definierte Kommunikationswege zwischen Berufsgruppen und Arbeitsschichten können dazu wesentlich beitragen. Der Informationsaustausch kann beispielsweise im Rahmen geriatrischer Teambesprechungen sowie durch schriftliche Dokumentation in der Patientenakte erfolgen. Auch im Arztbrief sollten Ernährungssituation und Therapiemaßnahmen – sowohl die erfolgten als auch die nach der Entlassung empfohlenen – für die Weiterversorgenden dokumentiert sein.

3.6.5.3 Schulung und Beratung

Eine weitere Voraussetzung für eine hochwertige Ernährungsversorgung ist die entsprechende Kompetenz aller beteiligten Mitarbeiter. Ärzte und

Pflegekräfte müssen in der Lage sein, Ernährungsprobleme zu erkennen und geeignete weitere Schritte in die Wege zu leiten. Sie benötigen auch die Kompetenz zur angemessenen Information und zum Austausch mit Betroffenen und Angehörigen. Ebenso muss bei allen beteiligten Therapeuten ein grundlegendes Verständnis für die Zusammenhänge vorhanden sein. Regelmäßige Fort- und Weiterbildungsmöglichkeiten sollten deshalb angeboten werden.

Ernährungsgrundkenntnisse durch regelmäßige Schulung

Ebenso sollten sowohl pflegende Angehörige als auch die betroffenen Patienten selbst in Ernährungsfragen geschult werden, um angemessen und rechtzeitig auf die auftretenden Ernährungsprobleme eingehen zu können. Wünschenswert wäre eine frühzeitige Beratung über Optionen und Grenzen einer ernährungstherapeutischen Unterstützung als standardmäßiger Teil der Behandlung. So können ernährungsmedizinische Maßnahmen in Übereinstimmung mit dem Willen des demenzkranken Menschen frühzeitig antizipiert und festgelegt werden. Dem behandelnden Arzt kommt hierbei eine Schlüsselrolle zu. Auch gezielte Schulungsprogramme haben sich als hilfreich und wirksam erwiesen (Riviere et al. 2001; Salva et al. 2011; Suominen et al. 2007).

3.6.5.4 Qualitätssicherung durch Versorgungskonzept

Idealerweise ist die Ernährungsversorgung in Institutionen durch ein einrichtungsspezifisches Konzept festgelegt und im Leitbild der Einrichtung fest verankert. Organisation und Vorgehensweisen zur alltäglichen Umsetzung einer bedarfs- und bedürfnisgerechten Ernährung in der Einrichtung sollten dort auf der Basis der verfügbaren Leitlinien definiert und geregelt sein. Jedem Mitarbeiter sollte dieses Konzept bekannt sein.

Konzepte und Leitlinien zur Qualitätssicherung

Der nachfolgende Kasten fasst die Anforderungen zur Qualitätssicherung der Ernährungsversorgung in geriatrischen Institutionen zusammen.

Anforderungen zur Qualitätssicherung der Ernährungsversorgung in geriatrischen Institutionen

Einrichtungsebene

- angemessene Personalausstattung für individuelle Ernährungsversorgung (Bezugspflege)
- qualifiziertes Personal mit Ernährungsgrundkenntnissen
- regelmäßige Fort- und Weiterbildung
- standardisierte Handlungsanweisungen für die Ernährungsversorgung
- geregelte Zuständigkeiten und Verantwortlichkeiten
- geregelte Kommunikationswege und -prozesse
- Verfügbarkeit von Ernährungsfachkraft, Zahnarzt und Therapeuten, Möglichkeit der Ernährungsberatung und Nährwertberechnung

Stations-/Wohnbereichsebene

- Esszimmer für gemeinsame Mahlzeiten mit angemessener Möblierung und Dekoration
- attraktives und abwechslungsreiches Angebot an Lebensmitteln, Speisen und Getränken, Angebot von Zwischenmahlzeiten mit der Möglichkeit, auf individuelle Anforderungen, Wünsche und Bedürfnisse einzugehen
- bei Bedarf Verfügbarkeit von Nahrungsmitteln auch außerhalb der Essenszeiten
- bei Bedarf Verfügbarkeit von angereicherten Speisen, Finger Food und Trinknahrung
- geregelte Pflegeprozesse bei den Mahlzeiten, Einsatz von Hilfsmitteln beim Essen
- festgelegte Essenszeiten, jedoch Flexibilität bei abweichenden Bedürfnissen
- ausreichend Zeit für die Mahlzeiten

Literatur

Allen VJ, Methven L, Gosney MA (2013) Use of nutritional complete supplements in older adults with dementia: systematic review and meta-analysis of clinical outcomes. Clin Nutr; 32: 950–957.

Biedermann M (2011) Essen als basale Stimulation. Vincentz Network, Hannover.

Blandford G, Watkins L, Mulvilhill MN et al. (1998) Assessing abnormal feeding behavior in dementia: a taxonomy and initial findings. In: Vellas B, Riviere S, Fitten J (Hrsg) Weight loss & eating behaviour in Alzheimer's patients. Serdi, Toulouse, S 47–64.

Bunn DK, Abdelhamid A, Copley M et al. (2016) Effectiveness of interventions to indirectly support food and drink intake in people with dementia: Eating and Drinking Well IN dementiA (EDWINA) systematic review. BMC Geriatr 16(1): 89.

Christie NHS Foundation Trust: Protected mealtimes. http://www.christie.nhs.uk/patients-and-visitors/visiting-the-christie/visiting-a-patient/protected-mealtimes/ (Zugriff am 12.02.2019).

Deutsche Gesellschaft für Ernährung (DGE), Österreichische Gesellschaft für Ernährung (ÖGE), Schweizerische Gesellschaft für Ernährung (SGE) (Hrsg.) (2017) Referenzwerte für die Nährstoffzufuhr. Bonn, 2. Auflage, 3. aktualisierte Ausgabe.

Deutsche Gesellschaft für Ernährung e.V. (DGE) (2015a) DGE-Qualitätsstandard für die Verpflegung in Krankenhäusern. 2. Auflage, 2. korrigierter Nachdruck. Bonn (https://www.station-ernaehrung.de/fileadmin/user_upload/medien/DGE-Qualitaetsstandard_Krankenhaus.pdf; Zugriff am 12.02.2019).

Deutsche Gesellschaft für Ernährung e.V. (DGE) (2015b) DGE-Qualitätsstandard für die Verpflegung in Rehabilitationskliniken. 2. Auflage, 2. korrigierter Nachdruck (2015b) Bonn. (https://www.station-ernaehrung.de/fileadmin/user_upload/medien/DGE-Qualitaetsstandard_Reha.pdf; Zugriff am 12.02.2019).

Deutsche Gesellschaft für Ernährung e.V. (DGE) (2015c) DGE-Qualitätsstandard für die Verpflegung in stationären Senioreneinrichtungen. 3. Auflage, 1. korrigierter Nachdruck. Bonn: Deutsche Gesellschaft für Ernährung (https://www.fitimalter-dge.de/fileadmin/user_upload/medien/DGE-Qualitaetsstandard_Stationaere_Senioreneinrichtungen.pdf; Zugriff am 12.02.2019).

Dunne TE, Neargarder SA, Cipolloni PB et al. (2004) Visual contrast enhances food and liquid intake in advanced Alzheimer's disease. Clin Nutr 23: 533–538.
Edwards NE, Beck AM (2013) The influence of aquariums on weight in individuals with dementia. Alzheimer Dis Assoc Disord; 27: 379–383.
Gillette Guyonnet S, Abellan Van KanG, Alix E et al. (2007) IANA (International Academy on Nutrition and Aging) Expert Group: weight loss and Alzheimer's disease. J Nutr Health Aging 11: 38–48.
Guigoz Y, Lauque S, Vellas BJ (2002) Identifying the elderly at risk for malnutrition. The Mini Nutritional Assessment.Clin Geriatr Med 18: 737–757.
Keller HH, Edward HG, Cook C (2006) Mealtime experiences of families with dementia. Am J Alzheimers Dis Other Demen 21: 431–438.
Kolb C (2007). Ablehnendes Essverhalten bei demenzerkrankten Menschen. pflegen: Demenz 2, 13–16.
Liu W, Cheon J, Thomas SA (2014) Interventions on mealtime difficulties in older adults with dementia: A systematic review. Int J Nurs Stud J 51: 14–27.
Mitchell SL, Teno JM, KielyDK et al. (2009) The clinical course of advanced dementia. N Engl J Med 361: 1529–1538.
Morilla-Herrera J, Martín-Santos F, Caro-Bautista J et al. (2016) Effectiveness of food-based fortification in older people. A systematic review and meta-analysis. J Nutr Health Aging 20: 178–184.
Oehmichen F, Ballmer PE, Druml C et al. (2013) Leitlinie der Deutschen Gesellschaft für Ernährungsmedizin (DGEM) Ethische und rechtliche Gesichtspunkte der künstlichen Ernährung. Aktuel Ernahrungsmed 38: 112–117.
Ousset PJ, Nourhashemi F, Reynish E et al. (2008) Nutritional status is associated with disease progression in very mild Alzheimer disease. Alzheimer Dis Assoc Disord 22: 66–71.
Schreier MM, Volkert D, Bartholomeyczik S et al. (2009) Assessment-Instrumente zur Einschätzung der Ernährungssituation. In: Bartholomeyczik S, Haleck M (Hrsg.) Assessment-Instrumente in der Pflege. 2., aktual. Aufl. Hannover: Schlütersche Verlagsgesellschaft. S. 137–49.
Riviere S, Gillette-Guyonnet S, Voisin T et al. (2001) A nutritional education program could prevent weight loss and slow cognitive decline in Alzheimer's disease. J Nutr Health Aging 5: 295–299.
Salva A, Andrieu S, Fernandez E, et al. (2011) Health and nutrition promotion program or patients with dementia (NutriAlz): cluster randomized trial. J Nutr Health Aging 15: 822–830.
Sampson EL, Candy B, Jones L (2009) Enteral tube feeding for older people with advanced dementia. Cochrane Database Syst Rev Apr 15;(2):CD007209.
Sieber G (2015) Besonderheiten der Ernährung bei Demenz. In: Volkert D (Hrsg.) Ernährung im Alter. Berlin: Walter de Gruyter. S. 111–125.
Sieber G (2014) Ernährungssituation bei Demenz im häuslichen Umfeld. Eine Mixed Methods Research Studie. Dissertation Universität Osnabrück. (https://repositorium.uni-osnabrueck.de/bitstream/urn:nbn:de:gbv:700-2014090512785/1/thesis_sieber.pdf, Zugriff am 12.02.2019).
Simmons SF, Schnelle JF (2004) Individualized feeding assistance care for nursing home residents: staffing requirements to implement two interventions. J Gerontol A Biol Sci Med Sci 59, M966-M973.
Soto ME, Secher M, Gillette-Guyonnet S et al. (2012) Weight loss and rapid cognitive decline in community-dwelling patients with Alzheimer's disease. J Alzheimers Dis 28: 647–654.
Suominen MH, Kivisto SM, Pitkala KH (2007) The effects of nutrition education on professionals' practice and on the nutrition of aged residents in dementia wards. Eur J Clin Nutr 61: 1226–1232.
Trabal J, Farran-Codina A (2015) Effects of dietary enrichment with conventional foods on energy and protein intake in older adults: a systematic review. Nutr Rev 73: 624–633.

Tully MW, Lambros Matrakas K, Musallam K (1998) The eating behavior scale: a simple method of assessing functional ability in patients with Alzheimer's disease. J Nutr Health Aging 2:119–121.
Volkert D (2009) Leitfaden zur Qualitätssicherung der Ernährungsversorgung in geriatrischen Einrichtungen. Z Gerontol Geriatr 42: 77–87.
Volkert D (2017) Ernährung bei Demenzerkrankungen. Internist 58: 141–148.
Volkert D, Bauer JM, Frühwald T et al. (2013) Leitlinie der Deutschen Gesellschaft für Ernährungsmedizin (DGEM) in Zusammenarbeit mit der GESKES, der AKE und der DGG. Klinische Ernährung in der Geriatrie. Aktuel Ernaehrungsmed 38, e1–e48.
Volkert D, Chourdakis M, Faxen-Irving G et al. (2015) ESPEN Guidelines on nutrition in dementia. Clin Nutr 34: 1052-1073 (http://www.clinicalnutritionjournal.com/article/S0261-5614(15)00237-X/pdf, Zugriff am 12.02.2019).
Volkert D, Sieber CC, Wirth R (2016) Ernährung bei Demenz. Neue Leitlinie der «European Society for Clinical Nutrition and Metabolism«. Dtsch Med Wochenschr 141: 762–766.
Watson R, MacDonald J, McReady T (2001) The Edinburgh Feeding Evaluation in Dementia Scale #2 (EdFED #2): inter- and intra-rater reliability. Clinical Effectiveness in Nursing 5, 184–186.
Whear R, Abbott R, Thompson-Coon J et al. (2014) Effectiveness of mealtime interventions on behavior symptoms of people with dementia living in care homes: a systematic review. J Am Med Dir Assoc 15: 185–193.
White H, Pieper C, Schmader K (1998) The association of weight change in Alzheimer's disease with severity of disease and mortality: a longitudinal analysis. J Am Geriatr Soc 46: 1223–1227.
White HK, McConnell ES, BalesCW et al. (2004) A 6-month observational study of the relationship between weight loss and behavioral symptoms in institutionalized Alzheimer's disease subjects. J Am Med Dir Assoc 5: 89–97.
Wirth R, Smoliner C (2012) Ernährung bei Demenz – eine Herausforderung für alle Beteiligten. Dtsch Med Wochenschr 137: 1158–1161.
Young KWH, Greenwood CE (2001) Shift in diurnal feeding patterns in nursing home residents with Alzheimer's disease. J Gerontol A Biol Sci Med Sci 56: M700–M706.

3.7 Raus aus dem Krankenhaus – aber wie und wohin?

Carina Dahlem

3.7.1 Zusammenfassung

Die sektorenübergreifende Anschlussversorgung nach dem Krankenhausaufenthalt entscheidet maßgeblich über den nachhaltigen Erfolg der bisher erfolgten Leistungen und den weiteren Genesungsprozess des Patienten. Gerade beim Wechsel in den nachstationären Sektor können Versorgungsbrüche entstehen, die das Patientenwohl gefährden. An der Anschlussversorgung sind oftmals zahlreiche Gesundheitspartner beteiligt, sowohl im ambulanten als auch im stationären Bereich. Das Entlassmanagement im

Krankenhaus stellt die Weichen, damit die Patienten in bedarfsgerechte und individuell angepasste Strukturen entlassen werden. Mit dem gesetzlich geforderten standardisierten Entlassmanagement sollen sowohl die Patienten als auch die Angehörigen entlastet werden. Ebenso wird die kontinuierliche und nachhaltige Versorgungs- und Behandlungsqualität sichergestellt. Insbesondere bei demenziell veränderten Menschen sind die Herausforderungen groß.

3.7.2 Ein Wort vorab

Einblicke in die Berufspraxis, die in diesem Kapitel gegeben werden, stützen sich weitgehend auf Interviews mit Experten aus dem Gesundheitswesen in den Bereichen Management, Krankenhaus und Wohnen & Pflegen. Insbesondere das Entlassmanagement und der Sozialdienst in Krankenhäusern unterschiedlicher Schwerpunkte prägen die Inhalte und Sichtweisen.

3.7.3 Diagnostik und Beratung

Tragfähiges Netzwerk mit verschiedenen Partnern für Patienten und Angehörige

Derzeit besteht im Gesundheitswesen grundsätzlich eine Diskrepanz zwischen einerseits medizinisch(-gerontopsychiatrischer) notwendiger und hinreichender Diagnostik und andererseits psychosozialer Beratung. Insbesondere Angehörige benötigen bei der Diagnose Demenz zahlreiche Informationen darüber, welche Hilfen vonnöten und möglich sind, und welche Unterstützungs- und Versorgungsangebote es vor Ort gibt. Das betrifft sowohl Familien, die plötzlich (und außerhalb des Krankenhauses) mit der Diagnose Demenz konfrontiert werden, als auch Familien, die während des stationären Aufenthalts davon erfahren und nun über die Anschlussversorgung mitentscheiden müssen. Schnell können nach der Entlassung neue Fragen und Herausforderungen auftreten, weil sich der psychische und physische Gesundheitszustand dieser vulnerablen Patientengruppe weiter verändert. Um *Drehtüreffekte* und *Versorgungsbrüche* langfristig zu vermeiden, werden demenzsensible Krankenhäuser der Zukunft innovative und individualisierte Lösungen anbieten müssen, die über den Ist-Zustand hinausgehen; auch – aber selbstverständlich nicht nur – beim Entlassmanagement.

Dreh- und Angelpunkt ist der Aufbau von gelebten Netzwerkstrukturen. Das betrifft interne (im Krankenhaus) und externe Kooperationspartner, die nur zusammen eine bedarfsgerechte und nachhaltige Versorgung demenziell veränderter Menschen mit umfassender Diagnostik und Beratung bieten können. Das Krankenhaus übernimmt beim Entlassmanagement eine wichtige Schnittstelle und Lotsenfunktion im engen Kontakt zu Netzwerkpartnern und ambulanten Versorgungstrukturen. Derzeit gibt es viele (Förder- und Pilot-)Projekte, die nach neuen Lösungsansätzen suchen oder bereits anwenden.

3.7.4 Aktuelle Gesetzeslage

Gesetzliche Verpflichtung zu Entlassmanagement in multidisziplinärer Zusammenarbeit

Versicherte haben bereits seit dem Jahr 2012 einen gesetzlichen Anspruch auf ein Entlassmanagement als Bestandteil der Krankenhausbehandlung. Der Gesetzgeber hat die Rahmenbedingungen zuletzt 2015 mit dem GKV-Versorgungsstärkungsgesetz (GKV-VSG) angepasst. Krankenhausärzten wurde einerseits ein eingeschränktes und auf die individuellen Erfordernisse des Patienten zugeschnittenes Verordnungsrecht zugestanden, um die Anschlussversorgung mit Arzneimitteln und anderen ambulanten Leistungen nach dem Krankenhausaufenthalt sicherzustellen. Zum anderen wurden die Partner der gemeinsamen Selbstverwaltung auf Grundlage des § 39 Abs. 1a S. 9 SGB V mit dem Abschluss eines (dreiseitigen) Rahmenvertrags mit verbindlichen Vorgaben zur Durchführung des Entlassmanagements und dem Zusammenwirken der Kostenträger und Leistungserbringer beauftragt.

Die Inhalte des Rahmenvertrags erarbeiteten der GKV-Spitzenverband, die Kassenärztliche Bundesvereinigung und die Deutsche Krankenhausgesellschaft. Am 1. Oktober 2017 trat er in Kraft und verpflichtet die Krankenhäuser zur Organisation des Entlassmanagements in multidisziplinärer Zusammenarbeit nach dem voll- oder teilstationären Aufenthalt der Patienten (oder nach dem Erhalt stationsäquivalenter Leistungen). Versorgungsrelevante Informationen müssen strukturiert und sicher an weiterbehandelnde Gesundheitsexperten übermittelt werden. Dazu gehört auch die Feststellung über notwendige ambulante Leistungen, die nach der Klinikentlassung unmittelbar anzuschließen sind. Es gilt der Grundsatz: »ambulant vor stationär«.

3.7.5 Demenzsensibles Entlassmanagement – darauf kommt es an

3.7.5.1 Interdisziplinäre Zusammenarbeit

Differenzierter Blick auf die nachstationären Erfordernisse durch interdisziplinäres Team

Eine gute und effiziente Entlassung hängt von den Informationen zahlreicher Akteure aus unterschiedlichen Fachbereichen ab. Die *multidisziplinäre Zusammenarbeit* bedingt den regelhaften Austausch von Ärzten (auch Neurologen und/oder Gerontopsychiatern), Pflegepersonal, Physiotherapeuten, Sozialdienst und Krankenhausapothekern. Je nach Bedarf ist es notwendig, dass weitere Berufsgruppen und Angebote einbezogen werden wie Logopäden, Ergotherapeuten sowie die Ernährungs- und Diabetesberatung. Allen Beteiligten müssen schriftliche und transparente Standards vorliegen, die die Verantwortlichkeiten klar definieren. Das multidisziplinäre Team plant und führt das Entlassmanagement gemeinsam durch, damit die nahtlose Anschlussversorgung am letzten Tag des Aufenthalts gesichert ist (Deutsche Krankenhausgesellschaft 2017).

Die Ausgestaltung der Arbeitsprozesse, des multidisziplinären Austauschs und die Zuständigkeiten zur Einholung der entlassrelevanten

Informationen hängen z. B. von der Art des Krankenhauses, seinem Leistungsspektrum oder seiner individuellen Struktur ab. Eigenständig organisierte Entlassteams, in denen i. d. R. Mitarbeitende aus dem Sozialdienst oder Case-Manager arbeiten, sind eng in alle interdisziplinären Informationsprozesse einzubinden und bilden eine wichtige Schnittstelle im Krankenhaus.

Der interdisziplinäre Austausch trägt dazu bei, dass die möglichen Auswirkungen von Maßnahmen ganzheitlich hinterfragt werden können – insbesondere auch dann, wenn während des stationären Aufenthalts neue Sachverhalte auftreten, die zur Anpassung der bisherigen Behandlungsstrategie führen. Wie wirkt sich die (Poly)Medikation aus? Kann der demenziell veränderte Patient überhaupt mit einem Rollator umgehen? Oder erhöht das Hilfsmittel die Sturzgefahr? Kann der Patient – wie es die Angehörigen wünschen – überhaupt noch zu Hause wohnen, selbst wenn ihn ambulante Pflegedienste unterstützen? Oder sollten mit Angehörigen Alternativen besprochen werden?

3.7.5.2 Diagnose stellen

Entlassplanung startet direkt bei der Aufnahme

Die Entlassung startet direkt bei der Aufnahme. Um die Anschlussversorgung demenziell veränderter Patienten in einem demenzsensiblen Krankenhaus sicherstellen zu können, muss mit geeigneten Instrumenten zunächst einmal abgeklärt werden, ob überhaupt eine Demenz vorliegt (▸ Kap. 3.1.10 und ▸ Kap. 3.5.1). Nicht immer wurde die Diagnose bereits gestellt und von anderen ähnlichen klinischen Bildern wie z. B. einem Delir oder depressiven Symptomen abgegrenzt (siehe auch ▸ Kap. 3.2.5).

Mit geeigneten *klinischen Testverfahren* ist daher abzuklären, ob der Patient unter einer kognitiven Beeinträchtigung leidet bzw. unter welcher Form der Demenz. Empfehlenswert sind hier: (Familien)Anamnese, Fremdanamnese, klinischer Befund (neurologische und internistische Beurteilung, psychopathologische Befunde) und technischer Befund (Laboruntersuchungen, bildgebende Diagnostik) (Medizinischer Dienst des Spitzenverbands Bund der Krankenkassen e. V. 2009, S. 43–45) (Diagnostik ▸ Kap. 3.4).

Weitere gestufte *Screening- und Assessmentinstrumente* geben Aufschluss sowohl über die kognitive Leistungsfähigkeit als auch nicht kognitive Symptome wie z. B. herausfordernde Verhaltensweisen. Auch die Selbstständigkeit und mögliche Risiken im Alltag des Patienten sollten beurteilt werden. Dazu gehören z. B. Schmerzen (▸ Kap. 3.5.4), der Ernährungszustand (▸ Kap. 3.6) und Sturzrisiken (Medizinischer Dienst des Spitzenverbands Bund der Krankenkassen e. V. 2009, S. 86–106).

All diese Risikoparameter wirken sich aus auf die Anforderungen der stationären Versorgungs- und Betreuungssituation – und darüber hinaus. Nur wenn das Krankenhaus die aktuellen psychischen, physischen und sozialen Rahmenbedingungen des Patienten kennt, kann die Anschlussversorgung bedarfsgerecht und umfassend ausgestaltet werden. Das Entlassmanagement muss wissen, auf welchen Voraussetzungen aufzubauen sind.

Die Diagnose Demenz wirft rechtliche Fragen auf. Bestenfalls ist die Situation bereits bekannt und es gibt eine juristisch korrekte *Vorsorgevollmacht* oder eine *Betreuungsverfügung*, nach deren Maßgabe das Gericht den *Betreuer* bestellt. Falls nicht, regt das Krankenhaus ein Verfahren zur Bestellung eines vorläufigen Betreuers durch das Betreuungsgericht an (§ 1896 BGB). Ein ärztliches Attest über den Krankheitszustand des Patienten ist erforderlich (Medizinischer Dienst des Spitzenverbands Bund der Krankenkassen e. V. 2009, S. 60–67).

3.7.5.3 Bedarf transparent machen

Digitale Software-Lösungen fördern Transparenz zwischen den Fachdisziplinen

Im *Entlassplan* wird der voraussichtliche Versorgungsbedarf festgehalten. Den beteiligten Mitarbeitenden muss er jederzeit zugänglich sein. Hier empfiehlt sich eine elektronische Patientenakte bzw. ein separates und auf das Entlassmanagement zugeschnittenes Softwaremodul im jeweiligen Krankenhausinformationssystem (KIS), die rund um die Uhr Daten auf aktuellem Stand vorhalten. Im KIS können die Akten demenzieller Patienten gekennzeichnet werden, damit sofort klar ist, dass hier besondere Herausforderungen bestehen. Eine Verpflichtung zur elektronischen Patientenakte besteht aber nicht (Deimel 2009, S. 35–37; Deutsche Krankenhausgesellschaft 2017; Kramer und Schulte-Marin 2017, S. 730–732).

Im Rahmenvertrag sind Anforderungen zu den Mindestinhalten des Entlassplans festgelegt und eine Checkliste als Anhang angefügt. Die Liste umfasst z. B. die Informationen aus den Assessments zum voraussichtlichen Versorgungsbedarf nach dem Krankenhausaufenthalt, bezieht Informationen aus der Zeit davor ein und baut nach Möglichkeit auf bereits vorhandene Strukturen auf. Ebenso wird dokumentiert, welche Schritte bereits unternommen wurden, um die Anschlussversorgung sicherzustellen – ob z. B. Beratungen stattfanden, ob ein Pflegegrad beantragt wurde, welche Verordnungen und Unterlagen vorliegen oder ob der Transport ins Pflegeheim sichergestellt ist.

Relevant für das Entlassmanagement sind zielgerichtete Patientendaten, die der Abklärung der Anschlussversorgung dienen. Aufgrund datenschutzrechtlicher Bestimmungen dürfen sie nur dann erhoben und verarbeitet werden, sofern die Einwilligungen vorliegen. Für die Entlassung wesentliche Informationen über demenziell veränderte Patienten können u. a. sein:

Pflegerische Fragen und Sozialassessment:

- Hat der Patient einen Pflegegrad?
- Hat der Patient An- oder Zugehörige?
- Wie und wo lebt der Patient?
- Ist der Patient sozial eingebunden? Wie ist sein Netzwerk?

- Überforderte die Situation den Patienten und seine Angehörigen?
- Ist der Patient noch selbstständig?
- Benötigt der Patient Hilfe bei Aktivitäten des täglichen Lebens?
- Benötigt er Hilfe bei: Körperpflege, Ernährung, Ausscheidungen, Mobilität, Medikamenteneinnahme?
- Bekommt der Patient bereits Hilfe? Von wem?
- Werden Hilfsmittel benötigt?
- Wo in seinem Alltag sind Gefahrenpunkte (Stolperfallen)?
- Welche Ressourcen kann man fördern und (wieder)aktivieren?

Medizinische Fragen:

- Wie war der bisherige Krankheitsverlauf? (Haupt- und Neben)Diagnose?
- Besteht eine kognitive Einschränkung (Demenz oder Delir)?
- Wie ist seine Orientierung?
- Wie ist der physische und psychische Zustand?
- Liegen Risikoparameter vor (Stürze, Austrocknung, Unterernährung)?
- Welche Initialassessments und ggf. erweiterte Assessments sind erforderlich?
- Wer ist der Hausarzt?
- Gibt es Arztbriefe? Anamnesen?
- Gibt es einen Medikamentenplan?
- Müssen Leistungen angefordert werden, z. B. von Logopäden (Schluckstörungen), Ergo- und Physiotherapeuten?
- Sind Beratungsleistungen wie z. B. zu Diabetes oder Ernährung nötig?

Rechtliche Fragen:

- Gibt es eine Vorsorgevollmacht, Betreuungs- oder Patientenverfügung?
- Ist eine gesetzliche Betreuung angeregt?
- Finanzielle Situation: Bezieht der Patient Sozialhilfe? Kann sie beantragt werden
  (i. d. R. über das Sozialamt der Stadt, des Kreises oder des Landkreises)?
- Welche Leistungsansprüche bestehen?

3.7.5.4 Herausforderungen bei der Diagnose Demenz

Angehörige können wichtige Auskünfte über den Patienten geben

Demenziell veränderte Patienten können all diese Fragen kaum oder gar nicht beantworten. Das Krankenhaus ist sowohl auf die multidisziplinäre Zusammenarbeit vor Ort als auch auf Auskünfte vorheriger Behandlungspartner sowie die Mitarbeit von *Angehörigen* (oder Bevollmächtigten) angewiesen. Das mag noch verhältnismäßig unproblematisch sein, wenn die Diagnose Demenz bekannt war und bereits ein funktionierendes Versorgungsnetzwerk aufgebaut wurde, wenn der Patient Wünsche und Anweisungen in schriftlicher Form hinterlassen hat und wenn die Ansprechpartner einen engen Kontakt zum Patienten pflegten und seine Lebenswirklichkeit kennen.

Doch die Realität sieht i. d. R. anders aus. Angehörige von (hoch) betagten Patienten sind meist selbst in einem fortgeschrittenen Alter oder müssen Familie und Beruf vereinbaren. Kontakte sind heutzutage aufgrund verschiedener Wohnorte nicht unbedingt so eng, dass Familienangehörige wirklich wissen, wie ihre Eltern leben. Kognitive und demenzielle Einschränkungen und Überforderungen mit Haushalt, Hygiene und Essverhalten können lange Zeit unentdeckt bleiben. Manchmal sehen Kinder all das erst mit eigenen Augen, wenn die Mutter oder der Vater ins Krankenhaus kommt, und sie in deren Zuhause nach dem Rechten sehen. Die Diagnose Demenz trifft sie dann unerwartet und das Ausmaß des notwendigen Versorgungsbedarfs kann erschreckend groß sein. Das ganze Leben scheint sich zu ändern. Die Erkenntnis ist ein Schock, dass die Eltern schwerwiegend erkrankt und nicht nur altersbedingt vergesslich sind, dass sie nicht mehr stark und selbstbestimmt, sondern hilfsbedürftig und auf Unterstützung angewiesen sind. Ein Rollenwechsel ist eingetreten, mit dem sich die Angehörigen erst auseinandersetzen müssen. Sie sind der Situation oftmals nicht gewachsen und der Zeitdruck ist groß.

Die Situation verschärft sich, wenn Angehörige untereinander oder mit dem Patienten uneins oder so massiv zerstritten sind, dass der Kontakt womöglich ganz abgebrochen ist. Familiäre Verhältnisse und Bezugspunkte haben sich heutzutage stark gewandelt. Diese Entwicklung bekommt auch das Entlassmanagement zu spüren. Nicht jede Familie will die Diagnose Demenz anerkennen oder sie wünscht sich Lösungen, die aus medizinischer, pflegerischer und therapeutischer Sicht ungeeignet sind. Hier sind viel Feingefühl und die Rückkopplung mit dem interdisziplinären Team nötig.

Dazu kommt, dass das Gesundheitswesen sehr komplex und nicht einfach zu verstehen ist. Angehörige brauchen Vermittler an ihrer Seite, die ihnen aufzeigen, welche Leistungen der Patient benötigt, wie sie zu beantragen sind – oder warum manche Wünsche aufgrund gesetzlicher Vorgaben nicht realistisch sind.

Wenn überhaupt keine Informationen zum Patienten vorliegen oder niemand nach ihm fragt, muss das Krankenhaus an offizielle Stellen herantreten wie z. B. Polizei, Stadtdienste (Sozialamt), Notariate oder Vormundschaftsgerichte. Hier könnten Hinweise vorliegen, ob der Patient z. B. bereits von ambulanten Pflegediensten betreut wird oder ob es einen gesetzlichen Vertreter gibt.

3.7.5.5 (Gesetzliches) Leistungsspektrum nutzen

Gesetzliche Leistungen in SGB XI und SGB V geregelt

Das Entlassmanagement kann auf ein breites (gesetzlich verankertes und – sofern die Voraussetzungen erfüllt sind – mögliches) Leistungsspektrum aufbauen, das bei der Anschlussversorgung greifen kann. Dazu gehören *Leistungen aus der Pflegeversicherung nach SGB XI* und der *Krankenver-*

sicherung nach SGB V. An dieser Stelle können aufgrund der Komplexität und Bandbreite nur einige Bereiche angerissen werden (www.pflege.de).

Die Einstufung in einen von insgesamt fünf *Pflegegraden* entscheidet über die Höhe möglicher finanzieller Zuschüsse und Leistungen. Die Prüfung übernimmt der Medizinische Dienst der Krankenkassen (MDK). Wenn sich die Pflegebedürftigkeit erst im Krankenhaus abzeichnet, ist Eile geboten: Die Eileinstufung für gesetzlich Versicherte erfolgt per Aktenlage durch den MDK. Die persönliche Begutachtung – und damit auch die finale Zusage über die Einstufung in den Pflegegrad – erfolgt später Zuhause oder im Pflegeheim.

Möglich ist die Auszahlung von *Pflegegeld*, *Pflegesachleistungen* und/ oder des *stationären Leistungsbetrags* in jeweils unterschiedlicher Höhe. Pflegesachleistungen können entweder von den Angehörigen selbst, einem ambulanten Pflegedienst zu Hause oder in einer stationären Wohn- und Pflegeeinrichtung erbracht werden. Je nach Versorgungsbedarf und persönlicher Situation des Patienten müssen diese und andere mögliche Leistungen bereits im Krankenhaus (bei der zuständigen Kasse) beantragt werden. Dazu gehören z. B. die Kombinationsleistungen: Wenn ein professioneller Pflegedienst anteilig Aufgaben übernimmt, wird das Pflegegeld entsprechend reduziert und stattdessen werden Pflegesachleistungen des Anbieters bezahlt. Darunter fallen Grundpflege (z. B. Körperpflege) und hauswirtschaftliche Versorgung.

Insbesondere wenn die Entlassung vor dem Wochenende erfolgt, darf es nicht zu Versorgungsengpässen kommen. Im Rahmen des Entlassmanagements dürfen Krankenhausärzte mit abgeschlossener Facharztweiterbildung für einen *Zeitraum von bis zu sieben Kalendertagen* Arznei-, Verband-, Heil- und Hilfsmittel, häusliche Krankenpflege (oder Soziotherapie) nach bestimmten Richtlinien verordnen, sofern dies für die Patientenversorgung unmittelbar nach der Entlassung erforderlich ist. Im Anschluss übernimmt der Hausarzt bzw. der weiterbehandelnde Facharzt. Das Krankenhaus bezieht bei der Entscheidung darüber, ob eine Verordnung nötig ist, sowohl medizinische Aspekte – wie z. B. die therapie- oder indikationsspezifische Notwendigkeit einer nahtlosen Arzneimitteltherapie – als auch organisatorische Gesichtspunkte ein.

Bei *Hilfsmitteln* wird zwischen zum Verbrauch bestimmten (wie z. B. Bandagen) und nicht zum Verbrauch bestimmten Hilfsmitteln (wie z. B. Pflegebett) unterschieden (Bundesverband Medizintechnologie e. V. 2017). Erstgenannte darf das Krankenhaus bis zu sieben Kalendertage nach der Entlassung verordnen, letztgenannte unterliegen zeitlich keiner Verordnungsdauer. Individuell anzufertigende Hilfsmittel (wie z. B. Hörhilfen, Sehhilfen und Prothesen), die über einen längeren Zeitraum hinweg angepasst und nachjustiert werden müssen, sollten i. d. R. nicht im Rahmen des Entlassmanagements verordnet werden. Ausnahmen können z. B. Beatmungsgeräte sein, die direkt im Anschluss nötig sind und schon im Krankenhaus angepasst werden müssen.

Bei genehmigungspflichtigen Leistungen (wie der Häuslichen Krankenpflege, Bereitstellung eines Pflegebetts oder dem Antrag auf Feststellung des

Pflegegrads) muss das Krankenhaus zunächst Kontakt mit den Kranken- oder den Pflegekassen aufnehmen und nach deren Zustimmung mit dem entsprechenden Leistungserbringer. Oder das Krankenhaus unterstützt die Angehörigen bei der Antragstellung sowie der Weiterleitung der Formulare an die entsprechenden Stellen. Die Kassen sollen die umgehende Prüfung und Mitteilung der Entscheidung gewährleisten und sind ihrerseits dazu verpflichtet, Informationen zu den Leistungserbringern vorzuhalten und eine individuelle Pflegeberatung anzubieten (Deutsche Krankenhausgesellschaft 2017).

3.7.5.6 Mit Anschlussversorgern vernetzen

Demenziell veränderte Patienten verlassen das Krankenhaus i. d. R. ins häusliche Umfeld, in (teil)stationäre Wohn- und Pflegeeinrichtungen oder bei Bedarf in Reha-Einrichtungen. Gerade die Versorgung im privaten Bereich (von Angehörigen) erfordert ein großes Netzwerk mit zahlreichen Kooperationspartnern.

Viele Fragen sind zu klären: Kann der Patient z. B. mit Unterstützung von Angehörigen oder ambulanten Pflegediensten noch Zuhause wohnen? Ist er dazu noch geistig und körperlich fit genug? Verfügen die Angehörigen über das nötige Fachwissen? Benötigen sie Schulungen oder gar professionelle Unterstützung? Sind Hilfsmittel vonnöten und wie beantragt man diese? Oder muss ein ambulanter Pflegedienst engagiert werden? Welche Entlastungsangebote für Angehörige gibt es – von Einrichtungen für Tagespflege bis hin zu ehrenamtlichen Demenzbetreuern? Oder muss der Patient in eine stationäre Wohn- und Pflegeeinrichtung wechseln? Falls ja: In welche? Worauf ist bei der Auswahl einer Einrichtung bei der Diagnose Demenz zu achten? Oder sind trotz der Erkrankung auch nicht stationäre Wohnformen wie Demenz-Wohngemeinschaften, Betreutes Wohnen oder Service-Wohnen möglich?

Für das Entlassmanagement ist maßgeblich, welchen Bedarf der Patient bei der Anschlussversorgung hat. Da er bei der Diagnose Demenz kognitiv jedoch meist stark eingeschränkt ist, obliegt die Verantwortung meist den Angehörigen (oder dem Betreuer). Im Zentrum stehen daher folgende Fragen: Welche Hilfen benötigen die Angehörigen (im Hinblick auf die Anschlussversorgung des Patienten)? Wie erhalten sie die Hilfen? Was kosten die Hilfen?

Infomaterial bietet Übersicht über notwendige nachstationäre Maßnahmen

Im Rahmen des Entlassmanagements ist das Krankenhaus dazu verpflichtet, über die bedarfsgerechte Anschlussversorgung und geeignete -strukturen zu informieren. Ebenso muss frühzeitig die Kontaktaufnahme zum weiterbehandelnden oder weiterversorgenden Leistungserbringer erfolgen (Deutsche Krankenhausgesellschaft 2017). Viele Angehörige wissen oft weder, welche ambulanten Pflegedienste, teil- und stationären Einrichtungen oder Entlastungsangebote es in ihrer Region gibt, noch wie man geeignete Angebote auswählt, Ansprechpartner kontaktiert und beauftragt. Hier sollte das Krankenhaus Informationsmaterial zu Anbietern (und am besten über verfügbare Plätze) bereitstellen (Bundesministerium für Familie, Senioren, Frauen und Jugend 2010), bei der Antragstellung unterstützen – oder muss gar selbst aktiv werden. Erschwert wird diese Aufgabe, wenn der Patient in die Nähe der Familie ziehen soll und damit in eine vollkommen andere und krankenhausferne Region.

Die Qualität der Informationen hängt maßgeblich davon ab, wie gut das Krankenhaus mit den Kooperationspartnern vernetzt ist. Hier empfehlen sich die Mitarbeit in Netzwerkstrukturen und regelmäßige Austauschmöglichkeiten wie z. B. Runde Tische oder Gesprächskreise.

Wichtige *Anschlussversorger* sind:

- (teil)stationäre Wohn- und Pflegeeinrichtungen mit speziellen Demenzbereichen (wie Pflege-Oasen)
- Tageseinrichtungen mit speziellen Demenzbereichen
- gerontopsychiatrische Tagespflege
- Anbieter anderer Wohnformen (wie Wohn- und Lebensgemeinschaften bei Demenz)
- Hospize
- ambulante und Palliativ-Care-Pflegedienste

Wichtige *Unterstützungsangebote* sind:

- Dienstleister (Essen auf Rädern, Hausnotrufen, Reinigungshilfen oder 24-Stunden-Hilfen)
- ehrenamtliche Vereine und Entlastungsangebote (Demenzcafés, Besuchsgruppen, Demenzbegleiter, körperliche Trainingsangebote etc.)
- Demenz-Netzwerke, Demenzforen, Lokale Allianzen, Alzheimer Gesellschaften u. a.
- Selbsthilfegruppen
- Gesundheitsnetzwerke mit niedergelassenen (Haus- und Fach-)Ärzten und Gerontopsychiatrien zur Nachsorge

Wichtige *Netzwerkpartner* sind:

- Gesundheits- und Sozialämter
- Pflegestützpunkte
- Beratungsstellen

3.7.5.7 Interne Strukturen optimieren

Angehörige aktiv einbinden – das geht schon im Krankenhaus

Viele Krankenhäuser bieten pflegenden Angehörigen im Hinblick auf den Entlasstermin praktische Unterstützung an, damit sie eine verlässliche Stütze bei der Anschlussversorgung werden: *Pflegetrainings* noch vor Ort oder zu Hause sowie ganzheitliche *Pflegekurse* oder die Einweisung in technische Hilfsmittel. Es ist nicht leicht für die Familie, wenn die Demenz den Patienten so sehr verändert, dass er wie ausgewechselt scheint und den bisherigen Umgang erschwert. Oder wenn die körperlichen Gebrechen zunehmen und Tipps erforderlich sind zum Umgang mit dem Rollator oder dazu, wie man den Patienten richtig wäscht und hebt, ohne zu viel eigene Körperkraft aufwenden zu müssen. Darüber hinaus bieten Gesprächskreise mit anderen Betroffenen psychische Unterstützung. Der Wunsch, eine perfekte Versorgung organisieren oder im häuslichen Umfeld selbst leisten zu wollen, ohne auf sich selbst zu achten, kann zu Erschöpfung und Überlastung führen. Dann ist es gut, wenn Angehörige schon im Krankenhaus professionell an das Krankheitsbild und an die persönliche Achtsamkeit herangeführt werden.

Bisher vorhandene Kompetenzen der Patienten können im Krankenhaus gezielt trainiert, verbessert oder gar wiedererlangt werden. Die aktivierende Pflege und Maßnahmen der Ergo- und Physiotherapie bieten hier gute Ansätze. Das stärkt die Selbstständigkeit der Patienten und entlastet die Angehörigen im Alltag: Möglicherweise können die Ehepartner oder die Eltern weiterhin Zuhause versorgt werden, wenn sie wieder alleine zur Toilette gehen oder wenn im Bad technische Lösungen installiert werden (z. B. elektrische Einstiegshilfen beim Baden). Oder ein Rollator erweitert den Aktionsradius und die Selbstständigkeit, sodass die Lebensqualität steigt.

3.7.5.8 Tag der Entlassung

Entlassbrief informiert über erfolgte Leistungen und empfohlenes weiteres Vorgehen

Am Tag der Entlassung muss die Anschlussversorgung stehen – nahtlos (Deutsche Krankenhausgesellschaft 2017). Patient und Anschlussversorger sind über den anstehenden Termin zu informieren. Dem Patienten wird der *Entlassbrief* ausgehändigt – mindestens ein vorläufiger. Falls der Betroffene dem zugestimmt hat, geht der Brief ebenso an den anschließenden Haus- oder Vertragsarzt. Sind pflegerische Leistungserbringer involviert, erhalten diese überdies alle für ihren Bereich relevanten Informationen (z. B. den Pflegebericht).

Zu den Mindestinhalten des Entlassbriefs gehören laut Rahmenvertrag folgende Informationen:

- Patientenstammdaten, Aufnahme- und Entlassdatum
- Name des behandelnden Krankenhausarztes und Telefonnummer für Rückfragen (der Rahmenvertrag legt auch die Zeiten für die Erreichbarkeiten des Ansprechpartners an Werktagen und am Wochenende fest)
- Kennzeichnung »vorläufiger« oder »endgültiger« Entlassbrief
- Grund der Einweisung
- Diagnosen (Haupt- und Nebendiagnosen) einschließlich Infektionen oder Besiedelung durch multiresistente Erreger
- Entlassungsbefund
- Epikrise (Anamnese, Diagnostik, Therapien inkl. Prozeduren)
- weiteres Prozedere/Empfehlungen

- Arzneimittel und Medikationsplan
- alle veranlassten Verordnungen und Information über Bescheinigung der Arbeitsunfähigkeit
- nachfolgende Versorgungseinrichtung
- mitgegebene Befunde

3.7.6 Entlassung in die Häuslichkeit – was gilt es zu beachten?

Das Statistische Bundesamt (www.destatis.de) gibt einen interessanten Einblick in die Versorgungssituation betagter Menschen. Erhebungen (Stand: Dezember 2015) besagen, dass in Deutschland 2,86 Millionen Menschen pflegebedürftig im Sinne des Pflegeversicherungsgesetzes (SGB XI) waren – davon 83 % 65 Jahre und älter, 37 % mindestens 85 Jahre alt. Die meisten Pflegebedürftigen (73 % oder 2,08 Millionen) wurden in Privathaushalten versorgt; entweder größtenteils allein durch Angehörige (1,38 Millionen Pflegebedürftige) oder zusammen mit bzw. allein von ambulanten Pflegediensten (692.000 Pflegebedürftige). Vollstationäre Plätze im Pflegeheim wählten 27 % bzw. 783.000 der Pflegebedürftigen. Laut Bundesministerium für Familie, Senioren, Frauen und Jugend (www.wegweiser-demenz.de) leben etwa zwei von drei demenziell veränderten Menschen in den eigenen vier Wänden.

Bei Entlassung ins häusliche Umfeld zu Barrierefreiheit beraten

Das zeigt: Privathaushalte müssen darauf ausgerichtet sein, dass diese Menschen nach dem Krankenhausaufenthalt ein sicheres Umfeld vorfinden. Aber wie geht das? Und wo sind die Gefahrenquellen, die zum erneuten Krankenhausaufenthalt und einer Verschlechterung der Lebensqualität führen könnten? Gibt es Zuschüsse für Umbaumaßnahmen hin zur Barrierefreiheit und – falls ja – wo kann ich diese beantragen? Auf solche Nachfragen sollte das Entlassmanagement vorbereitet sein.

Teppich oder Treppenabsatz werden zur Stolperfalle, Elektrogeräte wie Herde, Bügeleisen und Kaffeemaschinen bergen ebenso wie ungesicherte Putzmittel und mangelhafte Beleuchtung erhebliche Risiken. Auch die Nutzung von nicht barrierefreien Toiletten und Duschen wird zur täglichen Gefahr. Ganz zu schweigen von der Frage, welche Lösungen bei Hinlauftendenzen die Sicherheit verbessern können – von Alarmsignalen für die Angehörigen bis hin zu Fototapeten mit dem Motiv »Bücherregal«, das der Haustür eine neue Bedeutung gibt. Es ist sehr hilfreich, wenn das Krankenhaus Checklisten anbietet oder gar Anschauungsmaterial. Bei letztgenanntem Punkt bietet sich die Zusammenarbeit von Entlassmanagement und Ergotherapie an, wenn die Therapeuten mit ausgewählten barrierefreien Hilfen arbeiten und diese auch vorführen können.

Unter bestimmten Voraussetzungen gibt es finanzielle Förderprogramme. Hier sind Verweise sinnvoll etwa zur Wohnraumanpassung (§ 40 SGB XI) über die Pflegekasse (www.pflege.de) oder dem Zuschuss der Kreditanstalt für Wiederaufbau (KfW) zur Barrierereduzierung und für mehr Wohnkomfort (www.kfw.de).

3.7.7 Abschließende Anmerkung

Aufgaben des Entlassmanagements – das sollten alle Berufsgruppen wissen

Das Entlassmanagement muss oftmals regelrechte Detektivarbeit leisten, was die Versorgungssituation und den sozialen Hintergrund des Patienten betrifft. Diese Arbeit bindet enorm, insbesondere wenn Informationslücken auftreten (da es keine Angehörigen gibt) oder sich die Suche nach verfügbaren Anschlussversorgern schwierig gestaltet. Stets müssen patientenbezogene und individuelle Lösungen gefunden werden, ein Vorgehen nach »Schema F« ist kaum möglich.

Es ist im Interesse reibungsloser Prozesse, wenn alle an der Behandlung beteiligten Berufsgruppen insbesondere in einem großen Krankenhaus zumindest grob wissen, welche Aufgaben das Entlassmanagement übernehmen kann und sie keine verbindlichen Zusagen zum Leistungsspektrum machen. In der Praxis ist es häufig so, dass Patienten und Angehörige auf unterschiedlichen Kommunikationswegen Kontakt zum Entlassmanagement suchen (persönlich, telefonisch, schriftlich), weil sie eine »kurze« Nachfrage haben, die aus ihrer Sicht einer sofortigen Klärung bedarf. Sie verstehen oft nicht die Komplexität des deutschen Gesundheitswesens und warum einige ihrer Wünsche aus gesetzlichen oder formalen Gründen nicht erfüllt werden können. Hier ist echte Überzeugungsarbeit gefragt – und ausreichend Zeit. Doch eine General- und Lebensberatung kann das Entlassmanagement nicht leisten – alle Maßnahmen erfolgen grundsätzlich bedarfsorientiert und individuell angepasst.

Literatur

Beivers A (2017) Bibliomed Manager, Kliniksozialdienst: Das unterschätzte Personal. (https://www.bibliomedmanager.de/zeitschriften/artikeldetailseite-ohne-heftzuweisung/33077-kliniksozialdienst-das-unterschaetzte-potenzial/, Zugriff am 24.08.2018).

Bundesministerium für Familie, Senioren, Frauen und Jugend (Hrsg.) (2010)

Auf der Suche nach der passenden Wohn- und Betreuungsform. Ein Wegweiser für ältere Menschen.

(https://www.bmfsfj.de/bmfsfj/service/publikationen/auf-der-suche-nach-der-passenden-wohn–und-betreuungsform/77508?view=DEFAULT, Zugriff am 04.09. 2018).

Bundesministerium für Familie, Senioren, Frauen und Jugend (Unterpunkte unter der Rubrik »Informationen« u. a. zu Betreuung und Pflege, Gesetzliche Leistungen und Alltag mit Demenz). (https://www.wegweiser-demenz.de/startseite.html, Zugriff am 09.08.2018).

Bundesverband Medizintechnologie e.V.(Hrsg.) (2017) Hinweise des BVMed zur Umsetzung des Entlassmanagements bei Hilfsmittelbedarf.

Deimel D (2009) Case Management verbessert Kundenorientierung. Krankenhaus-IT journal 2/2009: 35–37.

Destatis, Statistisches Bundesamt, Pressemitteilung Nr. 017 vom 16.01.2017. Knapp 2,9 Millionen Pflegebedürftige im Dezember 2015. (https://www.destatis.de/DE/PresseService/Presse/Pressemitteilungen/2017/01/PD17_017_224.html;jsessionid=CCA970C575924FF1218A707D78D00AF0.InternetLive1, Zugriff am 07.08. 2018).

Deutsche Alzheimer Gesellschaft e.V. (Hrsg.) (2017) Patienten mit einer Demenz im Krankenhaus. Begleitheft zum »Informationsbogen für Patienten mit einer Demenz bei Aufnahme ins Krankenhaus«.
(https://www.deutsche-alzheimer.de/fileadmin/alz/broschueren/patienten_mit_demenz_im_krankenhaus_komplett.pdf, Zugriff am 04.09.2018)
Deutsche Krankenhausgesellschaft (Hrsg.) (2017) Umsetzungshinweise der Deutschen Krankenhausgesellschaft zum Rahmenvertrag über ein Entlassmanagement nach § 39 Abs. 1a Satz 9 SGB V (mit: Anlage I – Hinweise der Deutschen Krankenhausgesellschaft zum Verordnungswesen im Entlassmanagement, Anlage II – Hinweise zu einem möglichen Assessmentbogen, Anlage III – Checkliste Entlassplan)
(https://www.dkgev.de/dkg.php/cat/42/aid/24431/title/Umsetzungshinweise_Entlassmanagement; Zugriff am 05.09.2018).
Deutscher Evangelischer Krankenhausverband e.V. (Hrsg.) (2017) DEKV-Wissenstransfer: Auf dem Weg zu einem demenzsensiblen Krankenhaus. Empfehlungspapier.
Gesetz zur Stärkung der Versorgung in der gesetzlichen Krankenversicherung (GKV-Versorgungsstärkungsgesetz – GKV-VSG) vom 22. Juli 2015, BGBl. Teil I, Nr. 30, S. 1211-1244.
KfW, Startseite/Privatpersonen/Bestandsimmobilie/Förderprodukte/Altersgerecht Umbauen – Investitionszuschuss – Barrierereduzierung. (https://www.kfw.de/inlandsfoerderung/Privatpersonen/Bestandsimmobilie/F%C3%B6rderprodukte/Altersgerecht-Umbauen-Investitionszuschuss-%28455%29/, Zugriff am 04.09. 2018).
Kramer U, Schulte-Marin V (2017) Entlassmanagement. Allen Anforderungen gewachsen. f&w 8/2017: 730–732.
Medizinischer Dienst des Spitzenverbandes Bund der Krankenkassen e.V. (Hrsg.) (2009) Grundsatzstellungnahme. Pflege und Betreuung von Menschen mit Demenz in stationären Einrichtungen.
Rahmenvertrag über ein Entlassmanagement beim Übergang in die Versorgung nach Krankenhausbehandlung nach § 39 Abs. 1a S. 9 SGB V vom 17. Oktober 2016, zuletzt geändert am 6. Juni 2017
(http://www.kbv.de/media/sp/Rahmenvertrag_Entlassmanagement.pdf, Zugriff am 04.09.2018)
Spielberg P (2014) Menschen mit Demenz im Krankenhaus: Modellprojekt gibt wichtige Impulse. (https://www.aerzteblatt.de/archiv/162608/Menschen-mit-Demenz-im-Krankenhaus-Modellprojekt-gibt-wichtige-Impulse, Zugriff am 07.08. 2017).
Stein M (2017) Entlassmanagement. Staffellauf für Kliniken. f&w 1/2017: 84–87.
Thomae H (2017) Rahmenvertrag zum Entlassmanagement. Pflicht zur geplanten Überleitung. f&w 1/2017: 60–63.
www.pflege.de, Unterpunkte: Pflegekasse & Pflegerecht, Wohnraumanpassung. (www.pflege.de, Zugriff am 04.09.2018).

4 Haltung, Handeln und Führen

Markus Horneber und Janine Hübner

Die Unternehmenskultur ist geprägt von den gelebten Werten und der nach außen getragenen inneren Haltung. Sie spiegelt sich in dem täglichen Handeln der Mitarbeitenden untereinander und auch gegenüber den ihnen anvertrauten Patienten wider. Die Unternehmensführung und ihre Führungskräfte stehen hier in der Verantwortung, die Kultur in ihrer Führungsrolle erlebbar auszugestalten. Eine weitere Aufgabe der Führung ist, die Unternehmensorganisation entsprechend verschiedener Rahmenbedingungen auszurichten. Welche Rolle Spiritualität aus der Unternehmenskultur heraus spielen kann und welche Bedeutung den Themen Ethik, Recht und Finanzierung zukommt, wird in den folgenden Kapiteln herausgestellt.

Christlich geprägte Unternehmen blicken häufig auf eine jahrzehnte- bis gar jahrhundertelange Tradition zurück. Religiosität und christliche *Spiritualität* sind Teile ihrer Identität und ihres Selbstverständnisses. Daher haben vor allem diese Organisationen die Möglichkeit, Spiritualität Raum in der Patientenversorgung als Ressource zur Bewältigung von Lebenskrisen zu geben. Denn auch, wenn das Gedächtnis geht, bleibt das spirituelle Erleben bei Menschen mit Demenz vorhanden und aktivierbar. Spiritualität kann daher bei den Betroffenen zur Gelassenheit beitragen und die Annahme der momentanen Situation ermöglichen.

In der Versorgung von Menschen mit Demenz werden das Unternehmen und die Mitarbeitenden mit *ethisch* kritisch zu reflektierenden Situationen und Sachverhalten konfrontiert. Den Ausgangspunkt bildet dabei immer das Wohl des Patienten. Zunächst gilt es grundsätzlich, die Indikation zur Krankenhauseinweisung aufgrund der Risiken für den Demenzerkrankten kritisch zu hinterfragen. Ist der Betroffene dann im Krankenhaus, obliegt der Einrichtung die Aufgabe, die Versorgung und die zugehörigen Strukturen an die individuellen Bedürfnisse der Betroffenen anzupassen. Dabei gilt es, die persönliche Lebensqualität der Patienten zu fördern, adäquat mit »herauforderndem Verhalten« umzugehen und mit den potenziellen ethischen Konflikten in Bezug z. B. auf Patientenverfügungen umzugehen.

Die Wahrung der *Patientenrechte* muss bei aller medizinischen und pflegerischen Fokussierung in der Behandlung stets im Blick behalten werden. Vor allem bei der Einwilligung des Patienten, sei es bei der Krankenhausaufnahme, -entlassung oder in die ärztliche Heilbehandlung, handelt es sich um Rechtsfragen, mit denen es sich situativ auseinanderzusetzen gilt. Die rechtliche Sachlage in Bezug auf freiheitsentziehende Maßnahmen stellt die Beteiligten ebenfalls vor Herausforderungen.

Um als Krankenhaus auch langfristig die Patientenversorgung sicherstellen zu können, muss ein Unternehmen wirtschaftlich aufgestellt sein. Die *Finanzierung* stationärer Behandlungen erfolgt im Schwerpunkt über das deutsche System der Diagnosis Related Groups, in dem über Fallpauschalen Erlöse je Patientenfall generiert werden. Die Abbildung der »Nebendiagnose Demenz« im Krankenhaus mit dem häufig erhöhten Pflegebedarf, der verlängerten Verweildauer und den erwarteten bzw. wünschenswerten Entwicklungen stehen hier im Fokus.

4.1 Spiritualität im demenzsensiblen Krankenhaus

Holger Böckel

4.1.1 Zusammenfassung

Spiritualität kann als Ressource zur Bewältigung von Lebenskrisen angesehen werden. In Zeiten der (demenziellen) Krankheit kann sie aktiviert bzw. an sie angeknüpft werden, wenn sie bereits zuvor in der Persönlichkeit des Betroffenen verankert war. Dafür sind Kenntnisse der biographisch-religiösen Prägung wichtig. Spiritualität geht davon aus, dass jeder und jede innere Resonanz sucht und findet. Christliche Spiritualität findet dies in der Beziehung zu Gott, der uns in Jesus Christus bzw. im fürsorgenden Nächsten nahekommt. Für demenziell erkrankte Menschen sind dabei, im Fortschreiten der Krankheit steigend, körperlich-emotionale und symbolische Ausdrucksformen von Spiritualität, wie etwa nonverbale Gesten und Rituale von besonderer Bedeutung. Die in der demenziellen Erkrankung hervortretenden Erfahrungen von Verlust und Sterben lassen Pflegende und Betreuende nach der eigenen spirituellen Verankerung fragen.

4.1.2 Was bleibt, wenn das Gedächtnis geht?

Die Lebenssituation von demenziell erkrankten Menschen verändert sich schrittweise und grundlegend. Zeit ihres Lebens haben sie zumeist bei vollem Bewusstsein gelebt. Erfahrungen mit Glück, Leid, Krankheit und Tod, Trauer und Freude wurden gesammelt. Ein soziales Umfeld von Familie und Freunden, Beruf und Freizeittätigkeiten gab ihnen Sicherheit und Selbstvertrauen. Demgegenüber sind sie in ihrer gegenwärtigen Lebenssituation nachhaltig und am eigenen Erleben sichtbar mit der Brüchigkeit menschlicher Existenz konfrontiert. Das Leben ist verwundbar und verletzlich, es neigt sich langsam aber fortschreitend dem Ende zu. Solche existenziellen Themen berühren auch vor der Phase des (hohen) Alters den Bereich von

Religiosität bzw. Spiritualität des Menschen (MacKinlay 2006; Wilkening 2011). Die Erfahrung des Alterns kann als eine besondere Lebenskrise beschrieben werden, die wie vorherige Phasen Chancen und Herausforderungen mit sich bringt. Diese Thematik betrifft auch die spirituelle Entwicklung im höheren Alter (Gerotranszendenz) (Tornstamm 2005). Solche Krisen werden durch Krankheiten nicht selten verstärkt, zu denen auch Demenz gehört. Die besondere Herausforderung von Demenz, das Nachlassen geistiger Fähigkeiten und der Verlust von dem, was als Gedächtnis bisher zur Persönlichkeit wesentlich gehörte, stellt Betroffene dabei vor ganz besondere Herausforderungen. Die Frage nach dem, was bleibt, wenn das Gedächtnis geht, kann als eine zutiefst spirituelle Frage aufgefasst werden, rührt sie doch an dem Kern unseres Selbstverständnisses und seinen tragenden Grund: unser Wissen um uns selbst.

Spiritualität = Ressource zur Bewältigung von Lebenskrisen

Spirituelles und religiöses Erleben ist auch bei demenziell erkrankten Menschen vorhanden. Spiritualität ist als Ressource zur Bewältigung dieser Lebenskrise bedeutsam.

4.1.3 Spiritualität und Krankheit

Zunächst ist dabei an die grundlegende Bedeutung von Spiritualität im Erleben von Krankheit und den Abbrüchen bzw. Grenzen des Lebens zu erinnern, wie sie vor allem im Rahmen der Palliativmedizin zuerst thematisiert wurde (Weiher 2007). Eine grundlegende Studie (Städtler-Mach 2009) untersuchte Kommunikation und Verhalten von Menschen mit Demenz und fand mithilfe der Methode der »dichten Beschreibung« zahlreiche, auch kleinste Hinweise auf Religiosität und Spiritualität, und zwar in allen Lebensbereichen. Religiöse und spirituelle Momente sind demnach keineswegs auf eigens dafür vorgesehene Situationen wie etwa kirchliche Rituale reduziert. Sowohl beim Frühstück als auch beim Zubettgehen, in der Freizeitgestaltung und im alltäglichen Miteinander, aber natürlich auch im Blick auf besondere Jahreszeiten und -tage sind bei einem hohen Anteil der untersuchten Fälle religiöse und spirituelle Bedürfnisse beobachtbar. Aber auch explizite Aussagen wie »Jesus hilf mir«, »Oh Gott«, »Maria!« waren selbst von Menschen mit fortgeschrittener Demenz zu hören, auch dann, wenn das Sprachvermögen schon stark eingeschränkt war. In ihnen kommen Gefühle wie Angst, Verzweiflung, aber auch Bitte um Hilfe oder die Suche nach Halt zum Ausdruck.

Als besonders bedeutsam erweisen sich dabei grundlegende spirituelle Prägungen aus der eigenen Biografie. Nicht selten können in der Kindheit gelernte kurze Gebete oder Rituale noch abgerufen werden. Allerdings wird sich hier auch zeigen, was für Menschen in gesundheitlichen Krisen generell gilt, dass nämlich körperliches oder psychisches Leiden für sich genommen zu keiner erkennbar intensiveren religiösen Haltung oder Praxis führt. Not lehrt also – entgegen der landläufigen Meinung – gerade nicht beten, zumindest nicht in all den Fällen, in denen Gebet nicht schon vorher eine spirituelle Ressource darstellte.

Im Blick auf Menschen mit Demenz gilt daher im gleichen, wenn nicht gar in verstärktem Maße: »Was nicht schon vor der Krankheitsphase an aktiver religiöser Einstellung verfügbar war, ist auch in einer Krankheitsphase an innerer religiöser Einstellung oder religiöser Praxis [...] nur noch schwer oder kaum noch (re-)aktivierbar.« (Heuft 2016, S. 224). Umgekehrt scheint eine entsprechend vorhandene Ressource auch im Falle demenziell erkrankter Menschen ansprech- bzw. aktivierbar. Spiritualität, insbesondere in Form vertrauter Religiosität, kann demnach auch in der Situation des krisenhaften Verlusts von Orientierung, kognitiven Fähigkeiten, Sprachvermögen etc. dazu beitragen, gelassen zu werden oder zu bleiben und das bisherige Leben und die momentane Situation so anzunehmen, wie es sich darstellt. Sie birgt darüber hinaus auch das Potenzial, Hoffnung zu entfalten, und zwar trotz aller Einschränkungen und auch angesichts von Demenz und Gebrechlichkeit. Dazu kommen auch spezifische spirituelle Herausforderungen in den Blick. Wenn Spiritualität, wie im Folgenden gezeigt wird, als ein grundlegendes Element menschlichen Daseins aufgefasst werden kann, ist sie auch Teil der Krise selbst. Menschen kommen angesichts der angeführten Fragen, Ängste, Sorgen und Zweifel demnach auch in spirituelle Krisen, in denen sie sich nicht nur geborgen, angenommen, verstanden fühlen können, sondern etwa auch angesichts unbewältigtem Erleben schuldig, verloren, ängstlich oder ohnmächtig (Bucher 2014, S. 100 ff, S. 108–112). Beide Aspekte finden ihren spirituellen bzw. religiösen Ausdruck und geben Anlass, nach der Bedeutung von Spiritualität für demenziell Erkrankte zu fragen.

4.1.4 Spiritualität als Suche nach innerer Resonanz

Das Wort *Spiritualität* leitet sich vom lateinischen Wort für *Geist* (Spiritus) ab. Spirituelle Erfahrungen sind besondere Geist-Erfahrungen, sei es im Sinne einer Erweiterung der eigenen Wahrnehmung von sich und der Welt, sei es als Begegnung mit einer jenseitig geglaubten Geist-Realität (Utsch 1998, S. 123 ff). Das Alte Testament der Bibel etwa kennt beides, indem es den Geist Gottes als Schöpfergeist, d. h. als zugleich lebensspendenden und -erhaltenden »Atem« (hebräisch: »ruach«) beschreibt: Er ist außerhalb von allem und zugleich Teil der lebendigen Welt (1. Mose 1,3; 6,3). Dabei ist es kein Zufall, dass hier die Metapher eines für das Leben grundlegend körperlichen, vorbewussten Vorgangs gewählt wird. Spiritualität bedeutet demnach auch unabhängig von einer bestimmten Religion die Fähigkeit und Praxis, von sich selbst absehen und sich mit anderen und anderem *verbinden* zu können: einem höheren Wesen (Gott), der Natur (Kosmos) oder der sozialen Umwelt, und dies auf eher intuitive Art und Weise. Dies wird auch im alltäglichen Sprachgebrauch deutlich: Man ist von etwas »begeistert« oder sieht sich »inspiriert«. In jedem Fall *überschreitet* man dabei den gewohnten Erfahrungshorizont bzw. die alltäglichen Vollzüge des Denkens. Eine verschiedenste Ansätze integrierende Definition bezeichnet Spiritualität daher religionspsychologisch als Suche nach »Verbundenheit und Selbsttranszendenz« (Bucher 2014, S. 28 ff, 40). Spiritualität schließt dabei keineswegs aus, von sich selbst abzusehen und etwa Empathie zu empfinden bzw. auszudrücken, ganz im Gegenteil, in vielen Fällen wird beides eher noch intensiviert. Spiritualität in diesem weiten Verständnis ist somit ein grundlegendes Element menschlichen Daseins, welches zumindest als menschliche Möglichkeit jedem zugänglich ist.

Die mit Verbundenheit und Selbsttranszendenz beschriebenen Hauptaspekte können schließlich als Suche nach *innerer Resonanz* zusammengefasst werden.

Resonanz = Grundform menschlicher Weltbeziehung, die nach der Beziehung zu einem Gegenüber fragt

»Resonanz« als »Grundform menschlicher Weltbeziehung« setzt nicht nur voraus, dass es ein wie auch immer geartetes Außerhalb oder Gegenüber als Ursprung der Resonanz gibt. Darüber hinaus kommt so zum Ausdruck, dass etwas im Wesenskern des Menschen zum Schwingen kommt, er im Tiefen seiner Seele berührt und damit auch mit seiner ganzen Persönlichkeit involviert, eben »angerührt« ist. Dies kann in »horizontaler« wie in »vertikaler« (transzendenter) Dimension gelten (Rosa 2016, S. 435 ff). Spiritualität ist als Suche nach innerer Resonanz ein grundlegendes Element menschlichen Daseins.

Innere Resonanz wird dabei körperliche Reaktionen einschließen bzw. entsprechende Ausdrucksformen und Zugänge beinhalten. Dies wird im Blick auf jegliche Praktiken der Meditation evident, man denke hier nur an die vielfältigen Atemtechniken bzw. Körperhaltungen, durch die innere Resonanz gefördert wird, aber auch an die neurologisch messbare Veränderung der Gehirnaktivität etwa beim Meditieren (Ott 2010). Erfahrungen der inneren Resonanz werden daher meist durch Übungen, Gewohnheiten oder Riten angestrebt. Darüber hinaus muss man von einer auch im engeren Sinne therapeutisch heilsamen Wirkung von Spiritualität für den Menschen ausgehen (VanderWheele et al. 2017, S. 519 ff), ohne dass dieser Zusammenhang einlinig-funktional Verwendung finden kann. Insgesamt ist es sinnvoll, den Gesundheitsbegriff ganzheitlich zu fassen und, im Sinne der WHO, neben der psychosozialen auch die spirituelle Dimension einzubeziehen (Jakob und Laepple 2014, S. 46 ff).

Christliche Spiritualität = Ausdruck der Beziehung zu Gott, der in Jesus als (mit-) leidender Mensch erkennbar ist

Spiritualität ist Teil von jeder Religion. Christliche Spiritualität ist Ausdruck der Beziehung zu Gott, der in Jesus Christus erkennbar und auch im Leiden gegenwärtig ist.

Spiritualität ist ein Teil von jeder *Religion* (von lat. religio, etwa: gewissenhafte Beachtung). Zwar gibt es spirituelle Erfahrungen jenseits institutioneller Religionen oder traditioneller religiöser Vorstellungen. Auch wird Spiritualität öfters in religionskritischer Weise akzentuiert. Trotz dieser (von institutioneller Religion) abgrenzenden Funktion kann jedoch ein gemeinsames semantisches Feld von Spiritualität und Religiosität festgestellt werden. In jedem Fall ist das Verständnis von Spiritualität eng mit der eigenen Biografie verknüpft (Streib und Hood 2015). Im Falle der Religion kommen meist institutionelle Formen der Absicherung sowie kognitive Deutungssysteme und entsprechende Tradierungsmuster hinzu, die eine gewisse Dauer und Stabilität sowie soziale Einbettung ermöglichen. Daher sind weltweit schon quantitativ die überwiegende Zahl spiritueller Praktiken in ein größeres religiöses Ganzes eingebettet, mit anderen Worten: in eine Vorstellung vom Sinn und Ziel des menschlichen Daseins, der Welt und einer ultimativen höheren Instanz sowie in rituelle Formen des Umgangs mit dieser Instanz sowie der Deutung bzw. Tradierung entsprechender Inhalte. Sie thematisieren religiöse Fragen wie: Wo komme ich her? Wo gehe ich hin? Was ist der Sinn meines Daseins? Gibt es eine Erlösung von Leid und Schmerz? Was geschieht mit mir, wenn ich sterbe?

Christliche Spiritualität basiert auf der als persönlich empfundenen Beziehung zu dem Gott, der in Jesus Christus erfahrbar ist bzw. sich selbst erschließt. Er wird daher sowohl als Ursprung allen Seins gesehen als auch in seinem Geist gegenwärtig erfahren. Das Christentum bzw. die Bibel kennt eine Fülle von Gebetshaltungen sowie rituell-körperliche Praktiken, wenngleich das Wirken des göttlichen Geists unverfügbar bleibt. Wesentlich ist hier die Unterscheidung der Geister, mithin die inhaltliche Qualifizierung spiritueller Erfahrungen (Dahlgrün 2009, S. 152 f, 370 ff), und zwar in erster Linie auch für das erfahrende Subjekt selbst: Es gewinnt so einen deutenden Freiheitsraum gegenüber verschiedensten Geist-Erfahrungen (vgl. 2. Kor. 3,17). Ein von daher gestaltetes »geistliches Leben« schließt neben der kontemplativen Seite der Gottesbeziehung die Zuwendung zur Welt im Sinne ihrer lebensfördernden Gestaltung, aber auch die Selbstsorge ein: Gottes-, Selbst- und Nächstenliebe bedingen einander (vgl. das eigentlich dreifache Gebot der Liebe bei Jesus: Mk.12, 30–31).

Menschen mit Demenz leiden daran, dass ihre Welt in Fragmente zerfällt, sie sich fremd und nicht mehr zugehörig fühlen. Wird das eigene Leben als bedeutungs- oder sinnlos empfunden, ergeben sich zunächst Bedürfnisse nach Trost, Akzeptanz, Verbundenheit und Vertrautheit. Leiden an Entfremdung und Einsamkeit, an Bedeutungs- und Sinnverlust und der Erfahrung von Krankheit beschreiben existenzielle Herausforderungen, die zugleich auf fundamentale und spirituelle Herausforderungen verweisen: Sich selbst und das Leben als getragen zu erfahren, gerade in Erschütterungen und Krisen. Die christliche Gotteserfahrung thematisiert in besonderer Weise Gott als den im Leiden gegenwärtigen, der den einzelnen in seinem Wesenskern trotz Gebrechlichkeit – oder genau genommen: in Gebrechlichkeit und Leid – trägt, was an Jesu Sterben (und Auferstehen) selbst deutlich wird. Darüber hinaus ist in biblischen Texten häufig davon die Rede, dass auch Gott sich an Menschen erinnert. Diese Vorstellung kann besonders bedeutsam werden, wenn die eigene Erinnerung – ein Wesenselement des Menschseins – versiegt. Die spirituelle Erfahrung von Trost in dieser Situation kann daher bedeuten: Auch wenn wir uns selbst aus unserem Gedächtnis verlieren, sind wir aufgehoben als diejenigen, die wir geworden sind, angenommen und geliebt: Wir bleiben in »Gottes Gedächtnis«.

4.1.5 Bedeutsame Aspekte von Spiritualität für demenziell erkrankte Menschen

Körperlich-emotionale und symbolische Ausdrucksformen von Spiritualität

Für demenziell erkrankte Menschen sind vor allem die körperlich-emotionalen Aspekte von Spiritualität bzw. Religiosität bedeutsam. Sie finden in symbolischen Handlungen oder Darstellungen, aber auch musikalischen Formen ihren Ausdruck.

Die Bedeutung von Spiritualität im Gesundheitswesen ist besonders unter dem ursprünglich aus der Hospiz- und Palliativversorgung stammenden Ansatz des »Spiritual Care« thematisiert worden (Roser 2017). Demenz verändert schrittweise grundlegende, kognitive Fähigkeiten, aber auch die Persönlichkeit von Betroffenen. In allen Phasen der Krankheit ist jedoch das *Empfinden* stark ausgeprägt. Da spirituelles bzw. religiöses Erleben ganzheitlich ist, d. h. die kognitive Ebene, die Handlungsebene und die emotionale Ebene umfasst, kommt im Falle demenziell erkrankter Menschen dem emotionalen Erleben eine besondere Rolle zu. Auch wenn sich die kognitiven Voraussetzungen zum spirituellen bzw. religiösen Erleben verändern bzw. sie an Bedeutung verlieren, spielen »unbewusste« Erinnerungen, Konditionierungen und Fertigkeiten eine bleibende Rolle. Dabei können negative wie positive Empfindungen aufgegriffen werden. Positive Empfindungen können etwa symbolisch oder rituell verstärkt werden. Spirituelle »Sorge« kann Menschen in dieser Situation Halt geben, indem sie eine wertschätzende Grundhaltung mit sinnlichen Angeboten, etwa in der Natur, mit »Basaler Stimulation«, Musik, Symbolen und Ritualen verbindet. Dies setzt allerdings eine kultur- und spiritualitätssensible Begleitung voraus (Birkholz 2017).

Von zentraler Bedeutung sind dabei *nonverbale Gesten* wie die Hand halten, Singen, aber auch die Gestaltung von (sakralen) Räumen. Schließlich sind *Rituale* wie im christlichen Kontext das Segnen, ein gestisches Kreuzzeichen etc. zu nennen. Darüber hinaus können auch entsprechende Gebete oder bekannte Liedverse vorgetragen werden bzw. – wo es möglich ist – zusammen gesprochen werden (Herbst 2012, S. 664). Bekannte Gebete aus der Kindheit oder der Bibel (Psalm 21, das Vaterunser), aber auch Gesangbuchverse, unter Umständen vorgesungen, regen bei christlich geprägten Menschen zum inneren Mitgehen in Gedanken, emotionalen Mitschwingen oder auch Mitsingen an.

Besondere Gottesdienste für Menschen mit Demenz

Auch die Teilnahme an *Gottesdiensten* ist dann sinnvoll, wenn diese auf die besonderen Bedürfnisse von Demenzkranken ausgerichtet sind. Hierzu gibt es eine Reihe von Arbeitshilfen und Materialsammlungen bei kirchlichen Stellen, etwa der Diakonie und der Caritas. Dabei muss man sich durchaus von konventionellen Abläufen lösen. Der Zugang über die Sinne und mit Symbolen ist auch hier wesentlich, stets an der Auswahl von Bekanntem orientiert und in der Länge reduziert. Bekanntheit und Vertrautheit sind wichtiger als die Orientierung an konfessionellen Eigenarten bzw. Traditionen oder dem Kirchenjahr. Musik bzw. Lieder haben den Vorteil, dass sie auch noch unmittelbar und nicht kognitiv mitvollzogen werden können. Vertrautheit bietet auch schon das Hören der Texte oder der Melodie. In Gedanken und Empfindungen nachvollziehen kann man bekannte Melodien auch, wenn die Sprache nicht mehr einsetzbar ist. Im gemeinsamen Hören und Mitsingen kann so ganz ursprünglich Gemeinschaft erfahren werden. Bekannte ökumenische Lieder wie »Befiehl du deine Wege«, »Weißt du wieviel Sternlein stehen«, »Der Mond ist aufgegangen« wecken Erinnerungen oder knüpfen an sie an – und vermitteln Geborgenheit.

Fallbeispiel

Aus der Erfahrung eines Gottesdiensts

Frau B. kommt mit Reisetasche vorbeigeeilt: »Oh, Orgelmusik!?« »Ja, wir feiern hier gleich Gottesdienst. Wollen Sie sich schon mal setzen?« »Vielen Dank, aber ich habe noch zu tun.« Ich bereite den Tisch mit Kreuz und Kerze vor, schnippele Obst. Heute feiern wir Erntedank. Mehrmals gehe ich durch die Reihen und jeder bekommt ein Stück Obst zu essen. »Mmh, lecker.« Wie immer bin ich erstaunt, wie still alle warten, bis ich zu ihnen komme. Gottesdienste mit demenzkranken Menschen sind besondere Gottesdienste. Hier kommt es weniger auf die theologisch richtigen Worte als vielmehr auf die transportierte Liebe Gottes an – ganz praktisch. Frau S. teilt uns gefühlt 20 Mal mit, dass ihre Mutter zu Erntedank immer einen Kranz an die Tür hängte. Auch das macht das Besondere dieser Gottesdienste aus. Der Erntedankgottesdienst endet mit dem Segen. Eine Frau applaudiert, von einigen höre ich ein fröhliches Dankeschön.« (Rexroth 2014, S. 13)

Negativen oder hochgradig stressbesetzen Empfindungen kann begegnet werden, indem man diese aufgreift, verbalisiert bzw. mit Tonfall oder Gesten aufnimmt und die positiven, Kraft gebenden Antriebe darin aufruft. Christliche Spiritualität blendet diese Gefühle nicht aus, sondern greift sie auf. Auch die Bibel kennt Formen von Klage, Trauer und Zorn. Begleiter können so die Intensität belastender Erfahrungen langsam relativieren, auch, indem man auf Sprichwörter und Redensarten kommt: »Kleine Kinder, kleine Sorgen – große Kinder, große Sorgen!«, zu denen auch biblische Worte gehören können: »Alle eure Sorgen werft auf ihn, denn er sorgt für euch!« (Herbst 2012, S. 664).

Grundsätzlich ist es allerdings wenig sinnvoll, in jedem Fall von ganz bestimmten spirituellen Bedürfnissen auszugehen, sondern vielmehr, spirituelles Erleben bzw. entsprechende Äußerungen wahrzunehmen und nach Hilfestellungen zu suchen, wie dieses Erleben unterstützt bzw. bearbeitet werden kann. Auch die Verneinung spiritueller oder religiöser Bedürfnisse, z. B. die Ablehnung eines gottesdienstlichen Angebots, können schließlich – besonders in frühen Phasen der Erkrankung – Anknüpfungspunkte für ein biografieorientiertes Gespräch sein.

4.1.6 Pflege, Sorge und Spiritualität in den Phasen einer demenziellen Erkrankung

Der pflegerische bzw. sorgende Umgang mit demenziell Erkrankten knüpft auch im Bereich der Spiritualität an biographisch (früh) »Erlerntes« bzw. Vertrautes an. Dies trägt dazu bei, die Lebensqualität von Betroffenen zu erhöhen.

In der eingangs erwähnten Studie (Städtler-Mach 2009, S. 33) hat sich für Spiritualität als bedeutungsvoll herausgestellt, welche Primärsozialisation Menschen erfahren haben und welche Rollen religiöse Ausdrucksformen wie etwa Gottesdienste, Gebete, Lieder in ihrem Leben bisher spielten. Darüber hinaus haben sich Personen aus dem Glaubensleben (Jesus, Maria) ebenso als bedeutsam erwiesen wie religiöse Symbole (Kreuz, Rosenkranz etc.). Thematisiert wurden in diesem Zusammenhang psychische und körperliche Befindlichkeiten wie Schmerz und Angst, etwa im Zusammenhang mit Sterben und Tod, aber auch zur konkreten Atmosphäre in der unmittelbaren Umgebung oder im Zimmer bzw. bei den Mahlzeiten. Die entsprechenden Äußerungen zeigten sehr häufig die Befürchtungen von Menschen mit Demenz. Ebenso wiesen die Erfahrung von Gemeinschaft wie etwa bei gemeinsamen Mahlzeiten öfters spirituelle Aspekte auf. Spiritualität bzw. Religiosität ist anhand dieser Studie somit auch bei demenziell Erkrankten in einem engen Zusammenhang mit deren Biografie zu sehen, was angesichts der angeführten Verlusterfahrung allerdings besondere Fragen aufwirft.

Aus der Perspektive christlicher Seelsorge ist es wichtig, zwischen Lebenslauf und Biografie zu unterscheiden. Biografie meint dann die jeweils situationsbezogene Selbstbeschreibung des eigenen Erfahrens, in der lebensgeschichtlich relevante Erzählungen verdichtet werden. Demnach wird biographische Identität als fragmentarische »Verknüpfung multipler Realitäten« konstruiert. Differenzen, Brüche und Paradoxien werden akzeptiert (Karle 1996, S. 151 ff). Dies gilt nun im besonderen Maße auch angesichts der angeführten Verlusterfahrungen des Zusammenhangs von Erinnerungen bei demenziell Erkrankten. Hier tritt, entsprechend dem psychobiographischen Pflegemodell, die »Noopsyche«, der Teil des Seelenlebens, der den Intellekt bzw. die kognitiven Fähigkeiten betrifft, in den Hintergrund, wogegen die »Thymopsyche«, der Teil des Seelenlebens, der die Affektivität und das Gemüt betrifft, eine bleibende bzw. zunehmende Relevanz besitzt (Böhm 2009). Wenn der Zugang zur Biografie im Falle demenzieller Erkrankung daher meist nur noch über die Thymopsyche erfolgt, muss dies auch für biographisch verankertes spirituelles Erleben aufgegriffen werden. Prägende religiöse Rituale aus der Kindheit etwa bleiben gerade im Blick auf ihre affektiv-emotionalen Anteile noch lange abrufbar. Auch hier ist die Methode der (integrierten) Validation weiterführend: Aus seelsorgerlicher Sicht kann im Blick auf das Erleben von Spiritualität im *Frühstadium* der Demenz das Erzählen von entsprechenden Geschichten aus dem eigenen Leben sinnvoll sein. Im *mittleren* Stadium ist es gut, zu respektieren, dass der demenziell Erkrankte in die eine oder andere Phase seines Lebens »wandert«, die jetzt für ihn bedeutsam ist. Dies können auch spirituelle »Welten« sein. In der *Spätphase* kommt der Wahrnehmung von Emotionalität eine besondere Bedeutung zu, etwa anhand von mimischem Ausdrucksverhalten, Bewegungsmustern und Lautäußerungen. Nonverbale Zeichen und Rituale erinnern hier an die leibhafte Dimension des Menschen, wie sie in allen Religionen wichtig sind. In jedem Fall ist es auch hier notwendig, den »Eigensinn« zu respektieren und anzuerkennen, dass demenziell Erkrankte durch den Weg in die Innenwelt der eigenen Vergangenheit gleichsam »Lichtungen« im »Nebel« der zunehmenden Orientierungslosigkeit finden (Herbst 2012, S. 660 ff).

Biografie, Gewohnheiten und spirituelle Verankerungen sollten bekannt sein

Spirituelle oder seelsorgerliche, aber auch pflegerische Begleitung tut daher in jedem Fall gut daran, Kenntnisse über Biografie, Schlüsselerlebnisse und religiöse Gewohnheiten bzw. eine spirituelle »Verankerung« der betroffenen Person zu besitzen.

Sie zeichnet sich in dieser Situation dadurch aus, dass die Grenzen akzeptiert werden und Gemeinschaft oder Trost etwa stärker durch Berührung, Gesten, Mimik etc. und nicht mehr durch Worte (alleine) erfahren werden. Darüber hinaus ist es wichtig, Leiden und Grenzen anzuerkennen, ohne selbst zu verzweifeln oder den kranken Menschen innerlich aufzugeben. Dies ist dann möglich, wenn Begleitende selbst darauf vertrauen können, dass es eine Wirklichkeit gibt, die menschliches Erkennen und Begreifen übersteigt – und darauf vertrauen, dass jedes Leben darin eingebettet ist. Aus jüdischer bzw. christlicher Sicht ist es dabei essenziell, dass man dies vor Gott – etwa in Form der Klage – bringen kann, aber auch die Freude, die Gemeinschaft und das Lachen (Eglin et al. 2009, S. 19 ff, 25 f, 36).

Ein betroffener Angehöriger äußerte: »Da mein Vater nicht mehr über die Brücke in meine Welt gelangen kann, muss ich hinüber zu ihm.« Menschen mit Demenz brauchen eine unterstützende Atmosphäre, Zeit und zugewandte Menschen, die um ihre Biografie wissen. Darüber hinaus ist eine annehmende innere Haltung notwendig und Rituale, die an früher Erlebtes anknüpfen. Auf diese Weise ist es für Demenzerkrankte besser möglich, ihre Spiritualität zu erleben, was als ein wesentlicher Aspekt von Lebensqualität aufgefasst werden kann.

4.1.7 Spiritualität und die Person der Pflegenden bzw. Betreuenden

Die steigende Bedeutung von Spiritualität in Pflege, Begleitung und Betreuung führt nicht nur zur Wiederentdeckung von Ganzheitlichkeit im Klinikalltag, sondern lässt auch Angehörige und klinisches Personal nach der eigenen Spiritualität fragen.

Die Rolle von Spiritualität und Religiosität wird in jüngster Zeit auch im pflegerischen Bereich betont. Dies wird nicht nur in einer vermehrten Anzahl theoriebezogener Publikationen und empirischer Forschungsarbeiten der Pflegewissenschaften zum Thema Demenz deutlich, sondern zeigt sich auch in einer wachsenden Nachfrage nach Seminar- und Fortbildungsmöglichkeiten zu dem Themenfeld (Surzykiewicz 2015). Spirituelle Bedürfnisse oder besser spirituelles Erleben und der Umgang mit diesem will indes gestaltet werden. Dieser Umgang benötigt Zeit und Raum (SGG 2007). Allerdings stoßen mehr oder weniger religionsneutrale Konzepte wie das zuvor erwähnte »Spiritual Care« auch an Grenzen. So ist es nicht ohne weiteres möglich, religiöse oder spirituelle Rituale zu vollziehen bzw. »anzubieten«, ohne selbst einen inneren Bezug zu haben. Auch kann der unterschiedliche weltanschauliche oder religiöse Hintergrund nicht ausgeblendet werden. Daher kann man kritisch diskutieren, ob Spiritual Care christliche bzw. religionsbezogene Seelsorge ersetzen kann (Nauer 2015), oder ob es nicht sinnvoller ist, ab einem gewissen Punkt Begleiter aus dem jeweiligen religiösen Kontext der Betroffenen zu vermitteln. In jedem Fall lässt der Umgang mit spirituellen Bedürfnissen nach der eigenen Spiritualität bzw. Lebensressourcen fragen. So kann es zur Wiederentdeckung von Ganzheitlichkeit im Klinikalltag kommen. Dies setzt allerdings voraus, dass Momente des Existenziellen, die nach dem tragenden und bergenden Grund des Lebens fragen lassen, von Pflegenden und begleitenden Menschen selbst zugelassen und wahrgenommen werden. Dann können Formen der »existenziellen Kommunikation« (Stockmeier et al. 2013) in der angeführten Weise zur Ressource für Begleitende und damit auch für Betroffene werden.

Rückzug und Verlust können auch als Aufbruch in eine neue Welt gedeutet werden

In religiöser Perspektive kann der von außen erlebte »Rückzug« mit all seinen subjektiven Verlusterfahrungen – wie das Sterben selbst – auch als Übergang bzw. »Aufbruch« in eine unbekannte, neue Welt gedeutet werden.

Hier sind es wiederum besonders Rituale und Zeichenhandlungen, die dies unterstützen. Sie finden etwa in der christlichen Tradition für Sterbende seit vielen Jahrhunderten durch Erteilung eines Segen, der Berührung in Form eines Kreuzzeichens oder einer »Salbung« (unter der Verwendung von duftendem Öl) als Ausdruck des Friedens und der Bewahrung Anwendung (Pechmann 2009). Eine solche »einfühlende« Begegnung mit demenziell erkrankten Menschen kann ein neues Licht auf die Erkrankung, aber auch auf grundlegende Lebensfragen werfen (Beyer 2007).

Literatur

Beyer S (2007) Demenz ist anders. Über den Versuch einer einfühlenden Begleitung. Bonn: Balance.

Birkholz C (2017) Spiritual Care bei Demenz. München: Rienhardt.

Böhm E (2009) Psychobiographisches Pflegemodell nach Böhm. Band 1: Grundlagen. Wien: Maudrich.

Bucher AA (2014) Psychologie der Spiritualität. Handbuch. 2. Aufl. Weinheim: Beltz.

Dahlgrün C (2009) Christliche Spiritualität. Formen und Traditionen der Suche nach Gott. Berlin: Walter de Gruyter.

Eglin A, Huber E, Ruegg A et al. (2009) Tragendes entdecken. Spiritualität im Alltag von Menschen mit Demenz. Reflexionen und Anregungen. Zürich: Theologischer Verlag Zürich.
Herbst M (2012) Beziehungsweise. Grundlagen und Praxisfelder evangelischer Seelsorge. Neukirchen-Vluyn: Neukirchener Verlagsgesellschaft.
Heuft G (2016) Not lehrt (nicht) beten. Repräsentative Studie zu religiösen Einstellungen in der Allgemeinbevölkerung und von Patienten der psychosomatisch-psychotherapeutischen Ambulanz eines Universitätsklinikums. Münster: Aschendorff.
Jakob B, Laepple U (2014) Gesundheit, Heilung und Spiritualität. Heilende Dienste in Kirche, Diakonie und weltweiter Ökumene. Göttingen: Vandenhoeck & Ruprecht.
Karle I (1996) Seelsorge in der Moderne. Eine Kritik der psychoanalytisch orientierten Seelsorgelehre. Neukirchen-Vluyn: Neukirchener Verlagsgesellschaft.
MacKinlay E B (2006) Spiritual Growth and Care in the Fourth Age of Life. London: Kingsley.
Nauer D (2015) Spiritual Care statt Seelsorge? Stuttgart: Kohlhammer.
Ott U (2010) Meditation für Skeptiker. Ein Neurowissenschaftler erklärt den Weg zum Selbst. München: O. W. Barth.
Pechmann B (2009) Rückzug und Aufbruch. Seelsorgliche Hinführungen zu Menschen im Alter. Leipzig: Evangelische Verlagsanstalt.
Rexroth H (2014) Gottesdienste für Menschen mit Demenz. In: AGAPLESION gAG (Hrsg.), Demenz. Verständnis und Geborgenheit – AGAPLESION Wissen. Frankfurt (Eigenverlag). S. 12–13.
Rosa H (2016) Eine Soziologie der Weltbeziehungen. Berlin: Suhrkamp.
Roser T (2017) Spiritual Care. Der Beitrag von Seelsorge zum Gesundheitswesen. 2. Aufl. Stuttgart: Kohlhammer.
Schweizerische Gesellschaft für Gerontologie (SGG) (Hrsg.) (2007) Die spirituelle Dimension braucht Raum. Eine Handreichung zum Erkennen und Beachten von Spirituellen Bedürfnissen alter Menschen in Abhängigkeit. Bern: SGG.
Städtler-Mach B (2009) Demenz und Spiritualität. Religiöse Bedürfnisse bei Menschen mit Demenz. Altenpflege 09: 32–33.
Stockmeier J, Giebel A, Lubatsch H (Hrsg.) (2013) Geistesgegenwärtig pflegen. Existenzielle Kommunikation und spirituelle Ressourcen im Pflegeberuf. Neukirchen-Vluyn: Neukirchener Verlagsgesellschaft.
Streib H, Hood RW (Hrsg.) (2015) Semantics and Psychology of Spirituality. A Cross-Cultural Analysis. Heidelberg: Springer.
Surzykiewicz J (2015) Religiös-spirituelle Begleitung von Demenzkranken aus der Sicht von Pflegekräften. In: Büssing A, Surzykiewicz J, Zimowski H (Hrsg.) Dem Gutes tun, der leidet. Hilfe kranker Menschen – interdisziplinär betrachtet. Heidelberg: Springer. S. 101–125.
Tornstamm L (2005) Gerotranscendence. A Developmental Theory of Positive Aging. New York: Springer.
Utsch M (1998) Religionspsychologie. Voraussetzungen, Grundlagen, Forschungsüberblick. Stuttgart: Kohlhammer.
VanderWheele TJ, Balboni TA, Koh HK (2017) Health and Spirituality. JAMA 318/6: 519 ff.
Weiher E (2007) Spirituelle Begleitung in der Palliativmedizin. In: Aulbert E, Nauck F, Radbruch L (Hrsg.) Lehrbuch der Palliativmedizin. Stuttgart: Schattauer. S. 1181–1206.
Wilkening K (2011) Spiritualität und Alter – Zielgruppen und Perspektiven. In: Büssing A, Kohls A (Hrsg.) Spiritualität Transdisziplinär. Wissenschaftliche Grundlagen im Zusammenhang mit Gesundheit und Krankheit. Heidelberg: Springer. S. 167–172.

4.2 Ethische Herausforderungen

Kurt W. Schmidt

4.2.1 Zusammenfassung

Es gehört zu den Aufgaben der Ethik, die pflegerische, medizinische und psychosoziale Versorgung in den Krankenhäusern dahingehend kritisch zu reflektieren, ob den individuellen Bedürfnissen der Patienten und ihrer Zugehörigen entsprochen wird. Die Organisationsstruktur des Krankenhauses – so der Deutsche Ethikrat – soll am Patientenwohl ausgerichtet werden, auch wenn die Systemlogik der Organisation dies häufig erschwert und behindert. Diskutiert wird die Frage, ob gesonderte Abteilungen für Menschen mit Demenz eingerichtet werden sollen und wo die Grenzen der Forschung aus ethischer Sicht zu ziehen sind, wenn die Betroffenen selbst nicht mehr zustimmen können. Für Patienten mit demenziellen Erkrankungen, die eine besonders vulnerable Gruppe darstellen, wird zum einen eine Verbesserung der innerklinischen Versorgungsstrukturen gefordert, zum anderen soll außerklinisch eine Verbesserung dahingehend erreicht werden, dass Krankenhauseinweisungen möglichst vermieden werden. Dies folgt dem ethischen Grundsatz, vor allem nicht zu schaden, gerade weil ein Krankenhausaufenthalt für Menschen mit Demenz eine besondere Gefahr mit zusätzlichen Belastungen und vielfältigen Risiken darstellen kann. Ärztliches und pflegerisches Personal sind ebenso wie andere Klinikmitarbeiter für das Verständnis der Erkrankungsbilder zu schulen, vor allem für den Umgang mit »herausforderndem Verhalten«, das von empfundenen »Störungen« bis hin zu Gewalttätigkeiten verlaufen kann und eine fachkundige »verstehende Diagnostik« erfordert. So stellen unklare Willensäußerungen des demenziell Erkrankten eine große ethische Herausforderung dar, die es angemessen zu interpretieren gilt und ggf. mit einer vorausverfügten Willenserklärung in Einklang zu bringen ist.

4.2.2 Einleitung

Demenz als Thema in Krankenhausserien

Bereits im Jahr 1994 führte die US-amerikanische Krankenhausserie *Emergency Room* der Öffentlichkeit ein Grundproblem vor Augen: Das Krankenhaus ist als Institution auf die Versorgung von Menschen mit Demenz nicht vorbereitet! In Folge 2 der ersten Staffel («Willkommen zu Hause«) wird eine ältere Dame von der Polizei ins Krankenhaus gebracht, die zuvor auf der Straße orientierungslos aufgegriffen worden war. Doch für »Madame X«, die sich an ihren eigenen Namen nicht erinnern kann, fühlt sich im Krankenhaus niemand zuständig. Ärzte und Pflegekräfte reichen die verängstigte Dame von einem Mitarbeiter zum nächsten, weil es in der Notaufnahme stets dringendere und wichtigere Fälle gibt. Auch das zeitaufwändige Bemühen einzelner Mitarbeiter wird von den strukturellen Erfordernissen des Krankenhauses immer wieder zunichte gemacht und führt zu Spannungen innerhalb des Teams in Hinblick auf die gerechte Verteilung der zeitlichen Ressourcen auf die verschiedenen Patienten. Schließlich gelingt es, durch individuelle Zuwendung und Beziehungsaufbau, die Leidenszeit der Patientin zu beenden, Kontakt mit der Tochter herzustellen und die Patientin in ihr gewohntes häusliches Umfeld zurückzuführen.

4.2.3 Ethische Zielsetzung 1: Verbesserung der innerklinischen Versorgungsstrukturen

Aus heutiger Sicht ist es überraschend, wie diese neuartige Krankenhausserie, deren Erfolg u. a. in der dramatischen Darstellung technisch komplexer notfallmedizinischer Prozeduren bestand, gleich zu Serienbeginn und geradezu visionär auf ein aufkommendes organisationsethisches Problem verwiesen hat und einen Lösungsansatz mitlieferte: Menschen mit Demenz benötigen im Krankenhaus Beziehungspersonen.

Das Krankenhaus ist auf die Versorgung nicht gut vorbereitet

In der aktuellen Fachliteratur hat sich bis heute an der Beurteilung der Situation kaum etwas geändert. So heißt es: »Das Krankenhaus ist auf die initiale Versorgung von Menschen mit Demenz in der realen Aufnahmesituation im klinischen Alltag nicht eingestellt« (Kricheldorff und Hofmann 2013, S. 196). Die Systemlogik der Institution Krankenhaus erschwert und behindert die Orientierung an den individuellen Bedürfnissen des Patienten mit demenzieller Erkrankung, da hier zwei Welten nahezu unvermittelt aufeinanderprallen (Zander-Schneider und Schneider 2015). Der Deutsche Ethikrat (2012; 2016) hat sich in seiner Stellungnahme eindeutig positioniert und gefordert, dass die Organisationsstruktur des Krankenhauses am *Patientenwohl* auszurichten ist. Danach besteht aus ethischer Sicht die Aufgabe, die pflegerische und medizinische Versorgung in den deutschen Krankenhäusern kritisch zu reflektieren und von den individuellen Bedürfnissen des Patienten her zu denken und notwendige Veränderungen umzusetzen, um eine bessere Versorgung (für Menschen mit Demenz) zu erreichen.

Verbesserungsvorschläge liegen bereits vor

Diese Erkenntnis hat sich an vielen Stellen bereits durchgesetzt und es gibt vielfältige Bemühungen, im Krankenhaus Verbesserungen zu erreichen (vgl. Koczy et al. 2017; Wetzstein 2017). Gerade von Seiten der Pflege ist hierzu viel geschrieben worden, wie das System Krankenhaus im Sinne der Versorgung der Patienten (um)organisiert werden müsste. Die Schwierigkeiten und Probleme der Umsetzung haben dann dazu geführt, die Ursachen und Widerstände noch einmal kritisch zu reflektieren und auch Forschungsergebnisse einzubeziehen, nach denen nicht nur die Struktur des Krankenhausaufenthalts, sondern auch die Behandlung und die medizinischen Eingriffe selbst zu einer Verschlimmerung der demenziellen Erkrankung führen können. Daraus ergibt sich aus ethischer Sicht eine zweite wichtige Forderung und Strategie: neben der Verbesserung der Versorgungsabläufe im Krankenhaus muss es zugleich zu einer besseren Versorgung von Menschen mit demenzieller Erkrankung im ambulanten Sektor kommen, damit Einweisungen ins Krankenhaus möglichst vermieden werden, weil der Krankenhausaufenthalt selbst große Gefahren birgt! Aus ethischer Sicht kann es somit nicht allein das Ziel sein, ein »demenzsensibles Krankenhaus« zu schaffen, sondern unnötige Krankenhauseinweisungen zu vermeiden, etwa durch Schaffung »ambulanter Netzwerke« (► Kap. 5.3.4).

Ein Verständnis des Patienten kann nicht erwartet werden

Während sich viele Patienten mit dem »System Krankenhaus« arrangieren und auf die eigene Fähigkeit zurückgreifen können, sich in einer ungewohnten Umgebung auf neue Situationen einzustellen, weil sie die Notwendigkeit der Krankenhauseinweisung verstehen und die damit verbundenen akuten Veränderungen ihrer Lebenswelt tolerieren, dazu ein gewisses Maß an Verständnis für auftretende Beeinträchtigungen und Versorgungsprobleme mitbringen (z. B. Krankenstand beim Personal mit daraus resultierenden Versorgungsengpässen, Ausfall eines technischen Geräts und die damit verbundene erhöhte Wartezeit etc.), kann dieses Verständnis vom demenziell erkrankten Patienten nicht erwartet werden. Dieser versteht nicht, warum er aus seiner bisherigen Lebenswelt herausgerissen wurde und sich in diesem ungewohnten System Krankenhaus so oder so verhalten soll. Die ungewohnte Umgebung, erhöhte Orientierungslosigkeit, häufig gepaart mit Ängsten, bedeutet für viele einen zusätzlichen Verlust an Selbständigkeit, da die kognitive Fähigkeit eingeschränkt ist, sich auf eine neue Situation einstellen zu können. »Die Einweisung eines Menschen mit Demenz in ein Krankenhaus wird für die Betroffenen somit schnell zu einer ›doppelten Krisensituation‹« (Riedel und Linde 2017, S. 165). Der demenziell erkrankte Patient bedarf neben der »technischen« Versorgung vor allem der menschlichen Zuwendung und persönlichen Nähe. Und genau das kann das Krankenhaus häufig nicht im erforderlichen Maß leisten.

»Moral Distress« als Folge des ethischen Dilemmas

Zugleich bringt eine zunehmende Spannung zwischen wirtschaftlicher Orientierung der Institution und notwendiger individueller Versorgung die Pflegenden in ein Dilemma, das in der Fachliteratur als »*moral distress*« beschrieben wird: die Pflegenden wissen um den ethisch geforderten Anspruch, sich an den individuellen Bedürfnissen des Patienten auszurichten und – wie das Krankenhausstrukturgesetz von 2015 formuliert – *bedarfsgerecht* und *patientengerecht* zu handeln, können dies jedoch im Alltag nicht oder nur begrenzt einlösen (Riedel und Linde 2017, S. 165; Volmar et al. 2017). Pflegende können im Allgemeinkrankenhaus zum einen darunter leiden, dass ihnen der besondere Deutungs- und Verstehensrahmen dieser Erkrankung fehlt, und zum anderen, dass sie um hilfreiche Formen des Umgangs mit demenziell Erkrankten wissen, diese aber nicht oder nur begrenzt umsetzen können. Damit werden sie ihren eigenen professionellen Anforderungen nicht gerecht und gehen mit einem »schlechten Gewissen« nach Hause. Ein Teufelskreis. Somit darf nicht nur der demenziell erkrankte Patient mit seinen Zugehörigen im Fokus der ethischen Betrachtung stehen, sondern auch die Pflegekräfte, das ärztliche Personal und die anderen Mitarbeiter des Krankenhauses.

4.2.4 Ethische Zielsetzung 2: Vermeidung von Krankenhauseinweisungen

Besondere Vulnerabilität beachten

Menschen mit Demenz sind eine besonders vulnerable Gruppe. Da im Alter somatische Erkrankungen zunehmend mit Demenz als Komorbidität einhergehen, wird für den älteren Patienten ein somatisch bedingter Krankenhausaufenthalt selbst zu einer Gefahr. Offensichtlich scheinen die »Traumen« der Intensivmedizin und chirurgischer Operationsverfahren über neuroinflammatorische Prozesse Delire zu triggern und können negative Auswirkungen auf das Behandlungsergebnis haben (Barr et al. 2013; Weiß et al. 2015). Das Delir tritt nicht nur in der Akutversorgung, in der Notaufnahme sowie postoperativ auf, sondern die Folgen können auch länger anhalten und das Risiko, eine Demenz zu entwickeln, erhöhen. »Dementia follows delirium« (Kricheldorff und Hofmann 2013, S. 196). Viele Delirsymptome bilden sich jedoch auch zurück. Krankenhäuser erscheinen zunehmend als ein »*gefährlicher Ort*« für Menschen mit Demenz (Quack 2015, S. 1). Vor diesem Hintergrund verweist uns das ethische Prinzip *primum non nocere*, vor allem nicht zu schaden, darauf, auch über die Krankenhauseinweisung selbst und die Indikation zur Behandlung kritisch nachzudenken, auch um unnötige Krankenhauseinweisungen zu vermeiden. Prämierte Modellprojekte, wie die enge hausärztliche und telemedizinische Versorgung im AGAPLESION BETHANIEN SOPHIENHAUS BERLIN, weisen hier den Weg (Bronstering 2017).

4.2.5 Autonomie und Selbstbestimmung

Lebensqualität und Würde

Menschen mit Demenz stehen im Krankenhaus in besonderer Gefahr, dass ihre bereits reduzierte Selbstbestimmungskompetenz weiter beschnitten, ihre Lebensqualität beeinträchtigt und ihre Würde verletzt wird. Aus ethischer Sicht ist dafür zu sorgen, dass diese Gefahren für den demenziell erkrankten Patienten so gering wie möglich gehalten werden. Positiv formuliert soll die *individuelle Lebensqualität* des Patienten erhalten und gefördert werden. Was jedoch genau Lebensqualität bei Demenz ausmacht, »ist trotz vielfältiger theoretischer Auseinandersetzungen noch nicht geklärt.« (Riedel und Linde 2017, S. 166; siehe ebenso Dichter und Schmidhuber 2016). Weitgehende Einigkeit besteht jedoch darüber, dass Lebensqualität multidimensional zu verstehen ist und sich in einer komplexen Wechselwirkung zwischen Person, Umwelt und Bewältigungsleistungen konstituiert.

Verfügung über den eigenen Körper

In der modernen westlichen Medizinethik spielen *Autonomie* und *Selbstbestimmung* eine zentrale Rolle. Dem entscheidungsfähigen Patienten selbst steht das Recht der Verfügungsgewalt über den eigenen Körper zu. Ohne informierte Zustimmung des Patienten dürfen Ärzte und Pflegekräfte keine Maßnahmen am Patienten durchführen, wollen sie sich nicht dem Risiko einer strafbaren Körperverletzung aussetzen. Der Arzt muss dem Patienten zwar die Sinnhaftigkeit einer vorgeschlagenen Maßnahme darlegen, lehnt der einsichtsfähige Patient jedoch ab und hat die Folgen seiner Ablehnung verstanden, muss der Arzt dies akzeptieren. Dabei hat der Patient auch das Recht auf »therapeutische Unvernunft«. Die gleichen Grundrechte gelten auch bei Patienten mit Demenz, doch können sie im konkreten Fall erhebliche Schwierigkeiten aufwerfen. Dies betrifft u. a.:

- die Vorausverfügung und der aktuell geäußerte »natürliche« Wille
- die Schwierigkeiten, die aktuellen nonverbalen Äußerungen auszulegen
- die Stellvertreterentscheidungen

Ermittlung des aktuellen Willens

Auch wenn die Situation formalrechtlich geklärt ist und der Patient mit Demenz einen rechtlichen Stellvertreter hat (Bevollmächtigten oder gesetzlichen Betreuer), kann es für den rechtlichen Vertreter schwierig sein, den aktuellen Willen zu ermitteln. Jox et al. haben am Beispiel der Nahrungsverweigerung von Demenzpatienten gezeigt, wie unterschiedlich allein die Bewertung dieser Handlung bei verschiedenen Befragten ausfallen kann (Jox et al. 2012). Eine Verführung liegt darin, sich von eigenen Emotionen (Anblick des Patienten) sowie (unbewussten) persönlichen Wertvorstellungen leiten zu lassen oder allgemeine Wertvorstellungen heranzuziehen, die ggf. mit den individuellen Wertvorstellungen des Patienten nicht im Einklang stehen. Biografische Modelle versuchen hier, dem individuellen Leben gerecht zu werden und fragen, ob sich die aktuelle Entscheidung stimmig in die bisherige Biografie des Patienten integrieren lässt. Dabei müssen diese Ansätze zugleich offen sein für neue und überraschende Wendungen im Leben des Patienten.

4.2.6 Umgang mit «herausforderndem Verhalten«

Menschen mit Demenz können durch ihr Verhalten im Krankenhaus als »störend« empfunden werden. Diese »Störungen« (z. B. lautes Schreien, Hilferufe) haben nicht nur Auswirkungen auf die Mitarbeiter des Teams, sondern auch auf Mitpatienten und Besucher, die diese »Störungen« wiederum in ihrem eigenen Kontext interpretieren (z. B. als mögliche Gewalttätigkeit des Personals gegenüber Patienten oder als Form der Vernachlässigung). Aus dem oben Genannten ist kritisch zu fragen, ob das jeweilige Verhalten eine »Charaktereigenschaft« des Patienten darstellt oder als eine Folge der Krankenhausstruktur, ihrer Rahmenbedingungen und der (notwendigen) operativ-diagnostischen Eingriffe und pflegerischen Maßnahmen verstanden werden muss – oder als eine Mischung aus allem. Grundlegend für einen professionellen Umgang mit diesem »herausfordernden Verhalten« ist die *verstehende Diagnostik* (Riedel und Linde 2016). Es geht darum, aus Sicht des Patienten den Sinn und Zweck der Handlung bzw. Verhaltensweise zu verstehen und das situativ als »störend« oder »belastend« empfundene Verhalten des Patienten nicht einfach zu unterdrücken (Bartholomeyczik 2013; Bundesministerium 2006; James 2013). Die Grundannahme ist, dass der Patient etwas *Sinnvolles* mitteilen möchte,

Verstehende Diagnostik als wichtiges Tool

was von den Mitarbeitern des Krankenhauses eventuell (noch) nicht verstanden wird (► Kap. 2.3). So können beleidigende Äußerungen eines Patienten in einem anderen Licht erscheinen, wenn sie als unbeherrschbare Äußerungen eines Patienten diagnostiziert werden, der an frontopartialer Demenz leidet und sprachlich »enthemmt« ist. Eine (neurologisch-wissenschaftliche) Erklärung kann hier den Umgang mit der Situation erleichtern, doch die Situation als solche kann belastend bleiben. Ziel ist jedoch, dass sich manches »störende Verhalten« durch *verstehende Diagnostik* als verständliche Reaktion auf Unsicherheit, Angst, Orientierungslosigkeit, Machtlosigkeit oder Panik erschließt.

Da *herausforderndes Verhalten* ein Begriff ist, der auf Interpretation und Gegenseitigkeit beruht, ist der Austausch im Team wichtig. Innerhalb eines Pflegeteams kann es dabei zu unterschiedlichen Einschätzungen darüber kommen, was der Patient mitteilen möchte und welche Interventionen daraufhin gefordert sind (z. B. Schmerzen und Schmerzstillung, Schutz des Patienten vor sich selbst und Schutz anderer Patienten).

4.2.7 Konkrete Umsetzungsvorschläge

Ethische Kriterien zugrunde legen

Sowohl für die internen Abläufe im Krankenhaus, für die Schulung von Mitarbeitern, wie auch für den Umgang mit Patienten und ihren Angehörigen sind unter Zugrundelegung ethischer Prinzipien zahlreiche Verbesserungsvorschläge formuliert, von denen einige genannt werden sollen (vgl. Riedel 2015):

Für Mitarbeitende

- Für Mitarbeitende sollten niederschwellige Vermittlungsangebote bereitgestellt werden, um ihnen einen Deutungsrahmen für die Verhaltensweisen demenziell erkrankter Patienten im Krankenhaus an die Hand zu geben und sie für die besonderen individuellen Bedürfnisse dieser Patienten zu sensibilisieren (Bedürfnis nach Orientierung, Struktur, Sicherheit und Geborgenheit, relationaler Autonomie).
- Da Menschen mit Demenz selbst immer weniger für ihre eigenen Wünsche und Wertvorstellungen eintreten können, bzw. diese nicht in der »üblichen« rational argumentativen Weise äußern, gilt es, die Bedeutung des Augenblicks, des »situativen Erlebens« zu betonen und zu verdeutlichen, dass das bei anderen Patienten hilfreiche argumentative Wecken von Erwartung an die Zukunft hier nicht greift.
- Angebote der ethischen Reflexion der aktuellen Strukturen und Rahmenbedingungen im Krankenhaus sollten bereitgehalten werden, in denen zum einen die konkreten Schwierigkeiten und Unsicherheiten der Handlungsentscheidungen im Umgang mit demenziell Erkrankten angesprochen und verdeutlicht werden, zum anderen ethisch vertretbare Lösungen entwickelt werden können, sowohl im Umgang mit dem konkreten Patienten wie auch der Krankenhausstruktur.

Im Umgang mit Patienten und Angehörigen

- Die grundsätzliche Haltung soll von Respekt gegenüber dem Patienten geprägt sein und dem Bemühen, den Patienten in seinen individuellen Wünschen und Wertvorstellungen, Sorgen und Ängsten zu verstehen. Ziel ist, die *Lebensqualität* des Patienten zu erhalten bzw. zu fördern.
- Bereits bei der Aufnahme kann das Vorliegen von Einschränkungen erfragt werden (bezogen auf die Denkfähigkeiten und Gedächtnisleistungen, Orientierungsfähigkeit, Beeinträchtigung der Aktivitäten des täglichen Lebens, Beeinträchtigung der Emotionalität), um daraus entsprechende Behandlungspfade in der Klinik zu bahnen (▸ Kap. 3.1).
- Bereits in der Notaufnahme, bei Diagnostik und Therapie, kann die Begleitung durch eine künftige Bezugsperson ermöglicht und Vertrauen aufgebaut werden; auf Station sollte die Kontinuität in der personellen Begleitung des Krankenhauspersonals hergestellt werden (▸ Kap. 2.2.3 und ▸ Kap. 3.5.1.4), da Patienten mit demenzieller Erkrankung der *personellen Kontinuität* bedürfen, um Orientierung zu gewinnen und zu erhalten (Wolke et al. 2015, S. 27).
- Die Organisationsstruktur sollte ferner berücksichtigen:
  - Schutz vor Verlaufen
  - verkürzte Wartezeiten bei Diagnostik und Therapie (Wingenfeld 2009, S. 218)
  - Kommunikation auf Augenhöhe (Riedel und Linde 2017, S. 167) (Visite mit Klappstuhl)
  - Kommunikationsmöglichkeiten mit der Familie schaffen
  - möglichst viel Selbstbestimmung ermöglichen
  - ein Umfeld schaffen, das positive Erinnerungen ermöglicht (Nachttisch mit persönlichen Dingen versehen, eigene Kleidung tragen)
  - Rückzugsmöglichkeiten bereithalten
  - dem Patienten gegenüber nicht mit bewussten Täuschungen oder Lügen arbeiten (Graf-Wäspe 2016)

4.2.8 Separate Abteilungen für Patienten mit Demenz?

Besondere Bedürfnisse von Menschen mit Demenz

Menschen mit Demenz haben besondere Bedürfnisse. Um diesen gerecht zu werden, wird diskutiert, ob spezielle Demenz-Abteilungen im Krankenhaus errichtet werden sollten. Ein kritischer Einwand ist, dass dies dem derzeitigen gesellschaftspolitischen Bestreben der Inklusion und der integrativen Versorgung widerspricht und die Betroffenen ungerechtfertigt ausgrenzt. Zudem ist Demenz im Krankenhaus selten die Hauptdiagnose; in den meisten Fällen werden Menschen aufgrund anderer akuter Erkrankungen eingeliefert (Riedel und Linde 2017, S. 164).

Schaden und Nutzen abwägen

Aus ethischer Sicht ist zu fragen, inwiefern eine separate Abteilung das Wohlbefinden und die Versorgungsqualität der Patienten steigern kann. Wie die Geschichte des Krankenhauses zeigt, sind die Architektur

(► Kap. 2.1) und Aufteilung der Versorgungsbereiche keineswegs »naturgegeben«, sondern folgen bestimmten Konzepten, die es stets wieder neu zu überprüfen gilt. So hat die Entwicklung der künstlichen Beatmung dazu geführt, Stationen zu errichten, auf denen Patienten zusammengefasst wurden, die unabhängig von Alter, Geschlecht und Grunderkrankung der maschinellen Beatmung bedurften. So ist aus ethischer Sicht nach Schaden und Nutzen für Patienten, Angehörige, Mitpatienten und therapeutischem Team zu fragen, wenn Menschen mit Demenz in einer separaten Abteilung des Krankenhauses untergebracht werden sollen. Aus verschiedenen Projekten können hier die Erfahrungen einbezogen werden, die nicht auf ein *Entweder-oder* hinauslaufen, sondern auf ein *Sowohl-als auch*. So hat das Robert-Bosch-Krankenhaus in Stuttgart neben der integrativen Versorgung auf den Akutstationen einen segregativen Bereich geschaffen, um auf die besonderen Bedürfnisse von Menschen mit Demenz eingehen zu können (Koczy et al. 2017). Zugleich dient dieser Bereich auch dazu, das spezielle Wissen an die Mitarbeiter der anderen Stationen und Professionen zu vermitteln. Dieses Konzept mit erhoffter »Ausstrahlkraft« auf andere Abteilungen der Klinik ist auch von den Palliativstationen im Krankenhaus bekannt. Für die separaten Abteilungen spricht zudem die bessere Möglichkeit der Integration der Angehörigen, die für die Versorgung von Menschen mit Demenz äußerst bedeutsam sind.

4.2.9 Forschung an demenziell erkrankten Menschen

Fremdnützige Forschung und Gruppenforschung

Um die Behandlungsmöglichkeiten zu verbessern und die Lebensqualität der Betroffenen zu erhöhen, bedarf es der Forschung. Grundsätzliche Voraussetzung hierfür ist aus ethischer und rechtlicher Sicht die Zustimmung des Betroffenen. Ist die Demenzerkrankung jedoch soweit fortgeschritten, dass der Betroffene den Sinn und Zweck des Forschungsvorhabens nicht (mehr) verstehen sowie die möglichen Risiken nicht abschätzen kann, er also nicht einwilligungsfähig ist, fehlt diese grundlegende Voraussetzung zur Durchführung des Forschungsvorhabens, vor allem dann, wenn davon auszugehen ist, dass der Betroffene selbst von den Ergebnissen der Forschung nicht profitieren wird (sog. »fremdnützige Forschung«). Auf der anderen Seite wird eingewandt, dass es ungerecht und diskriminierend wäre, eine ganze Gruppe von Menschen, die an einer bestimmten Erkrankung leidet und die aufgrund ihrer Erkrankung oder intellektuellen Reife nicht einwilligungsfähig ist (»informed consent«), von einer Forschung auszuschließen, die zum Ziel hat, in Zukunft eine Verbesserung der Behandlungsmöglichkeiten zu erreichen. Neben demenziell Erkrankten sind hier u. a. Patienten mit apallischem Syndrom zu nennen oder auch Frühgeborene. Um hier Ausnahmen zu ermöglichen, hat der Europarat im Jahr 1997 in seiner Bioethikkonvention zum einen den Schutz der Teilnehmer an medizinischer Forschung formuliert und in Artikel 17 Ausnahmeregelungen geschaffen (Europarat 1997). Dabei handelt es sich zwar nicht um eine

EU-Gesetzgebung, mit der Ratifizierung wird das Regelwerk jedoch völkerrechtlich verbindlich.

Deutschland zählt hier zu jenen wenigen Ländern, die diese Bioethikkonvention weder unterzeichnet noch ratifiziert hatten. Verhindert werden sollte, dass bestehende nationale Gesetze aufgeweicht werden, da nun auch fremdnützige Forschung erlaubt werden konnte (Hoppe und Kwisda 2016; Schmidt 2000). Auf dem Hintergrund der deutschen Geschichte und dem menschenverachtenden Missbrauch der medizinischen Forschung im Dritten Reich ist die Sensibilität gegenüber vulnerablen Gruppen in Deutschland groß und die rechtlichen Anforderungen hoch.

Grenzen der stellvertretenden Einwilligung

Da es sich bei »Demenz« um ein breites Spektrum an neurologischen Erkrankungsformen handelt (vgl. Walther und Riepe 2016) und stets geprüft werden muss, inwieweit der Einzelne einwilligungsfähig ist, stellt sich aus forschungsethischer Sicht die Frage, ob eine stellvertretende Einwilligung durch einen rechtlichen Vertreter möglich ist. Weiter ist zu fragen, ob ein Betroffener zu Beginn seiner Erkrankung bei (noch) bestehender Einwilligungsfähigkeit seine Zustimmung zu einem Forschungsvorhaben geben kann, das auch dann weiter fortgeführt (oder begonnen) werden kann und darf, wenn der Betroffene selbst seine Einwilligungsfähigkeit aufgrund des Fortschreitens der Erkrankung verloren hat. Der Deutsche Bundestag hat in seiner Sitzung am 9. November 2016 diese Forschung an nicht mehr einwilligungsfähigen Erwachsenen erlaubt, auch wenn sie diesen selbst nicht mehr nützt, aber Menschen davon profitieren könnten, die an derselben Krankheit leiden (»gruppennützige Forschung«). Voraussetzung ist jedoch, dass die Probanden zu einer Zeit, als sie noch im Vollbesitz ihrer geistigen Kräfte waren, nach ärztlicher Aufklärung eine entsprechende schriftliche Zustimmung gegeben (»informed consent«) und Vorausverfügungen verfasst haben. Der Betreuer hat dann zu prüfen, ob diese Zustimmung auf die aktuelle Situation/das Forschungsvorhaben zutrifft. Das knappe Abstimmungsergebnis von 330 zu 243 Stimmen verweist auf die Sensibilität des Themas und die Schwierigkeit, Nutzen und Schaden verantwortungsvoll abzuwägen. So wurde in der gleichen Sitzung ein weiterer Gesetzesantrag angenommen, der Nichteinwilligungsfähigen zusichert, dass sie ihre Teilnahme an einer klinischen Prüfung jederzeit abbrechen können, etwa auch durch nonverbale Äußerungen (Korzilius 2016). Durch die vorgenommenen Veränderungen wird das deutsche Recht an die Vorgaben der EU-Verordnung über klinische Prüfungen (Nr. 536/2014) angepasst, muss jedoch noch in Kraft gesetzt werden.

4.2.10 Patientenverfügungen von demenziell erkrankten Menschen

Die Form der »Vorausverfügung« beinhaltet grundlegende philosophische und ethische Fragen, die auch die Möglichkeiten und Grenzen von Patientenverfügungen betreffen (vgl. Birnbacher 2016). Mit am radikalsten hat der US-amerikanische Juraprofessor Ronald Dworkin (1994) diese Frage am fiktiven Fall von »Margo« durchgespielt: Im Voraus verfügt Margo, dass sie keine lebensrettende Behandlung einer zusätzlich auftretenden Erkrankung wünscht (wie etwa die Behandlung einer Lungenentzündung), wenn sie in einem später so weit fortgeschrittenen Zustand der Demenz ihre Familie und Bekannten nicht mehr erkennen sollte, auch wenn sie den Außenstehenden den Eindruck vermitteln sollte, sie selbst sei mit ihrem derzeitigen Leben zufrieden.

Ronald Dworkins berühmter Fall »Margo«

Wie ist nun zu handeln, wenn Margo im Zustand schwerer Demenz ihre Familie nicht mehr erkennt, ihre Vorausverfügung nicht mehr erinnern kann, eine Lungenentzündung bekommt und zugleich einen »zufriedenen Eindruck« vermittelt? Es kommt zu einem ethischen Konflikt zwischen dem Recht der Patientin auf Selbstbestimmung und ihrem aktuellen erlebnisbezogenen Interesse, da sie ihren derzeitigen Lebenszustand zu genießen scheint. Kann ein nicht mehr entscheidungsfähiger Patient in einer solchen Situation durch »natürliche Willensäußerungen« (hier: der Ausdruck von Lebenszufriedenheit) eine vorher rational getroffene Entscheidung zur Therapiebegrenzung aufheben, wenn gerade diese Situation vorausgesehen und detailliert in der schriftlich festgelegten Patientenverfügung ausgeschlossen wurde, die seit 1. September 2009 für den behandelnden Arzt in Deutschland verbindlich ist und auf die in der Verfügung beschriebene Situation exakt zutrifft? Der Konflikt zwischen »Fürsorge« (Respekt vor der aktuellen Äußerung) und »Selbstbestimmung« (Respekt gegenüber dem vorausverfügten Willen) liegt auf der Hand.

Position des Nationalen Ethikrats

Dass sich der Nationale Ethikrat vor Verabschiedung des Gesetzes zur Patientenverfügung im Jahr 2009 in einer Empfehlung dafür ausgesprochen hatte, vorausverfügten Patientenverfügungen einen Vorrang vor aktuellen »natürlichen« Äußerungen zuzusprechen, verweist auf den philosophischen Grundkonflikt, der auf unterschiedliche Menschenbilder zurückgeführt werden kann. Während die einen von einer verlängerbaren Autonomie sprechen und der rationalen Selbstbestimmung als kognitiver Ausdrucksform einen höheren Wert zusprechen, betonen andere den Vorrang der existenziellen Grundbefindlichkeiten und des Lebensschutzes. So war in der Gesetzgebungsdebatte auch lange Zeit heftig umstritten, ob der Bundesbürger überhaupt für Fragen der Demenzerkrankung eine rechtsverbindliche Vorsorge im Rahmen einer Patientenverfügung treffen kann. Laut Gesetz ist nun in Deutschland die Verbindlichkeit einer Patientenverfügung *unabhängig (!) von Art und Stadium der Erkrankung*, auf die sie sich bezieht (§ 1901a Abs. 3 BGB). Das bedeutet auch, dass Regelungen oder Angaben zu Therapiebegrenzungen getroffen werden können, auch wenn Sterben und Tod nicht unmittelbar bevorstehen, sondern »unabhängig vom Stadium der Erkrankung«.

Wie soll aus ethischer Sicht in einem solchen Konfliktfall vorgegangen werden? Das Gesetz selbst liefert keine klare Lösung (Jox et al. 2016). Verständlich ist, dass wir aus ethischer und rechtlicher Sicht der Entscheidung eines kompetenten Erwachsenen, der über die Nutzen und Risiken aufgeklärt wurde und eine *autonome* Entscheidung getroffen hat, hohes Gewicht beimessen. Der »natürliche Wille«, der als Begriff höchst unter-

Das Problem des »natürlichen Willens«

schiedlich verwendet wurde und wird und dessen genaue Bedeutung deshalb kaum eindeutig beschrieben werden kann, ist zumindest keine klare »autonome« Äußerung. Als eindeutiger Ausdruck der Patientenautonomie kann der »natürliche Wille« somit nicht gewertet werden, jedoch als Ausdruck der Lebensqualität und des Patientenwohls. Somit verpflichtet das ethische *Prinzip der Fürsorge*, den »natürlichen Willen« des Patienten einzubeziehen und stellt wiederum eine Nähe dieser Willensäußerung zum Autonomieprinzip her. Jox et al. (2016) haben deshalb vorgeschlagen, auf den missverständlichen Begriff des »natürlichen Willens« zu verzichten und stattdessen von »Willensäußerungen bei fehlender Kompetenz« zu sprechen. Beschränken sich die Äußerungen der demenziell Erkrankten nur noch auf nonverbale Mimik, Gestik und Bewegungen, bleibt häufig unklar, was wirklich ausgedrückt werden soll. Auch gilt es bei Fragen der Therapieentscheidung aus ethischer Sicht nicht nur die aktuelle Situation zu bewerten, sondern das mittel- und langfristige Wohlergehen zu berücksichtigen. So darf weder aus der aktuellen Beobachtung und Bewertung, dass der demenziell Erkrankte leidet, geschlossen werden, er wolle nicht mehr leben, noch aus dem aktuell gewonnen Eindruck, der Betroffene sei zufrieden, dass er mit allen Mitteln der Lebenserhaltung auch einverstanden wäre.

Aktuelles Wohlbefinden versus vorausverfügter Autonomie

Jox et al. (2016) kommen zu dem Schluss, dass es sich in einer solchen Situation nicht um einen Konflikt zwischen vorausverfügtem-rationalen und aktuell-natürlichen Willen handelt – und auch nicht um eine eventuelle Willensänderung –, sondern um einen Konflikt zwischen *vorausverfügter Autonomie* und *aktuellem Wohlbefinden*. Wie dieser Konflikt in der konkreten Situation gelöst werden kann, bleibt in der Ethik umstritten. Für die einen spielt die Frage eine wichtige Rolle, wie die jeweilige Entscheidung in die Biografie des Betroffenen eingeordnet werden kann und den bisherig gelebten Wertvorstellungen entspricht, für die anderen gilt das aktuelle Interesse und die momentane Lebensqualität als Kriterium. Ethische Fallbesprechungen, die interdisziplinär verlaufen und unterschiedliche Betreuende einbeziehen, sollen auch den Angehörigen und Zugehörigen die Möglichkeit bieten, ihre Sichtweisen einzubringen, um letztlich dem Willen und dem Wohl des nicht mehr Entscheidungsfähigen zu entsprechen. Birnbacher plädiert dafür, dass einer Patientenverfügung, die den rechtlichen Anforderungen entspricht, dann gefolgt werden sollte, wenn dem Verfügenden zum Zeitpunkt der Abfassung die Möglichkeit des Konflikts zwischen erklärtem Willen und »natürlichem Willen« bewusst war und er sich ggf. mit den Bevollmächtigten ausdrücklich über diese Möglichkeit verständigt hatte (Birnbacher 2016, S. 289).

Literatur

Barr J, Fraser GL, Puntillo K et al. (2013) Clinical Practice Guidelines for the Management of Pain, Agitation, and Delirium in Adult Patients in the Intensive Care Unit. Crit Care Med 41: 263–306.

Bartholomeyczik S (2013) Herausforderndes Verhalten bei Menschen mit Demenz verstehen. Weinheim und Basel: Beltz Juventa.

Birnbacher D (2016) Patientenverfügungen und Advance Care Planning bei Demenz und anderen kognitiven Beeinträchtigungen. Ethik Med 28: 283–294.

Bronstering A (2017) Telemedizin in der Praxis und im Pflegeheim. KV-Blatt (Berlin) Nr. 1, S. 21–23.

Bundesministerium für Gesundheit (2006) Rahmenempfehlungen zum Umgang mit herausforderndem Verhalten bei Menschen mit Demenz in der stationären Altenhilfe (http://www.bundesgesundheitsministerium.de/fileadmin/Dateien/Publikationen/Pflege/Berichte/Bericht_Rahmenempfehlungen_zum_Umgang_mit_herausforderndem_Verhalten_bei_Menschen_mit_Demenz_in_der_stationaeren_Altenhilfe.pdf, Zugriff am 11.02.2019).

Deutscher Ethikrat (2012) Demenz und Selbstbestimmung. Stellungnahme. Berlin (https://www.ethikrat.org/fileadmin/Publikationen/Stellungnahmen/deutsch/DER_StnDemenz_Online.pdf; Zugriff am 11.02.2019).

Deutscher Ethikrat (2016) Patientenwohl als ethischer Maßstab für das Krankenhaus. Berlin (https://www.ethikrat.org/fileadmin/Publikationen/Stellungnahmen/deutsch/stellungnahme-patientenwohl-als-ethischer-massstab-fuer-das-krankenhaus.pdf; Zugriff am 11.02.2019).

Dichter M, Schmidhuber M (2016) Das Konzept der Lebensqualität von Menschen mit Demenz verstehen. Zwei Ansätze zur theoretischen Auseinandersetzung. Pflege & Gesellschaft 21: 114–129.

Dworkin R (1994) Die Grenzen des Lebens. Reinbek bei Hamburg: Rowohlt.

Emergency Room – Die Notaufnahme (1994–2009) Warner Bros. Television, USA. Idee: Michael Crichton.

Europarat (1997) Übereinkommen zum Schutz der Menschenrechte und der Menschenwürde im Hinblick auf die Anwendung von Biologie und Medizin: Übereinkommen über Menschenrechte und Biomedizin vom 4. April 1997. (https://www.coe.int/de/web/conventions/full-list/-/conventions/treaty/164, Zugriff am 11.02.2019).

Graf-Wäspe J (2016) The Real Truman Show? Über die Legitimität von Schein-Elementen in der Betreuung von Menschen mit Demenz. Ethik Med 28: 5–19.

Hoppe N, Kwisda K (2016) Bioethikkonvention des Europarates. In: Lenk C, Duttge G, Fangerau H (Hrsg.) Handbuch Ethik und Recht der Forschung am Menschen. Heidelberg: Springer, S. 501–505.

James IA (2013) Herausforderndes Verhalten bei Menschen mit Demenz. Bern: Hans Huber.

Jox RJ, Denke E, Hamann J et al. (2012) Surrogate decision making for patients with end-stage dementia. Int J Geriatr Psychiatry 27: 1045–1052.

Jox RJ, Ach JS, Schöne-Seifert B (2014) Patientenverfügungen bei Demenz. Der »natürliche Wille« und seine ethische Einordnung. Dtsch Arztebl 111 (10): A-394–396.

Koczy P, Becker C, Bühl K et al. (2017) Menschen mit Demenz im Krankenhaus – Wie das Robert-Bosch-Krankenhaus Stuttgart der Herausforderung begegnet. ZfmE 63: 231–238.

Korzilius H (2016) Forschung an Nichteinwilligungsfähigen: Bundestag stimmt für umstrittenes Gesetz zu klinischen Prüfungen. Dtsch Arztebl 113 (46): A-2078.

Kricheldorff C, Hofmann W (2013) Demenz im Akutkrankenhaus, Z Gerontol Geriat 46: 196–197.

Quack E (2015) Menschen mit Demenz im Krankenhaus. Im Spannungsfeld zwischen Systemlogik und Lebenswelt. IZPP 7: 1–12.

Riedel A (2015) Welche Perspektive ist maßgeblich? Ethische Reflexion in professioneller Pflege älterer Menschen mit kognitiven Veränderungen. In: Frewer A, Bergemann L, Schmidhuber M (Hrsg.) Demenz und Ethik in der Medizin. Standards zur guten klinischen Praxis. Würzburg: Königshausen & Neumann, S. 49–72.

Riedel A, Linde A-C (2016) Herausforderndes Verhalten als wiederkehrender Anlass ethischer Reflexion im Krankenhaus. IZPP 8: 1–19.

Riedel A, Linde A-C (2017) Menschen mit Demenz im Krankenhaus – Exemplarische ethische Konfliktfelder und situative Effekte. ZfmE 63: 163–178.

Schmidt KW (Hrsg.) (2000) Europe: Bioethics and Health Care Policy. The Journal of Medicine and Philosophy. Vol. 25, No. 2 (April).

Volmar B, Löhr M, Bierbrauer zu Brennstein Av (2017) Menschen mit Demenz im Allgemeinkrankenhaus – Die Herausforderung der ökonomisierten Behandlung und der notwendigen Individualität. ZfmE 63: 179–192.

Walther B, Riepe M (2014) Forschung am demenzkranken Patienten. In: Lenk C, Duttge G, Fangerau H (Hrsg.) Handbuch Ethik und Recht in der Forschung am Menschen. Heidelberg: Springer, S. 315–321.

Weiß B, Lütz A, Spies C (2015) Schmerz, Sedieruing und Delir. In: Marx G, Mul E, Zacharowski K (Hrsg.) Die Intensivmedizin. Heidelberg: Springer, S. 511–520.

Wetzstein V (2017) Menschen mit Demenz im Krankenhaus. Eine Frage der Ethik. ZfmE 63: 217–229.

Wingenfeld K (2009) Demenzkranke brauchen Zeit, Empathie und personelle Kontinuität. Die Schwester, der Pfleger 48: 216–221.

Wolke R, Riedel A, Siegle A, Schmidt K (2015) Demenzgerechte Pflege im Krankenhaus. Konzeptentwicklung und Evaluation in der Pflegepraxis. Lage: Jacobs Verlag.

Zander-Schneider G, Schneider WJ (2015) Demenz und Krankenhaus. Zwei Welten treffen aufeinander. In: Frewer A, Bergemann L, Schmidhuber M (Hrsg.) Demenz und Ethik in der Medizin. Standards zur guten klinischen Praxis. Würzburg: Königshausen & Neumann, S. 97–114.

4.3 Zwischen Recht und Unrecht – was gilt es zu beachten?

Thomas Klie

4.3.1 Zusammenfassung

Die Rechte von Menschen mit Demenz als Patienten im Krankenhaus zu wahren, stellt sich als eine alltägliche Herausforderung für Ärzte und Pflegekräfte dar. In diesem Beitrag werden die Grundproblematik und relevante Rechtsgebiete ebenso herausgearbeitet wie typische die Fallkonstellation und Situationen aus dem klinischen Alltag aufgegriffen, in denen sich in besonderer Weise Rechtsfragen stellen. Dazu gehören die Krankenhausaufnahme und -entlassung, die Einwilligung in ärztliche Heilbehandlungsmaßnahmen sowie freiheitsentziehende Maßnahmen.

4.3.2 Einleitung

Passst kaum zusammen: Krankenhaus und Menschen mit Demenz

Menschen mit Demenz und Krankenhäuser: Das passt in vielerlei Hinsicht kaum zusammen. Krankenhäuser sind in hohem Maße rational organisierte und auf Effizienz hin ausgerichtete Institutionen. Die gesundheitsökonomischen Vorgaben für Krankenhäuser unterstützen die Effizienzorientierung. Personalengpässe schränken Möglichkeiten einer zeitintensiven

Begleitung von Patienten ein. Krankenhäuser setzen die Compliance der Patienten voraus. Gerade mit dieser kann man bei Patienten mit einer Demenzdiagnose nicht rechnen. Menschen mit Demenz folgen ihrer inneren Logik, reagieren auf fremde Umwelten irritiert. Krankenhausaufenthalte sind für sie Stress pur. Gleichzeitig entstehen den Krankenkassen die höchsten Kosten für Menschen mit Demenz durch Krankenhausbehandlungen, die keineswegs immer indiziert sind (vgl. Klie 2017). In vielen Situationen sind allerdings Klinikaufenthalte unvermeidlich: Nach Frakturen, zur Durchführung von Operationen oder zur Diagnostik. Auch wenn sich viele Krankenhausaufenthalte vermeiden ließen, werden diese auch in der Zukunft und bei einer besseren ambulanten Versorgung weiterhin zur Versorgungsrealität von Menschen mit Demenz gehören. Die fehlende Passfähigkeit von Krankenhauslogik, inneren Welten und Handlungslogiken von Menschen mit Demenz sowie ihren An- und Zugehörigen wirft eine Reihe von Rechtsfragen auf, die zu denen hinzutreten, die sich bei jedem Krankenhausaufenthalt stellen (vgl. Igl et al. 2017). Wie dies häufig der Fall beim Recht älterer Menschen und Rechtsfragen im Zusammenhang mit der Begleitung von Menschen mit Demenz ist (vgl. Igl et al. 2017), handelt es sich um eine rechtliche Gemengelage von Rechtsgebieten und Rechtsfragen, die mit dem Aufenthalt von Demenzerkrankten in der Klinik verbunden sind. Es stellen sich sozialrechtliche Fragen, insbesondere die nach der Krankenhausbehandlungsbedürftigkeit, aber auch die hinsichtlich der Entlassung und der Versorgung nach dem Klinikaufenthalt. Es stellen sich zivilrechtliche Fragen: Krankenhausbehandlungsvertrag, Wahlleistungen, Schadensersatz und Schmerzensgeldansprüche, die im Kontext zivilrechtlicher Haftung aufkommen können.

Rechtliche Gemengelage bei Klinikaufenthalten von Demenzerkrankten

Eine recht große Bedeutung spielt das Betreuungsrecht, da viele demenzerkrankte Patienten ihre Angelegenheiten nicht mehr ohne Unterstützung besorgen können, ggf. auf stellvertretende Entscheidungen durch Bevollmächtigte und Betreuer angewiesen sind. Auch Fragen der Zwangsbehandlung und der Anwendung freiheitsentziehender Maßnahmen gehören zum Klinikalltag. Weiterhin bedeutsam sind medizinrechtliche Fragen, die insbesondere durch die Patientenrechte gemäß §§ 630 a ff BGB kodifiziert wurden. Instrumente der Behandlungsplanung, die durch das Hospiz- und Palliativgesetz eingeführt wurden, eröffnen ggf. neben Patientenverfügungen neue Vorsorgeperspektiven, die im Alltag der klinischen Behandlung von Nutzen sein können – aber auch mit Gefahren verbunden sind. Die Behindertenrechtskonvention strahlt ebenfalls mit ihren Vorgaben auf die Krankenhäuser und die Legitimität ärztlicher Heilbehandlung aus. Nicht umsonst stellt die Entwicklung der ärztlichen Leitlinie zur Einwilligung von Menschen mit Demenz die Behindertenrechtskonvention, wenn nicht in den Mittelpunkt, so doch an zentrale Stelle der rechtlichen Darlegungen.

Die Rechtsfragen können in diesem Beitrag nicht erschöpfend behandelt, aber doch in problematisierender und informativer Weise aufbereitet werden. Dadurch wird auf der einen Seite eine erhöhte Sensibilität für menschenrechtlich relevante Fragen in Krankenhäusern unterstützt, andererseits, so besteht zumindest die Hoffnung, ein Beitrag für ein Stück mehr Rechtssicherheit geleistet. Bedeutsam ist, dass Rechtsfragen in der Begleitung, Behandlung und Versorgung von Menschen mit Demenz nicht primär unter dem Gesichtspunkt verhandelt werden, die Haftungsrisiken für Kliniken abzusenken. Im Mittelpunkt muss hingegen der Patient mit seinen Rechten stehen. Von dieser Warte aus werden die nachfolgenden Ausführungen formuliert.

Im Mittelpunkt muss der Patient mit seinen Rechten stehen

4.3.3 Krankenhausaufnahme und -entlassung

Aufnahme entscheidend für »Krankenhauskarriere« Demenzerkrankter

Entscheidend für die »Krankenhauskarriere« von Menschen mit Demenz ist die Krankenhausaufnahme. Unter straf- und zivilrechtlichen Gesichtspunkten ist sie abhängig von der Einwilligung der Patienten in die Krankenhausbehandlung. Kann eine solche Einwilligung nicht gegeben werden, handelt es sich um eine Krisensituation, in der letztlich Notstandsgesichtspunkte handlungsleitend sind. Fehlt es an Festlegungen, etwa in einer Patientenverfügung oder Behandlungsplanung im Umgang mit absehbaren Risiken, die mit einer Krankenhausbehandlung oder dem Verzicht auf sie verbunden sind, so sind stellvertretende Entscheidungen gefragt. Für Notstandssituationen können sie durch die handelnden Medizinfachberufe, insbesondere die Ärzte, getroffen werden. Nur rechtfertigt nicht jede Notstandssituation jede Entscheidung. Nicht initiierte Krankenhausbehandlungen, Krankenhausaufnahmen, die aus Kooperationsdefiziten etwa zwischen Heimen und Ärzteschaft, zwischen an der häuslichen Versorgung beteiligten Akteuren und dem medizinischen Versorgungssystem entstehen, sind zwar verbreitet, aber aus der Perspektive der Menschen mit Demenz nicht zu rechtfertigen. Fehlende Kurzzeitpflegeeinrichtungen, unzureichende ambulante fachpflegerische Betreuung, Infrastrukturdefizite in der ambulanten Palliativversorgung sind nach den GKV Routinedatenauswertungen in hohem Maße verantwortlich für häufig vermeidbare und nicht indizierte Krankenhausaufnahmen. Auch wenn im Einzelfall die Krankenhausaufnahme notwendig ist, müssen diese Fälle im Sinne eines aufeinander abgestimmten Care und Case Managements genutzt und aufgegriffen werden, um Kooperationsdefizite bzw. Infrastrukturlücken zu schließen. Häufig fungieren Krankenhäuser (immer noch) als Ausfallbürge für insuffiziente Versorgungsarrangements. Bei einer Notfallaufnahme ist dafür Sorge zu tragen, dass die anschließende und weitere Krankenhausbehandlung auf eine sichere rechtliche Grundlage gestellt wird, die die Einwilligung der Menschen mit Demenz oder aber die Entscheidung eines Befugten als Grundlage kennt. Das gilt in jedem Fall auch für die ergriffenen diagnostischen und Heilbehandlungsmaßnahmen. Auch sie sind, wie unten weiter ausgeführt wird, an die aufgeklärte Einwilligung der Patienten bzw. seines Vertreters gebunden. Nicht nur zivilrechtliche Fragen werden im Zusammenhang mit der Krankenhausaufnahme aufgeworfen, sondern vielmehr auch sozialrechtliche. So muss geprüft werden, ob gemäß § 39 SGB V eine Krankenhausbehandlungsbedürftigkeit vorliegt. Sie ist nur dann gegeben, wenn die personelle und operative Ausstattung des Krankenhauses erforderlich ist, um die Krankheit zu behandeln, diagnostische Maßnahmen durchzuführen oder eine palliative Versorgung zu gewährleisten.

Auch die Krankenhausentlassung, die geeignete Nachsorge sowie die Sicherstellung einer häuslichen oder in Pflegeheimen stattfindenden Versorgung wirft eine Reihe von Rechtsfragen auf, die zumindest skizziert werden sollen. Zum Auftrag des Krankenhauses gehört es, nach den vertragsrechtlichen Vorschriften der gesetzlichen Krankenversicherung nicht nur eine lege artis und vom Willen des Betroffenen getragene Heilbehandlung und Diagnostik durchzuführen. Es gilt auch ein Versorgungsmanagement gem. § 11 SGB V und damit eine fachlich verantwortbare, mit den zivilrechtlichen Anforderungen an eine geordnete Nachsorgeentscheidung genügende Entlassung sicherzustellen (► Kap. 3.7). Für eine Reihe von Patientengruppen gibt es hier, je nach Krankenhaus unterschiedlich und regional, keineswegs flächendeckend implementierte besondere Entlassmanagementkonzepte. Sie stellen sich in gewisser Weise als Spezifizierung der Verpflichtung zum Versorgungsmanagement dar. Krankenhausentlassungen, die nicht entsprechend vorbereitet und durch ein Versorgungsmanagement flankiert werden, sind nicht nur in der Lage, eine ungesicherte und nicht vom Willen des Betroffenen getragenen Weiterversorgung zu provozieren (etwa unfreiwillige Heimaufnahmen), sie können auch Schadensersatzansprüche gegenüber dem Krankenhaus bzw. auch den Krankenkassen auslösen. Nun ist die vulnerable Gruppe der Patienten mit einer demenziellen Erkrankung in der Regel nicht streitbereit und -fähig, Rechtsansprüche durchzusetzen. Zur Reflexion des rechtlichen Gehalts nicht qualifizierter Entlassungsprozeduren ist es allerdings durchaus geboten, auch auf diese Zusammenhänge hinzuweisen und sie zu reflektieren. Kann ein Versorgungsmanagement, das eine geordnete Entlassung mitorganisiert und mit den Betroffenen aushandelt, nicht gewährleistet werden, werden dadurch sowohl Verpflichtungen des Krankenhauses als auch der Krankenkassen, die den Sicherstellungsauftrag einzulösen haben, verletzt. Daher gewinnen Case Management basierte Handlungs- und Arbeitsansätze im Krankenhausbereich auch unter (haftungs- und) sozialrechtlichen Gesichtspunkten an Bedeutung. In jedem Fall wird zu gewährleisten sein, sei es über den Krankenhaussozialdienst, das Entlassmanagement oder die Kassen, dass bei Menschen mit Demenz die Entscheidungen über die Entlassung und die Nachversorgung mit befugten Vertreterinnen und Vertretern ausgehandelt und entschieden werden. Die enge Zusammenarbeit mit Einrichtungen der Kurzzeitpflege, die nicht als eingestreute, sondern als solitäre Kurzzeitpflegesätze konzipiert und finanziert werden, gewinnt in diesem Zusammenhang an Bedeutung. § 39b SGB V erstreckt die Ansprüche auf Kurzzeitpflege inzwischen auch auf nicht pflegebedürftige Patientengruppen. Auch die neu gefassten Vorschriften des § 37 Abs. 1 und Abs. 1a SGB V eröffnen für die Entlassungssituation neue sozialrechtliche Leistungsperspektiven, die auch umfängliche häusliche Versorgungarrangements sicherstellen und finanzieren helfen. Gleiches gilt für Anschluss-

Entlassmanagement = Spezifizierung Versorgungsmanagement

heilbehandlungen, die allerdings für Menschen mit Demenz angesichts einer nur sehr dürftigen Infrastruktur kaum verfügbar sind. Ist die rechtliche Vertretung durch Bevollmächtigte oder Betreuer nicht geregelt, dürfte die Einleitung eines Betreuungsverfahrens durch den Krankenhaussozialdienst bzw. die Herbeiführung einer Eilentscheidung des Betreuungsgerichts gemäß § 1846 BGB notwendig werden, wenn man sich an die Notwendigkeit rechtlicher Legitimität der häufig einschneidenden und lebensverändernden Entscheidungen im Zusammenhang mit der Krankenhausentlassung orientiert.

4.3.4 Einwilligung in die ärztliche Heilbehandlung

Diagnose Demenz heißt nicht automatisch einwilligungsunfähig

Die Rechtmäßigkeit ärztlichen Handelns ist jeweils an die aufgeklärte Einwilligung der Patienten gebunden. Die Einwilligungsfähigkeit, die gemäß Artikel 12 BRK auch bei Menschen mit Behinderungen und damit auch bei Menschen mit Demenz stets unterstellt wird, kann eingeschränkt sein bei der hier im Mittelpunkt stehenden Patientengruppe. Voraussetzung für eine wirksame Einwilligung ist es, dass der Patient oder aber ein von ihm Bevollmächtigter oder rechtlicher Betreuer in vier Dimensionen eine Einwilligung geben kann und gegeben hat.

Die 4 Ebenen der Einwilligung

- *Verständnis:* Der Patient muss über die Fähigkeit verfügen, einen bestimmten Sachverhalt zu verstehen.
- *Verarbeitung:* Er muss die Fähigkeit besitzen, bestimmte Informationen, auch bezogen auf Folgen und Risiken, in angemessener Weise zu verarbeiten.
- *Bewertung:* Er muss die Fähigkeit besitzen, die Informationen, auch im Hinblick auf Behandlungsalternativen angemessen zu bewerten.
- *Bestimmbarkeit des Willens:* Er muss die Fähigkeit haben, den eigenen Willen auf der Grundlage von Verständnis, Verarbeitung und Bewertung der Situation zu bestimmen.

Während der Patient selbst noch auf eine Aufklärung verzichten kann, wenn er denn in der Lage ist oder wäre, den Inhalt und den Gegenstand der Aufklärung zu verstehen und weiß, welchen Risiken er sich durch den Verzicht durch die Aufklärung aussetzt, können Bevollmächtigte und Betreuer dies nicht. Sie müssen sich stets umfassend über die angestrebten Wirkungen, Risiken und Nebenwirkungen der Behandlung aufklären lassen, aber auch darüber, welche Risiken mit dem Verzicht auf eine Behandlung verbunden sind und über mögliche alternative (Leitlinien gestützte) Behandlungsmaßnahmen. Im Alltag des Krankenhauses sind solche umfangreichen Aufklärungen schwierig zu realisieren. Sie bleiben gleichwohl erforderlich. Dies gilt in besonderer Weise, wenn es um das Ergreifen von nicht Leitlinien gestützten Behandlungsmethoden geht, etwa dem Off-

Label-Use von Medikamenten. Hier sind die Anforderungen an die Aufklärung besonders hoch. Auch ist streng darauf zu achten, dass ärztlich nicht indizierte Medikamentengaben, etwa zur Ruhigstellung eines Patienten, die eher dem Schutz von Mitpatienten dienen und nicht dem Betroffenen, nicht zugelassen sind. Gleiches gilt für Zwangsmaßnahmen, die das Krankenhaus und seine Mitarbeitenden auch auf ärztliche Veranlassung und Anordnung hin nicht durchführen dürfen. Hier sind stets die rechtlichen Vertreter des Patienten gefragt – und die rechtlichen Vorgaben für Zwangsbehandlung (siehe unten stehender Kasten) zu beachten (§ 1906a BGB).

Zwangsmaßnahmen nur bei stationärem Klinikaufenthalt zulässig

Rechtliche Vorgaben für Zwangsbehandlungen

1. Jede medizinische Heilbehandlung ohne oder gegen den Willen bzw. ohne wirksame Einwilligung stellt sich als Körperverletzung dar.
2. Ärztliche Zwangsmaßnahmen sind nur unter den Voraussetzungen des § 1906a BGB zulässig
   a) Abwendung eines drohenden erheblichen Gesundheitsschadens
   b) Fehlende Einsicht in die Notwendigkeit der Behandlung aufgrund psychischer Erkrankung
   c) Behandlung entspricht dem zu beachtenden Willen des Patienten, § 1901a BGB
   d) Überzeugungsversuch
   e) Deutlich überwiegender Nutzen der Behandlung gegenüber Belastungen durch Zwangsmaßnahme und Grundrechtseingriff
   f) Durchführung nur im Rahmen eines stationären Klinikaufenthalts

4.3.5 Freiheitsentziehende Maßnahmen in Kliniken

Das Aufstellen von Bettgittern, die Arretierung von Rollstühlen, Steckbretter und Tisch, das Anlegen von Fixiergurten: Die Variationen freiheitsentziehender Maßnahmen sind vielfältig. Das deutsche Recht legt strenge verfassungsrechtliche Maßstäbe an die Zulässigkeit von freiheitsentziehenden Maßnahmen an und wertet jeden Eingriff in die Fortbewegungsfreiheit als Freiheitsberaubung gemäß § 239 StGB. Einschränkungen der Fortbewegungs- und Bewegungsfreiheit werden überdies als Grundrechtseingriff qualifiziert und, wenn sie regelmäßig oder über einen längeren Zeitraum erfolgen, als Freiheitsentziehung gemäß Artikel 102 in Verbindung mit Artikel 2 Abs. 2 Grundgesetz gewertet. Einzigartig im internationalen Rechtsvergleich ordnet das deutsche Recht die richterliche Genehmigung von freiheitsentziehenden Maßnahmen an und regelt im Betreuungsrecht, in § 1906 Abs. 1 und Abs. 4 BGB, die Voraussetzung bzw. in Verbindung mit dem FamFG die Verfahren.

Als Freiheitsentziehung zu werten sind zum einen Unterbringungs- und Versorgungsformen, in denen die Patienten daran gehindert werden, den Ort ihres Aufenthaltes zu verlassen. Abgeschlossene Stationstüren, Trickschlösser, Ausgangssperren: All dies wird als Unterbringung im Sinne des

§ 1906 Abs. 1 BGB qualifiziert. Körpernahe Fixierungen, aber auch andere Formen der auf Personen gerichtete Einschränkung der körperlichen Bewegungsfreiheit werden als unterbringungsähnliche Maßnahmen qualifiziert: etwa das Aufstellen von Bettgittern, das Anlegen von Fixiergurten – sei es im Bett oder im Rollstuhl. Diese Maßnahmen sind dann nicht als freiheitsentziehende zu qualifizieren, wenn sie lediglich dem unwillkürlichen Herausfallen aus dem Bett oder Herausrutschen aus dem Rollstuhl dienen. Willigt der Betroffene ein und dies im Wissen darum, in was er einwilligt, entfällt die Rechtswidrigkeit. In allen anderen Fällen ist die Entscheidung des Betreuers respektive des Bevollmächtigten gefragt. Dies bedeutet: Weder Arzt noch Pflegekraft können für sich entscheiden, ob eine freiheitsentziehende Maßnahme ergriffen werden darf oder nicht. So können sie fachliche Erforderlichkeit feststellen oder eine entsprechende Maßnahme empfehlen. Allenfalls im Notfall und Notstand sind sie befugt, eine solche Maßnahme kurzfristig (bis zur Möglichkeit einer Entscheidung des Betreuungsgerichts) und für kurze Zeit zu ergreifen. In allen anderen Fällen sind Bevollmächtigte, respektive Betreuer einzuschalten, die ihrerseits eine Genehmigung der Maßnahmen durch das Betreuungsgericht benötigen. Ist kein Betreuer bestellt oder liegt keine Vollmacht vor, die sich jeweils auf den Aufgabenkreis Unterbringung bzw. freiheitsentziehende Maßnahmen zu erstrecken hat, dann hat das Gericht im Eilverfahren selbst zu entscheiden. Die Entscheidungsbefugnis, aber auch die -verpflichtung ist in § 1846 BGB geregelt. Freiheitsentziehende Maßnahmen mit der einen oder anderen Form sind immer nur dann gerechtfertigt, wenn sie fachlich indiziert sind. Dies ist nach der Forschungslage in den allerseltensten Fällen der Fall. In der Regel sind Fixierungen schädlich, sowohl unter physiologischen Gesichtspunkten (Gefahr der Kontraktur, erhöhtes Sturzrisiko, Muskelatrophie) als auch unter psychischen Gesichtspunkten (Demütigungserfahrung, Stress, Angst). Der Einsatz von mit freiheitsentziehenden Maßnahmen verbundenen und ggf. auch als solche zu wertenden Psychopharmaka erhöht die Risiken und ist seinerseits medizinisch nicht indiziert. Als Teufelskreis wird das Ergreifen freiheitsentziehender Maßnahmen beschrieben, da er am Ende zu einem extrem erhöhten Mortalitätsrisiko der Betroffenen führt (vgl. Klie et al. 2013).

Es sind also andere geeignete Maßnahmen zu ergreifen und in Betracht zu ziehen, die die jeweilige Risikosituation beantwortet. Solche Maßnahmen können sich in der Anwendung von moderner Technologie finden lassen, etwa der Einsatz von Sensormatten, Lichtschranken, GPS, sie können sich als alltagsstrukturierende Angebote darstellen, die das eigensinnige und möglicherweise nicht rational gesteuerte Mobilitätsverhalten auffangen hilft. Sie können schließlich auch in persönlicher Betreuung liegen, sei es durch An- und Zugehörige, durch Ehrenamtliche oder berufliche Assistenzkräfte. Auch ihr Einsatz kann geboten sein, um auf diese Weise eine belastende und ihrerseits schädliche freiheitsentziehende Maßnahme zu vermeiden und einer konkreten sowie erheblichen Gefährdungssituation entgegenzuwirken. All diese Spielregeln gelten nicht nur in Pflegeheimen, in denen sie weithin bekannt und auch immer mehr implementiert werden, sie gelten auch in Kliniken. Für die Klinik ist es von größter Bedeutung, mit internen Standards diesem fachlich, menschenrechtlich aber auch betreuungsrechtlich relevanten Thema Rechnung zu tragen. Klare interne Standards und Regeln zum Umgang mit freiheitsentziehenden Maßnahmen haben maßgeblich Einfluss auf das Ausmaß bzw. auf die Reduzierung freiheitsentziehender Maßnahmen. Insgesamt kommt es auf die Konzeption der Kliniken im Umgang mit Menschen mit Demenz an. Beispiele demenzsensibler Krankenhäuser liefern vielfältige Praxisbeispiele, die deutlich machen: Es geht (weitgehend) auch ohne freiheitsentziehende Maßnahmen (vgl. Hoffmann und Klie 2012).

Standards für Entscheidungen über freiheitsentziehende Maßnahmen

4.3.6 Schlussbemerkung

Die ausschnittsweise Benennung und Bearbeitung von Rechtsfragen im Umgang mit an Demenz erkrankten Patienten machen dreierlei deutlich: Es sollte viel dafür getan werden, dass Krankenhausaufenthalte von Menschen mit Demenz vermieden, respektive so kurz wie möglich gehalten werden. Krankenhäuser können vielfach Menschen mit Demenz nicht gerecht werden. Zum zweiten wird deutlich: Ohne ein Gesamtkonzept, ohne eine systematische Auseinandersetzung mit menschenrechtlichen Gefährdungssituationen im Krankenhaus wird man die aufgeworfenen Fragen nicht in angemessener Weise beantworten können. Eine rein formale Betrachtungsweise oder die Anrufung des Betreuungsgerichts bei jeder Fixierung macht das Leben für den Menschen mit Demenz im Krankenhaus auch nicht besser. Mit Recht fixiert bleibt fixiert. Routinen des Versorgungsmanagements gilt es ebenso zu entwickeln wie es die Einbeziehung von An- und Zugehörigen und ggf. Ehrenamtlichen oder anderen Assistenzpersonen in den Klinikalltag zu organisieren gilt. Auch die Zusammenarbeit mit den Bevollmächtigten und Betreuern bedarf klarer Spielregeln. Ansonsten besteht die Gefahr, dass im Krankenhaus praktizierte – subkulturell geprägte – Handlungsweisen menschenrechtliche Positionen von Patienten latent übergehen und/oder mit einem Dauernotstand argumentiert wird. Damit ist die dritte Ebene angesprochen: Die institutionellen Normen des Krankenhauses, die auf Effizienz und Wirtschaftlichkeit hin ausgelegt sind, die sich aber mit den rechtlichen Vorgaben für die Begleitung von Menschen mit Demenz beißen. In der Psychiatrie haben sich einige Krankenhäuser dem zentralen Qualitätsziel und der ethischen Verpflichtung geöffnet, jede Form von Gewalt und Zwang zu vermeiden. Organisationsethisch liegt hierin eine der zentralen Qualitätsdimensionen der Institution. Bis zu Fragen der Personalausstattung und Berechnung hätte dies Konsequenzen. Die aktuellen Bemühungen, die Personalbemessung für die Pflege in Krankenhäusern aus der DRG-Logik herauszulösen, könnten in der Lage sein, ihrerseits einen Beitrag dazu zu liefern, dass sich die subkulturellen Normen der Institution Krankenhaus stärker an die menschenrechtlichen Prinzipien und Vorgaben annähern. Dies wäre zu wünschen. Es ist auch unter rechtskulturellen Vorzeichen ausgesprochen begrüßenswert, dass die Bemühungen um

Gesamtkonzept notwendig

demenzsensible Krankenhäuser in der Praxis viel stärker als in der Vergangenheit Platz greifen. Auch das Graduiertenkolleg der Robert Bosch Stiftung an der Universität Heidelberg (vgl. Graduiertenkollegs Uni Heidelberg) dokumentiert die wissenschaftliche Einsicht in die Notwendigkeit, die individuelle Sicht und die subjektiven Rechte von Menschen mit Demenz wesentlich mehr in den Mittelpunkt institutioneller und fachlicher Bemühungen zu rücken.

Literatur

Graduiertenkollegs Uni Heidelberg unter: https://www.uni-heidelberg.de/einrichtungen/forschung/graduiertenkollegs.html (Zugriff am 30.01.2019).

Hoffmann B, Klie T (2012) Freiheitsentziehende Maßnahmen im Betreuungs- und Kindschaftsrecht. Voraussetzungen, Verfahren, Praxis. 2. Aufl. Heidelberg: C. F. Müller.

Igl G, Klie T, Oswald F et al. (2017) Rechtliche Aspekte des Alterns. In: Zeitschrift für Gerontologie und Geriatrie 50 (4), S. 273–274. DOI: 10.1007/s00391-017-1240-4.

Klie T (2017) DAK Pflegereport 2017. Gutes Leben mit Demenz: Daten, Erfahrungen und Praxis. 1. Aufl. Heidelberg: medhochzwei (Beiträge zur Gesundheitsökonomie und Versorgungsforschung, 19).

Klie T, Bredthauer D, Becker K et al. (2013) Abschlussbericht zum Forschungsvorhaben ReduFix ambulant – Sicherheit und Lebensqualität in der häuslichen Versorgung von älteren Menschen mit Hilfe- und Pflegebedarf. Gefördert vom Bundesministerium für Bildung und Forschung. Freiburg, Frankfurt.

4.4 Finanzierung – nicht nur eine Frage der Kosten

Anke Wittrich und Sebastian Holtmann

4.4.1 Zusammenfassung

Finanzierung im deutschen DRG-System unzureichend

Prognosen zur zukünftigen demografischen Entwicklung und sich somit wandelnden Krankheitsspektren sind sich einig: Mit dem Anstieg der Lebenserwartung, der steigenden Zahl älterer Menschen und der Zunahme ihres Anteils an der Gesamtbevölkerung geht ein dynamischer Anstieg demenzieller Erkrankungen einher. Stationäre Krankenhausaufenthalte von Menschen mit Demenz stellen regelmäßig spezifische Anforderungen an deren Versorgung, insbesondere an das Pflegepersonal und die der Krankenhauspflege zur Verfügung stehenden zeitlichen und personellen Kapazitäten. Häufig gehen demenzielle Erkrankungen mit Multimorbidität und Komplikationen, die typisch einen ungünstig-chronischen Verlauf nehmen, einher. So münden stationäre Behandlungen von Menschen mit Demenz überdurchschnittlich oft in längeren Verweildauern. Vor diesem Hintergrund erscheint es fraglich, inwieweit das bestehende deutsche System der Diagnosis Related Groups (DRG) mit seinem pauschalierenden Charakter in der Lage ist, höhere und steigende Pflegeaufwände und resultierende Kosten indikationsadäquat und patientengerecht abzubilden. Die Gesundheitspolitik lässt – auch im internationalen Vergleich – Ansätze zu einer besseren Identifikation und Berücksichtigung Demenzerkrankter im Krankenhaus erkennen. Offen bleibt dabei, inwieweit bestehende Instrumente wie Fallpauschalensysteme erhöhte Pflegeaufwände oder Pflegepersonaluntergrenzen finanzieren und somit eine bedarfsgerechte Versorgung sichern können.

4.4.2 Demografischer Wandel und Demenz

Der demografische Wandel schlägt sich insbesondere in den Zahlen der sogenannten Hochbetagten und ihrem Anteil an der Gesamtbevölkerung nieder: Die 13. koordinierte Bevölkerungsvorausberechnung prognostiziert bis zum Jahr 2050 eine kontinuierliche Steigerung der Zahl der Über-80-Jährigen auf den bis dahin höchsten Wert. Lebten 2013 noch 4,4 Millionen Über-80-Jährige in Deutschland, ist damit zu rechnen, dass diese Zahl bis 2050 auf fast 10 Millionen steigt. Dieser Zuwachs entspricht einem Anstieg des Anteils hochbetagter Menschen an der Gesamtbevölkerung von 5,4 % auf etwa 13 % (Statistisches Bundesamt 2015, S. 6).

Vor diesem Hintergrund ist auch die künftige Zunahme demenzieller Neuerkrankungen nicht zu bestreiten. So konstatiert nicht nur die Deutsche Alzheimer Gesellschaft mit dem Alter steil ansteigende Prävalenzraten für Alzheimer-Erkrankungen und Demenzen. Prognosen zur zukünftigen Verbreitung der Demenz erwarten, dass die Zahl der Betroffenen in Deutschland bis zum Jahr 2050 auf bis zu drei Millionen steigen wird (Robert Koch Institut 2015, S. 442). Insbesondere der Demenz, aber auch anderen altersassoziierten Erkrankungen, die regelmäßig mit einer charakteristischen Multimorbidität einhergehen und häufig einen typisch-chronischen Verlauf zeigen, muss daher zwangsläufig eine steigende Bedeutung zukommen – medizinisch-therapeutisch, gesundheitsökonomisch wie auch gesundheits- und versorgungspolitisch. Für die Zukunft ist ein Anstieg der Fallzahlen von Menschen mit Demenz zu erwarten, gleichzeitig nimmt der Anteil geriatrischer und multimorbider Patienten mit einem erhöhten Pflege- und Betreuungsaufwand zu (Thomas et al. 2014, S. 9).

Der Verlust der geistigen und kognitiven Leistungsfähigkeit, von Gedächtnis, räumlicher und zeitlicher Orientierung und Sprache stellt nicht nur für Betroffene und ihre Angehörigen eine enorme Belastung dar. Im Falle eines Krankenhausaufenthalts nehmen demenzielle Erkrankungen, unabhängig vom Krankheitsstatus und Begleiterkrankungen, regelmäßig einen ungünstigen Verlauf: Empirische Studien belegen, dass mit einem stationären Aufenthalt von Menschen mit Demenz häufig eine Verschlechterung des kognitiven Status, von Funktionszuständen und motorischen Fähigkeiten und Komplikationen wie Delir, Sturz, Bettlägerigkeit oder

Inkontinenz einhergehen. Regelmäßig münden solche Komplikationen und ihre Wechselwirkungen bei stationären Aufenthalten nicht nur in längeren Verweildauern (Quack 2015, S. 2), insbesondere resultieren aus den demenztypischen Behandlungs- und Pflegeaufwänden erhöhte Anforderungen an das Pflegepersonal und diesem zur Verfügung stehende Zeitkontingente. Angesichts kontinuierlicher Neu- und Nachjustierungen des deutschen DRG-Systems und dem steten Bemühen um eine patientenindividuellere Ausdifferenzierung ist zu hinterfragen, inwieweit demenzinduzierte Pflegeleistungen bisher in Fallpauschalen abgebildet sind und wie eine zukünftige bedarfsgerechte und finanziell tragfähige Abbildung der sich abzeichnenden Fallzahlsteigerungen ausgestaltet sein muss.

DRG-System ist zunehmenden Herausforderungen nicht gewachsen

4.4.3 Demenz als Herausforderung für die Krankenhauspflege

Die demografische Entwicklung schlägt sich bereits heute in einem Wandel im Krankheitsspektrum und den stationär zu behandelnden Erkrankungen nieder: Mit besseren Therapiemöglichkeiten bestimmter Krebserkrankungen sowie infektiöser und Herz-Kreislauf-Erkrankungen geht parallel eine dynamische Zunahme demenzieller Erkrankungen einher – damit zeichnen sich bereits heute wachsende Herausforderungen an die pflegerische Versorgung von Menschen mit Demenz ab. So führt das Vorliegen körperlicher und kognitiver Defizite häufig zu einem überdurchschnittlich hohen Pflege- und Betreuungsaufwand.

Anstieg von Pflege- und Betreuungsaufwand

Tatsächlich spiegelt sich die mit dem demografischen Wandel einhergehende Fallzahlsteigerung von Demenzerkrankungen bisher nicht in den Diagnosedaten der Krankenhäuser wider: Die Fallzahlen für die demenzbedingten ICD-10-Verschlüsselungen F00 bis F03 schwanken in den Jahren 2006 bis 2016 um wenige Prozentpunkte, ohne dass ein signifikanter Anstieg zu erkennen ist. Analog zur Entwicklung der Gesamtanzahl des Personals in deutschen Krankenhäusern – jedoch unterproportional zur Fallzahlentwicklung – stieg im Zeitraum 2006 bis 2016 auch die Anzahl nicht ärztlichen Personals um 9,4 % (Statistisches Bundesamt 2018).

Zwar ist mit der Einführung des DRG-Systems die Gesamtzahl der Belegungstage durch Verweildauerkürzungen (wie vom Gesetzgeber intendiert) gesunken (von 8,5 Tagen im Jahr 2006 auf 7,3 Tage im Jahr 2016). Anzunehmen ist, dass dabei aber insbesondere die Tage mit geringerem Pflegeaufwand zum Ende der Behandlung »eingespart« werden und das Pflegepersonal mit sich verschiebenden Altersstrukturen, einer zunehmenden Alterung der Patienten und damit einhergehender Multimorbidität und im Ergebnis erhöhter Arbeitsbelastung konfrontiert ist. Die im gleichen Zeitraum in der Summe aller deutschen Krankenhäuser um fast 14 % gestiegene Fallzahl kann überdies auch aus einer krankenhausbetriebswirtschaftlichen Perspektive innerhalb der Konstruktion des DRG-Systems begründet werden: Sollen Erlöse konstant bleiben, müssen sinkende Verweildauern mit steigenden Fallzahlen einhergehen.

4.4.4 Pflege in der DRG-Kalkulationssystematik

Für die Eingruppierung eines Patienten in eine Fallgruppe ist sein individueller Pflegebedarf irrelevant, obwohl erforderliche Pflegeaufwände – insbesondere in Abhängigkeit von kognitiven und motorischen Ressourcen – auch bei identischer medizinischer Diagnose und Therapie von Patient zu Patient variieren können. Dies ist umso bemerkenswerter, da pflegeintensive Patienten regelmäßig durch verlängerte Verweildauern und Überschreitungen der oberen Grenzverweildauer charakterisiert sind. Dabei sollen Fallpauschalen Kosten der durchschnittlichen pflegerischen Versorgung eines Patienten der zugeordneten Fallgruppe abdecken. Auf diese Weise sind Pflegepersonalkosten in der DRG-Kalkulation eingepreist.

Unzureichende Berücksichtigung der Entwicklung von Pflegepersonalkosten

Grundsätzlich sind Krankenhäuser in der Verwendung der über Fallpauschalen erzielten Erlöse weitgehend frei, anders als bei der Investitionskostenfinanzierung besteht keine Zweckbindung der Erlöse (Thomas et al. 2014, S. 13). Damit soll auch dem Gedanken der Krankenhäuser als eigenverantwortlich wirtschaftende Unternehmen in einem sich verschärfenden Wettbewerbsumfeld entsprochen werden. Fraglich ist, ob der pauschalierende Charakter von DRG-Systemen und die systemimmanent bedingte Berücksichtigung ausschließlich durchschnittlicher Kosten der pflegerischen Versorgung den zu erwartenden Fallzahlensteigerungen von Menschen mit Demenz hinreichend gerecht wird: So beruht die Kalkulation der InEK-Kostenmatrix auf Normalliegern, während bei pflegeintensiven Langliegern eine andere Kostenverteilung mit tendenziell höheren Anteilen an Pflegekosten zu vermuten ist (Fiori et al. 2018, S. 32). Die latente Gefahr der Unterfinanzierung der Krankenhauspflege innerhalb des DRG-Systems wird auch an anderer Stelle offensichtlich: Ein niedriger Personalbestand in den Kalkulationshäusern führt zwangsläufig zu niedrigen Kostenanteilen der Pflege und ihrem Anteil am DRG-Erlös, ungeachtet des tatsächlich erforderlichen und erbrachten Pflegeaufwands. Gleichzeitig muss eine überdurchschnittlich hohe Personalbesetzung zu sinkenden Deckungsbeiträgen führen, was es für Krankenhäuser aus ökonomischen Gründen zu vermeiden gilt.

Bereits seit Mitte der 1990er-Jahre hat sich die durchschnittliche Fallzahl je Vollkraft im Krankenhauspflegedienst kontinuierlich erhöht (1995–2003: +2,1 % p. a.). Nach der Einführung des DRG-Systems hat sich diese Entwicklung in leicht abgeschwächter Form fortgesetzt (+1,2 % p. a.) (IGES Institut GmbH 2013, S. 110). Anders als die durchschnittlichen Fallzahlen je Vollkraft und Dienstart haben sich die Personalkosten nach Dienstarten entwickelt. Zwischen 2003 und 2010 sind mit Ausnahme der Wirtschafts- und Versorgungsdienste und dem klinischen Hauspersonal die Personalkosten aller Dienstarten angestiegen. Dabei zeigt sich der deutlichste Anstieg innerhalb dieses Zeitraums für den ärztlichen Dienst (+ 5,6 % p. a.) (IGES Institut GmbH 2013, S. 293). Damit spiegelt die Personalkostenentwicklung des Pflegediensts nicht – wie zu vermuten ist – den deutlichen Anstieg der durchschnittlichen Fallzahl je Vollkraft im Krankenhaus wider.

4.4.5 Blick ins Ausland: Fallpauschalensysteme im europäischen Vergleich

Fallpauschalensysteme in Europa ähneln sich

Vergleiche von Fallpauschalensystemen auf europäischer Ebene zur Vergütung von Krankenhausleistungen zeigen, dass diese in ihrem Aufbau und ihrer Funktionsweise sehr ähnlich sind. Dabei haben einige Länder bestehende DRG-Systeme übernommen oder weiterentwickelt (zum Beispiel Schweiz, Deutschland), andere Länder haben eigene Neuentwicklungen durchgeführt, etwa die Niederlande (Diagnose Behandeling Combinatie). Die Zuordnung des Behandlungsfalls zu einer Fallgruppe erfolgt in der Regel auf Grundlage der Hauptdiagnose (basierend auf der Grunderkrankung), im Krankenhaus durchgeführten Prozeduren, Nebendiagnosen und Komplikationen, patientenbezogenen Faktoren wie Alter, Geschlecht sowie Verweildauer. So wird etwa im 2012 eingeführten Schweizer DRG-System – wie bei seinem deutschen Vorbild – der Erlös pro Fall im Wesentlichen aus Basisfallwert und Bewertungsrelation gebildet. Auch Studien aus der Schweiz weisen darauf hin, dass DRG-Systeme dazu neigen, Pflegeaufwände nur unzureichend abzubilden – weil pflegerelevante Diagnosen wie eingeschränkte Mobilität nicht hinreichend berücksichtigt werden oder weil die zur Klassifikation genutzten Diagnosen und Behandlungen nicht mit einem standardisierten Pflegeaufwand einhergehen (Baumberger und Portenier 2013, S. 24). In Österreich erfolgt die Vergütung stationärer Krankenhausleistungen über ein fallpauschalenbasiertes Patientenklassifikationssystem, der Leistungsorientierten Krankenanstaltsfinanzierung (LKF). Leitend bei der Einführung der LKF im Jahr 1997 war auch die Vorstellung, dass neben der medizinischen Leistung auch der pflegerische Aufwand das Entgelt für den stationären Aufenthalt bestimmen muss. Gleichzeitig war auch bei der Entwicklung des österreichischen Fallpauschalensystems die Abschaffung von Anreizen, die zu medizinisch nicht induzierten hohen Verweildauern führen, erklärtes Ziel. Bemerkenswert ist, dass es in Österreich zu einer Verschiebung von ambulanten zu stationären Fällen kam, obwohl mit der Einführung des LKF-Systems das Gegenteil intendiert war (IGES Institut GmbH 2013, S. 33). Mit der Definition verbindlicher Personalanhaltszahlen für geriatrische Krankenhausabteilungen ist Österreich im europäischen und internationalen Vergleich deutlich in der Minderheit (Baeyens und Closon 2010, S. 321).

Oft bestehen innerhalb von DRG-Systemen Staffelungen der Vergütung nach bestimmten Kriterien. So wird in Deutschland, Dänemark und Italien nach Regionen oder Bundesland differenziert, während in Spanien etwa 60 Faktoren genutzt werden, um Unterschiede der Krankenhäuser zu berücksichtigen. Das französische System teilt die Krankenhäuser in fünf Krankenhaustypen ein und adjustiert die Vergütung auf dieser Grundlage. Zur Verbesserung der Kostenhomogenität der DRGs haben die meisten DRG-Systeme spezifische Regelungen zur Behandlung von Langliegern und additive Vergütungsbestandteile, etwa für seltene oder besonders teure Leistungen. So soll das Kostenrisiko der Krankenhäuser reduziert werden.

Nur in wenigen Ländern gibt es auch Regelungen für Kurzlieger (neben Deutschland unter anderem Frankreich). Der deutsche Ansatz, sämtliche Krankenhausbetriebskosten mittels eines DRG-Systems vergüten zu wollen, ist weltweit einzigartig (IGES Institut GmbH 2013, S. 12–13).

4.4.6 Maßnahmen der Gesundheitspolitik

Gesundheitspolitik erkennt Handlungsbedarf

Die gesundheits- und pflegepolitischen Diskussionen und Maßnahmen der letzten Jahre waren insbesondere geprägt durch zwei Pflegestellen-Förderprogramme zur Stärkung der »Pflege am Bett«. Da eine angemessene Personalausstattung in der Pflege im Krankenhaus für die Qualität der Patientenversorgung unabdingbar ist, wurde neben zahlreichen im Krankenhausstrukturgesetz vorgesehenen Maßnahmen zur Verbesserung der finanziellen Rahmenbedingungen der Pflege in den Krankenhäusern am 1. Oktober 2015 von dem damaligen Bundesgesundheitsminister Herrmann Gröhe eine Expertinnen- und Expertenkommission »Pflegepersonal im Krankenhaus« mit folgenden Schwerpunktsetzungen eingesetzt:

1. die Abbildung und Verbesserung des erhöhten Pflegebedarfs, insbesondere von an Demenz erkrankten, pflegebedürftigen und behinderten Patientinnen und Patienten,
2. die Abbildung und Verbesserung des allgemeinen Pflegebedarfs und
3. die Überführung der Mittel des Pflegestellen-Förderprogramms in die Regelfinanzierung.

Mit dieser Schwerpunktsetzung wird deutlich, dass auch seitens der Politik die dringende Handlungsnotwendigkeit erkannt wurde, den besonderen pflegerischen Bedarfen von Menschen mit Demenz gerecht werden zu können.

Am 7. März 2017 wurden die Schlussfolgerungen aus den Beratungen der Expertinnen- und Expertenkommission »Pflegepersonal im Krankenhaus« veröffentlicht. In die Arbeit dieser Kommission sind mehrere Gutachten und Stellungnahmen eingeflossen (Expertinnen- und Expertenkommission »Pflegepersonal im Krankenhaus« 2017).

4.4.6.1 Verbesserung der Abbildung von erhöhtem Pflegebedarf

Erste Ergebnisse der Kommissionstätigkeit wurden bereits parallel im Rahmen der Weiterentwicklung des DRG-Systems für das Jahr 2017 umgesetzt, indem durch das Institut für das Entgeltsystem im Krankenhaus (InEK) alle verfügbaren Merkmale geprüft wurden, um hoch pflegeaufwendige Patientinnen und Patienten sachgerechter im G-DRG-System abbilden zu können.

Die ICD-Diagnose einer Demenz (F00.* Demenz bei Alzheimer-Krankheit, F01.* Vaskuläre Demenz, F02.* Demenz bei anderenorts klassifizierten Krankheiten, F03.* Nicht näher bezeichnete Demenz) hat mehrfach in der CCL-Matrix eine Abwertung erfahren. Dies könnte unter anderem

Ausdruck dafür sein, dass diese ICD-Ziffern selbst keine Aussage über den »Schweregrad«, also über den Umfang bestehender kognitiver und motorischer Einschränkungen, beinhalten. Diese »Schweregradbeurteilung« ist nur indirekt über die Einschätzung eines bestehenden kognitiven beziehungsweise funktionellen Defizits oder einer vorliegenden Pflegebedürftigkeit möglich.

Als Instrumente zur differenzierten Darstellung der Funktionseinschränkungen stehen standardisierte Testverfahren wie der Barthel Index, der erweiterte Barthel-Index, der motorischer/kognitiver Functional Independence Measure (FIM) und die Mini Mental State Examination (MMSE) zur Verfügung, die in der Geriatrie bereits umfassend eingesetzt werden, unter anderem im Rahmen des Aufnahmeassessments (▶ Kap. 3.1).

ICD für kognitive/ motorische Funktionseinschränkungen in CCL-Matrix aufgenommen

Daher ist es zu begrüßen, dass die Diagnosen für motorische und kognitive Funktionseinschränkungen (ICD-10-GM-Kodes: U50.4-, U50.5-, U51.2-) im G-DRG-System 2017 durch die Aufnahme in die CCL-Matrix mit einem Wert von 1 direkt gruppierungsrelevant wurden. Somit können nun in 22 Basis-DRGs – über die B44 Geriatrische frührehabilitative Komplexbehandlung bei Krankheiten und Störungen des Nervensystems hinaus – diese schweregradsteigernden Diagnosen zu einer besseren Vergütung im DRG-System führen.

Für das Jahr 2018 konnte durch die abermalige Aufwertung der Diagnosen U50.5- Sehr schwere motorische Funktionseinschränkung und U51.2- Schwere kognitive Funktionseinschränkung in der CCL-Matrix die Abbildung der Pflege im G-DRG-System weiter verbessert werden.

Zusatzentgelt für Pflegegrade

Seit dem 1. Januar 2016 steht auch im Entgeltbereich »DRG« der OPS 9-984 »Pflegebedürftigkeit« für die Kodierung zur Verfügung. Über diesen Prozedurenkode kann der Pflegegrad von Patientinnen und Patienten erfasst werden. Der Pflegegrad kann somit erstmals für die DRG-Kalkulation für das Jahr 2018 einbezogen werden.

Neuer Pflegebedürftigkeitsbegriff

Bisher bezog sich der Pflegebedürftigkeitsbegriff vor allem auf körperlich bedingte Beeinträchtigungen. Durch das zweite Pflegestärkungsgesetz wurde zum 1. Januar 2017 ein neuer, deutlich weiter gefasster *Pflegebedürftigkeitsbegriff* eingeführt. Die unterschiedliche Behandlung von körperlich bedingten Beeinträchtigungen einerseits und geistig beziehungsweise psychisch bedingten Beeinträchtigungen andererseits ist nun aufgelöst. Geistige und psychisch bedingte Beeinträchtigungen werden stärker berücksichtigt. Es kommt also nicht mehr wie bisher auf den zeitlichen Hilfebedarf bei vorrangig körperlichen Verrichtungen an. Seit dem 1. Januar 2017 gibt es nunmehr *fünf* Pflegegrade statt der bisher drei Pflegestufen und der zusätzlichen Feststellung einer »erheblich eingeschränkten Alltagskompetenz«, zum Beispiel aufgrund einer Demenz. Beeinträchtigungen und Fähigkeiten der Menschen werden in der Begutachtung genauer und umfassender berücksichtigt als bisher. Daraus resultiert eine individuellere Einstufung (InEK 2017, S. 41–42).

Durch die Kodierung der OPS 9-984 wird der Grad der Selbstständigkeit der Patientinnen und Patienten – und damit mittelbar zum Beispiel auch der »Schweregrad« einer Demenz – widergespiegelt. Dieses Ergebnis der

Expertenkommission hat ebenfalls für das G-DRG-System 2018 seine Fortsetzung gefunden.

Im Rahmen des G-DRG-Vorschlagsverfahrens 2018 wurden Vorschläge zur Abbildung der Pflege im G-DRG-System eingereicht. Es wurde unter anderem vorgeschlagen, die OPS-Kodes für die Pflegebedürftigkeit als Kostentrenner zu nutzen, ein Zusatzentgelt für Pflegebedürftigkeit zu etablieren sowie die OPS-Kodes für die Pflegebedürftigkeit in die Tabellen der »aufwendigen Behandlungen« aufzunehmen.

Die Analyse und Plausibilisierung der Daten war aufgrund der zum Teil noch schwachen Datengrundlage erschwert. Die Etablierung eines systemweiten Zusatzentgelts für die Pflegebedürftigkeit war trotz umfangreicher Untersuchungen nicht möglich. Allerdings konnten zwei unterschiedlich hohe Zusatzentgelte für die Pflegebedürftigkeit eines Patienten ab Pflegegrad 3 und einer Verweildauer (VWD) von mindestens fünf Tagen kalkuliert werden. Diese werden in Abhängigkeit von der DRG abgerechnet (► Tab. 4.1).

Tab. 4.1: Zusatzentgelt (ZE) 162/163 und geriatriespezifische DRGs

	ZE162			**ZE163**		
	Geriatrie-spezifische DRGs	Anzahl DRGs Tabelle 1	Betrag	Geriatrie-spezifische DRGs	Anzahl DRGs Tabelle 2	Betrag
2018	B44A B44D E42Z I41Z J44Z K44Z L44Z T44Z	714	107,14 €	B44B F48Z G14Z G52Z H44Z I34Z U40Z	402	219,56 €

Analog zum Vorgehen bei der Kalkulation der anderen Zusatzentgelte wurden zur Vermeidung einer Doppelvergütung die über die neu etablierten Zusatzentgelte zu vergütenden Pflegekosten aus den DRGs herausgelöst. Hierbei handelt es sich um eine systemrelevante Kostenbereinigung.

Der Kalkulationslogik des DRG-Systems folgend, ist dennoch fraglich, in welcher Höhe auf diesem Wege vereinbarte Zusatzentgelte tatsächlich der »Pflege am Bett« zufließen. So werden durch die Zusatzentgelte keine zusätzlichen Finanzmittel bereitgestellt, vielmehr handelt es sich um eine Umverteilung, deren Effekt gegenüber etwa dem Pflegezuschlag nicht überschätzt werden darf. So sind Zusatzentgelte bisher nur unter bestimmten Voraussetzungen abzurechnen: es müssen eine Pflegebedürftigkeit mit mindestens Pflegegrad 3 und eine bestimmte DRG-Zuordnung als Abrechnungsbasis vorliegen.

4.4.6.2 Verbesserung der Abbildung des allgemeinen Pflegebedarfs

Hinsichtlich der Verbesserung der Abbildung des allgemeinen Pflegebedarfs hat sich die Expertenkommission auf die Festlegung von Pflegepersonaluntergrenzen in pflegesensitiven Bereichen verständigt. Erste Hinweise auf pflegesensitive Bereiche basieren auf einem Gutachten des Hamburg Center for Health Economics (HCHE) vom 16. November 2016. In diesem Gutachten, welches im Rahmen der Expertenkommission umfassend diskutiert wurde, wurde der Zusammenhang zwischen Pflegeverhältniszahlen und pflegesensitiven Ergebnisparametern in einzelnen Fachabteilungen von Krankenhäusern analysiert (Schreyögg und Milstein 2016).

Pflegesensitive Bereiche ab 2019 mit verbindlichen Pflegepersonaluntergrenzen

Mit dem Gesetz zur Modernisierung der epidemiologischen Überwachung übertragbarer Krankheiten (§ 137i SGB V), welches am 7. Juli 2017 vom Bundesrat verabschiedet wurde, wurde festgeschrieben, dass ab dem 1. Januar 2019 die normierten Pflegepersonaluntergrenzen in pflegesensitiven Bereichen für die Krankenhäuser verbindlich gelten sollen.

Die Deutsche Krankenhausgesellschaft (DKG) und der GKV-Spitzenverband wurden beauftragt, Pflegepersonaluntergrenzen in pflegesensitiven Bereichen in Krankenhäusern im Benehmen mit dem Verband der Privaten Krankenversicherung (PKV) zu vereinbaren (Gesetz zur Modernisierung der epidemiologischen Überwachung übertragbarer Krankheiten vom 17. Juli 2017).

Bei der Ausarbeitung und Festlegung der Pflegepersonaluntergrenzen in pflegesensitiven Bereichen sind gemäß § 137i SGB V Abs. 1 SGB V insbesondere der Deutsche Pflegerat e. V. (DPR), Vertreter der für Personalfragen der Krankenhäuser maßgeblichen Gewerkschaften und Arbeitgeberverbände, die in § 2 Abs. 1 der Patientenbeteiligungsverordnung genannten Organisationen sowie die Arbeitsgemeinschaft der Wissenschaftlichen Medizinischen Fachgesellschaften e. V. qualifiziert zu beteiligen.

Die Ergebnisse des oben genannten Gutachtens spiegeln sich im Verständnis des Gesetzgebers wider. So handelt es sich im Sinne des Gesetzgebers bei pflegesensitiven Bereichen um solche Krankenhausbereiche, in denen es aus Sicht der Versorgungsqualität und des Patientenschutzes einen Zusammenhang zwischen der Pflegepersonalausstattung und dem Vorkommen unerwünschter Ereignisse wie zum Beispiel Dekubitus oder im Krankenhaus erworbener Pneumonie (sogenannten »pflegesensitive Ergebnisindikatoren«) gibt.

Pflegepersonaluntergrenzen müssen Pflegekonzept der ATP-G berücksichtigen

Diese Sichtweise ist mit Blick auf geriatrische Patienten und deren bedarfsgerechter pflegerischer Versorgung zu hinterfragen. Die alleinige Fokussierung der Bemessung von Personaluntergrenzen im Sinne einer »Schadensvermeidung« wird dem Anspruch der Geriatrie, den Patienten in seiner Ganzheitlichkeit zu verstehen und im Sinne der Teilhabesicherung bezüglich Funktionserhalt/-verbesserung und somit Vermeidung einer drohenden Pflegebedürftigkeit umfassend – insbesondere auch durch Umsetzung des Konzepts der Aktivierend-therapeutischen Pflege in der Geriatrie (ATP-G) – zu behandeln, sicher nicht gerecht (Bartels et al. 2016, S. 15–16).

Ebenso benötigen Menschen mit Demenz ein höheres Maß an Aufmerksamkeit und Zuwendung. Darüber hinaus bedarf es eines äußerst kompetenten Pflegepersonals – insbesondere auch im Rahmen der Umsetzung spezifischer pflegerischer beziehungsweise interdisziplinärer Behandlungskonzepte zur Delirprophylaxe (▶ Kap. 3.2). Diese Kompetenz muss durch die Aneignung von theoretischem Wissen und praktischen Erfahrungen erworben werden. Hierfür muss – nicht nur dem pflegerischen Personal – ausreichend Zeit zur Verfügung stehen. Es ist zu befürchten, dass diese Komponente bei der Festlegung von Personaluntergrenzen keine ausreichende Berücksichtigung findet.

4.4.6.3 Überführung der Mittel des Pflegestellen-Förderprogramms in den Pflegezuschlag

Im Zuge der Neuregelungen zur Krankenhausfinanzierung durch das Krankenhausstrukturgesetz wurde ab dem Jahr 2017 ein Pflegezuschlag zur Förderung der pflegerischen Versorgung als Ersatz für den letztmalig im Jahr 2016 zu erhebenden Versorgungszuschlag eingeführt. Eine direkte Zweckbindung ist für diese Mittel aus dem Pflegezuschlag nicht vorgegeben, allerdings ist die Höhe des Pflegezuschlags abhängig von der Höhe der Personalkosten für das Pflegepersonal im jeweiligen Krankenhaus und jährlich krankenhausindividuell zu vereinbaren. Dazu wird der Anteil der pflegerischen Personalkosten des Krankenhauses an den Personalkosten für das Pflegepersonal aller allgemeinen Krankenhäuser errechnet und dieser krankenhausindividuelle Anteil auf die jährlich bundesweit zur Verfügung stehende Fördersumme bezogen. Somit wird zumindest eine indirekte Zweckbindung erreicht, da Krankenhäuser mit einem hohen Anteil an Pflegepersonalkosten einen höheren Anteil der bundesweiten Fördersumme erhalten.

Überführung der Mittel des Pflegestellen-Förderprogramms in Pflegezuschlag

Die Mittel des Pflegestellen-Förderprogramms II werden mit Wirkung zum 1. Januar 2019 in diesen Pflegezuschlag einbezogen. Ziel ist es, mit möglichst geringem Bürokratieaufwand sicherzustellen, dass die zur Verfügung stehenden Mittel dauerhaft den Krankenhäusern in Abhängigkeit von ihrer Pflegepersonalausstattung zugutekommen. Zugleich wird ein Anreiz für eine angemessene Pflegeausstattung gesetzt.

4.4.7 Koalitionsvertrag 2018

Der zum Zeitpunkt des Verfassens dieses Texts im März 2018 zwischen CDU/CSU und SPD abgeschlossene Koalitionsvertrag 2018–2021 beinhaltet eine Vielzahl von Vorhaben, um eine gute, flächendeckende medizinische und pflegerische Versorgung sicherzustellen. Für den Krankenhausbereich wird unter anderem die Personalsicherung als eine zentrale Aufgabe wahrgenommen und eine Vielzahl von angestrebten Maßnahmen benannt, deren Wirksamkeit und Erfolg allerdings maßgeblich von den konkretisierenden Umsetzungsregelungen abhängen. Dieses Maßnahmenpaket be-

Ausgliederung der Pflegepersonalkosten aus deutschem DRG-System

inhaltet unter anderem die vollständige Refinanzierung von Tarifsteigerungen, die Ausweitung der Pflegepersonaluntergrenzen und die Herausnahme der Pflegepersonalkosten aus dem DRG-System. Als ein weiterer wesentlicher Beitrag für die zukünftige Personalsicherung ist die Abschaffung des Schulgelds für Gesundheitsfachberufe zu betrachten. Mit Blick auf die Herausforderungen, die sich aus der Sicherung einer guten pflegerischen Versorgung von Patienten mit kognitiven Einschränkungen im Krankenhausbereich ergeben, sind die beiden im Folgenden näher betrachteten Punkte von besonderer Bedeutung.

Ausweitung der Pflegepersonaluntergrenzen

> »Den Auftrag an Kassen und Krankenhäuser, Personaluntergrenzen für pflegeintensive Bereiche festzulegen, werden wir dergestalt erweitern, dass in Krankenhäusern derartige Untergrenzen nicht nur für pflegeintensive Bereiche, sondern für alle bettenführenden Abteilungen eingeführt werden.« (Ein neuer Aufbruch für Europa. Eine neue Dynamik für Deutschland. Ein neuer Zusammenhalt für unser Land. Koalitionsvertrag zwischen CDU, CSU und SPD 19. Legislaturperiode (2018): S. 97)

Seitens der Regierungskoalition wird neben der Ausweitung der Einführung von Personaluntergrenzen die bisherige Fokussierung auf »pflegesensitive Bereiche« verlassen und auf die anhaltende Kritik mit einer Erweiterung dieser Begrifflichkeit auf »pflegeintensive Bereiche« reagiert. Aus Sicht der Geriatrie ist dies ausdrücklich zu begrüßen. Gleichzeitig müssen nun geriatriespezifische interdisziplinäre Behandlungs- und Versorgungskonzepte demenzsensibler Krankenhäuser zeitnah gegenüber der Politik und den Kostenträgern deutlich gemacht werden, wenn dieser neue Gestaltungsspielraum auch genutzt werden soll.

Herausnahme der Pflegepersonalkosten aus DRG-System

> »Künftig sollen Pflegepersonalkosten besser und unabhängig von Fallpauschalen vergütet werden. Die Krankenhausvergütung wird auf eine Kombination von Fallpauschalen und einer Pflegepersonalkostenvergütung umgestellt. Die Pflegepersonalkostenvergütung berücksichtigt die Aufwendungen für den krankenhausindividuellen Pflegepersonalbedarf. Die DRG-Berechnungen werden um die Pflegepersonalkosten bereinigt.« (Ein neuer Aufbruch für Europa. Eine neue Dynamik für Deutschland. Ein neuer Zusammenhalt für unser Land. Koalitionsvertrag zwischen CDU, CSU und SPD 19. Legislaturperiode (2018): S. 99)

Eine zukünftig bessere und unabhängig von Fallpauschalen ausgestaltete Finanzierung der Pflegepersonalkosten bietet gute Möglichkeiten zur Personalkostenvergütung in Abhängigkeit vom krankenhausindividuellen Pflegebedarf. Dieses Konzept bietet aber nur dann eine Chance, wenn es bürokratiearm ausgestaltet wird und es zu keiner Entwicklung von eigenen »pflegebezogenen« Fallpauschalen, wie beispielsweise »Nursing Related Groups – NRGs«, kommt. Dem Aufbau solcher Parallelstrukturen mittels eines eigenen Vergütungssystems – etwa in Form von »NRGs« – ist eine klare Absage zu erteilen.

Der Mehrbedarf an Pflegepersonal in Deutschlands Krankenhäusern ist in weiten Teilen von Politik und Gesellschaft, auch von Leistungserbringern und Kostenträgern unbestritten. Mit Blick auf die jüngeren und die sich abzeichnenden Entwicklungen stellen sich zwangsläufig Fragen: Wie ist die Absicht zur Einführung von Personaluntergrenzen in pflegesensitiven Bereichen im Zusammenhang mit der neuen Begrifflichkeit »pflegeintensiv« zu bewerten? Steht die Ausgliederung von Pflegepersonalkosten nicht der zwingenden Umsetzung interdisziplinärer Behandlungskonzepte entgegen? Wie soll zukünftig mit den Mindestmerkmalen in OPS-Komplexziffern umgegangen werden, die sich auf Anforderungen im pflegerischen Bereich beziehen? Wie wird mit den umfangreichen Maßnahmen zur verbesserten Abbildung pflegerischer Leistungen im G-DRG-System umgegangen? Offen bleibt überdies, wie eine langfristige und gesicherte Finanzierung zusätzlichen Pflegepersonals im Krankenhaus zu gewährleisten ist. Dies gilt insbesondere vor dem Hintergrund des sich auch in pflegerischen Berufen abzeichnenden Fachkräftemangels.

Literatur

Baeyens JP, Closon MC (2010) Differences in nurse (aid) staffing in acute geriatric departments in general hospitals in Europe. In: European Geriatric Medicine 1 (5), S. 320–322.

Bartels F, Eckardt C, Wittekindt S et al. (2016): Aktivierend-therapeutische Pflege in der Geriatrie. Band 1: Grundlagen und Formulierungshilfen.

Baumberger D, Portenier L (2013) SwissDRG: CHOP-Kodes für Pflege-Komplexbehandlungen. Die Pflege findet Eingang in die DRG. In: Krankenpflege 10/2013: 24–25.

Bundesministerium für Gesundheit. Online-Ratgeber Pflege; Pflegebedürftigkeit. https://www.bundesgesundheitsministerium.de/themen/pflege/online-ratgeber-pflege/pflegebeduerftigkeit/?L=0 (Zugriff am: 27.04.2018).

Ein neuer Aufbruch für Europa. Eine neue Dynamik für Deutschland. Ein neuer Zusammenhalt für unser Land. Koalitionsvertrag zwischen CDU, CSU und SPD 19. Legislaturperiode (2018).

Expertinnen- und Expertenkommission »Pflegepersonal im Krankenhaus« (2017) Schlussfolgerungen aus den Beratungen der Expertinnen- und Expertenkommission »Pflegepersonal im Krankenhaus«.

Fiori W, Bunzemeier JH, Babapirali J et al. (2018) Die Pflege im DRG-System 2018. In: das Krankenhaus 1.2018: 32–38.

Gesetz zur Modernisierung der epidemiologischen Überwachung übertragbarer Krankheiten vom 17. Juli 2017. In: Bundesgesetzblatt Jahrgang 2017 Teil I Nr. 49: 2637–2638.

IGES Institut GmbH (2013) G-DRG-Begleitforschung gemäß § 17b Abs. 8 KHG. Endbericht des dritten Forschungszyklus (2008 bis 2010). Untersuchung im Auftrag des deutschen DRG-Instituts (InEK).

InEK (Hrsg.) (2016) Abschlussbericht Weiterentwicklung des G-DRG-Systems für das Jahr 2017, Teil I: Projektbericht. InEK, Siegburg.

InEK (Hrsg.) (2017) Abschlussbericht Weiterentwicklung des G-DRG-Systems für das Jahr 2018, Teil I: Projektbericht. InEK, Siegburg.

Pflegepersonaluntergrenzen in Krankenhäusern nach § 137I SGB V, Zwischenbericht des GKV-Spitzenverbandes und der Deutschen Krankenhausgesellschaft e. V. (DKG) an das Bundesministerium für Gesundheit (2018).

Quack E (2015) Menschen mit Demenz im Krankenhaus: Im Spannungsfeld zwischen Systemlogik und Lebenswelt. In: Internationale Zeitschrift für Philosophie und Psychosomatik Ausgabe 2/2015.

Robert Koch-Institut (Hrsg.) (2015) Gesundheit in Deutschland. Gesundheitsberichterstattung des Bundes. Gemeinsam getragen von RKI und Destatis. RKI, Berlin.

Schreyögg J, Mistein R (2016) Expertise zur Ermittlung des Zusammenhangs zwischen Pflegeverhältniszahlen und pflegesensitiven Ergebnisparametern in Deutschland im Auftrag des Bundesministeriums für Gesundheit (BMG).

Statistisches Bundesamt (Hrsg.) (2015) Bevölkerung Deutschlands bis 2060. 13. koordinierte Bevölkerungsvorausberechnung. Statistisches Bundesamt, Wiesbaden.

Thomas D, Reifferscheid A, Pomorin N et al. (2014) Instrumente zur Personalbemessung und -finanzierung in der Krankenhauspflege in Deutschland. IBES Diskussionsbeitrag Nr. 204.

5 Die Zukunft ist schon da

Markus Horneber und Janine Hübner

Angesichts der weltweit steigenden Zahl der an Demenz erkrankten Menschen ist der Umgang mit Menschen mit Demenz in den letzten Jahren vermehrt in den Fokus der Gesundheitsversorgung gerückt. In diesem Zusammenhang wurden bereits verschiedene Konzepte zur Verbesserung der Gesundheitsversorgung von Demenzerkrankten entwickelt. Wie beispielsweise mit der Demenzversorgung im Ausland umgegangen wird, welche Chancen die Digitalisierung bietet und wie die Gesundheitsversorgung der Demenz zukünftig gestaltet werden kann, damit befassen sich die folgenden Kapitel.

Eines der größten Krankenhausunternehmen *Österreichs*, die steiermärkische Krankenanstalten-Gesellschaft (KAGes), hat das *Projekt* delirsensibles und demenzfreundliches Krankenhaus entwickelt. Die Ziele sowie die Phasen der Entwicklung, Analyse und des Change Managements sowie noch laufende und geplante Schritte werden vorgestellt.

Der Megatrend *Digitalisierung* wird die Gesundheitsversorgung grundlegend verändern. Neue digitale Dienstleistungsangebote stärken Patienten und Angehörige in ihrer Rolle. Auch das Patientenmonitoring kann durch externe Sensoren und Übertragung an den behandelnden Arzt lückenlos gestaltet werden. Das als ein Beispiel vorgestellte Forschungsvorhaben *SimPat* schafft mittels Digitalisierung durch die Vernetzung von Versorgungspartnern neue Versorgungsrealitäten. Ziel ist die Entwicklung und Evaluierung eines sektorenübergreifenden, digital gestützten Versorgungsmanagements. Im Fokus stehen multimorbide Menschen mit Demenz, die aufgrund einer Fraktur stationär im Krankenhaus aufgenommen wurden.

In den vergangenen Jahren wurden bereits verschiedene Konzeptionen für die Betreuung von Menschen mit Demenz entwickelt. Zwischen diesen besteht aber regelhaft ein Bruch in der Versorgungskette. Um dies zu vermeiden, sollte auf Versorgungsmodelle gesetzt werden, die eine umfassende Versorgung aus einer Hand bieten. Das Förderprogramm »*PORT – Patientenorientierte Zentren zur Primär- und Langzeitversorgung*« der Robert Bosch Stiftung will neue Impulse und Maßstäbe in der Qualität der ambulanten Versorgung setzten. Dies erfolgt über die Unterstützung bei der Entwicklung und Einführung von lokalen, inhaltlich umfassenden und exzellenten Gesundheitszentren.

5.1 (Innovative) Versorgungsmöglichkeiten – der Blick nach Österreich

Christian Jagsch, Manela Glarcher und Brigitte Walzl

5.1.1 Zusammenfassung

Auf Initiative der Mitarbeiter im Pflegedienst wurde das Projekt delirsensibles und demenzfreundliches Krankenhaus entwickelt. Die Veränderungen der Patientenzusammensetzung in Allgemeinkrankenhäusern, nämlich das vermehrte Auftreten älterer Patienten mit Demenz und Delir, ergeben neue Herausforderungen.

Die Entwicklung von geeigneten Schulungsmaterialien, interdisziplinären Ausbildungsgruppen und überregionaler Vernetzung von Expertenteams im Gesamtunternehmen sind erste Schritte, eine Antwort darauf zu geben.

5.1.2 Ausgangssituation

Die Steiermärkische Krankenanstaltengesellschaft m. b. H. (KAGes) als gemeinnütziges Unternehmen gilt als eines der größten Spitalsunternehmen Europas. Insgesamt betreibt die KAGes 11 Landeskrankenhäuser an 21 Standorten und 4 Landespflegezentren und steht im Eigentum des Bundeslands Steiermark in Österreich. Jährlich werden 1,2 Millionen Patienten, davon 250.000 stationär von 17.500 Mitarbeitern betreut (www.kages.at).

Prävalenz von kognitiven Störungen und Demenzen bei über 65-Jährigen

Aktuelle Zahlen aus dem Unternehmen lassen erkennen, dass rund 45 % der stationär behandelten Patienten älter als 65 Jahre sind. Untersuchungen zu Folge leiden 40 % der über 65-jährigen Patienten in Allgemeinkrankenhäusern an kognitiven Störungen und Demenzen, die zum Aufnahmezeitpunkt kaum bekannt sind (Heidl und Rude 2016).

Stationäre Versorgungseinrichtungen sind derzeit strukturell und personell meist nur ungenügend auf die Versorgung hochaltriger, oft auch demenziell erkrankter Menschen ausgerichtet. Dieser Umstand stellt sowohl für das Personal als auch die Patienten und deren Angehörige eine große Herausforderung dar. Um dieser gerecht zu werden, setzte die KAGes das nachfolgende Projekt um.

5.1.3 Start zum delirsensiblen und demenzfreundlichen Krankenhaus

Bis zu 30 % älterer Patienten im Akutspital weisen Delirsymptome auf, wovon 40 % durch Delirprävention vermeidbar sind

Der Tatsache folgend, dass bis zu 30 % der in einem Akutspital aufgenommenen älteren Patienten im Laufe ihres Aufenthalts Symptome eines Delirs aufweisen können (Frühwald et al. 2013; Frühwald et al. 2017) und überdies durch Studien bereits eindrucksvoll gezeigt werden konnte, dass durch Delirprävention rund 40 % der Delirfälle vermeidbar sind (Hasemann 2007), wurde 2014 vom Vorstand der steiermärkischen KAGes das Projekt »Menschen mit (akuter) Verwirrtheit im Krankenhaus« beauftragt.

Folgende Ziele hat sich das Projekt hierfür gesetzt:

1. Sensibilisierung der Krankenanstalten der KAGes für Patienten mit (akuter) Verwirrtheit und kognitiven Einschränkungen sowie deren besondere Bedürfnisse.
2. Die Risiken des Auftretens einer (akuten) Verwirrtheit durch gezielte präventive Maßnahmen und Interventionen reduzieren und damit die Patientensicherheit erhöhen. Dadurch kann der deutlich erhöhte Arbeits- und Zeitaufwand für diese Patientengruppe reduziert und so die Sicherheit der Mitarbeiter erhöht werden.
3. Vorliegende kognitive Einschränkungen frühzeitig erkennen und adäquat agieren.
4. Anpassung der alters- und demenzsensiblen Ausrichtung der Krankenanstalten der KAGes an neue Erkenntnisse.
5. Langfristig sollen die Krankenanstalten der KAGes »delirvermeidende und demenzfreundliche Krankenhäuser« werden.

Das Projekt gliederte sich in eine Entwicklungsphase (2014), eine Analysephase (2014 bis 2016) sowie eine Change Management Phase (ab 2017).

Die in der Analysephase durchgeführten Mitarbeiter- und Angehörigenbefragungen brachten für das weitere Vorgehen folgende Erkenntnisse:

Mitarbeiter wünschen vertiefte Ausbildung zu Delir und Demenz

In der Mitarbeiterbefragung kam der Wunsch zum Ausdruck, eine vertiefte Ausbildung zum Thema Delir und Demenz zu erhalten. Die Themen betreffen Früherkennung und Diagnostik sowie Prävention und Behandlung.

Die Angehörigen berichteten vor allem darüber, dass die Abläufe im Spital von der Aufnahme bis zur Entlassung viel zu wenig auf Patienten mit demenziellen Erkrankungen abgestimmt sind. Die jetzigen Strukturen und Abläufe in Krankenhäusern fördern eher die Entwicklung eines Delirs.

Die sich anschließende Entwicklungsphase war durch die folgenden Arbeitspakete gekennzeichnet:

1. Einsatz von Screening-Instrumenten
2. Delir: Risikofaktoren, Prävention, Umgebungsfaktoren, Polypharmazie
3. medizinische Behandlung von Demenz und Delir
4. Maßnahmen der Pflege, Medizinisch-technischer Dienst, Sozialarbeiter bei Demenz und Delir
5. Pflege bei herausforderndem Verhalten
6. Aufklärungsprocedere Angehörige
7. Entwicklung Angehörigenbroschüren
8. Entwicklung Angehörigenfragebogen für pflegerelevante Informationen im Krankenhaus
9. Demenz: Differenzialdiagnostik
10. Demenz: medizinische Behandlung
11. Risikofaktor Ernährung

Um die in zahlreichen Arbeitsgruppensitzungen entwickelten Arbeits- und Lernunterlagen hinsichtlich Verständlichkeit, Vollständigkeit und Anwendbarkeit zu überprüfen, wurden diese in zwei Krankenanstalten getestet und das Feedback der Anwender in die Weiterentwicklung der Unterlagen einbezogen.

Das Projekt benötigte zum Stichtag (Ende der Entwicklungsphase) am 13.07.2017 Ressourcen in der Höhe von 2.094 Personentagen und einen gesamten Finanzbedarf von 92.576,78 € exklusive Personalkosten.

Die Change Management Phase, welche sich seit Mitte 2017 in der Umsetzung befindet, umfasst die Entwicklung von Fortbildungskonzepten für Ärzte, Pflege, Medizinisch-technische Dienste, ein Konzept für Multiplikatoren, den Entwurf multimedialer Lernkonzepte und die Einbindung von Angehörigen sowie von ehrenamtlich tätigen Personen in die Betreuung.

5.1.4 Unsere Projektergebnisse

Als Ergebnis zahlreicher Arbeitsstunden und Projektteamsitzungen wurden Arbeits- und Lernmaterialien für Mitarbeiter (Modulhandbuch und Pocketguide) und Informationsmaterialien für Angehörige und Betroffene entwickelt.

Modulhandbuch = Grundlage für Veränderungen und Schulungen

Das Modulhandbuch stellt die Grundlage für notwendige Veränderungen und Mitarbeiterschulungen in der gesamten Spitalsholding dar.

Es umfasst im Kern die wesentlichen Informationen zu Delir und Demenz, der Ablauforganisation, Screening- und Assessmentinstrumenten, pflegerischen, therapeutischen sowie medizinischen Interventionen, Ernährungs- und Flüssigkeitsmanagement, Milieugestaltung sowie den rechtlichen Rahmenbedingungen.

Zusätzlich zu dem Modulhandbuch wurden für das medizinische Personal weitere Arbeitsmaterialen und für die Patienten und deren Angehörige verschiedene Informationsmaterialien erstellt.

5.1.5 Laufende und geplante nächste Schritte

Das Konzept des Blended Learning (E-Learning in Kombination mit Präsenz-Lernen) ist in Umsetzung begriffen. Geplant sind zuerst Lerngruppen durch Experten, zur Vertiefung dann E-Learning-Programme zum Selbststudium.

Das Ziel ist die Implementierung von interprofessionellen Expertenteams, bestehend aus Arzt, diplomierter Gesundheits- und Krankenpflege und Medizinisch-technischer Dienst in allen Krankenanstalten. Das Team soll als Ansprechpartner für die Anstaltsleitung und die Kollegen vor Ort zur Verfügung stehen sowie Schulungen und Workshops zum Thema abhalten und Teil der überregionalen Vernetzung der Expertengruppe sein.

Demenz/Delir-Team zukünftig für alle Krankenanstalten selbstverständlich

In Zukunft soll ein Demenz/Delir-Team in jeder Krankenanstalt selbstverständlich sein.

In Planung ist die Implementierung von ehrenamtlich tätigen Personen in allen Landeskrankenanstalten und Landespflegeheimen, um ältere/hochaltrige Patienten mit physischem Unterstützungsbedarf und mit/ohne kognitiven Einschränkungen zu unterstützen, zu begleiten und zu beschäftigen. Damit soll das Pflegepersonal entlastet und eine ausreichende personelle Begleitung dieser vulnerablen Patientengruppe ermöglicht werden.

Eine zentrale Koordinationsstelle im Unternehmen wird die überregionale Vernetzung eines interprofessionellen Expertenteams (Arzt, Medizinisch-technischer Dienst, Pflege) übernehmen, den Fortschritt des Projekts begleiten und die Modulinhalte regelmäßig aktualisieren.

Bei Treffen und Tagungen in der Region wird das Projekt allen Partnern im Gesundheits- und Sozialbereich vorgestellt und in verschiedenen Medien werden Artikel zum Projekt und Projektfortschritt publiziert.

Literatur

Bundesministerium für Gesundheit und Frauen (2015) Entwicklung der Österreichischen Demenzstrategie: Gut leben mit Demenz Wien; www.bmfg.gv.at.

Burns N, Grove SK (2005) Pflegeforschung verstehen und anwenden. Elsevier, München.

Büter K, Motzek T, Dietz B et al. (2017) Dementia-friendly hospital wards: Expert ecommendations for planning and design. Z Gerontol Geriatr.Jan;50(1):67-72. doi: 10.1007/s00391-016-1079-0.

Cohen-Mansfield J, Dakheel-Ali M, Marx MS (2009) Engagement in persons with dementia: the concept and its measurement. Am J Geriatr Psychiatry. Apr;17 (4):299-307. doi: 10.1097/JGP.0b013e31818 f3a52.

Frühwald T, Weissenberger-Leduc M, Jagsch C et al. (2014) Delir eine interdisziplinäre Herausforderung. Z Gerontol Geriatr, 47 (5), 425–440.

Frühwald T, Böhmdorfer B, Iglseder B et al. (2013, 2017) Delir, ein häufiges Syndrom im Alter. Folder, Fakultas Wien.

Hasemann W, Kressig R, Ermini-Fünfschilling D et al. (2007) Delirium: screening, assessment and diagnosis. Pflege. 2007 Aug;20(4):191–204.

Heidl S, Runde A (2016) Zwischen Frustration und Fürsorge. f&w führen und wirtschaften im Krankenhaus, Jg. 10, S. 907–910.

Hewer W, Thomas C, Drach LM (2016) Delir beim alten Menschen: Grundlagen - Diagnostik - Therapie - Prävention. Verlag W. Kohlhammer.

Inouye SK, Westendorp RG, Saczynski JS (2014) Delirium in elderly people. Lancet, Mar 8;383(9920):911-22. doi: 10.1016/S0140-6736(13)60688-1.

Inouye SK, Bogardus ST Jr, Charpentier PA et al. (1999) A multicomponent intervention to prevent delirium in hospitalized older patients. N Engl J Med.Mar 4;340(9):669–76.

Inouye SK, van Dyck CH, Alessi CA et al. (1990) Clarifying confusion: the confusion assessment method. A new method for detection of delirium. Ann Intern Med. Dec 15;113(12):941–8.

Isfort M, Klostermann J, Gehlen D et al. (2014) Im Fokus: Demenz im Krankenhaus. Pflege-Thermometer 2014: Menschen mit Demenz im Krankenhaus. Die Schwester Der Pfleger, Jg 53, H. 8; S. 740–749.

Roller RE, Eglseer D, Eisenberger A et al. (2015) The Graz Malnutrition Screening (GMS): a new hospital screening tool for malnutrition. Br J Nutr.Feb 28;115 (4):650-7. doi: 10.1017/S0007114515004924. Epub 2015 Dec 14.

Schuurmans MJ, Shortridge-Baggett LM, Duursma SA (2003) The Delirium Observation Screening Scale: a screening instrument for delirium. Res Theory Nurs Pract. Spring;17(1):31–50.

Siddiqi N, House AO, Holmes JD. (2006) Occurrence and outcome of delirium inmedical in-patients: a systematic literature review. Age Ageing 35(4):350–364.

5.2 Demenz digital – Chancen Digitalisierung und Demenz

Andrea Popa, Bianca Steiner, Bettina Zippel-Schultz, Uta Augustin, Claudia Möller und Carsten Schultz

5.2.1 Zusammenfassung

Unzählige ältere Menschen werden in Deutschland jährlich stationär behandelt. Sie kommen zwar mit Knochenbrüchen nach Stürzen, Lungenentzündungen oder einem schlechten Allgemeinzustand ins Krankenhaus, viele haben jedoch eine Demenzerkrankung als Nebendiagnose. Diese Patientengruppe ist hoch vulnerabel, da sie selbst nicht mehr Informationen zu sich oder bisherige Behandlungen weitergeben können. Gerade für solche Patienten bietet die Digitalisierung viele Chancen.

Im folgenden Beitrag wird daher auf die Möglichkeiten einer verbesserten Versorgung von Menschen mit Demenz mit Hilfe der Digitalisierung eingegangen. Sie kann im Bereich der Aufklärung unterstützen und die Patienten-/Angehörigenrolle stärken. Sie bietet Chancen im Bereich der Prävention, Diagnostik und Therapie. Zudem kann die Digitalisierung die Demenzerkrankten und deren Angehörige mit den medizinischen Leistungserbringern im gesamten Versorgungsprozess verknüpfen sowie die Leistungserbringer untereinander. Durch die bessere Verzahnung der bestehenden ambulanten, teil- und vollstationären Angebote für Demenzerkrankte soll nicht nur die Effektivität und Qualität der Versorgung, sondern auch die Lebensqualität der Patienten und der betreuenden Angehörigen gesteigert werden.

5.2.2 Einleitung

Megatrend Digitalisierung spielt eine wichtige Rolle in der Gesundheitswirtschaft

Der Megatrend Digitalisierung spielt nicht nur in den Branchen Mobilität oder Kommunikation eine wichtige Rolle, sondern zunehmend auch in der Gesundheitswirtschaft. So gibt es angebotsseitig eine Vielzahl von innovativen Ideen und Geschäftsmodellen in den Bereichen Prävention, Diagnostik und Therapie (Traunmüller 2017). Auf der Nachfrageseite – dem Patienten – ist dieser Trend hin zur Digitalisierung ebenfalls zu verzeichnen. Immer mehr Patienten nutzen digital zur Verfügung stehende (medizinische) Informationen. Patienten oder deren Angehörige sind heutzutage informiert wie nie. Kaum ein Patient erscheint ohne internetbasierte Vorabinformationen beim Hausarzt oder im Krankenhaus. Jeder zweite Patient hinterlegt schon jetzt Gesundheitsdaten, wie die eigene Krankengeschichte oder sportliche Aktivitäten, digital im Smartphone (Kelbel et al. 2017). Immer häufiger übernehmen Patienten somit die Verantwortung für die eigene Gesundheit.

Patienten/Angehörige informiert wie nie

Jedoch gibt es Klientel, wie Menschen mit Demenz, die hierzu nicht mehr in der Lage sind. Durch demenzbedingte Einschränkungen der Kognition,

Wahrnehmung und Artikulation schaffen es diese Patienten kaum, Informationen zu sich selbst oder ihren Erkrankungen zu geben. Hinzu kommt oftmals eine mit dem fortschreitenden Alter und einer Verschlechterung des Gesundheitszustands assoziierte Multimorbidität. Abgesehen von Akuterkrankungen, wie Frakturen, haben Demenzkranke im Durchschnitt 2,4 chronische Krankheiten und nehmen dadurch mehr als fünf Medikamente täglich ein (Schubert et al. 2006). Folglich sind an der Versorgung dieser Patienten eine Vielzahl medizinischer Leistungserbringer, wie niedergelassene Haus- und Fachärzte, Ärzte verschiedener Fachrichtungen im Krankenhaus, stationäre und ambulante Pflegekräfte sowie nicht professionell Pflegende, wie Angehörige, beteiligt. Zur Gewährleistung der bestmöglichen Patientenversorgung besteht ein hoher Kommunikations- und Koordinationsbedarf zwischen den beteiligten Akteuren, die in verschiedenen Sektoren des Gesundheitswesens agieren. Jedoch stoßen die Versorger an ihre Grenzen, wenn es darum geht, eine lückenlose, sektorenübergreifende Versorgung zu gewährleisten.

Grenzen der Versorger bei lückenloser, sektorenübergreifender Versorgung

Genau hier kann die Digitalisierung helfen. Durch digitale Dienstleistungsangebote können die Rollen der Patienten und der Angehörigen gestärkt werden, indem Informationsangebote über das Leben und den Umgang mit Demenz und Menschen mit Demenz zur Verfügung stehen. Zum anderen kommen immer mehr technologiegestützte Konzepte, wie Produkte und Dienstleistungen des »Ambient Assisted Living« (AAL) zum Einsatz (AALD 2016). Durch die Kombination verschiedener Informations- und Kommunikationstechnologien können vor allem Senioren und Menschen mit chronischen Erkrankungen im alltäglichen Leben unterstützt werden (Cascado et al. 2010). Auch Versorger können von der Digitalisierung profitieren: Durch digitale Unterstützung können sie ihre Prozesse verbessern und Abläufe in der Versorgung optimieren. Auch die Zusammenarbeit mit anderen Versorgungspartnern kann durch digitale Maßnahmen unterstützt und aufgewertet werden (Zippel-Schultz et al. 2017).

Im Folgenden werden kurz die Möglichkeiten der Digitalisierung in Bezug auf die Versorgung von Menschen mit Demenz mit Blick auf die Aufklärung und Stärkung der Patientenrolle sowie die Unterstützung der Prävention, Diagnostik und Therapie angerissen und Beispiele aufgeführt. Im Anschluss werden die Potenziale der Digitalisierung für ein Case Management in einem ganzheitlichen Versorgungsnetzwerk anhand des SimPat-Projekts näher beleuchtet. SimPat ist ein Verbundprojekt zur »Sicherung intersektoraler Versorgung durch ein IT-gestütztes Dienstleistungskonzept für multimorbide Patienten mit Demenz«, das von 2016–2019 durch das BMBF gefördert wird. Partner sind: AGAPLESION gAG, AGAPLESION ELISABETHENSTIFT gGmbH, Christian-Albrechts-Universität zu Kiel, Deutsche Stiftung für chronisch Kranke, Peter L. Reichertz Institut für Medizinische Informatik der TU Braunschweig und der Medizinischen Hochschule Hannover (PLRI) sowie Sector5 GmbH.

5.2.3 Aufklärung und Stärkung der Patienten-/Angehörigenrolle

Patienten/Angehörige fühlen sich im bürokratischen Dschungel häufig allein gelassen

Patienten und Angehörige fühlen sich im Versorgungsprozess, im Umgang mit der Erkrankung und in dem Dschungel bürokratischer Verwaltungs- bzw. Beantragungsprozesse häufig allein gelassen. Der damit einhergehende Bedarf der Unterstützung kann durch digitale Lösungen verschiedenster Ausführungen adressiert werden. Beispielsweise erklärt ein Lernspiel für Kinder »Was hat Oma?«, entstanden aus einer Zusammenarbeit der Deutschen Alzheimer Gesellschaft e. V. und der Technischen Universität Dresden (Was hat Oma 2019), spielerisch die Erkrankung und ihre Folgen. Zielgruppe sind Kinder mit einem demenzkranken Großelternteil. Dagegen richtet sich ein E-Learning-Kurs der Alzheimer Gesellschaft direkt an Angehörige demenzerkrankter Menschen (Blumenröder 2016). Neben Informations- und Bildungsangeboten existieren auch Angebote, die die spezielle Situation der Demenzkranken fokussieren. So adressiert das Verbundprojekt PERLEN die Schwierigkeit der Adhärenz von Menschen mit Demenz und entwickelt ein ganzheitliches IT-System, das die Adhärenz Demenzkranker bei Diabetes mellitus Typ 2 unterstützt und die Therapie optimiert (PERLEN 2019). Angehörige und Pflegekräfte sind in das System miteingebunden. Personenortungssysteme, die für weglaufgefährdete Demenzerkrankte bestimmt sind, erleichtern zudem das Leben mit einer Demenzerkrankung für Betroffene und deren Angehörige. Letztlich kann der Einsatz von Wearables, basierend auf dem Internet der Dinge (Internet of Things, IoT) die Selbstbestimmung der Patienten stärken und die Patientensicherheit erhöhen (Schröper 2018). Bei Wearables handelt es sich um tragbare Computersysteme in Form von Sensorik und Kleinstcomputern, die im oder am Körper getragen werden, bzw. eingearbeitet in Kleidungsstücke, Accessoires oder medizinische Hilfsmittel. Diese können u. a. Stürze erkennen, automatisch Notrufe absetzen oder Angehörige alarmieren, wenn der Patient das Haus verlässt, zum Beispiel bei Demenzpatienten mit einer Weglauftendenz (Schröper 2018).

5.2.4 Unterstützung in der Prävention, Diagnostik und Therapie

Wie bereits beschrieben, geht mit der Digitalisierung die Entwicklung einer Vielzahl von technischen Assistenzsystemen einher. Durch Entwicklungen im Bereich von Smart Homes sowie des AAL rückt beispielsweise die Wohnung als diagnostisch-therapeutischer Raum immer mehr in den Fokus. In Projekten wie BASIS (Schwartze et al. 2016) oder »Smart Home for Medicine Forschungswohnung Halberstadtstraße« des PLRI ist es das Ziel (PLRI 2016), die Häuslichkeit für die medizinische Versorgung zu nutzen (Mielke et al. 2017).

Durch den Einsatz ambienter (raumbezogener) und mobiler, meist körperbezogener Sensorik können Menschen mit Demenz auf diese Weise im Rahmen der häuslichen Versorgung in Bezug auf Aspekte wie Sicherheit, Monitoring, Behandlung, Training und Beruhigung unterstützt werden. Die Entwicklung neuer Technologien ermöglicht somit insgesamt eine Unterstützung von Demenzpatienten und Angehörigen in verschiedenen Phasen des Versorgungsprozesses sowie in verschiedenen Versorgungssettings (Lorenz et al. 2017).

Neben Projekten zum Monitoring von Verhaltensmustern können Vitalparameter durch externe Sensoren, wie Blutdruckmessgeräte oder Wearables, wie Smart-Hörgeräte oder Smart-Watches aufgenommen und an behandelnde Ärzte übermittelt werden, um so das Patientenmonitoring lückenlos und minimalinvasiv zu gestalten (Eisa und Moreira 2017). Durch die kontinuierliche Erfassung und Speicherung relevanter Parameter in einer Patientenakte sowie das Monitoring der Daten (Blutdruck, Gewicht etc.) sind Patienten auch zwischen Arztbesuchen sicher betreut (Kelbel et al. 2017). Die Projekte »E.He.R.« und »EHeR•versorgt« in Rheinland-Pfalz zeigten, dass die regionalen Versorgungsprozesse unterstützt wurden und sich die Lebensqualität von telemedizinisch betreuten Patienten mit einer Herzinsuffizienz deutlich verbessert haben (Zippel-Schultz et al. 2014). Zudem werden derzeit auch digitale Sturzpräventionsmaßnahmen wie z. B. das INBED-System entwickelt. Bei diesem wird ein am Körper getragener Beschleunigungssensor genutzt, um das Aufstehen von Patienten im Pflegeheim zu erfassen und diese Informationen an eine Pflegekraft weiterzuleiten, damit diese dem Patienten gegebenenfalls Hilfe anbieten kann (Jaehne-Raden 2016). Ein weiteres aktuelles Projekt, das die Potenziale von Wearables im Gesundheitswesen fokussiert, ist Audio-Produkt Service Systems (Audio-PSS), durchgeführt von KIND gemeinsam mit weiteren Projektpartnern, unter anderem der Christian-Albrechts-Universität zu Kiel (Lüngen 2019).

Das AMBIENT CARE Projekt am Center for Open Innovation in Connected Health (COPICOH) Universität zu Lübeck beschäftigt sich wiederum mit der nutzerzentrierten Entwicklung und Erprobung eines soziotechnischen Systems zur kontextsensitiven Bereitstellung und Kommunikation fachlicher oder klinischer, d. h. patienten- oder bewohnerbezogener Informationen. Dies ermöglicht die Vereinfachung komplexer pflegerischer Abläufe (z. B. automatische Dokumentation) durch kontextsensitive multimediale Systeme, um so ressourcenschonender arbeiten zu können. Ferner bietet AAL durch den Einsatz sogenannter Smart-Technologien die Möglichkeit, dass ältere Menschen so lange wie möglich in ihrer gewohnten Umgebung selbstbestimmt leben können (COPICOH 2019).

5.2.5 Case Management und ganzheitliche Versorgungsnetzwerke

Bei der Versorgung geriatrischer Patienten geht es nicht nur darum, den Gesundheitszustand möglichst lange zu erhalten, sondern diesen gar wiederherzustellen. Dabei weisen systematisch strukturierte und digital gemanagte Versorgungsnetzwerke ein hohes Potenzial auf, um vorhandenen,

Hohes Potenzial digital gemanagter Versorgungsnetzwerke

systemischen Defiziten entgegenzuwirken. Projekte wie die Initiative »Demenz Partner« der Deutschen Alzheimer Gesellschaft e. V., setzen auf die Digitalisierung, um ihre Netzwerke aufzubauen, zu erweitern und ihren Bekanntheitsgrad zu steigern. Es werden u. a. Kurse bei ausgewählten Partnern und Einrichtungen wie z. B. der AGAPLESION MARKUS DIAKONIE angeboten, um Menschen zu erreichen und zusammenzubringen, die sich grundlegend mit dem Thema Demenz, dem Krankheitsbild und dem Leben sowie dem Umgang mit Menschen mit Demenz beschäftigen möchten und sich gegenseitig zu unterstützen. Ein Ziel dieses Projekts ist es, auf diese Weise gesamtgesellschaftlich eine Sensibilisierung für das Krankheitsbild und die Wahrnehmung von Menschen mit Demenz herbeizuführen. Zudem sollen Netzwerke aufgebaut werden, an die man sich im Krankheitsfall wenden kann, um Unterstützung zu erfahren.

Andere netzwerkbezogene Projekte fokussieren die Vernetzung von Versorgungspartnern und Leistungserbringern im Gesundheitswesen. Projekte, wie das vom BMBF geförderte Forschungsvorhaben SimPat, setzen direkt bei der Vernetzung von Versorgungspartnern an und zielen darauf ab, neue Versorgungsrealitäten zu schaffen. SimPat ist in dieser Entwicklung wegweisend und verfolgt das Ziel, ein sektorenübergreifendes, digital gestütztes Versorgungsmanagement mittels eines Case Management Systems für multimorbide Menschen mit Demenz, die aufgrund einer Fraktur stationär im Krankenhaus aufgenommen wurden, zu entwickeln und zu evaluieren. Dadurch werden digitale Infrastrukturen um den Patienten geschaffen, die es Versorgern ermöglichen sollen, jederzeit auf aktuelle, für die Versorgung relevante Patienteninformationen zuzugreifen. Neben der Bereitstellung von Informationen zum persönlichen und professionellen Netzwerk des Patienten bietet das Case Management System auch die Möglichkeit, zentrale Dokumente, wie beispielsweise den aktuellen Medikationsplan, aber auch eigene Dokumentationen zum Patienten mit anderen berechtigten Behandlern zu teilen. Auf diesem Weg können Defizite im Bereich der Kommunikation und des Informationsaustauschs sowie der Bereitstellung von Dokumenten behoben werden.

Konkrete Schwachstellen und Unterstützungsbedarfe entlang des Versorgungsprozesses sowie die daraus abgeleiteten Möglichkeiten für den Einsatz digitaler Lösungen wurden hierbei im Rahmen einer Prozess- und Bedarfsanalyse im AGAPLESION ELISABETHENSIFT Darmstadt und in der Region Darmstadt ermittelt. Die Analysen basieren auf 36 semi-strukturierten Interviews, die mit verschiedenen, an der Versorgung und Pflege von multimorbiden Demenzpatienten beteiligten Behandlern und Angehörigen durchgeführt wurden sowie auf den Ergebnissen eines Workshops.

Versorgungsprozess für Demenzpatienten nach traumatischem Ereignis

Der betrachtete Versorgungsprozess fokussiert Menschen mit Demenz nach einem traumatischen Ereignis (z. B. einem Sturz) mit einer Frakturfolge. Der Prozess unterteilt sich in fünf Kernprozesse: (1) die Aufnahme im Krankenhaus, (2) die Behandlung auf der chirurgischen/geriatrischen Station, (3) die Leitung durch die Sozialberatung und die Entlassplanung, (4) die Nachsorge zu Hause bzw. (5) die Nachsorge in der stationären Pflege (▸ Abb. 5.1) (Oppermann et al. 2017).

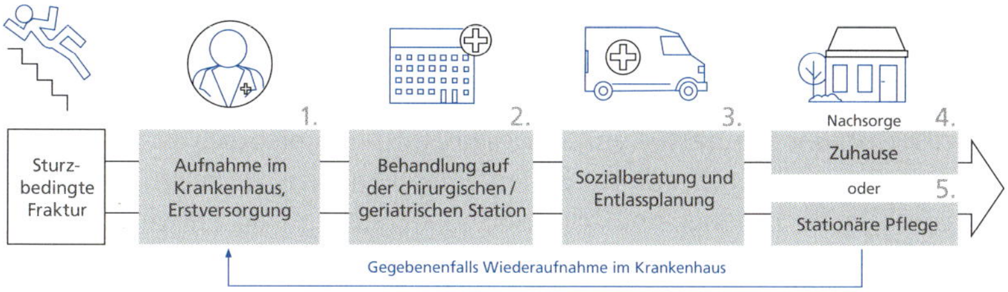

Abb. 5.1: Kernprozess der Versorgung von Menschen mit Demenz nach einem traumatischen Ereignis

Der erste Schwachpunkt, der im Rahmen der Analyse ermittelt worden ist, bezieht sich auf das Fehlen von Informationen bezüglich einer Demenzerkrankung bei der Aufnahme im Krankenhaus. Ist eine Demenz schon bei der Aufnahme bekannt, so können vorhandene Systemangebote schneller in Anspruch genommen werden, was wiederum effizienzsteigernd wirkt. Ein Beispiel hierfür ist die Interdisziplinäre Alterstraumatologie (IDA) des Zentrums für Alterstraumatologie und Frührehabilitation (ZAT) am AGAPLESION ELISABETHENSTIFT in Darmstadt. Hier arbeiten Chirurgen und Geriater während des gesamten Krankenhausaufenthalts eines Demenzpatienten mit Fraktur zusammen, um eine kontinuierliche Betreuung durch ein Team verschiedener Facharztdisziplinen zu gewährleisten. Doch auch dieses kann durch die Digitalisierung weiter verbessert werden (▸ Abb. 5.2). So besteht bereits bei der Aufnahme ins Krankenhaus (1) ein hoher Informationsbedarf, um die bestmögliche Versorgung eines Demenzpatienten gewährleisten zu können. Ist der Hausarzt unbekannt und/oder fehlen Vorinformationen vom Hausarzt, wird kostbare Zeit dafür verwendet, Vorerkrankungen zu erheben und die Sozialanamnese durchzuführen. Dies führt folglich zu Verzögerungen im Aufnahme- und Behandlungsprozess. Ein digitales Case Management oder Fallmanagement System hingegen ermöglicht es den diensthabenden Ärzten, wichtige Informationen zur Patientenhistorie sowie mögliche Ansprechpartner griffbereit zu haben.

Digitales Case Management System

Auch nach erfolgreicher Operation, wenn der Patient auf Station ist (2), kann ein Case Management System die ganzheitliche Versorgung des Patienten unterstützen. So können wichtige Informationen zur Sozialanamnese nicht nur im Krankenhausinformationssystem erfasst werden, sondern auch zentral für die weiterbehandelnden Ärzte und Therapeuten zur Verfügung gestellt werden. Weiterhin kann ein kontinuierliches Update des Patientenzustands an den Hausarzt übermittelt werden. Dabei ist das Krankenhausinformationssystem das führende System und die Case Management-Lösung dient als Kommunikationsplattform, in die Informationen möglichst automatisiert übernommen werden (Stichwort Interoperabilität). Eine Reihe von HL7-Schnittstellen ermöglichen hierbei den Import relevanter Patientendaten aus dem Krankenhausinformationssystem in die Case Management-Lösung. Diese ist als Webapplikation implementiert, um eine Nutzung über die Grenzen des Krankenhauses hinweg in verschiedenen Arztpraxen – unabhängig vom eingesetzten Praxisinformationssystem – zu ermöglichen. Der Zugriff erfolgt mittels Webbrowser über eine verschlüsselte Verbindung. Ein rollenbasiertes Berechtigungskonzept stellt hierbei sicher, dass ein Nutzer des Systems nach erfolgreichem Login (Form-Based Authentication) lediglich die entsprechenden Daten einsehen bzw. Funktionen nutzen kann, die seiner Rolle entsprechen. Insgesamt können Behandler nur auf die Daten eines Patienten zugreifen, an deren Behandlung sie beteiligt sind. Zudem muss eine explizite Einwilligung des Patienten bzw. pflegenden Angehörigen oder gesetzlichen Betreuers zur Verarbeitung der Daten im Rahmen des Case Managements vorliegen. Durch eine Automatisierung der Informationsweiterleitung werden bisherige Defizite adressiert, indem der Hausarzt besser über den Behandlungsverlauf, auch im Krankenhaus, informiert ist.

Abb. 5.2: Verankerung der CM-Lösung zur klinischen Integration in Versorgungsnetzwerke

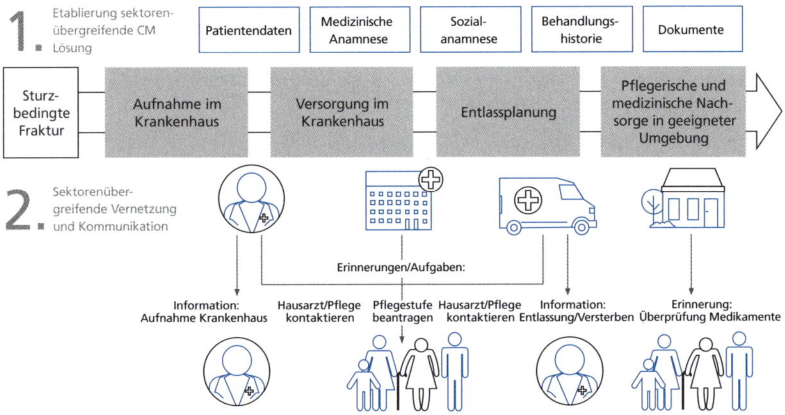

Informations- und Kommunikationslücken bestehen zwischen Sektoren

Auf der Ebene des Entlassmanagements (3) wird das Krankenhaus bisher oftmals durch die fehlenden Informationen in der Entlassplanung behindert, da die häusliche Situation und die damit einhergehenden pflegerischen Möglichkeiten nur unzureichend eingeschätzt werden können. Auch hier setzt ein digitales Case Management System an, indem relevante Informationen entweder direkt zur Verfügung gestellt werden oder aber Informationen/Kontaktdaten zu Ansprechpartnern über den Aufbau eines persönlichen sowie professionellen Netzwerks des Patienten bereitgestellt werden.

Der sich anschließende Übergang des Patienten von der stationären Versorgung in die ambulante oder stationäre Pflege (4 und 5) ist gegenwärtig noch am deutlichsten durch Informations- und Kommunikationslücken geprägt. Hier bietet ein digitales Case Management die Möglichkeit, den Übergang eines Menschen mit Demenz vom stationären Bereich in die pflegerische Nachsorge unter Einbindung und Vernetzung der Krankenhausmitarbeiter (insbesondere Sozialarbeiter/ Entlassmanager), Hausärzte, ambulanten Pflege sowie Angehörigen zu unterstützen. So können auch hier relevante Informationen zeitnah für die verschiedenen Behandler verfügbar gemacht werden, um somit die frühzeitige Planung der Nachsorgeprozesse zu unterstützen. So liegen dem Hausarzt oder einer nachversorgenden ambulanten/stationären Pflegeeinrichtung häufig erst sehr spät Informationen zur bevorstehenden Entlassung und dem Versorgungsbedarf des Patienten vor. Während der Pflegeeinrichtung die Planung und Organisation von Nachsorgemaßnahmen erschwert ist, fehlt auch dem Hausarzt, der die Versorgungskontinuität sicherstellen soll, Vorbereitungszeit, da der Arztbrief zumeist erst durch den Patienten nach der Entlassung übergeben wird. Auch etwaige Ansprechpartner, wie Angehörige und weitere an der Behandlung beteiligte Akteure, sind häufig nicht bekannt. Folglich können bei Bedarf keine weiteren Informationen zum Gesundheitszustand, zur Gesundheitshistorie sowie der familiären Situation des Patienten eingeholt werden. Auch hier setzt ein Case Management System an, indem relevante Informationen entweder direkt zur Verfügung gestellt oder aber Informationen zu Ansprechpartnern über den Aufbau eines persönlichen sowie professionellen Netzwerks des Patienten bereitgestellt werden.

Letztlich unterstützt ein digitales Case Management System auch das Krankenhaus im Bereich der Qualitätssicherung, indem auch nach dem Krankenhausaufenthalt einfach festgestellt werden kann, ob empfohlene oder verordnete Maßnahmen bzgl. Therapie, medizinischer Kontrolle oder Hilfsmittel tatsächlich umgesetzt wurden. Obwohl diese Anforderung im Expertenstandard Entlassmanagement vorgesehen ist, ist dies aktuell aufgrund der hohen Arbeitsauslastung der Sozialarbeiter im Krankenhaus nur schwer zu koordinieren und findet deshalb selten statt. Das Case Management System kann diese Informationen zur gewünschten Zeit bereitstellen.

5.2.6 Fazit und Aussicht

Große Chancen durch Digitalisierung für die Versorgung

Die Digitalisierung im Gesundheitswesen birgt große Chancen, die insbesondere für die Versorgung von Patientengruppen mit eingeschränkten Fähigkeiten der Artikulation und Kognition genutzt werden können. Diese Patienten können Informationen zu ihrem Gesundheits- und Lebensstatus teilweise nicht mehr erbringen, so dass die Weiterleitung von Informationen durch Dritte eine gesteigerte Bedeutung erhält. Kommt es hier zu Brüchen, ist der Versorgungsprozess durch einen gesteigerten Ressourcenaufwand zur Informationsbeschaffung, Mehr- und Doppelarbeiten und Verzögerungen im Prozess geprägt. Nicht zuletzt gefährdet dies eine optimale Versorgungsqualität. Digitale Lösungen können den Versorgungsprozess unterstützen und die Kommunikations- und Informationsdefizite überbrücken. Denkbar ist beispielsweise, Case Management Systeme mit Informationen aus AAL-Systemen und Wearables zu verknüpfen und so ein Versorgungskonzept mit umfassenden Informationen anzubieten. Durch die Einbindung von Sensoriken könnten Ärzten und Pflegenden zudem aktuelle Patienteninformationen zur Verfügung stehen, so dass die Pflege und Therapie optimal an den Bedarfen des Patienten ausgerichtet werden kann. Abbildung 5.2.3 liefert einen Überblick über diese Zusammenhänge (▶ Abb. 5.3).

Abb. 5.3: Potenziale der Digitalisierung in der Versorgung multimorbider Menschen mit Demenz

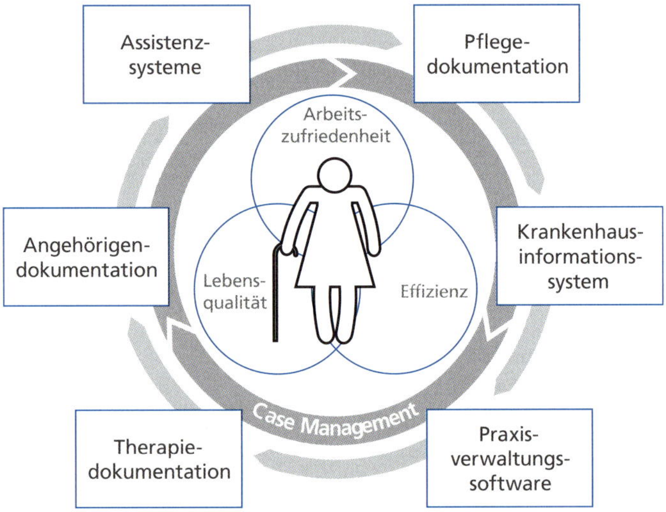

Mehrwert Digitalisierung

Der Mehrwert der Digitalisierung beruht daher auf der Verfügbarkeit, Richtigkeit und Vollständigkeit versorgungsrelevanter Daten für alle am Versorgungsprozess Beteiligten. Damit dieser Mehrwert aber auch zum Tragen kommt, ist es essenziell, dass die Nutzer der Digitalisierung gegenüber aufgeschlossen sind, den Mehrwert erkennen und die digitalen Lösungen auch anwenden. Zusätzlich notwendig ist auch, dass die medizinischen Mitarbeiter die Qualifikationen für die Integration digitaler Lösungen in den Versorgungsprozess aufbauen (Carius et al. 2016). Allerdings stehen viele Krankenhäuser digitalen Lösungen skeptisch gegenüber und investieren nur dann in entsprechende Lösungen, wenn die Geschäftsführung die Vorhaben unterstützt und sich strategische Vorteile im regionalen Gesundheitsmarkt ergeben (Sternkopf und Schultz 2017). Letztlich ist es entscheidend für den nachhaltigen Erfolg derartiger integrierter Versorgungsansätze, dass für alle involvierten Anspruchsgruppen wertstiftende Geschäftsmodelle entwickelt werden (Schultz und Zippel-Schultz 2018).

Literatur

AALD, Ambient Assisted Living Deutschland (2016) Technik die unser Leben vereinfacht, unter http://www.aal-deutschland.de (Zugriff am 14.02.2019).

Blumenröder S (2016) Demenz: E-Learning für Angehörige, Die Pflegebible, unter https://die-pflegebibel.de/2016/11/03/demenz-e-learning-fuer-angehoerige/ (abgerufen am 14.02.2019).

Carius C, Zippel-Schultz B, Schultz C et al. (2016) Developing a Holistic Competence Model for Telenursing Practice: Perspectives from Telenurses and Managers of Telemedical Service Centers. In: Journal of the International Society for Telemedicine and eHealth, 4: e22 (1–17).

Cascado D, Romero SJ, Hors S et al. (2010) Virtual worlds to enhance ambient-assisted living. In *Engineering in Medicine and Biology Society (EMBC), 2010 Annual International Conference of the IEEE*, 212-215. IEEE.

COPICOH, Center for Open Innovation in Connected Health (2019) Motivation und Zielsetzung, COPICOH Universität zu Lübeck, unter https://www.copicoh.uni-luebeck.de/zentrum/motivation-und-zielsetzung.html (Zugriff am 14.02.2019).

Eisa S, Moreira A (2017) A Behaviour Monitoring System (BMS) for Ambient Assisted Living. *Sensors, 17*(9), 1946.

Jaehne-Raden N, Kulau U, Wolf K et al. (2017) INBED: INEXPENSIVE NODE FOR BED-EXIT DETECTION: A WEARABLE FALL PREVENTION SYSTEM. *Innovation in Aging, 1*(suppl_1), 1016–1016.

Kelbel H et al. (2017) In: *F&W Führen und Wirtschaften im Krankenhaus, 11/2017,* Smartphone als Gesundheitsakte. Beilage »IT Branchen Report der Krankenhaus Unternehmensführung 2/2017, 16–17.

Lorenz K, Freddolino PP, Comas-Herrera A et al. (2017) Technology-based tools and services for people with dementia and carers: mapping technology onto the dementia care pathway. *Dementia.* doi:10.1177/1471301217691617.

Lüngen M (2019) Audio-PSS zwischen Praxis und Wissenschaft, Lehrstuhl für Technologiemanagement

Christian-Albrechts-Universität zu Kiel, unter https://www.audio-pss.de/wp/audio-pss-zwischen-praxis-und-wissenschaft (Zugriff am 14.02.2019).

Mielke C, Voss T, Haux R (2017) Residence as a Diagnostic and Therapeutic Area-A Smart Home Approach. *Studies in health technology and informatics, 238,* 92–95.

Oppermann B, Zippel-Schultz B, Augustin U et al. (2017) Information and Communication Gaps in Intersectoral Healthcare Processes for Dementia Patients. Studies in health technology and informatics, 245, 788–792.

PERLEN (2019) Projekt PERLEN: Persönliche Lebensdokumentation für Menschen mit Demenz und Pflegepersonen unter http://www.perlen-projekt.de (Zugriff am 14.02.2019).

PLRI (2016) BASIS Forschungswohnung eingeweiht, unter https://plri.de/en/news/basis-forschungswohnung-eingeweiht (Zugriff am 14.02.2019).

Schubert CC, Boustani M, Callahan CM et al. (2006) Comorbidity Profile of Dementia Patients in Primary Care: Are They Sicker? *Journal of the American Geriatrics Society, 54*(1), 104–109.

Sternkopf J, Schultz C (2017) Hospitals' adoption of medical device registers: Evidence from the German Arthroplasty Register. Health Care Management Review. Online First. doi: 10.1097/HMR.0000000000000186.

Traunmüller R (2017) *Digitalization as Challenge for Electronic Government.* Paper presented at the International Conference on Electronic Government and the Information Systems Perspective.

Schultz C, Zippel-Schultz B (2018) Geschäftsmodelle für Telemonitoring: Relevanz, Eigenschaften und Umsetzungsbarrieren. In: R. Trill (Hrsg.) Praxisbuch eHealth: Von der Idee zur Umsetzung 2. Aufl., Kolhammer. ISBN 978-3-17-032285-1.

Schröper J (2018). Vernetzung als Basis für altersgerechtes Wohnen und Leben Digitalisierung hilft Demenzpatienten, WEKA FACHMEDIEN GmbH, unter https://www.lanline.de/digitalisierung-hilft-demenzpatienten/ (Zugriff am 14.02.2019).

Schwartze J, Schrom H, Wolf KH et al. (2016) Facilitating Inter-Domain Synergies in Ambient Assisted Living Environments. *Studies in health technology and informatics, 228,* 476–480.

»Was hat Oma« (2019) Was hat Oma, Deutsche Alzheimer Gesellschaft e.V. Selbsthilfe Demenz, unter http://www.was-hat-oma.de (abgerufen am 14.02.2019).

Wolff D, Franz S, Behrends M et al. (2017) »Automatic detection of nursing activities in home care with portable and ambient sensors«, in Journal of Innovation in Health Informatics. Vol. 24(1), pp. 105–106.

Zippel-Schultz B, Schultz C, Helms TM (2017) Aktueller Stand und Zukunft des Telemonitoring: Szenarien für die telemedizinische Versorgung im Jahr 2025 In: Herzschrittmachertherapie + Elektrophysiologie, 28(3), 245–256.

Zippel-Schultz B, Steinbach S, Jung J et al. (2015) »E. He. R.«erkannt, besser versorgt–Effekte der telemedizinisch unterstützten Versorgung von Patienten mit Herzinsuffizienz und Herzrhythmusstörungen in der Westpfalz. Duesberg, F.: e-Health, pp.210–213.

5.3 Gesundheitsversorgung zukunftsfähig gestalten

Bernadette Klapper

5.3.1 Einführung

Der Altersaufbau der Bevölkerung Deutschlands wird sich in den kommenden Jahrzehnten erheblich verändern und zwar in Richtung eines zunehmenden Anteils älterer Menschen. Der viel benannte demografische Wandel wird durch die geburtenstarken 1960er Jahrgänge bis 2030 eindeutig spürbar werden. Bis 2060 wird etwa ein Drittel der deutschen Bevölkerung über 65 Jahre alt sein (Bundeszentrale für politische Bildung et al. 2016, S. 26). Ab diesem Alter steigt die Prävalenzrate von Demenzerkrankungen (Weyrer 2005, S. 11). Das Berlin-Institut für Bevölkerung und Entwicklung ging im Demenz-Report von 2011 von rund 1,3 Millionen Betroffenen in Deutschland aus und prognostiziert eine Verdopplung bis zum Jahr 2050 (Berlin-Institut 2011, S. 4). Die Alzheimer-Erkrankung als häufigste Form der Demenz ist bislang noch nicht heilbar und ein Durchbruch in der medizinischen Forschung nach wie vor nicht absehbar.

Demenz und Zukunftsfähigkeit der Gesundheitsversorgung

Die Zukunftsfähigkeit unserer Gesundheitsversorgung wird sich also stark daran messen lassen, wie gut es gelingt, den Bedarfen älterer Menschen und insbesondere von Menschen mit Demenz zu begegnen. Dies wird in einer gestärkten Primärversorgung begünstigt, in denen es neue Versorgungsmodelle wie Gesundheitszentren ermöglichen, jeweils individuelle Unterstützungsleistungen kontinuierlich zu koordinieren.

5.3.2 Versorgung für Menschen mit Demenz – wo stehen wir?

Alois Alzheimer beschrieb das Krankheitsbild von Auguste Deter bereits 1906, das derzeit etwa rund zwei Drittel der Demenzerkrankungen ausmacht (Berlin-Institut für Bevölkerung und Entwicklung 2011, S. 9). Obwohl Demenzerkrankungen also kein neues Phänomen darstellen, dauerte es vergleichsweise lange, bis diese Erkrankungen von der Öffentlichkeit wahrgenommen und Gegenstand verstärkter professioneller Aufmerksamkeit wurden. Ein Grund dafür ist mit Sicherheit gesellschaftlichkultureller Natur. Demenzerkrankungen sind im Wesentlichen altersassoziiert. Als tabuisierte Erkrankungen wurden sie oft genug abgetan als »Altersschwachsinn« und damit mit derselben Anrüchigkeit belegt, mit der früher auch viele psychiatrische Krankheiten zu kämpfen hatten. Verbesserungen traten hier in Folge der Psychiatrie-Enquête 1975 und durch die Entwicklung der Selbsthilfe ein. Erste Alzheimer-Gesellschaften entstanden in den 1980er Jahren, um der Stigmatisierung entgegenzuwirken und für die Verbesserung der Situation Demenzkranker und ihrer Familien einzutreten (Deutsche Alzheimer Gesellschaft 2018). Ein weiterer Grund ist in der eingangs benannten demografischen Entwicklung zu suchen: durch die gestiegene Lebenserwartung erreichen heutzutage viele Menschen erst ein Alter, in dem Demenzerkrankungen vermehrt auftreten (Bundeszentrale für politische Bildung 2015). Verstärkt durch niedrige Geburtenraten erhöht sich damit die Anzahl der Betroffenen nicht nur absolut, sondern auch in Proportion zur Bevölkerungszahl und wird damit zu einem deutlicher wahrgenommenen Phänomen.

Frühe Tabuisierung der Demenzerkrankungen

Alzheimer-Gesellschaften etablierten sich in den 1980er Jahren

Wenngleich die chronischen Demenzerkrankungen derzeit noch nicht geheilt werden können, so haben sich in den letzten Jahrzehnten die Möglichkeiten der medizinischen Diagnostik und Therapie stark entwickelt und differenziert. Die aktuelle Evidenz ist in der S3-Leitlinie »Demenzen« von 2016 zusammengefasst (DGPPN und DGG 2016). Die Leitlinie trifft auch Aussagen zu künstlerischen Therapien und sensorischen Ansätzen der Versorgung, die ebenfalls in den letzten Jahrzehnten entstanden sind und vielfache Anwendung in der Altenpflege finden. Als Beispiele seien genannt Musik- und Kunsttherapie, Aromatherapie und Snoezelen (▸ Kap. 3.5.7). Darüber hinaus haben kommunikations- und psychosozial orientierte Ansätze wie die Selbsterhaltungstherapie (SET), die Biografiearbeit und die Validation (▸ Kap. 3.5.2) Verbreitung in der Versorgung von Menschen mit Demenz gefunden. Der 2018 erschienene pflegerische Expertenstandard »Beziehungsgestaltung in der Pflege von Menschen mit Demenz« begreift die betroffene Person als »einzigartiges Subjekt mit individuellen Unterstützungs- und Beziehungsbedarfen« und stellt die Bedürfnisse und den Bedarf von Menschen mit Demenz nach dem Erhalt und der Förderung ihrer sozialen und personalen Identität und die Stärkung ihres Person-Seins in den Mittelpunkt (Deutsches Netzwerk für Qualitätsentwicklung in der Pflege 2018, S. 29). In dieser Perspektive hat der Expertenstandard das Potenzial, richtungsweisend für eine bedarfsgerechte und von Selbstbestimmung und Partizipation geprägte Versorgung zu werden.

Differenzierung medizinischer Therapie

Unterstützung durch musische Ansätze und Selbsterhaltungstherapie

Wunsch auf bedarfsgerechte und selbstbestimmte Versorgung

Nicht nur medizinische und pflegerische Ansätze sind weiterentwickelt worden, hinzugekommen sind auch etliche Neuerungen in den Wohn- und Lebensumwelten für Menschen mit Demenz. So verweist das im schottischen Stirling angesiedelte »Dementia Services Development Centre« seit mehr als 25 Jahren auf die Bedeutung von angemessenem Design und von demenzfreundlicher Architektur (Dementia Services Development Centre 2018). Die Arbeiten haben Eingang gefunden in die Gestaltung von Seniorenwohn- und Pflegeheimen. Als eines der prominentesten Beispiele gilt das Stuttgarter Gradmann Haus der Evangelischen Gesellschaft

Verbesserungen durch Gestaltung der Lebensumwelt

Stuttgart e. V., das speziell für Menschen mit Demenz konzipiert wurde. Als weitere, demenzspezifische Elemente in der stationären Langzeitpflege haben sogenannte »Demenzgärten« zur Stimulierung der Sinne und zur Erhöhung des Wohlbefindens Verbreitung gefunden. An einigen Standorten wurden von stationären Anbietern »Pflegeoasen« eingerichtet als eine mögliche Wohnform für Menschen mit schwerer Demenz (Rutenkröger et al. 2012). Gut etabliert haben sich ambulant betreute Wohngemeinschaften für Menschen mit Demenz. In den Niederlanden und in Dänemark wurden eigene Dörfer für Menschen mit Demenz gegründet – ein nicht unumstrittenes Modell. Als eine der ersten deutschen Gründungen gilt »Tönebön am See – Lebensraum für Menschen mit Demenz« der Julius Tönebön Stiftung in Hameln (Hessische/Niedersächsische Allgemeine 2015). Nicht mit ausdrücklichem Bezug zu Demenz, aber mit dem Anspruch, altersgerechten Bedürfnissen entgegen zu kommen, setzen sich Akteure wie das Kuratorium Deutsche Altershilfe für eine Quartiersentwicklung ein, mit den Zielen eines wertschätzenden, gesellschaftlichen Umfelds, einer tragenden sozialen und einer generationsgerechten räumlichen Infrastruktur, bedarfsgerechten Wohnangeboten und Dienstleistungen sowie wohnortnaher Beratung und Begleitung (Michel-Aulli 2011).

Verfügbarkeit unterschiedlicher Wohnformen

Die darin anklingende kommunale Verortung ist Kern von zivilgesellschaftlichen Initiativen zur Verbesserung der Situation von Menschen mit Demenz und ihrer An- und Zugehörigen. Der Begriff der »demenzfreundlichen Kommune« wurde wesentlich von der Initiative Aktion Demenz e. V. geprägt, die 2006 aus dem Vernetzungsprojekt »Gemeinsam für ein besseres Leben mit Demenz« der Robert Bosch Stiftung hervorgegangen war mit dem Ziel, Mitbürgerinnen und Mitbürger dafür zu gewinnen, sich für Wohlergehen und gesellschaftliche Teilhabe von Menschen mit Demenz und ihrer Begleiter zu engagieren. Der Verein hat mit Förderung der Robert Bosch Stiftung knapp 80 zivilgesellschaftliche Projekte begleitet und die Erfahrungen in der Publikation »Im Leben bleiben – Unterwegs zu demenzfreundlichen Kommunen« gebündelt (Aktion Demenz 2019). Kernprinzipien zum Aufbau demenzfreundlicher Kommunen wurden in einer von der European Foundation's Initiative on Dementia (2016) beauftragten Studie identifiziert.

Demenz als Aufgabe für die Zivilgesellschaft

In den Bereichen der Versorgung, die nicht speziell auf die Bedarfe älterer Menschen ausgelegt sind, entwickeln sich demenzsensible Ansätze weit zögerlicher. So war es keineswegs selbstverständlich, dass auch für Menschen mit Demenz am Ende ihres Lebens die Möglichkeiten der Palliativversorgung eröffnet werden. Als eine der Pionierinnen im deutschsprachigen Raum hat Honorarprofessorin Dr. Dr. Marina Kojer seit den 1990er den Bedarf an Palliativer Geriatrie dargelegt und sich auch anhaltend für die Bedarfe von Menschen mit Demenz eingesetzt (zum Beispiel Kojer und Schmidl 2015). In der »Charta zur Betreuung schwerstkranker und sterbender Menschen in Deutschland« von 2010 und der daraus 2016 abgeleiteten Nationalen Strategie wurden in Leitsatz 2, Handlungsfeld 2 Menschen mit Demenz ausdrücklich eingeschlossen (Deutsche Gesellschaft für Palliativmedizin et al. 2016, S. 51).

Palliativversorgung auch für Menschen mit Demenz

In dem für die Gesundheitsversorgung so wichtigen Bereich der stationären Akuteinrichtungen ist die Berücksichtigung von Menschen mit Demenz erst vergleichsweise spät – etwa um 2010 – über einige wenige Modellprojekte in Gang gekommen. Einige Krankenhäuser hatten deutlich wahrgenommen, dass viele ihrer Patienten nicht wegen einer Demenzerkrankung, wohl aber mit einer kognitiven Einschränkung ins Krankenhaus kommen. Schäufele und Bickel fanden in der General Hospital Study GHoSt heraus, dass 40 % der über 65-jährigen Patienten in Allgemeinkrankenhäusern an kognitiven Störungen und knapp 20 % an einer Demenz leiden (Robert Bosch Stiftung GmbH 2016, S. 3). Dies ist hoch relevant, denn Krankenhausaufenthalte gelten als sehr belastend für Menschen mit Demenz und können einhergehen mit einer Verschlechterung des kognitiven Zustands oder anderen Komplikationen wie nosokomiale Infektionen, Stürze oder Mangelernährung (z. B. Kleina und Wingenfeld 2007, S. 6 f). Auch für die Mitarbeiter werden im kurz getakteten Krankenhausbetrieb Menschen mit Demenz leicht zu einer Heraus- oder gar Überforderung. Mittlerweile engagieren sich etliche Krankenhäuser, »demenzsensibel« zu werden und nutzen die Unterstützung angebotener Initiativen wie die der Deutschen Alzheimer Gesellschaft Landesverband Bayern e. V. (2010–2017) oder das 2012 gestartete Förderprogramm »Menschen mit Demenz im Akutkrankenhaus« der Robert Bosch Stiftung. Eine regelhafte demenzsensible Versorgung in der Breite der Krankenhauslandschaft steht jedoch noch aus.

Schonende Versorgung für Menschen mit Demenz im Akutkrankenhaus

5.3.3 Versorgung von Menschen mit Demenz – wo wollen wir hin?

Für Deutschland soll eine Nationale Demenzstrategie entwickelt werden. Zur Vorbereitung einer derartigen Initiative hatte das Bundesministerium für Familie, Frauen und Jugend 2011 das Saarbrücker iso Institut für Sozialforschung und Sozialwirtschaft e. V. beauftragt, eine Expertise mit Handlungsempfehlungen zu erstellen. Nach Sichtung von Nationalen Demenzstrategien anderer Länder und Anhörung von Experten hat das Institut 2012 Handlungsempfehlungen vorgelegt, welche Aussagen eine Nationale Demenzstrategie treffen sollte a) zur gesellschaftlichen Verantwortung und Information, b) zur Unterstützung der betroffenen Familien, c) zur Weiterentwicklung von Versorgungsstrukturen und zur Versorgungsoptimierung sowie d) zu Grundlagenarbeit und Forschung (Kirchen-Peters und Hielscher 2012). 2012 gründeten die Bundesfamilienministerin und der Bundesgesundheitsminister die »Allianz für Menschen mit Demenz« mit dem Ziel, Hilfen und Unterstützung für Betroffene sowie die Förderung von Verständnis und Sensibilität für Menschen mit Demenz weiterzuentwickeln. Ausdrücklich wird in den Handlungsempfehlungen »Demenz im Akutkrankenhaus« als wesentlicher Punkt der zu verbessernden Versorgungsstrukturen genannt.

Vorbereitung einer Nationalen Demenzstrategie

Mit Blick auf die Zukunft umfasst ein wesentlicher Bestandteil der Demenzversorgung die Anstrengung, weiter nach Ansätzen der Impfung oder Heilung zu forschen und die therapeutischen Möglichkeiten zur Behandlung von Symptomen auszubauen. Gestärkt werden sollten außerdem pflegerische und psychosoziale Konzepte, die mehr Selbstbestimmung von Menschen mit Demenz während des gesamten Versorgungskontinuums erlauben und die Angehörige und Zugehörige in der Betreuung wirksam unterstützen. Insgesamt sollten Ärzte, Pflegefachkräfte, Mitarbeiter von therapeutischen Berufen und Sozialarbeiter bereits in ihren initialen Ausbildungen besser im Umgang mit Menschen mit Demenz qualifiziert werden. Hilfreiche alters- und demenzsensible Innovationen aus Architektur und Technologie sollten nicht nur Anwendung in »Vorzeigeeinrichtungen« finden, sondern in Breite und Routine der Versorgung. Ihre Berücksichtigung sollte bei Neubauten selbstverständlich werden. Orientierung für Architekten bietet der Online-Leitfaden aus Bayern (www.demenz-im-krankenhaus-bayern.de); außerdem wird für Sommer 2019 ein Planungshandbuch für Demenzsensible Akutkrankenhäuser vom Lehrstuhl für Sozial- und Gesundheitsbauten der Technischen Universität Dresden unter der Leitung von Frau Prof. Marquardt erwartet.

Aufgaben der Weiterentwicklung in Medizin, Pflege und Architektur

Gerade im Krankenhausbereich sollte »Demenzsensibilität« nicht die Spezialität einzelner Häuser bleiben, sondern einen selbstverständlichen Platz auch in den Versorgungsabläufen aller Häuser erhalten. Diese Anforderung zu erfüllen, mag für viele Krankenhäuser überfordernd wirken zu einem Zeitpunkt, in dem der Druck in Richtung Spezialisierung und Zentralisierung stetig zunimmt. Sie darf dennoch nicht außer Acht gelassen werden – zuallererst aus humanitären Gründen vulnerablen Patienten gegenüber, aber auch aufgrund professioneller Perspektive und rationalem Umgang mit demenzassoziierten Symptomen, aus Effizienz- und Kostengründen und schließlich auch im Hinblick auf die Mitarbeiterzufriedenheit in einem von Fachkräftemangel stark betroffenen Bereich.

Gestaltung der Übergänge zwischen ambulant und stationär

Setzen sich in der Krankenhauslandschaft die Schließung kleinerer Häuser und die Zentralisierung von Maximal- und Spezialversorgung durch, wird sich für die meisten Bürger die Entfernung zu dem behandelnden Krankenhaus vergrößern. Dadurch erhöht sich die Anforderung an ein exzellentes Schnittstellenmanagement. Mit Blick auf Patienten mit Demenz bedeutet dies eine möglichst gute Vorbereitung einer stationären Krankenhausbehandlung (Holthoff-Detto 2018, S. 175) und ein ebenso gutes Entlassmanagement mit Überleitung in das anschließende Betreuungssetting. Dass dies derzeit im Krankenhaus vorgehalten werden soll, weit weg von den Wohn- und Lebenswelten der Patienten, erscheint mindestens fragwürdig. Sinnvoller erscheint es, solche Aufgaben bei den Betreuern anzusiedeln, die den zu entlassenden Patienten und seine Lebensumstände gut kennen.

Brüche in der Versorgungskette vermeiden

Zusammenfassend ist festzustellen, dass in den letzten Jahrzehnten in vielerlei Hinsicht gute und hilfreiche Entwicklungen für die Betreuung von Menschen mit Demenz auf den Weg gebracht wurden. Sie stehen jedoch derzeit noch als weitgehend unverbundene Einzelelemente nebeneinander und spiegeln dadurch die mittlerweile oft beklagten Brüche in der Versorgungskette wider (zum Beispiel Sachverständigenrat zur Begutachtung für die Entwicklung im Gesundheitswesen 2014). Der Sachverständigenrat zur Begutachtung der Entwicklung im Gesundheitswesen spricht sich 2014 in Empfehlung 253 ausdrücklich für die Stärkung einer an den regionalen Bedarfen orientierten Primärversorgung aus und empfiehlt, ein besonderes Augenmerk auf die ältere Bevölkerung zu legen. Die Zukunftsfähigkeit unserer Gesundheitsversorgung liegt damit wesentlich in unserem Vermögen, die verschiedenen Elemente der Versorgungskette für den Patienten bzw. die Personen mit Einschränkungen im Hinblick auf das Versorgungskontinuum und Lebensqualität zu verbinden. Wollen wir Brüche in der Versorgung vermeiden, sollten wir auf Versorgungsmodelle setzen, die das Potenzial haben, umfassende Versorgung aus einer Hand zu bieten.

Primärversorgung stärken, an chronisch Kranken ausrichten

Sinnvollerweise sollten derartige Modelle nicht ausschließlich für die Gruppe der Menschen mit einer Demenzerkrankung konzipiert werden, sondern einem grundlegenden Versorgungsprinzip folgen, das sich an den komplexen Bedarfen im Verlauf von chronisch und Mehrfacherkrankungen ausrichtet.

5.3.4 Primärversorgung stärken für eine zukunftsfähige Gesundheitsversorgung

Gerade vor dem Hintergrund des veränderten Krankheitsspektrums wird in mehr integrierter und sektorenübergreifender Leistungserbringung eines der zentralen Strukturelemente zukünftiger Gesundheitsversorgung gesehen (zum Beispiel Görres 2013; Sachverständigenrat zur Begutachtung für die Entwicklung im Gesundheitswesen 2014). Die Bedarfe von chronisch und Mehrfachkranken und von älteren Menschen mit Einschränkungen forcieren zusammen mit unseren kulturell geprägten Wünschen auf Selbstbestimmung und Partizipation eine Gestaltung der Gesundheitsversorgung, die konsequent patienten- bzw. personzentriert – und nicht in Abhängigkeit der Logik von einzelnen Sektoren und deren Vergütungssystemen – erfolgen sollte. Unser gesundheitsrelevantes Wissen ist gewachsen. Über medizinische Diagnostik und Therapie im engeren Sinne sind Prävention, Gesundheitsförderung und soziale Faktoren mittlerweile anerkannt in ihrem Einfluss auf den Gesundheitszustand. Das sollte ebenfalls einen besseren Niederschlag in der Versorgungspraxis finden. Für ältere Menschen, die vielfach von chronischen Erkrankungen – darunter die Demenzerkrankungen – betroffen sind, erhalten oft Fragen der Betreuung Priorität vor einzelnen medizinischen Leistungen, und zwar von niederschwelliger Unterstützung in der Alltagsbewältigung bis hin zum Leben mit schwerer Pflegebedürftigkeit. In der Summe bedeutet dies, dass die Versorgung von chronisch kranken und alten Menschen komplexe Herausforderungen mit sich bringt, da sie die Integration diverser Leistungen aus unterschiedlichen gesellschaftlichen Bereichen erfordert und zudem das Gesundheitspersonal vor die Aufgabe stellt, mit der betroffenen Person ein jeweils individuell angemessenes Unterstützungspaket zusammenzustellen, dies operativ umzusetzen, es regelmäßig auf Erfolg zu überprüfen und bei Bedarf flexibel anzupassen. Dabei gilt es, vorausschau-

Konsequente Patientenzentrierung

Integration komplexer Leistungen für chronisch kranke und alte Menschen

Mit Blick auf das gesamte Versorgungskontinuum handeln

end im Hinblick auf das gesamte Versorgungskontinuum zu planen und von Anfang an die verschiedenen Phasen, von der Diagnose bis zur End-of-life Care, zu berücksichtigen. Ziel sollte es sein, die Erkrankung bzw. das Leben mit Einschränkung möglichst lange im häuslichen Umfeld zu stabilisieren und bei Bedarf akute Gesundheitsprobleme möglichst wirksam zu behandeln. Das kann mit Aufenthalten in Krankenhäusern und Einrichtungen der Rehabilitation einhergehen. Diese sollten in ihren Abläufen gut auf die steigende Zahl älterer Patienten und Personen mit kognitiven Einschränkungen eingestellt sein. Von großer Bedeutung ist die Gestaltung der Übergänge zwischen den unterschiedlichen Sektoren.

Versorgungsgestaltung für Menschen mit Demenz besonders anspruchsvoll

Es liegt auf der Hand, dass sich diese Aufgaben in der Betreuung von Menschen mit Demenz besonders anspruchsvoll darstellen. Der fortschreitende Gedächtnisverlust und die veränderten Möglichkeiten der betroffenen Person, eigene Befindlichkeiten und Wünsche zu äußern, erschweren die klare Festlegung des individuellen Bedarfs und verlangen den Helfern eine sehr achtsame Kommunikation und Beziehungsgestaltung mit der Person, aber auch ihren An- und Zugehörigen, ab.

Lokale Zentren zur Primär- und Langzeitversorgung bieten niederschwelligen Zugang

Wie kann nun also Versorgung gestaltet werden, damit sie diesen Anforderungen gerecht wird? Wie kann umfassende Versorgung aus einer Hand begünstigt werden? Der Sachverständigenrat zur Begutachtung der Entwicklung im Gesundheitswesen (2014, S. 612) schlägt speziell im Hinblick auf ländliche Regionen das Konzept der »Lokalen Gesundheitszentren zur Primär- und Langzeitversorgung« vor. Diese ziehen ihre Inspiration aus internationalen Vorbildern in Ländern wie Kanada, Finnland und Schweden. In Kanada sind die sogenannten »Community Health Centres« in den 1970er Jahren durch ein Förderprogramm des Gesundheitsministeriums entstanden. Sie orientieren sich an der WHO-Deklaration von Alma-Ata, das heißt an einem weit gefassten, gesellschaftlichen Verständnis von Gesundheit, das soziale Einflussgrößen berücksichtigt. Die Community Health Centres richten sich an Einzelpersonen und das kommunale Umfeld und zeichnen sich durch niederschwelligen Zugang und gute Erreichbarkeit aus. Finnland begann ungefähr zum selben Zeitpunkt, kommunale Gesundheitszentren einzuführen, in denen ein multiprofessionelles Team die Primärversorgung und Langzeitversorgung sichert. Charakteristisch für Finnland sind außerdem die flächendeckende Etablierung dieser Zentren sowie der Anschluss einiger Betten, die wesentlich für pflegebedürftige, chronisch kranke ältere Menschen genutzt werden (Schaeffer et al. 2015).

PORT-Förderprogramm unterstützt Einführung in Deutschland

In Deutschland sind die Bemühungen um sektorenübergreifende, integrierte Versorgung gewachsen. Dem Vorbild der »Community Health Centres« geht vor allem das Förderprogramm »PORT – Patientenorientierte Zentren zur Primär- und Langzeitversorgung« der Robert Bosch Stiftung nach (Robert Bosch Stiftung GmbH 2018a). Mit dem Programm sollen die Entwicklung und Einführung von lokalen, inhaltlich umfassenden und exzellenten Gesundheitszentren in Deutschland unterstützt werden, um neue Impulse und exemplarisch neue Maßstäbe in der Qualität der ambulanten Versorgung zu setzen. Geförderte Zentren sollen abgestimmt auf den regionalen Bedarf sein und patientenorientierte, koordinierte, kontinuierliche Versorgung aus einer Hand anbieten. Sie sollen kommunal gut eingebunden sein und damit mehr Möglichkeiten für Prävention und Gesundheitsförderung vermitteln. Sie unterstützen, zum Beispiel über das Angebot von Selbstmanagement-Kursen, die Patienten im Umgang mit ihren Erkrankungen. Auch ehrenamtliche Aktivitäten können integriert werden. Die Leistungen werden erbracht von einem multiprofessionellen Team aus Gesundheits-, Sozial- und anderen Berufen. Die Zentren nutzen die Potenziale neuer Technologien, zum Beispiel Telemedizin und Telekonsil; idealerweise können alle Beteiligten auf die gesicherte Patientenakte zugreifen. Eine weitere Voraussetzung ist die Vernetzung mit den anderen Einrichtungen der Versorgungskette wie Krankenhäusern, Hospizen, Pflegediensten und Einrichtungen der Rehabilitation mit klaren Absprachen und Prozessen der Kooperation. Die perspektivische Anbindung an einen universitären Partner würde es zudem ermöglichen, die Qualität der Leistungserbringung über Versorgungsforschung kontinuierlich zu verbessern sowie den Studierenden der Medizin oder anderer Gesundheitsberufe als Praxisfeld zur Verfügung zu stehen.

Patientenzentrierte, koordinierte Versorgung mit kommunaler Einbindung

Bei optimaler Umsetzung können die PORT-Zentren zu Orten lebendigen Gemeinwesens in der Kommune werden. Davon würden insbesondere Menschen mit Demenz und ihre An- und Zugehörigen profitieren. Sie würden in dem Zentrum verlässliche Ansprechpartner finden, die sie im Verlauf der Erkrankung begleiten, die im Bedarfsfall Krankenhausaufenthalte gut vorbereiten und die Person am Ende des Aufenthalts »wieder gut abholen« und sicherstellen, dass adäquate Unterstützung zu Hause oder im Anschlusssetting organisiert ist. Denkbar ist auch, dass das PORT-Zentrum Tagespflege anbietet für Menschen mit Demenz und gleichzeitig Angehörige unterstützt in ihrem Austausch mit anderen Angehörigen oder in Techniken der Entspannung oder des Umgangs mit herausforderndem Verhalten. Dies sind nur einige Beispiele, wie medizinisch-pflegerische Versorgung mit weiteren hilfreichen Maßnahmen und mit Aktivitäten der sozialen Teilhabe verknüpft werden könnte. Die konkrete Ausgestaltung wird wesentlich vom Engagement der professionellen Helfer und der Bürger vor Ort abhängen. Dazu kann jedoch auf die vielen guten und bereits vorhandenen Ansätze in der Umsorgung von Menschen mit Demenz zurückgegriffen werden.

Kommunen können von PORT-Zentren profitieren und umfänglich unterstützen

5.3.5 Ausblick und offene Fragen

Eine gestärkte Primärversorgung, auf die die PORT-Zentren verweisen, sollte als wichtiger Bestandteil zukunftsfähiger Gesundheitsversorgung gesehen werden. Menschen mit Demenz würden davon erheblich profitieren. Darüber hinaus werden für eine zukunftsfähige Versorgung von Menschen mit Demenz noch weitere Herausforderungen aufkommen und zu lösen sein:

Stärkung von Selbstbestimmung und Partizipation

- Selbstbestimmung und Partizipation von Patienten erlangen zunehmende Bedeutung in der Gesundheitsversorgung. Um dies auch konsequent für Menschen mit Demenz während ihres gesamten Krankheitsverlaufs zu ermöglichen, sollten Konzepte entwickelt und implementiert werden. Achtsame Kommunikation und Beziehungsgestaltung sind dafür grundlegende Voraussetzungen. In dieser Hinsicht dürfen positive Erwartungen an den kommenden Expertenstandard zur Beziehungsgestaltung in der Pflege von Menschen mit Demenz gesetzt werden.

Fachkräftemangel ist Risiko für weitere qualitative Entwicklung

- Der aktuelle Mangel von Fach- und Pflegekräften insbesondere in der stationären Langzeitpflege wirft grundsätzliche Bedenken auf, ob und wie in diesem Bereich Zukunftsfähigkeit gewährleistet werden kann. Denn dies ist abhängig davon, wie gut es gelingt, die Pflege alter Menschen quantitativ und qualitativ zu sichern. Neben einer ausreichenden Zahl von Pflegekräften bedarf es auch einer Anstrengung, das Qualifikationsniveau in der Altenpflege zu steigern, vor allem auch durch den Einsatz von mehr akademisch qualifizierten Pflegefachpersonen (Robert Bosch Stiftung GmbH 2018b).

Potenziale der Digitalisierung nutzen

- Digitalisierung und Robotik bergen viele Potenziale, eine zukunftsfähige Gesundheitsversorgung auch von älteren Menschen zu sichern. Es wird verstärkt darum gehen, die Anwendungen und Möglichkeiten, die einen echten Nutzen in der Versorgung haben, möglichst rasch in die Arbeitsprozesse zu integrieren. Dazu ist sorgfältige Organisationsentwicklung vonnöten, auch um die Mitarbeiter auf diesen Wegen mitzunehmen.

Demenz & Migrationshintergrund = besonderer Versorgungsbedarf

- Schließlich werden zusätzliche Herausforderungen durch die wachsende Gruppe von Menschen mit Demenz und Migrationshintergrund gestellt. Der Verlust erlernter Deutschkenntnisse kann die Kommunikation mit den Helfern zusätzlich erschweren. Auch die Deutung von Kommunikation und Verhaltensweisen mithilfe des biografischen Kontexts ist angesichts der Vielzahl unterschiedlicher Herkunftskulturen eine schwer zu lösende Aufgabe. Internationale Zusammenarbeit – die in vielerlei Hinsicht förderlich ist – könnte hier einen eigenen Fokus entfalten.

Literatur

Aktion Demenz e. V. (2019) Internet-Auftritt, Rubrik »Förderprogramm«. (https://www.aktion-demenz.de/index.php/foerderprogramm; Zugriff am 13.02.2019).

Berlin-Institut für Bevölkerung und Entwicklung (2011) Demenz-Report. Wie sich die Regionen in Deutschland, Österreich und der Schweiz auf die Alterung der Gesellschaft vorbereiten können. Berlin: Berlin-Institut für Bevölkerung und Entwicklung.

Bundeszentrale für politische Bildung (2015) Internet-Auftritt, »Bevölkerungsentwicklung und Altersstruktur, 27.12.2015«. (http://www.bpb.de/nachschlagen/zahlen-und-fakten/soziale-situation-in-deutschland/61541/altersstruktur; Zugriff am 10.05.2018).

Bundeszentrale für politische Bildung, Statistisches Bundesamt, Wissenschaftszentrum Berlin für Sozialforschung (Hrsg.) (2016) Datenreport 2016. Ein Sozialbericht für die Bundesrepublik Deutschland. In Zusammenarbeit mit Das sozio-oekonomische Panel am Deutschen Institut für Wirtschaftsforschung. Bonn: Bundeszentrale für politische Bildung.

Dementia Services Development Centre (2018) Internet-Auftritt, Rubrik »Design«. (http://dementia.stir.ac.uk/design; Zugriff am 10.05.2018).

Deutsche Alzheimer Gesellschaft e. V. (2018) Internet-Auftritt, Rubrik »Über uns«. (https://www.deutsche-alzheimer.de/ueber-uns.html; Zugriff am 10.05.2018).
Deutsche Gesellschaft für Palliativmedizin, Deutscher Hospiz- und PalliativVerband e.V.; Bundesärztekammer (Hrsg.) (2017) Charta zur Betreuung schwerstkranker und sterbender Menschen in Deutschland. Handlungsempfehlungen im Rahmen einer Nationalen Strategie. (http://www.charta-zur-betreuung-sterbender.de/files/bilder/neu2%20RZ_161004_Handlungsempfehlungen_ONLINE.pdf; Zugriff am 10.05.2018). Berlin: Koordinierungsstelle für Hospiz- und Palliativversorgung in Deutschland.
DGPPN, DGN (Hrsg.) (2016) S3-Leitlinie »Demenzen«, Langversion Januar 2016, AWMF-Register-Nr.: 038-013. (http://www.awmf.org/uploads/tx_szleitlinien/038-013l_S3-Demenzen-2016-07.pdf; Zugriff am 10.05.2018).
Deutsches Netzwerk für Qualitätsentwicklung in der Pflege (Hrsg.) (2018) Expertenstandard Beziehungsgestaltung in der Pflege von Menschen mit Demenz. Sonderdruck einschließlich Kommentierung und Literaturstudie. (https://www.dnqp.de/fileadmin/HSOS/Homepages/DNQP/Dateien/Expertenstandards/Demenz/Demenz_SD_Auszug.pdf; Zugriff am 10.05.2018).
European Foundations' Initiative on Dementia (2016) Dementia-friendly community case studies across Europe. (http://www.efid.info/wp-content/uploads/2016/06/Collection-of-DFC-case-studies-across-Europe.pdf; Zugriff am 10.05.2018).
Görres S (2013) Orientierungsrahmen: Gesellschaftliche Veränderungen, Trends und Bedarfe. In: Robert Bosch Stiftung (Hrsg.): Gesundheitsberufe neu denken, Gesundheitsberufe neu regeln. Stuttgart: Robert Bosch Stiftung GmbH.
Hessische/Niedersächsischen Allgemeine (2015) Erstes deutsches Demenzdorf in Hameln. Im Dorf des Vergessens, 18.02.2015. (https://www.hna.de/politik/erstes-deutsches-demenzdorf-hameln-dorf-vergessens-4746896.html; Zugriff am 10.05.2018).
Holthoff-Detto V (2018) Menschen mit Demenz und ihre Angehörigen. Stuttgart: Klett-Cotta.
Kirchen-Peters S, Hielscher V (2012) Expertise ›Nationale Demenzstrategien‹. Vergleichende Analyse zur Entwicklung von Handlungsempfehlungen für Deutschland. (https://www.iso-institut.de/abgeschlossene-projekte/; Zugriff am 13.02.2019).
Kleina T, Wingenfeld K (2007) Die Versorgung demenzkranker älterer Menschen im Krankenhaus. Veröffentlichungsreihe des Instituts für Pflegewissenschaft an der Universität Bielefeld (IPW), P07–135. Bielefeld.
Kojer M, Schmidl M (Hrsg.) (2015) Demenz und Palliative Geriatrie in der Praxis: Heilsame Betreuung unheilbar demenzkranker Menschen. 2. Aufl. Heidelberg, Berlin: Springer.
Michel-Aulli P (2011) Quartiersentwicklung - Ziele, Verantwortlichkeiten und politischer Handlungsbedarf. Köln: Kuratorium Deutsche Altershilfe.
Robert Bosch Stiftung GmbH (Hrsg.) (2016) General Hospital Study – GhoST. Zusammenfassung einer repräsentativen Studie zu kognitiven Störungen und Demenz in den Allgemeinkrankenhäusern von Baden-Württemberg und Bayern. (http://www.bosch-stiftung.de/sites/default/files/publications/pdf_import/Studie_Demenz_im_Akutkrankenhaus.pdf; Zugriff am 10.05.2018).
Robert Bosch Stiftung GmbH (2018a) Internet-Auftritt, »PORT – Patientenorientierte Zentren zur Primär- und Langzeitversorgung. (http://www.bosch-stiftung.de/de/projekt/port-patientenorientierte-zentren-zur-primaer-und-langzeitversorgung; Zugriff am 10.05.2018).
Robert Bosch Stiftung GmbH (2018b) 360° Pflege – Qualifikationsmix für den Patienten. (http://www.bosch-stiftung.de/sites/default/files/documents/2018-02/485_17-2018-02-07_RBS_Broschuere_360%C2%B0_Pflege_A4_WEB_ES.pdf; Zugriff am 10.05.2018).
Rutenkröger A, Kuhn C, Berner R (2012) Lebensqualität in Pflegeoasen. (http://www.demenz-support.de/Repository/bilanz_02_Lebensqualitaet.pdf; Zugriff am 10.05.2018).

Sachverständigenrat zur Begutachtung für die Entwicklung im Gesundheitswesen (2014) Bedarfsgerechte Versorgung – Perspektiven für ländliche Regionen und ausgewählte Leistungsbereiche. (https://www.svr-gesundheit.de/fileadmin/user_upload/Gutachten/2014/SVR-Gutachten_2014_Langfassung.pdf; Zugriff am 10.05.2018).

Schaeffer D, Hämel K, Ewers M (2015) Versorgungsmodelle für ländliche und strukturschwache Regionen. Anregungen aus Finnland und Kanada. Weinheim und Basel: Beltz Juventa.

Weyrer S (2005) Altersdemenz. Heft 28 der Gesundheitsberichterstattung des Bundes. Berlin: Robert Koch Institut.

Register

A

B

C

D

E

F

G

N

O

P

Q

R

S

T

U

V

W

Z